シミュレイション内科

脳血管障害を探る

編著

小林 祥泰
島根医科大学 教授

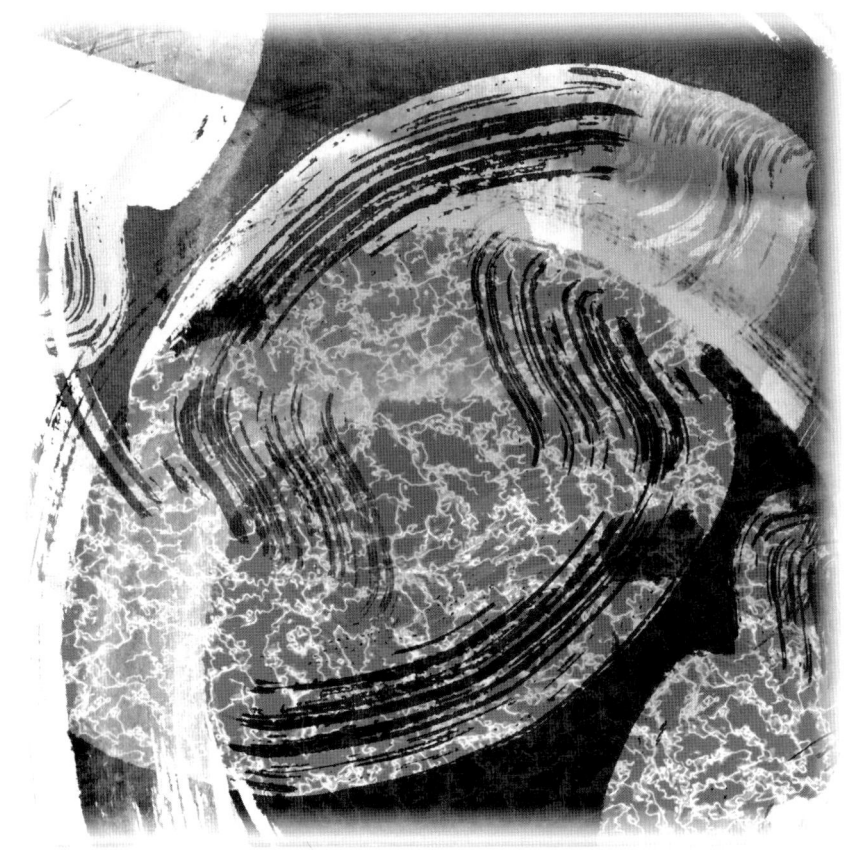

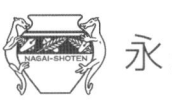
永井書店

●執筆者一覧●

《編　集》

小林　祥泰　　島根医科大学第3内科学教室　教授

《執筆者》(執筆順)

横田　千晶	国立循環器病センター研究所脳血管障害研究室
峰松　一夫	国立循環器病センター内科脳血管部門　部長
橋本　洋一郎	熊本市立熊本市民病院神経内科　部長
小川　敏英	鳥取大学医学部病態解析医学講座医用放射線学分野　教授
杉原　修司	鳥取大学医学部病態解析医学講座医用放射線学分野
松末　英司	鳥取大学医学部病態解析医学講座医用放射線学分野
木下　俊文	鳥取大学医学部病態解析医学講座医用放射線学分野　講師
棚橋　紀夫	慶應義塾大学医学部神経内科学教室　講師
飯原　弘二	国立循環器病センター脳血管外科
永田　泉	国立循環器病センター脳血管外科　部長
鈴木　明文	秋田県立脳血管研究センター脳卒中診療部　部長
石神　重信	防衛医科大学校リハビリテーション部　教授
新舎　規由	防衛医科大学校リハビリテーション部
冨永　悌二	広南病院脳神経外科　部長
内山　真一郎	東京女子医科大学附属脳神経センター神経内科　教授
村田　光延	自治医科大学循環器内科学教室
苅尾　七臣	自治医科大学循環器内科学教室　講師
島田　和幸	自治医科大学循環器内科学教室　教授
小林　祥泰	島根医科大学第3内科学教室　教授
中山　博文	中山クリニック　院長
渡引　康公	秋田県立脳血管研究センター神経内科
長田　乾	秋田県立脳血管研究センター神経内科　部長
藤本　茂	国立病院九州医療センター脳血管内科
岡田　靖	国立病院九州医療センター脳血管内科
岡田　和悟	大田市立病院神経内科（院長）
荒川　修治	白十字病院脳血管内科
井林　雪郎	九州大学大学院医学研究院病態機能内科学
高橋　一夫	島根医科大学第3内科学教室
高松　和弘	脳神経センター大田記念病院神経内科　部長
石合　純夫	東京都神経科学総合研究所リハビリテーション研究部門　部門長
野村　栄一	梶川病院神経内科　部長

寺崎　修司	熊本市立熊本市民病院脳卒中診療科　医長
永山　正雄	東海大学医学部神経内科学教室　講師
星野　晴彦	東京都済生会中央病院神経内科　医長
中川原　譲二	中村記念病院脳神経外科　部長
賓學　英隆	大阪大学大学院医学系研究科病態情報内科学（第1内科）
北川　一夫	大阪大学大学院医学系研究科病態情報内科学（第1内科）　講師
堀　正二	大阪大学大学院医学系研究科病態情報内科学（第1内科）　教授
高橋　若生	山中湖クリニック
吉井　文均	東海大学医学部神経内科学教室　助教授
大坪　亮一	国立循環器病センター内科脳血管部門
井川　房夫	島根県立中央病院脳神経外科　部長
半田　伸夫	半田医院　院長
小田　一成	島根医科大学放射線医学教室
奥　直彦	大阪大学医学部附属病院放射線部　講師
松本　昌泰	広島大学大学院医歯薬学総合研究科脳神経内科学　教授
山本　康正	京都第二赤十字病院神経内科
山下　一也	島根県立看護短期大学　教授
高木　誠	東京都済生会中央病院神経内科　部長
本村　暁	御所病院神経内科（副院長）
高橋　智	岩手医科大学神経内科学教室　講師
並河　徹	島根医科大学臨床検査医学講座　助教授
益田　順一	島根医科大学臨床検査医学講座　教授
森　悦朗	兵庫県立姫路循環器病センター高齢者脳機能治療室　室長
藤川　徳美	国立療養所賀茂病院精神科　医長
片山　容一	日本大学医学部脳神経外科学教室　教授
山本　隆充	日本大学医学部脳神経外科学教室　助教授
奈良　聡一郎	産業医科大学リハビリテーション医学教室
渡邉　哲郎	愛媛労災病院リハビリテーション科
蜂須賀　研二	産業医科大学リハビリテーション医学教室　教授
飯島　献一	島根医科大学第3内科学教室
稲富　雄一郎	済生会熊本病院脳卒中センター
米原　敏郎	済生会熊本病院脳卒中センター
関　聡介	藤田保健衛生大学七栗サナトリウムリハビリテーション科
椿原　彰夫	川崎医科大学附属病院リハビリテーション科　教授
上原　敏志	兵庫県立姫路循環器病センター神経内科
渡辺　京子	亀田総合病院リハビリテーション室　室長

序　文

　シミュレイション内科という聞き慣れない名前のシリーズであるが，今回は「脳血管障害を探る」というテーマで，ユニークかつ大変内容の充実した本が出来上がった．シミュレイションとは模倣するという意味であるが，臨床医学分野におけるシミュレイション教育は模擬患者を使った医療面接やコンピューターを組み込んだ人形による救急治療の教育・訓練などが代表的なものである．シミュレイション内科は本なのでコンピューターを使ったものほどリアルには行かないが，日常診療でよく遭遇する症候や診断治療上の問題点を取り上げ，症例を呈示して設問により，まずこれはなんだろう，どう対処すべきだろうという点を考えて頂き，その後で的を絞った分かり易い解説を読んで理解して頂こうというのが本書のねらいである．疑問を持って考えてから解説を読むと理解が促進され記憶に留まる率が高くなることは大脳生理学的にもよく知られている．しかし，シミュレイションばかりでは面白くないので，まず脳血管障害の概要を知って貰うべく，総論をわが国のトップクラスでかつ現役の脳血管障害専門医に書き上げて貰った．このテーマは疫学から実際の臨床現場に役立つ診断技術，内科的・外科的治療，リハビリテーション，Evidence based Medicine（EBM）まで広い分野をカバーしている．内容は一般内科医だけでなく脳血管障害を専門的に扱う医師にとっても大変充実しており，レベルの高い最新情報を分かり易くまとめただけでなく，EBMを組み込むことにより説得力を持たせている．

　脳血管障害の分類と疫学では国際標準分類としてNINDS IIIを用い，山口武典研究班の約17,000例におよぶわが国初の臨床データから，従来の疫学とは異なる実態を明らかにしている．臨床的鑑別法では特に若年者における多彩な原因の鑑別をシステマティックに解説しており，極めて有用である．画像診断の進歩は最新かつ普及している診断技術を明確に示しており，緊急MRIがなぜ必要かすぐに理解できる内容である．内科的，外科的治療は現在普及している最高レベルの内容をまとめたものであり，再発予防を含めインフォームドコンセントに必須の知識である．インフォームドコンセント自体の解説もあるので実施に当たって参考になる．またエビデンスを作るデータバンクの重要性も認知して頂きたい．近いうちにインフ

ォームドコンセントが保険で点数化される可能性もあり，専門の如何を問わず内科医は成人病の中で最も発症頻度が高く，死亡率も高い脳血管障害について日頃から情報をインプットしておく必要がある．その点で最新情報をまとめた総論と日頃の疑問点を頭の体操をしながら身につけられる本書はまさに脳血管障害座右の書にふさわしいものである．本書が少しでも脳血管障害の臨床のレベルアップに役立ち，患者様のQOL向上に貢献できれば幸いである．

2003年1月

小 林 祥 泰

目　次

◆■◆総　論◆■◆

1　脳血管障害の分類と疫学　3
横田　千晶／峰松　一夫

はじめに　3
脳血管障害の分類－NINDS分類第III版（1990年）　4
　1. 無症候性（asymptomatic）　4
　2. 局所性脳機能障害（focal brain dysfunction）　4
　3. 血管性痴呆（vascular dementia）　5
　4. 高血圧性脳症　5
新たな臨床概念　5
脳血管障害の疫学　5
　1. 死亡数　5
　2. 患者数　6
　3. 病型別頻度　6
　4. 病型別長期予後　6
おわりに　8

2　脳血管障害の原因の臨床的鑑別法と検査法　9
橋本　洋一郎

はじめに　9
脳血管障害の病型　9
　1. NINDSの分類　9
　2. 脳梗塞の病型　10
臨床症候　10
　1. 実際の診断過程　10
　2. ラクナ梗塞　10
　3. 心原性脳塞栓症とアテローム血栓性脳梗塞　11
　4. 他臓器合併症　11
補助検査　12
　1. 脳梗塞急性期診断の流れ（NINDS）　12
　2. 実際の流れ　12
　3. 病期による補助検査の選択　13
X線CTとMRI　13
　1. early CT sign　13
　2. 梗塞部位と出血性梗塞　14
　3. MRI　14
神経超音波検査　14
血液凝固学的検査　14
心疾患の検出　14
　1. 心電図　14
　2. 経胸壁心エコー　14
　3. 経食道心エコー　14
脳血管造影　15
最後に　15

3　脳血管障害の画像診断の進歩　16
小川　敏英／杉原　修治
松末　英司／木下　俊文

はじめに　16
出血性脳血管障害の画像診断　16
虚血性脳血管障害の画像診断　17

遠隔部の二次変性の画像診断　19
おわりに　19

4　脳梗塞急性期の治療の現状と展望　21
棚橋　紀夫

抗脳浮腫療法　21
抗血栓療法　21
　1. 血栓溶解療法　21
　2. 抗凝固療法　22
　3. 抗血小板療法　23
脳保護薬　24
低体温療法　24
再生医療　25
おわりに　25

5　虚血性脳血管障害の外科治療の現状と展望　27
飯原　弘二／永田　泉

頸動脈内膜剥離術（Carotid Endarterectomy；CEA）　27
頸動脈ステント留置術（Carotid Stenting；CAS）　29
再狭窄　30
CEA high risk group　30
浅側頭動脈－中大脳動脈吻合術（STA-MCA anastomosis）　31

6　出血性脳血管障害の外科治療の現状と展望　34
鈴木　明文

はじめに　34
破裂脳動脈瘤によるくも膜下出血　34
　1. 病態と治療　34
　2. 臨床的重症度分類　35
　3. 外科治療の実際　35
　4. 将来への展望　36
高血圧性脳出血　36
　1. 全国調査の結果　37
　2. AHAの治療ガイドライン　37
　3. 秋田脳研のガイドライン　37
　4. 将来の展望　39

7　脳卒中急性期のリハビリテーション　40
石神　重信／新舎　規由

はじめに　40
アメリカの脳卒中リハとの比較　40
リハ評価　40
ベッドサイドリハの開始とリスク管理　41
訓練室リハ　42
ADL訓練　43
退院準備　43
脳卒中のクリニカルパス　45
予後を決める急性期リハーリハの役割分担も重要－　45

8 未破裂脳動脈瘤の破裂率と予防手術の適応 46
冨永 悌二
- はじめに 46
- 未破裂脳動脈瘤の分類 46
- 未破裂脳動脈瘤の罹患率 46
- 未破裂脳動脈瘤の破裂率 47
- 未破裂脳動脈瘤の治療 47
- 未破裂脳動脈瘤の治療適応 47
- 今後の展望 49

9 脳梗塞再発予防の抗血小板・抗凝固療法のEBMと展望 50
内山真一郎
- はじめに 50
- 抗血小板療法 50
- 抗凝固療法 52
- 抗血栓療法のガイドライン 54
- 今後の展望 55

10 脳卒中の予防－高血圧治療を中心に－ 57
村田 光延／苅尾 七臣／島田 和幸
- はじめに 57
- 高血圧と脳卒中の疫学 57
- 降圧療法と脳卒中予防の疫学 57
- 高血圧による脳血管病変 59
- まず高血圧未知療患者を減らす－地域での取り組み－ 59
- 適切な血圧管理とは 60
- 24時間血圧日内変動と脳卒中 62
- おわりに 62

11 脳卒中データバンク構想の現状と展望 64
小林 祥泰
- はじめに 64
- 脳卒中データバンクがなぜ必要か 64
- わが国のデータバンク構築の現状 65
- 脳卒中データバンクの将来展望 67
- おわりに 68

12 脳卒中診療におけるインフォームド・コンセント 69
中山 博文
- はじめに 69
- インフォームド・コンセントとは 69
- 患者・家族から見たIC 69
- 脳卒中診療におけるIC 70
  - 脳卒中診療の特徴 70
  1. 予防におけるIC 71
  2. 急性期におけるIC 71
  3. 回復期におけるIC 72
  4. 維持期におけるIC 72
- おわりに 72

疾患編

1 CTなしで虚血性か出血性か分かるか？ 77
渡引 康公／長田 乾
- 【問題編】 77
- 症例と設問 77
- 【解説編】 78
- 症例 1 78
  - 脳出血と脳梗塞の鑑別 78
- 症例 2 79
- レベルアップをめざす方へ 80

2 発症時に予後の予測は可能か？ 82
藤本 茂／岡田 靖
- 【問題編】 82
- 症例呈示 82
- 設問 82
- 【解説編】 83
- 問題 1 83
- 問題 2 83
- 問題 3 84
- まとめ 85
- レベルアップをめざす方へ 86

3 血栓溶解（融解）療法が有効なのはどんな場合？ 87
岡田 和悟
- 【問題編】 87
- 症例呈示 87
- 設問 87
- 【解説編】 87
- 問題1, 2 87
- 問題 3 88
- 線溶療法の解説とガイドライン 89
- レベルアップをめざす方へ 91

4 急性期抗血小板・抗凝固療法は有効か 92
荒川 修治／井林 雪郎
- 症例と設問 92
- まとめ 94
- レベルアップをめざす方へ 95

5 危ない「めまい」を見逃すな！ 96
髙橋 一夫
- 【問題編】 96
- 症例呈示 96
- 設問 96
- 【解説編】 98
- 問題 1 98
- 問題 2 98
- 問題 3 99
  - 組織プラスミノーゲンアクチベータ（t-PA）投与後の本症の経過 99
- まとめ 99

6 怖い片麻痺－Herald hemiparesisとは何？ 100
高松 和弘
- 【問題編】 100
- 症例呈示 100
- 設問 101
- 【解説編】 102

Herald hemiparesisおよび問題の解説	102
レベルアップをめざす方へ	103

7 半側空間無視と半盲は違う　104
石合　純夫

【問題編】	104
症例呈示	104
設　問	104
【解説編】	105
右半球損傷後に起こる高次脳機能障害	105
半側空間無視	105
1. 症候概念	105
2. 責任病巣	105
3. 症　状	105
4. 検査・評価	106
5. 対応とリハビリテーション	108
6. 退院後の問題点と指導	108

8 危ないしびれを見逃すな！　109
野村　英一

【問題編】	109
症例呈示	109
設　問	109
【解説編】	110
問題　1	110
問題　2	110
問題　3	110
問題　4	111
まとめ	111
レベルアップをめざす方へ	112

9 片目のかすみと半盲はどう違う？　113
寺崎　修司

【問題編】	113
症例と設問	113
【解説編】	114
一過性黒内障（amaurosis fugax）	114
同名半盲	116
半盲性暗点	117
閃輝暗点	117
レベルアップをめざす方へ	118

10 一過性脳虚血発作は危ない！　119
永山　正雄

【問題編】	119
症例呈示	119
設　問	119
【解説編】	120
問題　1	120
問題　2	120
問題　3	120
問題　4	122
まとめ	123
レベルアップをめざす方へ	124

11 ストレスは脳血管障害を誘発するか？　125
星野　晴彦

【問題編】	125
症例呈示	125
設　問	125
【解説編】	126
問題　1	126
問題　2	126
問題　3	127
問題　4	127
レベルアップをめざす方へ	128

12 Early ischemic CT signとは何か？　129
中川原譲二

【問題編】	129
症例呈示	129
設　問	129
【解説編】	130
問題　1	130
問題　2	131
問題　3	131
減圧開頭術の適応基準	132
まとめ	132
レベルアップをめざす方へ	133

13 聞き逃すな！頸部血管雑音　135
寶學　英隆／北川　一夫／堀　正二

症例と設問	135
解　説	136
まとめ	138
レベルアップをめざす方へ	138

14 突然の記銘力障害はどうして起こる？　140
高橋　若生／吉井　文均

【問題編】	140
症例呈示	140
設　問	141
【解説編】	141
テーマ疾患の概説	141
主要疾患の解説	141
1. 概念疾患	141
2. 病　因	141
3. 臨床的特徴および症候	142
4. 検査所見	142
5. 診　断	142
6. 治　療	142
7. 予　後	142
その他の類縁疾患	143
1. 脳血管障害	143
2. てんかん	143
3. 頭部外傷	143
4. 精神疾患	143
生活指導，その他	143
レベルアップをめざす方へ	144

15 発熱のある弁膜症性脳塞栓は要注意！　146
大坪　亮一

症例呈示	146
治療および経過	149

まとめ	149
レベルアップをめざす方へ	150

16　頭痛を伴った失神はすぐ脳神経外科専門医へ　151
井川　房夫

【問題編】	151
症例呈示	151
設問	151
【解説編】	152
問題 1, 2	152
問題 3	152
問題 4	154
テーマ疾患の概説（総論）	154
主要疾患の解説	155
1. 疾患概念	155
2. 病因	155
3. 症候	155
4. 診断	155
5. 治療	155
合併症の治療	156
1. 脳血管攣縮の治療	156
2. 症候性正常圧水頭症	156
3. 予後	156
その他の疾患（類縁疾患）	156
患者の生活指導－その他（インフォームドコンセント）	156
レベルアップをめざす方へ	156

17　高齢者の亜急性のぼけに要注意　158
半田　伸夫

【問題編】	158
症例呈示	158
設問	158
【解説編】	159
問題 1	159
問題 2	159
問題 3	160
まとめ	160
レベルアップをめざす方へ	161

18　MRIは脳梗塞発症直後に検出可能？　162
小田　一成

【問題編】	162
症例呈示	162
設問	162
【解説編】	164
問題 1	164
問題 2	166
問題 3	166
まとめ	167
1. early CT sign	167
2. hyperdense middle cerebral artery sign （hyperdense MCA sign）	167
3. FLAIR intraarterial signal	167
4. 拡散強調画像（diffusion weighted image : DWI）	167
5. 静脈性梗塞	168
レベルアップをめざす方へ	168

19　脳梗塞の再発リスクは予測できるか？　170
奥　直彦 / 北川　一夫 / 松本　昌泰

【問題編】	170
症例呈示	170
設問	170
【解説編】	171
問題 1	171
問題 2	171
問題 3	172
まとめ	174
レベルアップをめざす方へ	174

20　脳梗塞再発予防では血圧をどこまで下げるべきか？　176
山本　康正

【問題編】	176
症例呈示	176
設問	177
【解説編】	177
問題 1	177
問題 2	178
問題 3	178
まとめ	181
レベルアップをめざす方へ	181

21　無症候性脳血管障害は本当に脳卒中の高危険群か？　182
山下　一也

【問題編】	182
症例と設問	182
【解説編】	183
問題 1	183
問題 2	185
1. 無症候性脳梗塞の治療とその対策	186
2. 無症候性脳出血	186
レベルアップをめざす方へ	187

22　脳塞栓ではいつから再発予防の抗凝固療法を始めるか？　188
高木　誠

【問題編】	188
症例呈示	188
設問	188
【解説編】	189
脳塞栓とは	189
心原性脳塞栓症	190
1. 疾患概念	190
2. 病因	190
3. 症候	190
4. 診断	190
5. 治療	190
6. 予後	192
鑑別すべき疾患	192
患者への説明	192
問題の解説	192
レベルアップをめざす方へ	193

23 失語と構音障害をどう鑑別するか？ 195
本村　暁
【問題編】 195
症例呈示 195
設問 195
【解説編】 195
問題 1 195
  1．無言症，声量低下の病態 195
  2．本症例の言語・脳画像所見 196
問題 2 196
  1．本症例の言語症状 196
  2．その言語症状は失語か否か？ 196
  3．失語と構音障害の鑑別 197
まとめ（本症例の言語症状［失構音］について） 197
レベルアップをめざす方へ 197

24 脳血管性痴呆とアルツハイマー病はどう違う？ 199
高橋　智
症例と設問 199
レベルアップをめざす方へ 203

25 脳血管障害になりやすい体質（遺伝子多型）とは？ 204
並河　徹 / 益田　順一
【問題編】 204
症例呈示 204
設問 204
【解説編】 205
問題 1 205
問題 2 205
問題 3 207
レベルアップをめざす方へ 207

26 急性の譫妄・錯乱状態も局所神経症状 208
森　悦朗
【問題編】 208
症例呈示 208
設問 208
【解説編】 209
問題 1 209
問題 2 210
  1．中脳と視床 211
  2．尾状核 211
  3．中大脳動脈領域 211
  4．前大脳動脈領域 211
  5．後大脳動脈領域 212
問題 3 212
レベルアップをめざす方へ 212

27 血管性うつ病と内因性うつ病はどう違う？ 214
藤川　徳美
【問題編】 214
症例呈示 214
設問 214
【解説編】 215
問題 1 215
問題 2 215
問題 3 215

問題 4 216
まとめ 216

28 半身の激しいしびれ痛みの外科療法 217
片山　容一 / 山本　隆充
【問題編】 217
症例呈示 217
【解説編】 217
問題 1 217
問題 2 218
問題 3 219
  1．脊髄刺激療法 219
  2．脳深部刺激療法 220
  3．大脳皮質運動領刺激療法 221
まとめ 221
レベルアップをめざす方へ 221

29 リハビリテーションはいつ始める？ 222
奈良聡一郎 / 渡邉　哲郎 / 蜂須賀研二
【問題編】 222
症例呈示 222
設問 223
【解説編】 224
問題 1 224
問題 2 224
問題 3 225

30 急性期でも脳循環自動調節能は保たれている？ 226
飯島　献一
【問題編】 226
はじめに 226
症例呈示 226
設問 227
【解説編】 228
問題 1 228
問題 2 230
まとめ 230

31 脳卒中で痙攣を起こすのはどういうタイプ？ 231
稲富雄一郎 / 米原　敏郎
【問題編】 231
はじめに 231
症例呈示 231
設問 231
【解説編】 232
問題 1 232
問題 2 233
問題 3 234
レベルアップをめざす方へ 235

32 摂食・嚥下障害のリハビリテーションは有効か？ 236
関　聰介 / 椿原　彰夫
【問題編】 236
症例と設問 236
【解説編】 237
問題 1 237

問題 2	237	2. NVAF例における脳梗塞発症の危険因子	245
問題 3	237	3. NVAF例における脳血栓療法の治療指針	245
問題 4	238	4. ワーファリン療法の至適強度	246
問題 5	238	5. ワーファリン投与時の注意点	247
問題 6	239	レベルアップをめざす方へ	247
ま と め	240		
レベルアップをめざす方へ	242	

33　脳梗塞の既往のない心房細動にどう対応する？　244
　　　　　　　　　　　　　　　　　　　　上原　敏志

【問題編】	244
症 例 呈 示	244
設　問	244
【解説編】	245
概　説	245
NVAF例における脳梗塞の一次予防について	245
1. 大規模臨床試験の成績	245

34　肩手症候群とは？　249
　　　　　　　　　　　　　　　　　　　　渡辺　京子

【問題編】	249
設　問	249
【解説編】	250
問題 1	250
問題 2	251
問題 3	252
ま と め	254
レベルアップをめざす方へ	254

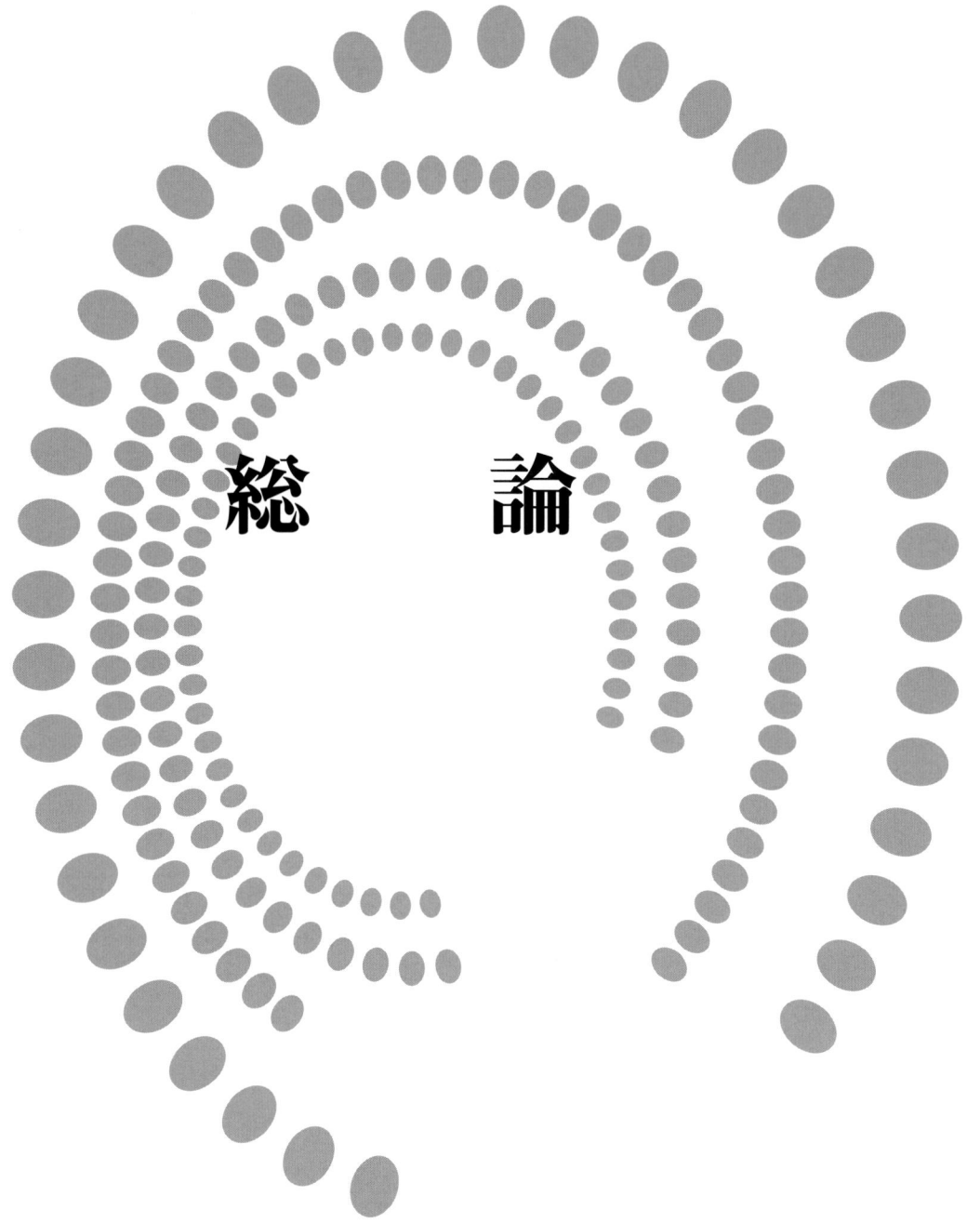

総論

1. 脳血管障害の分類と疫学●3
2. 脳血管障害の原因の臨床的鑑別法と検査法●9
3. 脳血管障害の画像診断の進歩●16
4. 脳梗塞急性期の治療の現状と展望●21
5. 虚血性脳血管障害の外科治療の現状と展望●27
6. 出血性脳血管障害の外科治療の現状と展望●34
7. 脳卒中急性期のリハビリテーション●40
8. 未破裂脳動脈瘤の破裂率と予防手術の適応●46
9. 脳梗塞再発予防の抗血小板・抗凝固療法のEBMと展望●50
10. 脳卒中の予防－高血圧治療を中心に－●57
11. 脳卒中データバンク構想の現状と展望●64
12. 脳卒中診療におけるインフォームド・コンセント●69

総論

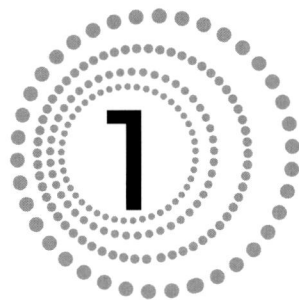

脳血管障害の分類と疫学

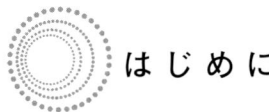

現在173万人と推定されているわが国の脳血管疾患の患者数は，人口の高齢化の進行とともに急増し，2020年には300万人に達すると予想されている．しかしながら，わが国において，脳卒中に対する診断・治療，およびその予防法に関しては必ずしも確立されていないのが現状である．同じ脳梗塞であってもその亜病型によって，発症機序や病態だけでなく，臨床経過や長期予後が異なることが知られている[1)2)]．脳卒中の予防・治療法を選択する際，病型診断を行うことは必須である．

脳卒中の診療は，1970〜1980年代の脳画像診断（CT，MRI）の進歩・普及に伴い大きく変貌した．こうした趨勢のなか，米国NINDS（National Institute of Neurological Disorders and Stroke）による脳血管疾患分類第III版（表1）[3)]が発表された．本分類は，病理学的な所見を重視した従来の分類と異なり，画像診断技術によって検出可能な脳梗塞の原因としての心・血管病変をもとにした分類法が採用されている．これとは別に，虚血性脳血管障害の亜型分類として，

表1　脳血管障害の分類：NINDS分類III版（1990年）

A．無症候性
B．局所性脳機能障害
1．一過性脳虚血発作（TIA）
a．頸動脈系
b．椎骨脳底動脈系
c．両者
d．部位不明
e．TIA疑い
2．脳卒中（Stroke）

a．経　過
  1）改善型
  2）悪化型
  3）安定型

b．脳卒中のタイプ
  1）脳出血
  2）クモ膜下出血
  3）脳動静脈奇形に伴う頭蓋内出血
  4）脳梗塞

a）機　序
  (1) 血栓性
  (2) 塞栓性
  (3) 血行力学性

b）臨床的カテゴリー
  (1) アテローム血栓症
  (2) 心（由来の）塞栓症
  (3) ラクナ
  (4) その他

c）部位による症候
  (1) 内頸動脈
  (2) 中大脳動脈
  (3) 前大脳動脈
  (4) 椎骨脳底動脈系
    (a) 椎骨動脈
    (b) 脳底動脈
    (c) 後大脳動脈

C．脳血管性痴呆
D．高血圧性脳症

表2 急性虚血性脳卒中の亜型分類：TOAST分類

主幹脳動脈硬化（塞栓/血栓）*	(Large-artery atherosclerosis)
心原性脳塞栓（リスク高度/リスク中等度）*	(Cardioembolism)
細小血管閉塞（ラクナ）*	(Small-vessel occlusion)
他の発生機序による脳卒中	(Stroke of other determined etiology)*
発生機序不明の脳卒中	(Stroke of undetermined etiology)
a．2つ以上の原因が確認されている	(Two or more causes identified)
b．原因検索されたが発生機序同定できず	(Negative evaluation)
c．十分な原因検索されず	(Incomplete evaluation)

TOAST : Trial of Org 10172 in Acute Stroke Treatment
*補助的検査結果により決める　　　　　　　　　　　　　　　　　　（Adams HPら，1993[4]）

TOAST（Trial of Org 10172 in Acute Stroke Treatment）分類（表2）[4]も発表された．脳梗塞を臨床症候と発症機序から分類している点で，TOAST分類も，基本的にはNINDS分類第III版と大差はない．ただしTOAST分類は，脳梗塞の診断・治療に関する多施設共同研究に用いられることを目的として作られ，再現性が高いという特徴がある[5]．現在，わが国を含めた世界各国で，こうした病型分類に基づいた脳卒中の予防・治療法に関する大規模臨床試験，さらには一般診療が行われるようになりつつある．

本稿では，NINDS分類第III版の解説と，臨床病型に基づいた脳血管障害の疫学につき概説する．

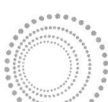

脳血管障害の分類-NINDS分類第III版（1990年）

本分類における臨床病型は，無症候性，局所性脳機能障害，血管性痴呆，高血圧性脳症の4つに大別される．

1．無症候性（asymptomatic）

無症候性脳血管障害とは，一過性脳虚血発作（transient ischemic attack : TIA）を含む脳血管障害の既往がなく，局所神経症候を示さない例において，画像（CT, MRI）によって診断される脳梗塞病巣である．一般に無症候性脳梗塞は，症候性に比べて病巣が小さく，皮質梗塞の場合右半球のものが多いなど，症候性のものと若干の違いが見られる．しかし，梗塞巣形成という点からは，両者の間に本質的な差はなく，治療方針も後述する臨床病型に準じて設定するのが妥当である．

2．局所性脳機能障害（focal brain dysfunction）

1）一過性脳虚血発作（TIAs）

虚血による局所神経症候が24時間以内に消失するものは，画像上の責任病巣の有無によらず「一過性脳虚血発作」と診断される．一般に2～15分以内に症候が消失する例が多い．おもな発症機序として，大動脈や主幹脳動脈の動脈硬化性病変からの微小塞栓（動脈原性塞栓）や，主幹脳動脈の高度狭窄性病変例での血行力学的機序，心原性塞栓がある．このうち微小塞栓によるTIAが大半を占める．したがって，TIAの前駆はアテローム血栓性脳梗塞で高率に見られる．

脳の局所症状ではないが，一過性の単眼性視力障害（一過性黒内障：amaurosis fugax）も頸動脈系のTIAの一種と考えられている．この症候のみでは完成型脳卒中に移行する頻度は低い．症候性脳梗塞を発生する危険性の高いTIAの特徴として，発作が頻発し症状の持続時間が徐々に長くなるcrescendo TIA，一過性半球発作（THA；transient hemispheral attacks），頸動脈の高度狭窄性病変，左心内血栓合併などが挙げられる．

2）脳卒中（stroke）

症候が24時間以上持続するものが「脳卒中」と定義されている．分類には，経過と脳卒中の型によるものがある．脳卒中の型として，脳梗塞，脳出血，くも膜下出血，脳動静脈奇形に伴う頭蓋内出血が含まれる．硬膜外血腫や硬膜下血腫は除外される．脳虚血発作による神経症候が24時間以上持続し3週間以内に消失するreversible ischemic neurological deficit（RIND）は，本分類からは削除された．脳梗塞は，機序，臨床的カテゴリー，部位による症候の3つの側面から分類される．以下，機序と臨床的カテゴリー分類につき解説する．

（1）脳梗塞の発生機序

NINDS分類第III版では，従来の「血栓性」，「塞栓性」に加えて「血行力学性」という概念が加えられた．血栓性機序とは，アテローム硬化を基盤として生じる血栓形成によって動脈の閉塞機転が働くものである．塞栓性機序とは，動脈の中枢側に形成された栓子の流

入による血管閉塞機序をさす．塞栓源には，心臓，大動脈弓，頸動脈分岐部などがある．血行力学性機序とは，高度狭窄や閉塞が生じている主幹脳動脈の灌流領域が側副血行路によって代償されている場合に，脳灌流圧低下（血圧，心拍出量の低下）により生じるものである．典型的なのは，隣接する動脈灌流域境界部に生じる境界域梗塞（border zone infarction）や尾状核や頭頂葉深部白質などの動脈終末領域に形成される終末域梗塞（terminal zone infarction）である[6)7)]．境界域梗塞であっても微小塞栓が原因である場合も少なくないとの報告もある[8)]．

(2) 臨床的カテゴリー

本カテゴリーとして，「アテローム血栓性脳梗塞」，「心原性脳塞栓」，「ラクナ梗塞」，「その他」の4病型が示されている．

アテローム血栓性脳梗塞は，頭蓋内外の主幹脳動脈（頸動脈，前・中・後大脳動脈，椎骨・脳底動脈）のアテローム硬化性病変に基づく梗塞である．動脈の潰瘍性アテロームからの塞栓症（artery-to-artery embolism）もアテローム血栓性脳梗塞に分類される．本病型は，同じ動脈硬化を基盤とする，虚血性心疾患や閉塞性動脈硬化症の合併頻度が高い[9)]．

心原性脳塞栓症は，心臓由来の脳塞栓である．塞栓源心疾患のなかでは，非弁膜性心房細動（nonvalvular atrial fibrillation：NVAF）が最も重要である．NVAFの頻度は加齢とともに上昇する．シャント性心疾患例における奇異性脳塞栓症も心原性脳塞栓症に含まれ，なかでも卵円孔開存が注目されている．

ラクナ梗塞は単一穿通動脈領域に生じる梗塞と定義され，脳深部の直径15mm以内の小梗塞を形成する[10)]．おもな原因として，高血圧症による細小動脈硬化やlipohyalinosisが挙げられているが，microatheromaによるものも無視できない．その他の脳梗塞には，動脈解離や血液凝固学的異常を伴うもの，血管炎などがある．

3．血管性痴呆（vascular dementia）

虚血性脳血管障害によって生じる痴呆である．従来，欧米に比べてわが国では，アルツハイマー型痴呆よりも血管性痴呆が多いとされてきた．最近，わが国の65歳以上の1,162例を対象とした疫学調査の結果が報告され，60例（4.8％）に痴呆が見られ，その35％がアルツハイマー型痴呆，47％が血管性痴呆，17％が他の原因による痴呆であったという[11)]．脳卒中後の169例に対して，脳卒中発症後3年間の痴呆発生頻度を調べた研究では，28.5％に痴呆が発生し，その危険因子は加齢，脳卒中前の認知機能低下，入院時の重症度，糖尿病，無症候性脳梗塞であった[12)]．これらの痴呆の2/3は血管性痴呆，残る1/3はアルツハイマー型痴呆と考えられ，脳卒中後の痴呆には，アルツハイマー型痴呆の関与も無視できないと指摘されている．

4．高血圧性脳症

急激な血圧上昇に伴い，頭痛，悪心，嘔吐，けいれん，意識障害をきたす．血圧は250/150mmHg以上の場合が多い．画像診断では，脳実質内，脳周囲に目につく出血はない．眼底には出血を伴ううっ血乳頭が見られ，髄液圧は上昇し，ときに一過性の局所神経症候を呈することもある．適切な降圧治療により，症候は改善する．高血圧性脳症の発症頻度は，近年の降圧療法の普及に伴い比較的稀となっている．

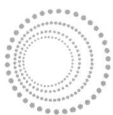

新たな臨床概念

近年，臨床診断法の著しい進歩により，大動脈弓部アテローム硬化性病変由来の塞栓症，すなわち大動脈原性塞栓症が注目されている．本症は，経食道心エコー図検査（transesophageal echocardiography：TEE）の臨床応用により，胸部大動脈の動脈硬化性病変の詳細な評価が可能となって診断されるようになった．TEEを用いた検討より，虚血性脳血管障害例の14％，原因不明の脳梗塞の29％に，上行大動脈および弓部に厚さ4mm以上のプラークを認めたとの報告[13)]がある．剖検脳での検討では，脳梗塞例全体の28％，原因不明の脳梗塞の61％に大動脈弓部の潰瘍性プラークが見られたという[14)]．われわれの施設での検討では，大動脈弓部の動脈硬化の危険因子として，年齢，高血圧が最も重要であった[15)]．

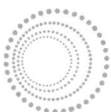

脳血管障害の疫学

1．死亡数

わが国の主要死因別にみた死亡率（人口10万対）の年次推移を示す（図1）．1965年以降，脳血管疾患は大きく減少したが，1995年に死因統計分類であるWHOの「第10回修正国際疾病，傷害および死因統計分類（International Statistical Classification of Diseases and Related Health Problems, Tenth Revision：ICD-10）」が適用され，死亡診断書記載要領が改訂されたことにより，脳血管疾患が増加，心疾患が大きく減少し，2位と3位の順位が入れ替わった．その後，1997年にふたたび順位が入れ替わり，以後1999年まで心疾患が2位，脳血管疾患が3位となっている．1999年の脳血管疾患による死亡数は，13万8,989人で，

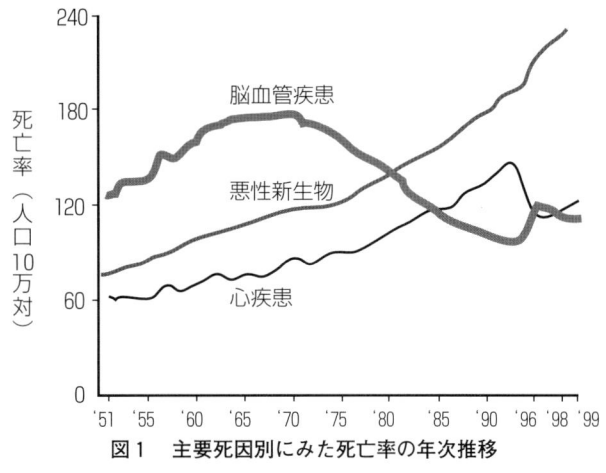

図1 主要死因別にみた死亡率の年次推移

全死亡数の14.2％を占めている．

脳血管疾患のうち，脳内出血による死亡は1960年以降低下し，脳梗塞は徐々に増加傾向にある．1999年の死亡率（人口10万対）は脳内出血25.5，脳梗塞69.5であった．くも膜下出血の死亡率はゆるやかに上昇傾向にあり，1999年には12.0となっている．

2．患者数

推計総患者数は，高血圧性疾患が約719万人と最多であり，その他，糖尿病212万人，脳血管疾患147万人，悪性新生物127万人，虚血性心疾患107万人となっている（1999年，厚生労働省「患者調査」より）．特に入院例での受療率は，「精神および行動の障害」と並んで「循環器系の疾患」が人口10万対250人と最も高く，脳血管疾患患者の入院例は「循環器系の疾患」の69％と過半数を占め，なかでも75歳以上の入院例が最多であった．

3．病型別頻度

わが国の脳血管疾患の病型別頻度は，大まかには脳梗塞65％，脳内出血25％，くも膜下出血10％である．平成10年度より3年間にわたって，厚生省健康科学総合研究事業による「脳梗塞急性期医療の実態調査に関する研究」班（主任研究者：山口武典）が組織され，わが国の脳梗塞急性期医療の実態調査が行われた．本調査での16,922例（男/女10,370/6,552，平均71歳）の分析より，臨床病型別頻度はラクナ梗塞36.3％，アテローム血栓性脳梗塞31.1％，心原性脳塞栓症20.4％，その他の脳梗塞5.7％，TIA6.4％であった[16]．国立循環器病センターにおける1978年から1997年までの発症後7日以内の初発脳卒中（TIA，くも膜下出血は除く）入院連続1,732例（男/女1,134/598例，平均65歳）を対象とした調査では，ラクナ梗塞32％，アテローム血栓性脳梗塞17％，心原性脳塞栓症21％，その他の脳梗塞10％，脳内出血20％であった．脳梗塞1,382例のみに限ってみると，ラクナ梗塞40％，アテローム血栓性脳梗塞21％，心原性脳塞栓症27％，その他の脳梗塞12％となる．一般住民を対象とした久山町研究[17]と諸外国のデータとを比較すると（表3），わが国ではラクナ梗塞の頻度が高いといえる．今後，わが国ではライフスタイルの欧米化と高齢化の進行に伴い，アテローム血栓性脳梗塞やNVAFを基礎心疾患とする心原性脳塞栓症の増加が予想される．

4．病型別長期予後

1）再発・死亡率

国内外を含め，脳出血を含めた臨床病型別の長期予後に関する報告はきわめて少ない．国立循環器病センターでは1,732例を平均5.2年間追跡した．年齢および性別で補正した長期的な非再発生存率は，ラクナ梗塞が最も高く，他の4病型間には有意差はみられなかった（表4）．再発・死亡までの期間は，ラクナ梗塞では発症後の時間経過に関係なく，再発・死亡率はほぼ一定していたが，他の4病型では発症後3年以内の再発が多かった．久山町研究[18]でも，脳内出血は含まれていないが，脳梗塞の生存率曲線は発症3～4年後まで急峻に低下し，その後の緩徐な低下は脳梗塞非発症例にみられる変化とほぼ同様であった．Perth Community Stroke Study[19]より，初発脳卒中の5年

表3 脳梗塞の病型別頻度の国際比較

	国名	例数	ABI (%)	LI (%)	CES (%)	Misc (%)
久山町研究[17]	日本	298	21	56	19	4
国立循環器病センター	日本	1,382	21	40	27	12
The German Stroke Data Bank[1]	独国	5,017	21	20	26	33
Erlangen Stroke Project[2]	独国	531	13	23	27	37
Rochester Epidemiology Project[24]	米国	442	17	16	30	37
Perth Community Stroke Study[19]	豪州	250	68	10	17	5
Lausanne Stroke Registry[25]	スイス	2,738	20	31	28	21

ABI：アテローム血栓性脳梗塞，LI：ラクナ梗塞，CES：心原性塞栓症，Misc：その他，および分類不能の脳梗塞

表4 年齢補正した病型別非再発生存率

		1年(%)	3年(%)	5年(%)
ABI	M	88	73	60
	F	84	80	72
LI	M	95	85	77*
	F	94	86	82*
CES	M	91	78	67
	F	84	67	59
Misc	M	86	69	59
	F	86	79	70
BH	M	89	81	72
	F	86	76	71

ABI：アテローム血栓性脳梗塞
LI：ラクナ梗塞
CES：心原性塞栓症
Misc：分類不能の脳梗塞
BH：脳内出血
M：男性, F：女性
*：$p<0.001$ vs ABI, CES, Misc, BH
(国立循環器病センターより)

表5 脳卒中再発関連因子

可能性の高い因子	可能性のある因子
・加齢	・人種 or 民族
・高血圧	・過度な飲酒
・心疾患	・Lipoprotein (a)
・心房細動	・抗リン脂質抗体
・うっ血性心不全	・大動脈弓の粥腫
・糖尿病	
・高血糖	
・脳卒中の既往	

(Sacco RLら, 1999 [27])

間での再発は15%に見られ, 最も再発の危険性が高かったのは発症後6ヵ月以内 (9%) であった. 438例の入院例を前向きに調査した研究[20]では, 脳卒中後の死亡率は発症後3ヵ月以内が高く, 3ヵ月以降は一般住民のそれと変わらなかったという報告もある.

脳梗塞での病型別の長期予後分析にはいくつか報告がある. 脳梗塞発症後30日および90日以内の早期再発率は, 主幹脳動脈病変を有するアテローム血栓性脳梗塞ではそれぞれ8%, 13%と, 心原性脳塞栓症 (4%, 11%) に比していずれも高率であり, ラクナ梗塞の早期再発率は最も低かったという報告[21][22]や, 脳梗塞後の5年間の非再発生存率は, ラクナ梗塞で最も高率であり, 他の4病型間では有意差はなかったという報告がある[23]. 米国ミネソタ州Rochesterでの疫学調査[24]では, 脳梗塞発症30日後のアテローム血栓性脳梗塞の非再発生存率は81.5%と他の病型に比して有意に低率であり, この原因として急性期のカテーテル操作や脳外科手術などによる医原性事故が挙げられている. 同研究では, 長期予後には病型間の有意差はみられなかった. TOASTによる脳梗塞分類を用いた疫学調査[4]では, 発症2年後にsmall-artery occlusion例は心原性脳塞栓症例の約3倍生存していた. 本研究によると, TOAST分類は長期生存率を予測するが, 2年以内の再発率については有意な予測因子とならなかったという.

2) 再発病型

国立循環器病センターでの1,732例の再発に関する分析結果より, アテローム血栓性脳梗塞の60%, ラクナ梗塞の50%, 心原性脳塞栓症の85%, 脳内出血の37%は初回と同病型での再発であった. 初回ラクナ梗塞例のうち, 再発病型がラクナ梗塞ではなかった残る半数例のおもな内訳は, アテローム血栓性脳梗塞15%, TIA 11%, 脳出血8%, 心原性脳塞栓症6%であった. Lausanne Stroke Registryでの再発病型に関するデータもNCVC Stroke Registryとほぼ同様の結果であり, 初回ラクナ梗塞例に関しては, 異なる病型での再発が少なからずあることが指摘されている[25]. またわれわれの施設でのデータより, 脳内出血の再発例のうち28%にラクナ梗塞が見られ, こうした例での初回出血部位は1例が皮質下出血, 1例が橋出血, 残る全例は被核もしくは視床のいずれかの出血であった. この結果は, 高血圧性脳内出血の発生が, 高血圧性細小動脈病変を基盤として発症するラクナ梗塞の発生と病態が似ていることを示している. 諸外国の報告でも, 再発病型は, 初回発作と同病型での再発が多いと報告されている[19][25][26].

3) 長期予後悪化に関連する因子

国立循環器病センターでの1,732例の分析より, 予後悪化に関連する危険因子は, すべての病型において加齢, アテローム血栓性脳梗塞では心房細動と虚血性心疾患, ラクナ梗塞では心房細動と高血圧, 分類不能の脳梗塞はTIAの既往であった. 長期的な脳卒中再発に対する危険因子に関する海外のデータを表5にまとめる[27].

最近, 脳卒中専門病棟 (Stroke Unit：SU) での専門的, 体系的な診療システム (集中治療とリハビリテーション) は, 従来の一般病棟での脳卒中治療に比較して, 年齢, 性別, 脳卒中の重症度に関係なく, 脳卒中発症後5年間の死亡率を40%低下させたと報告された[28]. SUの優れた転帰改善効果は, いくつかの臨床試験のメタ・アナリシスによっても, ほぼ確実とされている[29].

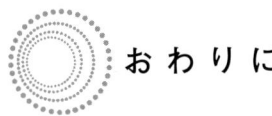

おわりに

わが国における1999年度の医療費は約30兆1千億円で，このうち脳血管疾患に費やされる医療費は年間1兆9千億円を超え，悪性腫瘍の2兆1千億円に次いで第2位となっている（平成11年度，厚生労働省「国民医療費」より）．何らかの介護や支援を要する要支援高齢者は，2025年には520万人に達すると推測されている．脳血管疾患は，寝たきりを含む要介護者の原因疾患の第一位である．脳血管疾患患者数の増加は，今後のわが国の医療経済に深刻な影響を与えるものと考えられる．

● 文　献 ●

1) Grau AJ, Weimar C, Buggle F, et al : Risk factors, outcome, and treatment in subtypes of ischemic stroke ; the German Stroke Data Bank. Stroke 32 : 2559-2566, 2001
2) Kolominsky-Rabas PL, Weber M, Gefeller O, et al : Epidemiology of ischemic stroke subtypes according to TOAST criteria: incidence, recurrence, and long-term survival in ischemic stroke subtypes ; a population-based study. Stroke 32 : 2735-2740, 2001
3) National Institute of Neurological Disorders and Stroke Ad Hoc Committee : Classification of cerebrovascular diseases III. Stroke 21 : 637-676, 1990
4) Adams HP Jr, Bendixen BH, Kappelle LJ, et al : Classification of subtype of acute ischemic stroke ; definitions for use in a multicenter clinical trial. Stroke 24 : 35-41, 1993
5) Gordon DL, Bendixen BH, Adams HP Jr, et al : Interphysician agreement in the diagnosis of subtypes of acute ischemic stroke ; implications for clinical trials. Neurology 43 : 1021-1027, 1993
6) Bogousslavsky J, Regli F : Unilateral watershed cerebral infarcts. Neurology 36 : 373-377, 1986
7) Bogousslavsky J, Regli F : Borderzone infarctions distal to internal carotid artery occlusion : Prognostic implications. Ann Neurol 20 : 346-350, 1986
8) Graeber MC, Jordan JE, Mishra SK, et al : Watershed infarction on computed tomographic scan. An unreliable sign of hemodynamic stroke. Arch Neurol 49 : 311-313, 1992
9) Chimowitz MI, Poole RM, Starling MR, et al : Frequency and severity of asymptomatic coronary disease in patients with different causes of stroke. Stroke 28 : 941-945, 1997
10) Fisher CM : Lacunes ; small, deep, cerebral infarcts. Neurology 15 : 774-784, 1965
11) Ikeda K, et al : Increased prevalence of vascular dementia in Japan ; a community-based epidemiological study. Neurology 57 : 839-844, 2001
12) Henon H, Durieu I, Guerouaou D, et al : Poststroke dementia: incidence and relationship to prestroke cognitive decline. Neurology 57 : 1216-1222, 2001
13) Amarenco P, Cohen A, Tzourio C, et al : Atherosclerotic disease of the aortic arch and the risk of ischemic stroke. N Engl J Med 331 : 1474-1479, 1994
14) Amarenco P, Duyckaerts C, Tzourio O, et al : The prevalence of ulcerated plaques in the aortic arch in patients with stroke. N Engl J Med 326 : 221-225, 1992
15) Toyoda K, Yasaka M, Nagata S, et al : Aortogenic embolic stroke ; transesophageal echocardiographic approach. Stroke 23 : 1056-1061, 1992
16) 山口武典：わが国の脳卒中診療の現状と21世紀の展望．脳卒中 23 : 261-268, 2001
17) Tanizaki Y, Kiyohara Y, Kato I, et al : Incidence and risk factors for subtypes of cerebral infarction in a general population ; the Hisayama Study. Stroke 31 : 2616-2622, 2000
18) 輪田順一：脳梗塞例の長期予後と再発作．久山町18年間の追跡調査．脳卒中 5 : 124-130, 1983
19) Hankey GJ, Jamrozik K, Broadhurst RJ, et al : Long-term risk of first recurrence stroke in the Perth Community Stroke Study. Stroke 29 : 2491-2500, 1998
20) Westling B, Norrving B, Thorngren M : Survival following stroke. A prospective population-based study of 438 hospitalized cases with prediction according to subtype, severity and age. Acta Neurol Scand 81 : 457-463, 1990
21) Sacco RL, Foulkes MA, Mohr JP, et al : Determinants of early recurrence of cerebral infarction ; the Stroke Data Bank. Stroke 20 : 983-989, 1989
22) Moroney JT, Bagiella E, Paik MC, et al : Risk factors for early recurrence after ischemic stroke ; the role of stroke syndrome and subtype. Stroke 29 : 2118-2124, 1998
23) Sacco RL, Shi T, Zamanillo MC, et al : Predictors of mortality and recurrence after hospitalized cerebral infarction in an urban community ; the Northern Mahattan Stroke Study. Neurology 44 : 626-634, 1994
24) Petty GW, Brown RD Jr, Whisnant JP, et al : Ischemic stroke subtypes ; a population-based study of functional outcome, survival, and recurrence. Stroke 31 : 1062-1068, 2000
25) Yamamoto H, Bogousslavsky J : Mechanisms of second and further strokes. J Neurol Neurosurg Psychiatry 64 : 771-776, 1998
26) Sacco RL, Wolf PA, Kannel WB, et al : Survival and recurrence following stroke ; the Framingham study. Stroke 13 : 290-295, 1982
27) Sacco RL, Wolf PA, Gorelick PB : Risk factors and their management for stroke prevention ; outlook for 1999 and beyond. Neurology 53 (Supp 4) : S15-S24, 1999
28) Jorgensen HS, Kammersgaard LP, Nakayama H, et al : Treatment and rehabilitation on a stroke unit improves 5-year survival ; a community-based study. Stroke 30 : 930-933, 1999
29) Stroke Unit Trialists Collaboration. Collaborative systematic overview of the randomized trials of organized inpatient (stroke unit) care after stroke. BMJ 314 : 1151-1159, 1997

［横田　千晶／峰松　一夫］

総論

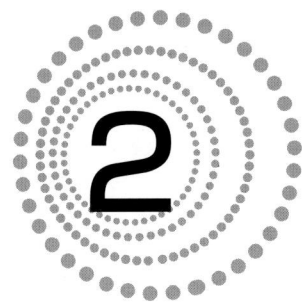

2 脳血管障害の原因の臨床的鑑別法と検査法

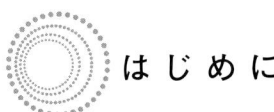 はじめに

　脳血管障害の治療を積極的に行うためには，神経症候の的確な把握とともに，各種の補助検査を駆使して，脳卒中の病型や原因を正確に診断する必要がある．脳血管障害の診療ではX線CTは必須の検査であり，脳出血やくも膜下出血は即座に診断できるが，発症直後の脳梗塞では異常を呈さない．脳梗塞には多くの原因が存在することから，その診断が重要となってくる．

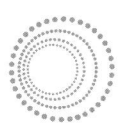 脳血管障害の病型

1．NINDSの分類

　脳血管障害には多くの病型や原因が存在し，さらに鑑別すべき疾患も多い（図1）[1]．1990年にNational Institue of Neurological Disorders and Stroke（NINDS）が提唱した脳血管障害の分類第III版[2]で脳梗塞は，臨床病型（ラクナ梗塞，アテローム血栓性脳梗塞，心原性脳塞栓症，その他の脳梗塞），発症機序（血栓性，塞栓性，血行力学性），病巣や灌流域による

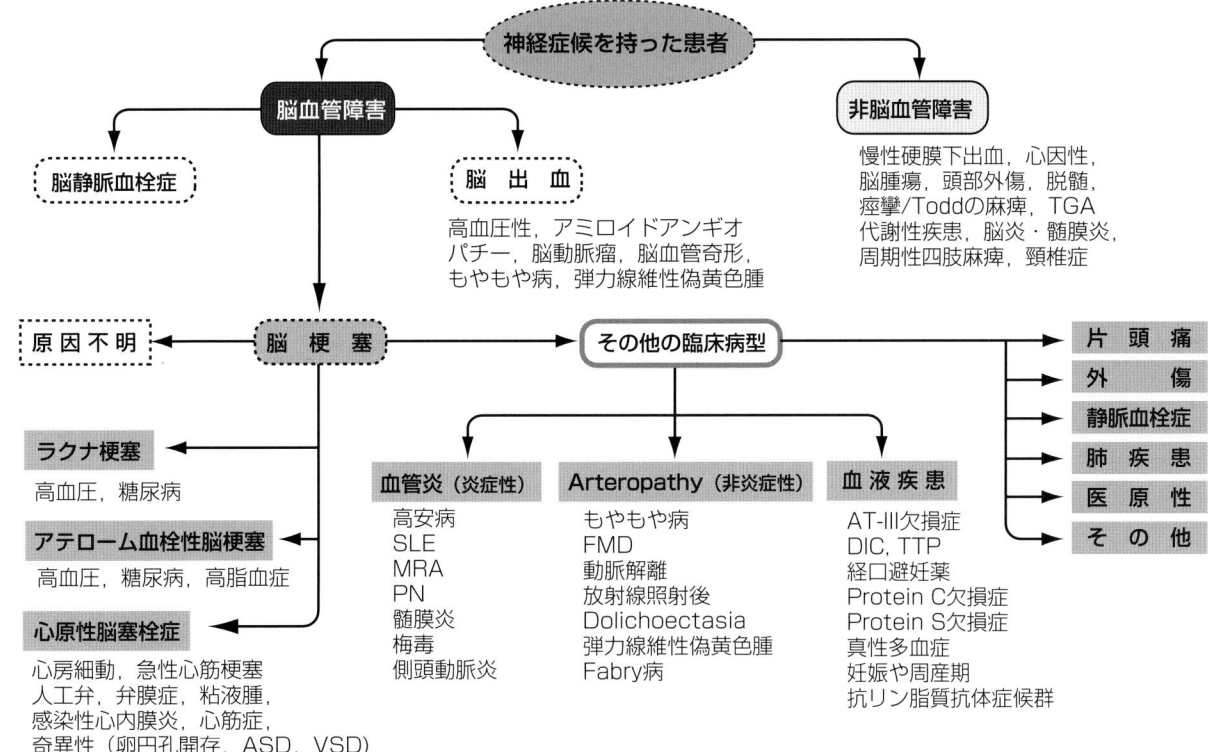

図1　脳血管障害の鑑別診断

ASD：atrial septal defect, VSD：ventricular septal defect, TGA：transient global amnesia, SLE：systemic lupus erythematosus, MRA：malignant rheumatoid arthritis, PN：polyarteritis nodosa, FMD：fibromuscular dysplasia, AT-III：antithrombin III, DIC：disseminated intravascular coagulation, TTP：thrombotic thrombocytopenic purpura

分類（表1）に分けられ[2]，脳梗塞の多彩な病態を捉えるのに有用である．

2．脳梗塞の病型

脳梗塞では臨床病型であるラクナ梗塞，アテローム血栓性脳梗塞，心原性脳塞栓症，その他の脳梗塞の鑑別が重要となる．神経症候の把握とともにアテローム硬化性病変や心疾患の有無が鑑別のポイントとなるので，血管と心臓の評価が必要である（表2）．表3，4に脳梗塞の各臨床病型の特徴を示す．

原因不明の脳梗塞のなかには，卵円孔開存や肺動静脈瘻による奇異性脳塞栓症，脳動脈解離，凝固線溶系異常などによる脳梗塞が含まれる（図1）．脳静脈血栓症の鑑別も重要である．

表1 脳梗塞の分類

1. **機　序 (mechanisms)**
   1) 血栓性 (thrombotic)
   2) 塞栓性 (embolic)
   3) 血行力学性 (hemodynamic)
2. **臨床カテゴリー（臨床病型, clinical categories）**
   1) アテローム血栓性脳梗塞 (atherothrombotic)
   2) 心原性脳塞栓症 (cardioembolic)
   3) ラクナ梗塞 (lacunar)
   4) その他の脳梗塞 (other)
3. **病巣や灌流域（symptoms and signs by site (distribution)）**
   1) 内頸動脈 (internal carotid artery)
   2) 中大脳動脈 (middle cerebral artery)
   3) 前大脳動脈 (anterior cerebral artery)
   4) 椎骨脳底動脈 (vertebrobasilar system)
      (a) 椎骨動脈 (vertebral artery)
      (b) 脳底動脈 (basilar artery)
      (c) 後大脳動脈 (posterior cerebral artery)

（脳血管障害の分類　第3版, NINDS, 1990年[2]より）

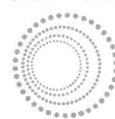

臨床症候

1．実際の診断過程

脳血管障害の診断過程は，(1) 現病歴（発症時の状況，その後の経過，随伴症状）や既往歴（特に心疾患）などの聴取で病因を推定し（質的診断），(2) 一般身体所見や神経学的所見により病巣を推定し（部位診断），(3) 臨床的仮診断を行い，(4) 補助検査（CT，MRI，超音波検査など）で確定診断と除外診断を行い，(5) 臨床診断を確定し，(6) 治療を開始する．

脳血管障害での病歴聴取で重要なことは，発症様式と心疾患の有無である．突然発症するのは，塞栓性梗塞（心原性脳塞栓症，動脈原性脳塞栓症，奇異性脳塞栓症），一過性脳虚血発作，くも膜下出血である．

2．ラクナ梗塞（表3，4）

ラクナ梗塞は，意識障害，失語・失行・失認・健忘

表2　脳梗塞診断のための補助検査

1．病巣の検出	1) X線CT：単純，造影 2) MRI：T_1強調画像，T_2強調画像，FLAIR像，プロトン密度強調画像，拡散強調画像（diffusion），造影（Gd）
2．血管の評価	1) 神経超音波検査：頸部血管エコー（Duplex） 　　　　　　　　経頭蓋カラードプラ（TC-CFI：transcranial color-flow imaging） 　　　　　　　　経頭蓋ドプラ（TCD：transcranial Doppler） 　　　　　　　　超音波造影剤 2) MRA (magnetic resonance angiography) 3) CTA (computed tomographic angiography) 4) 脳血管造影・DSA
3．脳血流検査	1) SPECT (single photon emission CT：脳血流シンチ) 2) MRI：灌流画像 (perfusion) 3) Xe-CT
4．心臓の評価	1) 心電図：12誘導心電図，24時間ホルター心電図 2) 心エコー：経胸壁心エコー，経食道心エコー 3) 心臓カテーテル検査

表3 脳梗塞の臨床カテゴリーの鑑別診断

鑑別点		ラクナ梗塞	アテローム血栓性脳梗塞	心原性脳塞栓症
頻度		35〜45%	20〜30%	20〜35%
前駆症候		Stereotype TIA →完成型	TIA (atherothrombotic) (微小塞栓性,血行力学性)	TIA (cardioembolic) 他臓器・四肢の塞栓
発症時の状況		睡眠中,朝覚醒時(約50%が安静時発症)		日中活動時,起床直後など
起こり方		比較的緩徐 段階性,突発	緩徐 段階状増悪あり	突発完成
意識障害		ない	あまり強くない,何となくおかしい(精神症状もある)	高度のものが多い(2〜4日で最高) 分枝閉塞例ではないことも多い
大脳皮質症状		ない	あまり多くない	多い
共同偏視		ない	少ない	しばしばみられる
他の症候		ラクナ症候群	症候の程度はさまざま	重症が多いが,ときに急速に改善
基礎疾患		高血圧,糖尿病 多血症	高血圧,糖尿病,高脂血症	心疾患(心房細動,弁膜症,心筋梗塞 心筋症,心内膜炎)
他臓器・四肢の虚血		ない	間欠性跛行,虚血性心疾患	発症と前後してみられることがある
CT・MRI所見	梗塞巣	皮質下で15mm未満	境界域に多く,まだら状. 皮質は比較的保たれる	動脈支配の全域または一部に,皮質を含み,比較的均等,大きい
	境界	不明瞭	不明瞭	明瞭
	出血性梗塞	ない	ごく稀	多い
	造影剤増強効果	ほとんどない	比較的弱い (動脈原性塞栓では高度)	強い
	脳浮腫	ない	比較的少ない (動脈原性塞栓では高度)	高度のものが多い
脳血管造影所見	動脈閉塞	ない	高頻度にみられる 内頸動脈起始部 中大脳動脈水平部 (分枝閉塞は少ない)	早期には高頻度(数日で消失が多い) 内頸動脈遠位端 中大脳動脈水平部末端 中大脳動脈分枝(特に後半部)
	栓子陰影	ない	ない	みえることがある
	再開通現象	―	ほとんどない	数日〜1, 2週間で約90%にみられる
	動脈硬化	不定	常に存在	不定(年齢による)

などの高次脳機能障害,単麻痺を呈することはなく,発症時にけいれんを伴うこともない.ラクナ梗塞は,症候学的に5つのタイプがあり(表5),15mm以下の梗塞巣を呈する.脳出血がラクナ症候群を呈することもあるし,症候学的にsensori-motor stroke型のラクナ症候群は,ラクナ梗塞であることよりも心原性脳塞栓症やアテローム血栓性脳梗塞のことが多い.

3.心原性脳塞栓症とアテローム血栓性脳梗塞
(表3, 4)

意識障害や高次脳機能障害,単麻痺,けいれんを呈する場合には,アテローム血栓性脳梗塞や心原性脳塞栓症を疑う.両者はアテローム硬化性狭窄性病変と心疾患の有無で鑑別する.脳出血や脳静脈血栓症も鑑別しなければならない.発症時にけいれんを伴う場合(onset seizure)は,塞栓性梗塞(心原性脳塞栓症,動脈原性脳塞栓症,奇異性脳塞栓症)や脳静脈血栓症である.

アテローム血栓性脳梗塞に比べて心原性脳塞栓症で

は"突発完成型"の発症様式をとり,局所神経症候が数秒あるいは数分以内にその極に達してしまうことが多い.心原性脳塞栓症では重篤な症候を呈することが多いが,歩いて受診する軽症例も存在する.

Cerebral Embolism Task Force (1986) の心原性脳塞栓症の診断基準では,primary featuresとして,(1)症候の突発完成,(2)塞栓源としての心疾患の存在,(3)複数の血管領域の多発性梗塞(大脳皮質や小脳を含む),secondary featuresとして,(1) CT上の出血性梗塞,(2)脳血管造影所見で動脈硬化が少ない,(3)他臓器塞栓の存在,(4)画像診断による心内血栓の検出があげられている[3].

4.他臓器合併症

アテローム血栓性脳梗塞では,虚血性心臓病,閉塞性動脈硬化症などを合併することがある.心原性脳塞栓症では他臓器塞栓として,(1)四肢動脈の塞栓により四肢末梢のチアノーゼ,動脈触知不良,急激な痛み,(2)上腸間膜動脈閉塞による急激な腹痛,イレウス,

表4 脳梗塞の臨床病型

1．ラクナ梗塞
1）安静時の発症が多い．
2）局所神経徴候の進展は緩徐（多くは数日以内）．段階的増悪．
3）意識障害や皮質症候はない．
4）高血圧や糖尿病などの存在．
5）CTやMRIで基底核や深部白質に直径15mm未満の梗塞．
6）脳血管造影では動脈閉塞なし．

2．アテローム血栓性脳梗塞
1）安静時の発症が多い．
2）局所神経徴候の進展は緩徐（多くは数日以内）．段階的増悪．
3）意識障害は発症時にはないか，あっても軽度．皮質症候を伴うことが多い．
4）アテローム硬化を伴う基礎疾患（高血圧症，糖尿病，脂質代謝異常など）の存在．
5）CTやMRIで境界領域梗塞，基底核や深部白質などの皮質下に限局した梗塞．
6）脳血管造影による狭窄や閉塞などの動脈硬化の所見（内頸動脈起始部，中大脳動脈水平部など）．

3．心原性脳塞栓症
1）局所神経徴候あるいは特定動脈流域の徴候が突発し，数分以内に完成する（突発完成）．
2）意識障害は高度のことが多い．皮質症候を伴うことが多い．
3）塞栓源としての心疾患（心房細動などの不整脈，弁膜疾患，心筋梗塞など）の存在．画像診断による心内血栓の検出．
4）他臓器塞栓（脾，腎，四肢，腸，脳など）の存在．
5）CTやMRIで出血性梗塞，中心線偏位（脳浮腫が強い）．皮質を含む，辺縁明瞭，動脈支配領域に一致，複数の血管領域に多発する梗塞巣．
6）脳血管造影により閉塞動脈の再開通所見，または血管内栓子の証明．動脈硬化が少ない．

4．その他の脳梗塞
1）特徴的な基礎疾患の存在（血液疾患，血管炎をきたす炎症性疾患，非炎症性の血管異常など）．
2）特徴的な脳血管造影所見．
3）高血圧・糖尿病・高脂血症・心疾患などの危険因子が存在しない場合に積極的に疑う．
4）若年者の場合．高齢者でもあり得る．
5）一般臨床検査・血液検査・凝固線溶系検査・自己抗体・髄液検査などでの異常．

(3) 腎動脈閉塞による血尿，(4) 脾梗塞，などに注意する．

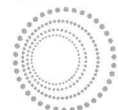 **補助検査**

1．脳梗塞急性期診断の流れ（NINDS）

脳卒中患者が救急で病院に到着してからの対応時間をNINDSが1997年に呈示した[4]．

(1) 病院到着後10分以内に医師による患者の初期評価，(2) 15分以内にstroke teamへの通知，(3) 25分以内にCT開始，(4) 45分以内にCTの解釈（診断），(5) 60分以内に治療（薬物投与）開始，(6) 3時間以内にモニターできるベッドへの収容を勧告している．さらに血栓溶解療法の適応患者の場合には，(1) 脳卒中専門医が15分以内に対応，(2) 脳神経外科専門医が2時間以内に対応する．これは病院到着から60分以内に血栓溶解療法を行うことを念頭においた指針である．

2．実際の流れ

脳梗塞では病巣の検出と血管・心臓の評価が必要である（表2）．実際に神経症候を呈する救急患者が来院し脳梗塞が疑われる場合には，(1) 問診・診察・採血・静脈ライン確保・心電図・胸部X線写真，(2) 頭部X線CT（施設によってはCTAも併用），(3) 神経超音波検査・経胸壁心エコー（必要なら経食道心エコー），(4) MRI（T_1, T_2, FLAIR, diffusion, perfusion）・MRA・SPECT・脳血管造影・DSA，といった流れで診断あるいは鑑別診断を行う．すべての検査を救急来院直後にすべての患者に行うのでなく，問診・診察をして検査をステップアップするなかで検査の必要性を判断する．MRIの情報量が多いことから24時間MRIが稼働できるシステムを構築しなければならない．

高血圧・糖尿病・高脂血症・心疾患などの危険因子，虚血性心臓病・閉塞性動脈硬化症・腎障害などの他の循環器疾患の検索も重要である．

総論2. 脳血管障害の原因の臨床的鑑別法と検査法

表5 古典的ラクナ症候群

ラクナ症候群	症候	責任病巣
Pure motor hemiparesis	顔面を含む片麻痺，感覚障害なし	対側の放線冠，内包後脚，橋底部
Pure sensory stroke	半側の異常感覚や感覚障害	対側の視床（後腹側核）
Ataxic hemiparesis	一側下肢に強い不全片麻痺と小脳失調	対側の橋底部，内包後脚，放線冠
Dysarthria-clumsy hand syndrome	構音障害と一側の巧緻運動障害	対側の橋底部，内包後脚，放線冠
Sensori-motor stroke	半側の感覚障害と同側の片麻痺	視床から内包後脚

3．病期による補助検査の選択

脳梗塞では神経超音波検査，magnetic resonace angiography（MRA），CT血管造影，脳血管造影（経静脈性あるいは経動脈性DSA）などで可及的速やかに血管病変を確認する．また心電図や心エコーで心臓の評価を行う．

発症6時間以内の超急性期にはX線CTやMRIで脳出血などの他の疾患の除外診断を行い，神経超音波検査・MRA・CTAなどで閉塞部位の推定，diffusion MRIによる早期の脳虚血病変の検出，perfusion MRIやSPECTで脳血流の評価，心電図・心エコー（経胸壁と経食道）などでの心疾患の評価を行い，さらに主幹脳動脈病変の疑われる症例では脳血管造影を行い，閉塞部位・発症機序・臨床病型を確認する．発症6時間から1週間にはX線CTやMRIは確定診断や治療効果判定のために施行する．発症2～4週にはX線CTやMRIではfogging effectのために梗塞巣が不鮮明となるので造影剤を必要とする．

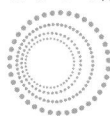

X線CTとMRI

1．early CT sign

脳梗塞発症6時間以内に認められるearly CT signは，(1) 灰白質のCT値の低下，(2) 脳溝の消失に要約される（図2）[5]．内頸動脈や中大脳動脈の塞栓性閉塞による比較的大きな中大脳動脈領域梗塞が出現する前に認められる所見であり，血栓溶解の適応を決める大きな因子となる．突発完成型で意識障害や皮質症候を伴う脳梗塞（多くは心原性脳塞栓症）で認められることが多い．

灰白質のCT値の低下は，発症1時間前後より観察され，灰白質と白質のコントラストの消失をきたす．その結果としてレンズ核，島皮質，皮髄境界（皮質と皮質下白質の境界）の不明瞭化をきたす．これは脳虚血直後に灰白質優位に生じる急激な水分の細胞内への移行（細胞毒性浮腫）により起こると考えられている．すなわち，脳動脈閉塞1時間後に起こる脳細胞の含水量増加により灰白質のdensityの軽度低下が起こり，灰白質と白質の境界消失をきたす．CT値は含水量に応じて低下し，含水量の1％の変化は，CTで2.6HU（Hounsfield units）の変化をもたらす．梗塞はCT値が20～30HUになったときに明らかとなる[6]（淡い低吸収域の出現）．脳溝の消失は，血液脳関門が破綻したための血管原性浮腫に起因する脳腫張が原因といわれている．脳梗塞超急性期で梗塞巣が明らかになる前に，CTで中大脳動脈に高吸収域を認めることがあり，hyperdense MCA signあるいはdense MCA sign[6)～8]といわれている．動脈閉塞の早い時期に出現し，脳虚血の間接徴候である[7]．

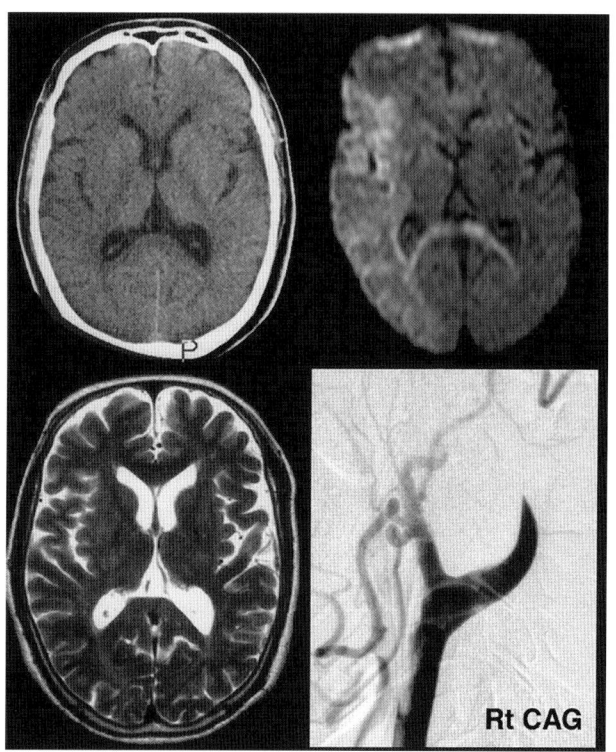

図2 early CT signとdiffusion MRI

発症後2時間のCTでレンズ核の辺縁が不鮮明化し，右中大脳動脈領域全域が淡い低吸収域を呈している（左上）．発症後4時間のMRIのT₂強調画像では，レンズ核が一部高信号域を示すのみでearly CT signに相当する領域の全域にはまだ病巣は出現していない（左下）．発症後4時間のdiffusion MRIでは虚血病巣を示す高信号域を呈しており（右上），最終的にはこの領域が梗塞巣となった．血管造影では右内頸動脈閉塞を示し（右下），前交通動脈や後交通動脈からの中大脳動脈への側副血行は認めなかった．

2. 梗塞部位と出血性梗塞

皮質下梗塞で15mmを超える場合や皮質梗塞は，アテローム血栓性脳梗塞や心原性脳塞栓症である．一方，15mm以下の皮質下梗塞がすべてラクナ梗塞ではない．

塞栓性梗塞では血管閉塞時に側副血行路が働く時間的余裕がないため，(1) 梗塞巣が大きい，(2) 皮質を含むことが多い，(3) 灌流血管の支配領域に一致する，(4) 辺縁明瞭な低吸収域，(5) 梗塞巣が大きく脳浮腫が強いため中心線偏位の頻度が高い，(6) 出血性梗塞が多い，(7) 亜急性期には造影剤による著しい増強効果を呈する，などの特徴を示す[9]．

CT上の出血性梗塞は全体の40％程度で，多くは症候の変化を伴わないが，悪化を伴う血腫型のものも5〜10％程度存在する[10]．発症24時間以内の出血性梗塞はしばしば塊状となり，早期梗塞巣内血腫（early spontaneous intrainfarct hematoma：ESIH）と呼ばれる[11]．

3. MRI

MRIの拡散強調画像の登場で早期の虚血病巣が描出可能となった（図2）．脳梗塞の超急性期に認められる細胞毒性浮腫はわずかな腫張性変化をもたらすがT_2強調画像の信号強度には影響せず，その後発生する血管原性浮腫による腫張性変化が増強し，含水量の増加に伴って信号強度が上昇するという．MRIのT_2強調画像では，梗塞発症3〜6時間以降に高信号域が出現する．発症直後に拡散強調画像，T_2強調画像，FLAIR，MRA，さらに可能であれば灌流画像を同時に行えば多くの情報を得ることができるので，24時間MRIを可動できる体制を構築する必要がある．発症数日間は拡散強調画像で新しい梗塞巣が高信号域を示し，新しい梗塞巣が明確に描出できる．もし撮れない場合には，T_2強調画像だけでなく，FLAIR，あるいは亜急性期に造影MRIを撮る．

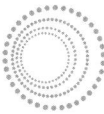
神経超音波検査

神経超音波検査は短時間でリアルタイムに有用な情報を得ることができる．内頸動脈起始部病変や椎骨動脈病変の検出が容易である．脳塞栓症の超急性期に総頸動脈や内頸動脈起始部に可動性の心臓由来の血栓を認めることがある[12]．これは経過とともに消失し再開通を示す場合と非可動性の閉塞に移行する場合とがある[12]．脳塞栓症では，再開通現象がみられるため，ドプラで閉塞血管の血流を経時的に観察すると再開通現象に伴い血流の増加がみられ再開通時期を推定することができる．総頸動脈の拡張末期血流速度の左右比が4.0以上で内頸動脈の閉塞診断ができるが，内頸動脈起始部にサンプルボリュームをあてると血流波形をまったく検出しないか拡張末期血流速度成分が出ないことにより内頸動脈閉塞を診断でき[13]，経頭蓋カラードプラで頭蓋内血管の評価も可能である．

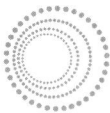
血液凝固学的検査

心原性脳塞栓症では，凝固線溶系の活性化の指標となるトロンビン・アンチトロンビンIII複合体（TAT），D-dimerが異常高値を示す．心内血栓形成による消費の結果と考えられるアンチトロンビンIII（AT-III），プロテインCなどのインヒビター活性低下をも伴う．奇異性脳塞栓症の急性期にも同様の結果を示すことが多く，深部静脈血栓症を反映しているものと考えられる．

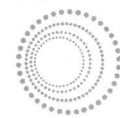
心疾患の検出[14]

1. 心電図

入院時に12誘導心電図を行う．さらに塞栓症が少しでも疑われたら入院時より心電図モニターや24時間ホルター心電図などにより不整脈の検出を行う．

2. 経胸壁心エコー

経胸壁心エコーは広く普及した手技であり，ベッドサイドで繰り返し，かつリアルタイムに情報が得られるため，心臓の評価に対して威力を発揮する．ただし，超音波が胸壁や肺によって著しく減衰するため，特に肥満や肺気腫の症例では像が不明瞭になることが多い．胸壁より遠位に位置する肺静脈や大動脈弓部および下行大動脈，左房，右房は描出が困難である．また僧帽弁置換術後の僧帽弁逆流の評価には人工弁に妨げられて描出が困難である．弁膜症，心筋梗塞，心室瘤，感染性心内膜炎の疣贅，僧帽弁逸脱症，心房中隔瘤，心房粘液腫などの診断に必要である．

3. 経食道心エコー[14]

心原性脳塞栓症あるいは疑い，原因不明の脳梗塞では，塞栓源や心内血栓の検索のために経食道心エコーを可能な限り入院2〜3日以内に施行する．経胸壁心エコーで検出されない左心耳内血栓がかなりの頻度で検出される[15]．経食道心エコーは経胸壁心エコーで観察が難しい左心房（特に左心耳），右心房，心房中隔壁，胸部大動脈の病変の描出に優れている．ただし遠位上行大動脈と近位弓部大動脈は，解剖学的にプロー

べと大動脈の間に気管および気管支が位置するために像が得られない，いわゆるblind zoneであり，大動脈造影やCT，MRIで補う必要がある．また左心室の心尖部，右心室は観察が困難である場合が多い．原因不明の脳梗塞で卵円孔開存による奇異性脳塞栓症が疑われる場合にはValsalva負荷コントラストエコーを行う．

心内血栓が存在すれば，ヘパリンやワルファリンによる抗凝血薬療法を施行し，血栓が消失するまで1週間に1回，経食道心エコーを行う．心内血栓かどうか判断に苦しむ場合にもヘパリンやワルファリンによる抗凝血薬療法を行い，1週間後に経食道心エコーを再検して判断する．

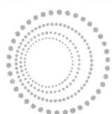 脳血管造影

神経超音波検査，CTA，MRAなどの非侵襲的な血管の評価法が発達してきたが，最終的な血管評価のgold standardは脳血管造影である．血管内治療も同時にできるメリットがある．脳血管造影の長所，欠点を熟知し，治療に結びつくように緊急にいつでもできる体制の構築が必要である．

心原性脳塞栓症では，発症1〜2日以内には，閉塞血管を証明し得ることが多い（図2）．また閉塞部位で栓子の周囲に造影剤が満たされ，栓子が浮き彫りにされることがある（栓子陰影）．閉塞部位は，動脈が細くなる部位，すなわち血管分岐部前での閉塞が多い．閉塞の多発，動脈硬化性病変を伴わない末梢脳動脈閉塞（分枝閉塞），梗塞巣を説明しうる閉塞所見の欠如なども心原性脳塞栓症を示唆する所見である．内頸動脈系では内頸動脈遠位端，中大脳動脈水平部の遠位端，角回動脈の閉塞が多い．椎骨脳底動脈系では脳底動脈遠位端で閉塞することが多い．数日から1週間過ぎると，CTでみられる梗塞巣を説明し得るような閉塞がみられないことが多い．ただし，動脈解離では再開通をきたす場合も多く，鑑別が必要となる．

アテローム血栓性脳梗塞では，内頸動脈起始部，中大脳動脈水平部，椎骨動脈や脳底動脈などに狭窄性病変を認めることが多い．

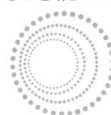 最後に

脳血管障害の診療は時間との戦いであり，必要な検査を適切に緊急で行える体制を日頃から構築しておく必要がある．

●文献●

1) 橋本洋一郎, 寺崎修司, 米原敏郎ら：脳梗塞診療のガイドライン．脳梗塞の診断と治療―ブレインアタック時代の新たな展開―（内野 誠監修, 橋本洋一郎編著), pp1-9, 診療新社, 大阪, 1999
2) National Institue of Neurological Disorders and Stroke : Classification of cerebrovascular diseases III. Stroke 21 : 637-676, 1990
3) Cerebral Embolism Task Force : Cardiogenic brain embolism. Arch Neurol 43 : 71-84, 1986
4) Bock BF : Response system for patients presenting with acute stroke. In : Proceedings of a National Symposium on Rapid Identification and Treatment of Acute Stroke (ed by Marler JR, Jones PW, Emr M), National Institute of Neurological Disorders and Stroke, National Institute of Health, No. 97-4239, pp55-56, NIH Publication, Bethesda, 1997
5) 橋本洋一郎, 平野照之：脳梗塞のearly CT sign. 医学のあゆみ 191 : 663-669, 1999
6) Moulin T, Cattin F, Crepin-Leblond T, et al : Early CT sign in acute middle cerebral artery infarction: predictive value for subsequent infarct locations and outcome. Neurology 47 : 366-375, 1996
7) von Kummer R, Meyding-Lamade U, Forsting M, et al : Sensitivity and prognostic value of early CT in occlusion of the middle cerebral artery trunk. AJNR 15 : 9-15, 1994
8) Gacs G, Fox AJ, Barnett HJM, et al : CT visualization of intracranial arterial thromboembolism. Stroke 14 : 756-762, 1983
9) 高野健太郎, 峰松一夫, 山口武典ら：脳塞栓症及び血栓性主幹動脈閉塞症における急性期CT所見の差異―内頸動脈系脳梗塞における検討―. 臨床神経 29 : 1370-1376, 1989
10) Okada Y, Yamaguchi T, Minematsu K, et al : Hemorrhagic transformation in cerebral embolism. Stroke 20 : 598-603, 1989
11) Bogousslavsky J, Regli F, Uske A, et al : Early spontaneous hematoma in cerebral infarct ; Is primary cerebral hemorrhage overdiagnosed? Neurology 41 : 837-840, 1991
12) 米村公伸, 木村和美, 米満瑞恵ら：心原性脳塞栓症における頸動脈内の可動性病変の意義―脳塞栓症の診断を強く示唆する所見として. 臨床神経 36 : 1125-1128, 1996
13) 原 靖幸, 寺崎修司, 米原敏郎ら：心原性脳塞栓症における頸部血管エコー検査の意義―内頸動脈に注目して―. 臨床神経 39 : 431-435, 1999
14) 池野幸一, 橋本洋一郎, 内野 誠：経食道心エコーによる心内塞栓源の診断. カレントテラピー 17 : 1548-1555, 1999
15) Doi H, Misumi I, Kimura Y, et al : Early detection of left atrial thrombus in acute cardiogenic cerebral embolism by transesophageal echocardiography. J Cardiology 29 : 277-282, 1997

［橋本 洋一郎］

総論

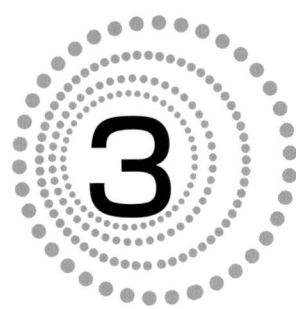

3 脳血管障害の画像診断の進歩

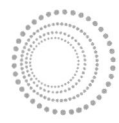
はじめに

治療法の進歩と相俟って，脳血管障害における画像診断の重要性はますます高まっている．本項では，CT，MRIを中心とした画像診断の有用性と役割を概説するが，紙面の都合から疾患編との重複を避け，拡散画像，CT perfusionなど，最近の画像診断の進歩に力点を置き述べる．

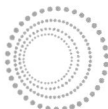
出血性脳血管障害の画像診断

急性期の脳内出血，くも膜下出血の存在診断におけるCTの有用性は，MRI出現後もいささかも変わっていない．脳内出血は，磁化率効果に鋭敏なecho planar imaging（EPI）によるT$_2$*強調像によれば，MRIによっても短時間で診断可能である[1]．また，急性期くも膜下出血の診断には，fluid attenuated inversion recovery（FLAIR）法が有用である[2]．しかし，短時間に検査が終了し，検査中の患者モニターが容易であることなど，急患対応という点でCTは優れている．むしろ，急性期出血性脳血管障害におけるMRIの有用性は，CTに比べ動脈瘤，動静脈奇形などの原因疾患の診断に役立ち，MR angiography（MRA）を追加することでその精度が高まることである．なお，MRAによる脳動脈瘤の正診率は，対象にくも膜下出血例を含むか否か，脳動脈瘤のサイズ，MR機器の性能等によっても異なるが，最近では90％前後との報告が多い[3]．

一方，慢性期では，MRIによれば陳旧性脳出血の診断が容易である．ヘモグロビンの分解産物であるヘモジデリンは常磁性体であり，局所磁場の不均一性を

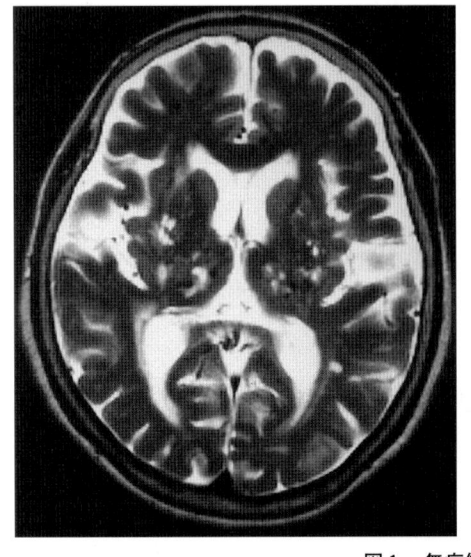 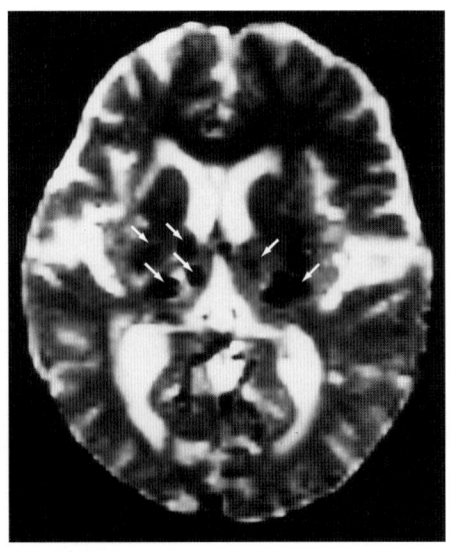

図1　無症候性微小出血
左：fast SE法によるT$_2$強調像　右：EPI-GRE法によるT$_2$*強調像
基底核領域，視床に，高信号を呈する小梗塞巣に加えて，多数の無症候性微小出血を認める．磁化率効果に鋭敏なT$_2$*強調像によれば，陳旧性出血（→）の診断は容易である．

もたらす．周辺組織との磁化率の違いにより，ヘモジデリン沈着は信号低下域として観察される．したがって，前述のような磁化率効果に鋭敏なT₂*強調像を用いることで，ヘモジデリンを含む陳旧性出血巣の検出率が向上する（図1）[4]．

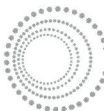
虚血性脳血管障害の画像診断

脳虚血超急性期において，画像診断には虚血巣の早期検出とその可逆性の評価が求められる．早期検出に関しては，拡散強調像が最も優れた診断法であることに異論はない．ただ，脳幹部などの後頭蓋窩の小梗塞巣においては，EPIを用いた拡散強調像では頭蓋底部の空気による磁化率アーチファクトのために検出が困難で，FLAIR像が役立つ場合がある[5]．また，FLAIR像によれば，主幹動脈閉塞に伴う側副血行路が高信号域として描出され，その評価に役立つ[6]．

急性期治療を考慮する際には，血流低下により細胞機能障害はあるが血行再開により回復が期待できる領域（ischemic penumbra）の評価が必要で，灌流画像が求められる．SPECT・PETを用いた核医学検査による脳血流測定の有用性はすでに確立しているが，急患対応という点では多くの施設で利用できる状況にはない．近年，より簡便な脳血流評価法として期待されているのがMRIやCTを用いた灌流画像（perfusion MRI, perfusion CT）である[7][8]．SPECTとの対比検討が進むとともに，急性期脳虚血においてもこれらの灌流画像の臨床的有用性が確認されている[8]．特に，CTは多くの施設に設置されており，perfusion studyは特殊な装置を必要とせず短時間に施行でき，単純CTに引き続いて行える利点があり，急患対応という点では優れている（図2）．

また，機能診断では拡散テンソル画像の臨床応用が進んでいる．生体内の水分子の拡散は細胞膜などにより自由な運動が制限されたり，軸索流などの微視的運動が加味され，純粋に拡散現象以外の要素が含まれるために見かけの拡散と呼ばれる．脳内では，髄鞘化した白質線維では線維方向には比較的自由に運動できるのに対して，線維に直交する方向の運動は制限され，強い拡散異方性を示す．通常の拡散強調像では，方向による拡散の違いを考慮せず，拡散を等方的なものとして取り扱っているが，拡散テンソル画像では白質線維などの方向性のある構造の拡散を評価することができる．拡散異方性を評価する一つの指標がfractional anisotropy（FA）である．FAは0から1の値をとり，拡散の異方性が弱いと小さく，強いと高値を示す．脳血管障害ではびまん性白質病変，ワーラー変性などについての臨床応用が報告されつつある[9]（図3）．

狭窄・閉塞性血管病変の診断に関しては，MRA，CT angiography（CTA）共に有用で，頭蓋内主幹動脈，頸部頸動脈の診断においては，90％を超える診断精度を有している[10][11]．MRAの利点として，造影剤を用いることなく良好な血管のイメージングが行える点が従来より強調されてきたが，頸部血管を広範囲に観察する場合，大動脈弓部を含めたMRAでは血流の影響により，頭蓋内と比べ信頼性の高いイメージが得られるとは言えない．造影剤を併用したMRAは，高い空間分解能を求める場合と血行動態を観察するため

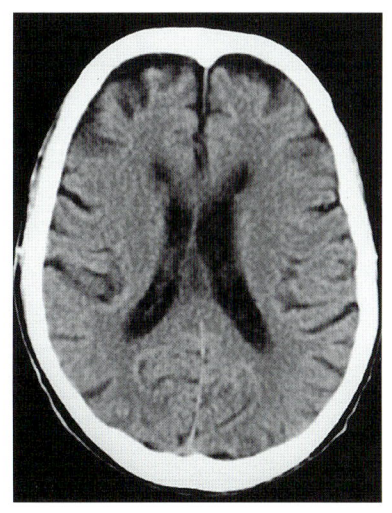
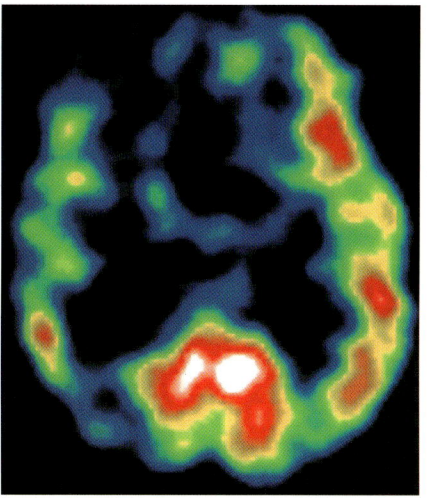
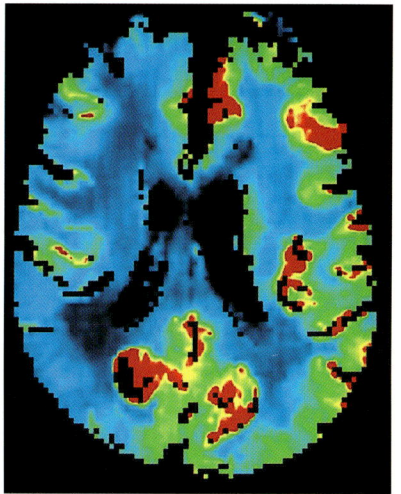

図2　右内頸動脈閉塞
左：単純CT．脳萎縮の所見は認められるが，梗塞巣は明らかではない．
中：¹²³I-IMPによる脳血流SPECT．右中大脳動脈領域に加え，右前大脳動脈領域の血流分布の低下を認める．
右：CT perfusion．脳血流SPECTと同様，右中大脳動脈および前大脳動脈領域の血流低下所見が明瞭である．

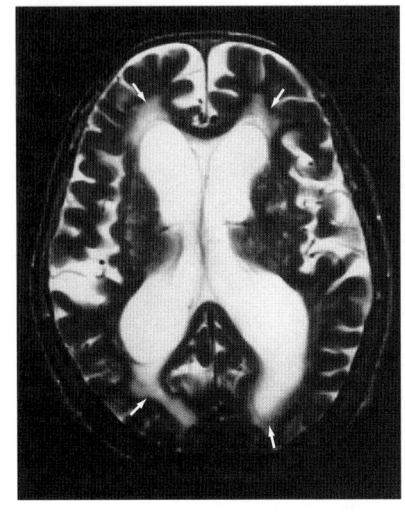 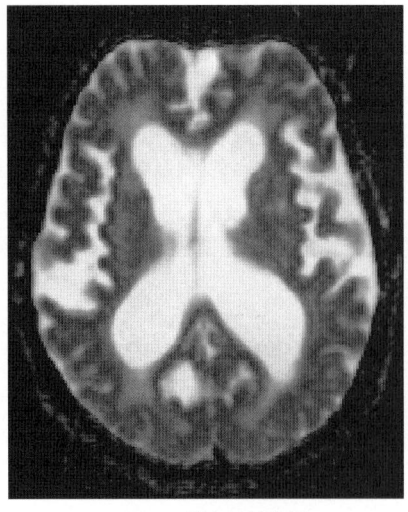 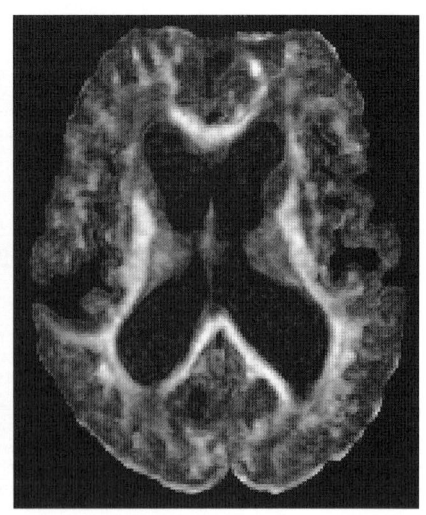

図3　脳血管性痴呆

左：T₂強調像．両側基底核上部に小梗塞巣を多数認める．側脳室の拡大，脳溝の開大を認め，脳室周囲深部白質にびまん性高信号域（→）を認める．
中：ADC map. 脳室周囲深部白質の高信号域のADC値は高値を示している．
右：FA map. 脳室周囲深部白質の高信号域のFA値は低下しており，同部の拡散異方性は障害されている．

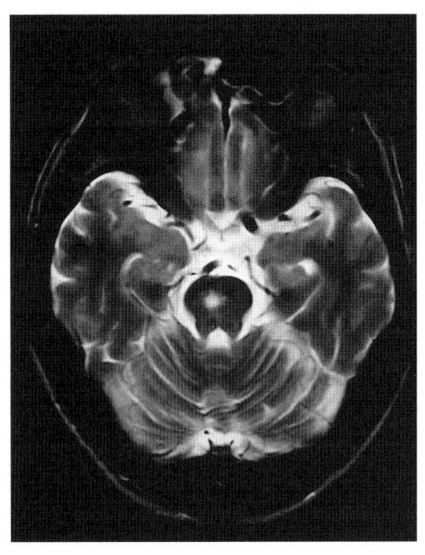 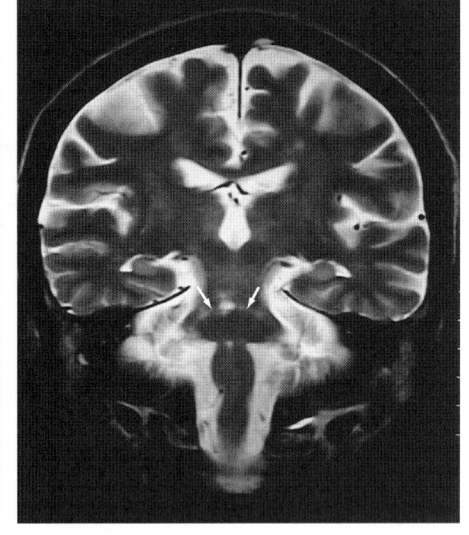

図4　橋梗塞に伴う橋小脳路の変性

左：T₂強調像（横断像）　　右：T₂強調像（冠状断像）
橋正中右側に橋核を含む小梗塞巣を認める．冠状断像では，両側中小脳脚に橋小脳路の変性による線状の高信号域（→）が明瞭である．

に高い時間分解能を求める場合に応じて，種々の撮像法が使い分けられる．空間分解能を求める大動脈弓部から頸部血管MRAでは，冠状断面を選択することで広い観察範囲を1分以下で撮影できる．頸部内頸動脈の閉塞・狭窄病変に関しては，造影剤を用いないMRAでは，乱流の影響で狭窄を過大評価する傾向があるが，造影MRAでは血管内腔を忠実に描出できることから，良好な結果が得られている[11]．CTAと比較すると，撮像断面の自由度，X線被曝がないこと，骨・石灰化の影響がないこと，造影剤使用量が少ない

ことなどの利点を造影MRAは有している．
　一方，時間分解能を重要視した場合は，造影剤のbolus注入と連続撮影により，造影剤到達後のイメージから造影剤到達前のイメージを差し引くことで，DSAに相当するイメージが得られ，MRDSAと呼称されている．1時相が，2Dで1秒，3Dで3秒程度で撮像可能である．DSAには空間，時間分解能ともに及ばないものの，動脈相と静脈相を分離した画像が取得でき，血行動態の把握に役立つ．厚いスライス厚を用いる結果，partial volume effectの問題があるものの，閉

表1 代表的な病巣遠隔部の二次変性

●1. 皮質脊髄路の変性…大脳皮質，内包の障害
●2. 交叉性小脳萎縮…大脳皮質の障害
●3. 中脳黒質の変性…線条体の障害
●4. 視床の変性…大脳皮質の障害
●5. 下オリーブ核仮性肥大…Guillain-Mollaret三角の関連病変
●6. 橋小脳路の変性…橋の病変

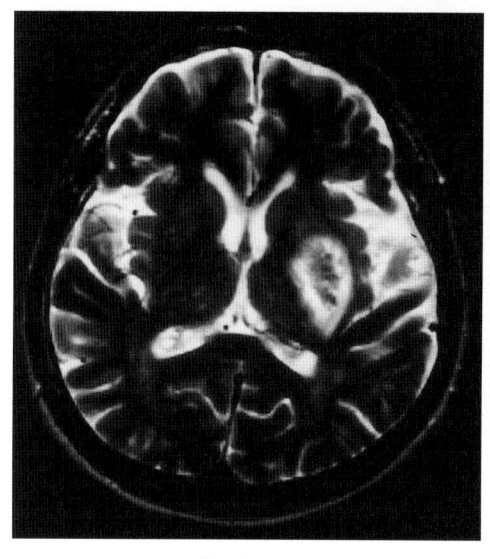 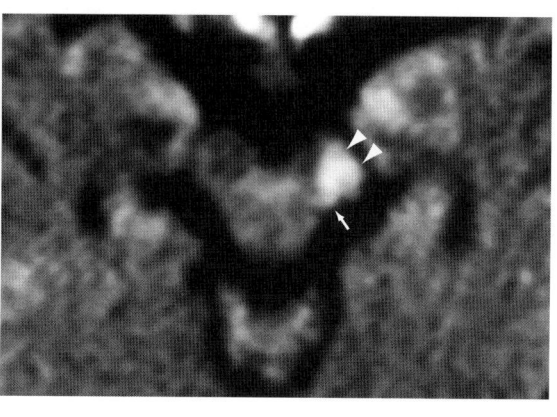

図5　線条体梗塞に伴う中脳黒質の変性ならびに錐体路のワーラー変性（発症8日後）
左：T₂強調像　右：拡散強調像
左レンズ核後方部を中心とした梗塞巣を認める．拡散強調像では，左中脳黒質（→）に加え，錐体路のワーラー変性（矢頭）が明瞭に観察される．

塞・狭窄性疾患の側副血行路の評価，硬膜動静脈瘻や静脈洞血栓症の診断や治療後のfollow-upに役立つ[12]．

遠隔部の二次変性の画像診断

大脳半球梗塞に伴う同側視床および対側小脳半球の循環代謝の低下は，SPECT，PETによれば発症直後より観察され，remote effectと呼ばれる．病巣と神経線維連絡を有する遠隔部の変化は，病理学的には良く知られているが，MRIにより生前に解剖学的変化をとらえることが可能となった（図4）．代表的な二次変性を表1に示す．二次変性は一般にT₂強調像で高信号域として観察されるが，その出現時期は脳血管障害発症から早いもので1週間，遅いものでは3ヵ月以降である[13]．また，拡散強調像による検討では，より早期に二次変性を検出できると報告されている（図5）[14]．なお臨床的には，これらの所見を新たな梗塞巣などと誤認しないことが重要である．

おわりに

最近の画像診断の進歩は，脳血管障害においても画像診断法の選択肢を増やしている．しかし，各施設の画像診断機器の設備状況に応じて，その施設に適した画像診断法の組み合わせを考え，いたずらに検査を増やすことなく，早急に診断し適切な治療を行うことが重要であることは言うまでもない．

●文　献●

1) Patel ML, Edelman RR, Warach S : Detection of hyperacute primary intraparenchymal hemorrhage by magnetic resonance imaging. Stroke 27 : 2321, 1996
2) Noguchi K, Ogawa T, Inugami A, et al : Acute subarachnoid hemorrhage ; MR imaging with fluid-attenuated inversion recovery pulse sequences. Radiology 196 : 773, 1995
3) White PM, Teasdale EM, Wardlaw JM, et al : Intracranial aneurysms ; CT angiography and MR angiography for detection prospective blinded comparison in a large patient cohort. Radiology 219 : 739-749, 2001

4) Kinoshita T, Okudera T, Tamura H, et al : Assessment of lacunar hemorrhage associated with hypertensive stroke by echo-planar gradient-echo T_2^*-weighted MRI. Stroke 31 : 1646-1650, 2000
5) Oppenheim C, Stanescu R, Dormont D, et al : False-negative diffusion-weighted MR Findings in acute ischemic stroke. AJNR Am J Neuroradiol 21 : 1434-1440, 2000
6) Noguchi K, Ogawa T, Inugami A, et al : MRI of acute cerebral infarction ; a comparison of FLAIR and T_2-weighted fast spin-echo imaging. Neuroradiology 39 : 406, 1997
7) Yamada K, Wu O, Gonzalez G, et al : Magnetic resonance perfusion-weighted imaging of acute cerebral infarction. Effect of the calculation methods and underlying vasculopathy. Stroke 33 : 87-94,2002
8) Koenig M, Klotz E, Luka B, et al : Perfusion CT of the brain ; diagnostic approach for early detection of ischemic stroke. Radiology 209 : 85-93, 1998
9) Jones DK, Lythgoe D, Horsfield MA, et al : Characterization of white matter damage in ischemic leukoaraiosis with diffusion tensor MRI. Stroke 30 : 393-397, 1999
10) Hirai T, Korogi Y, Ono K, et al : Prospective evaluation of suspected stenoocclusive disease of the intracranial artery ; combined MR angiography and CT angiography compared with digital subtraction angiography. AJNR Am J Neuroradiol 23 : 93-101, 2002
11) Huston J, Fain SB, Wald JT, et al : Carotid artery ; elliptic centric contrast-enhanced MR angiography compared with conventional angiography 218 : 138-143, 2001
12) Aoki S, Yoshikawa T, Hori M, et al : Two-dimensional thick-slice MR digital subtraction angiography for assessment of cerebrovascular occlusive disease. Eur Radiol 10 : 1858-1864, 2000
13) Ogawa T, Yoshida Y, Okudera T, et al : Secondary thalamic degeneration after cerebral infarction in the middle cerebral artery distribution ; evaluation with MR imaging. Radiology 204 : 255-262,1997
14) Castillo M, Mukherji SK : Early abnormalities related to post-infarction wallerian degeneration ; evaluation with MR diffusion-weighted imaging. J Comput Assist Tomogr 23 : 1004-1007, 1999

［小川　敏英／杉原　修司／松末　英司／木下　俊文］

総論

4 脳硬塞急性期の治療の現状と展望

脳梗塞急性期の治療は，これまで抗脳浮腫療法，抗血栓療法が主体であったが，本邦では脳保護薬が登場した．また，再生医学の進歩とともに脳虚血に対しても神経幹細胞の移植などの新しい治療法が注目されるようになった．本稿では，脳梗塞急性期の治療の現状と今後の展望について論じる．

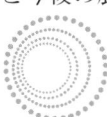 抗脳浮腫療法

脳梗塞急性期の脳浮腫治療薬としては，グリセロール，マンニトールがある．グリセロール療法の急性期脳卒中に対する効果のCochrane Libraryのmeta-analysisの結果[1]では，脳梗塞のみについて検討すると，グリセロール群で有意に治療期間内の死亡率が低かった（OR 0.65 95％信頼区間0.44～0.97）．追跡調査終了時点における死亡率については，両群間に有意差は認めていない（OR 0.98 95％信頼区間0.73～1.31）．機能予後については有意ではなかった．したがって，グリセロールは頭蓋内圧亢進を伴う大きな脳梗塞に推奨される．マンニトールの有効性については十分な検討がなされていない[2]．

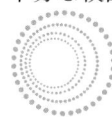 抗血栓療法

1．血栓溶解療法

現在脳梗塞急性期の治療のなかで，治療効果についてのエビデンスがあり最も注目されているのが，血栓溶解療法である．

表1に組織プラスミノーゲンアクチベータ（t-PA）の静脈内投与大規模臨床試験の結果を示す．米国のNINDSの報告[3]では，発症後3時間以内の脳梗塞患者にt-PA（alteplase 0.9mg/kg）かプラセボを点滴静注しその効果を検討した．患者は発症時間の明らかな症例のみとし，CTで脳出血の認められた症例，収縮期血圧が185mmHg以上，拡張期血圧が110mmHg以上の症例，症状が急速に回復している症例や症状が軽微なものは除外した．その結果，3ヵ月後の機能予後（Barthel index, modified Rankin scale, Glasgow outcome scale, NIH stroke scale（NIHSS））がt-PA群で有意に改善した．後遺症が軽度かまったくない予後良好例がt-PA群ではプラセボより少なくとも30％多かった．その結果，発症後3時間以内の脳梗塞患者に対するt-PAの静脈内投与が，まず米国で認可され，その後カナダ，ドイツ，韓国などで認可されている．米国でのt-PAの静脈内投与が認可されて以来，その使用経験が報告されている．プロトコール違反例（たとえば発症3時間を過ぎた症例）にt-PAを投与すると出血性合併症が起きやすいこと，また少数例であるがアナフィラキシーショックの症例も報告されている．本邦でもt-PA（alteplase 0.6mg/kg）を用いた発症3時間以内の脳梗塞患者に対する臨床試験が進行中で，近い将来に使用できる可能性がある．

表1 組織プラスミノーゲンアクチベータ（t-PA）静脈内投与大規模臨床試験（プラセボ対照試験）

試験	症例数	Time window	t-PA (alteplase)	結果	脳内出血
NINDS	62	<3h	0.9mg/kg	有効	t-PA群で有意に増加
ECASS I	620	<6h	1.1mg/kg	無効	t-PA群で有意に増加
ECASS II	800	<6h	0.9mg/ml	無効	t-PA群で有意に増加
ATLANTIS	579	3～5h	0.9mg/kg	無効	

表2 血栓溶解療法（動脈内投与）臨床試験（プラセボ対照試験）

試験	症例数	Time window	治療群	結果
EMS	35	3h	IV t-PA+IA t-PA	90日の機能予後差なし
PROACT	46	6h	6mg IA r-pro UK+IV heparin	r-pro UKで再開通率高い
PROACT II	180	6h	9mg IA r-pro UK+IV heparin	90日の機能予後改善
PROACT III		進行中		

表2に急性期脳梗塞患者に対する血栓溶解薬の動脈内投与に関する報告を示す．PROACT II（Prolyse in Acute Cerebral Thromboembolism II）[4]では，発症6時間以内の脳血管撮影で確認された中大脳動脈閉塞患者を対象に，動脈内にrecombinant prourokinase（r-proUK）を投与しヘパリンを併用した群と，ヘパリンのみ使用した群で無作為化比較open-label試験が行われた．その結果，r-proUKの6時間以内の動脈内投与は症候性脳出血を増加させるが，90日目の臨床結果が改善することが示された．本邦でも脳梗塞超急性期例にUrokinaseを用いた局所投与（動脈内投与）が試みられているが，有用性を示す十分エビデンスは得られていない．本邦でも発症6時間以内の中大脳動脈閉塞患者を対象としたUrokinaseによる局所線溶療法の有効性を確認する無作為化比較試験（MELT-Japan）が開始された．

血栓溶解療法は3～6時間とtherapeutic time windowが狭いため適応となる症例が限られるが，本邦で行われた脳梗塞急性期医療の実態に関する研究（平成12年）では，発症3時間以内に病院に到達した脳梗塞患者は全体で36.8％，著者の所属する慶應義塾大学病院に救急車で来院した脳梗塞患者では，発症2時間以内に40％が病院に到達しているという結果が得られている．病院に到達後に検査に時間を要する．家族からのInformed consentの取得に時間を要する点などが，血栓溶解療法の適応の阻害因子となっている．また，血栓溶解療法の適応患者の選別にMRIのperfusion weighted image（PWI），diffusion weighted image（DWI），虚血領域の残存血流量などが重要な因子となりつつあり，個々の症例で血栓溶解療法の適応があるかどうかを十分吟味する必要がある．

2．抗凝固療法

現在脳梗塞急性期における効果が検討されている抗凝固薬には，ヘパリン（未分画ヘパリン），低分子ヘパリン，ヘパリノイド，アルガトロバンがある．低分子ヘパリン，ヘパリノイドは脳梗塞治療薬として認可されていない．

1）ヘパリン

わが国では，脳血栓症の典型的な臨床経過とされる進行性脳卒中（progressing stroke, stroke in evolution）に，また一過性脳虚血発作（TIA）が頻発し持続時間が長くなり，間欠期が短くなるcrescendo TIAに，ヘパリンがしばしば使用されてきた．しかし，実際にヘパリンが脳血栓症急性期に有用であるとする証拠はなかった．ヘパリンに関する大規模な試験International Stroke Trial（IST）[5]では，発症後48時間以内の脳梗塞患者19,435例を対象にし，無作為に2群に振り分け，一方の群にはアスピリン300mgを経口，経管，経直腸または経静脈的に投与し，他方の群にはアスピリンを投与せず，両群をさらに3亜群に分割した．第1群には中等量のヘパリン（12,500単位皮下注，1日2回），第2群には少量のヘパリン（5,000単位皮下注，1日2回），第3群にはヘパリンを投与せず，治療を2週間行い，2週後と6ヵ月後に死亡，脳卒中の再発，機能予後，出血合併症を調査した．その結果，ヘパリンの有効性は証明されなかった．一方，ISTのヘパリンが無効であるとする結果に批判もあり，現在発症12時間以内の虚血性脳卒中患者を対象に，APTTでモニターしながら使用量を決定し，その効果を判定する試験が開始されている[6]．

アメリカのCerebral Embolism Task Force（CETF）[7)8]は，心原性脳塞栓症では発症後2週間以内の再発率が平均12％であり，早期抗凝固療法の指針を示している．すなわち，非細菌性心原性塞栓症で発症後24時間以後にCTスキャンをとり，出血性脳梗塞であった場合，および出血性脳梗塞がなくても大梗塞または中等症以上の高血圧（180/100 mmHg以上）合併例は，大出血を生じる危険性があるので早期抗凝固療法は避けるべきであり，これらの症例では抗凝固療法の開始は発症後少なくとも7日間は見合わせ，follow up CTを施行して開始の有無や時間を決定する．その他の症例ではすぐに抗凝固療法を開始するとする方針である．しかし，最近の疫学研究では心原性脳塞栓症の原因の大部分を占める非弁膜症性心房細動例では，急性期の再発率はより低いことが示されている．IST[5]における心房細動例（非ヘパリン投与群）の急性期14日以内の再発率は4.9％であった．発症後早期では，

高頻度に出血性梗塞が生じるため，かえって抗凝固療法が病態を悪化させるのではないかという懸念がある．したがって，非弁膜症性心房細動例での早期抗凝固療法に疑問を呈する意見がある[9]．

(1) 低分子ヘパリン

ヘパリンと低分子ヘパリンとの抗凝固作用の違いは，構成する糖鎖の長さの違いによりヘパリンが凝固因子のうち，おもにトロンビン（IIa）とXaの両者を阻害するのに対し，低分子ヘパリンはトロンビンに対する阻害作用は乏しく，おもにXaを阻害することによって抗凝固作用を発揮する点である．香港で行われた発症後48時間以内の脳梗塞患者を対象とした低分子ヘパリン（nadoroparin calcium；Fraxiparine）の10日間の皮下注療法は，高用量群（4,100抗XaIU 1日2回皮下注），低用量群（4,100抗XaIU 1日1回皮下注），プラセボ群の3群の3群に分けて行った．6ヵ月後の生命的，機能的予後に用量依存性の効果が認められた[10]．しかし，ヨーロッパにおいてもほぼ同様のrandomized controlled trial, Fraxiparine in Ischemic Stroke Study（FISS bis）[11]が行われたが，高用量群，低用量群，プラセボ群の間に6ヵ月後のpoor outcomeの割合に有意差はみられなかった．

(2) ヘパリノイド

ヘパリノイドはヘパリンに類似したsulfated glycosaminoglycanで，分子量とその作用は低分子ヘパリンに類似している．米国で行われた発症24時間以内の脳梗塞を対象とした低分子ヘパリノイドORG 10172（danaparoid）7日間静注の臨床試験（TOAST）[12]では，全体としては否定的な結果が示されたが，層別解析ではアテローム血栓性脳梗塞が3ヵ月後の転帰良好，およびきわめて良好例が有意に増加し，この病型のみに有効性が示唆された．

2）アルガトロバン

さらにわが国では，選択的な抗トロンビン薬であるアルガトロバンが開発され，発症48時間以内の脳血栓症（特に皮質梗塞）に有用であり，出血性合併症が少ないことが証明され，1996年4月より認可されている[13]．脳血栓症急性期（発症48時間以内）患者62例を対象とした第III相二重盲検比較試験（プラセボ対照）の結果では，投与28日後に全般改善度は改善以上が，アルガトロバン群では66.7%，プラセボ群では22.6%であった．アルガトロバンはヘパリンと異なりトロンビンの活性部位に特異的に結合してトロンビンの作用を阻害する．トロンビンは血管内でフィリノーゲンをフィブリンに変える作用のみではなく，血管内皮細胞，神経細胞にも存在する受容体を介して脳虚血の病態に深く関わっていることが知られており，脳梗塞急性期のトロンビン阻害が重要な治療戦略となる．

最近，北米で発症12時間以内の虚血性脳卒中を対象としてアルガトロバンの5日間の持続静注療法の第2相試験（Argatroban in Ischemic Stroke I：ARGIS-I）が開始された．この試験はAPTTを1.75倍または2.25倍に維持する容量群とplacebo群との比較試験であり，その結果が待たれる．また，本邦で発症後48時間以内のアテローム血栓性脳梗塞を対象にアルガトロバンとトロンボキサンA$_2$合成酵素阻害薬オザグレルの無作為化比較試験が行われたが，1ヵ月後の全般改善度，神経症候改善度，日常生活動作改善度に有意差は認めなかった．

Cochrane Sroke Group（CGS）は発症後2週間以内の脳梗塞急性期患者における早期抗凝固療法の無作為化比較試験のmeta-analysisの結果[14]を示している．23,427例の患者を含む21件のRCTが解析対象となり，抗凝固薬は標準的な未分画ヘパリン，ヘパリノイド，経口抗凝固薬，トロンビン阻害薬が含まれたが，追跡最終時点での死亡または要介助の転帰不良が減少するというエビデンスは得られなかった．

3．抗血小板療法

1）選択的トロンボキサンA$_2$合成阻害薬（オザグレルナトリウム）

脳梗塞の場合に閉塞部位より末梢にも循環障害のために血管内皮障害が出現し，血小板血栓ができ，ついには小血管を閉塞して微小循環をますます悪化させる可能性が動物実験の結果から論じられるようになった．選択的トロンボキサンA$_2$合成阻害薬であるオザグレルナトリウムはこの二次血栓の治療と目的としている．脳梗塞急性期症例で，トロンボキサンA$_2$の代謝産物が血清，尿で発症後比較的長期間にわたって増加していることが示されている．このトロンボキサンA$_2$は血小板凝集作用のみでなく血管収縮作用を有する．発症5日以内の脳血栓症にオザグレルナトリウム160mg/日点滴静注した本邦での臨床試験で運動麻痺を中心に改善が認められた[15]．現在脳血栓症急性期（発症5日以内）に使用されている．血栓溶解療法に比較し出血性合併症の頻度はきわめて少ない．特にラクナ梗塞により有効とされている．しかし，海外での臨床試験は行われていない．

2）アスピリン

急性期脳梗塞に対して，アスピリンが有効であるかどうかについて2つの大規模試験の結果が相次いで発表された．48時間以内の急性期虚血性脳血管障害に対するアスピリン300mg/日の効果を検討したInternational Stroke Trial[3]の結果ではアスピリンは脳梗塞

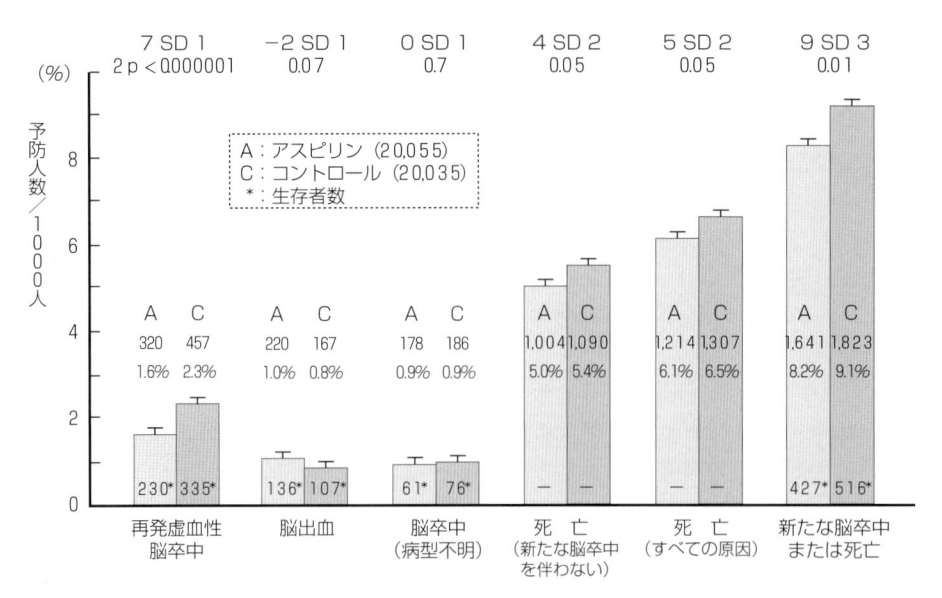

図1 虚血性脳卒中の疑われた患者4万人に対する早期アスピリン投与の絶対的効果（CAST, IST），治療期間中（CAST 4週，IST 2週）の結果

の発症後14日以内の再発を有意に予防し，出血性脳卒中を増加させなかった．しかし，6ヵ月後の死亡または機能予後は，非投与群と有意差を認めなかった．アスピリンは脳以外の部位の出血性合併症が問題となるが，ヘパリンを併用しなかった群では有意な増加ではなかった．発症48時間以内の虚血性脳卒中患者20,000例を対象にアスピリン160mg/日を4週間投与の効果を検討したChinese Acute Stroke Trial（CAST）[16]の結果では，4週後の死亡もしくは非致死的脳卒中の頻度がアスピリン群では5.3％，プラセボ群では5.9％で有意差を認め，12％の相対危険度の減少を示した．退院時には，死亡もしくは要介助の状態がアスピリン群では30.6％，プラセボ群では31.7％であり，アスピリンが優る傾向があった．一方，出血性合併症（脳出血および輸血を要するような頭蓋以外の出血）はアスピリン群で増加したがプラセボ群との有意差はみられなかった．ISTとCASTのメタアナリシス[17]の結果では，図1のごとく虚血性脳卒中の再発，死亡，非致死的脳卒中を有意に抑制するが，出血性合併症を増加させるが有意ではないとする結果であった．さらにアスピリンの有用性が，年齢，性，意識レベル，CT所見，血圧，脳卒中分類，ヘパリン併用などに関わらず認められた．これらの結果から，英国の脳卒中に対するガイドラインでは，虚血性脳卒中の患者では，発症後早期にアスピリン300mg/日を投与すべきであるとしている．しかしアスピリンの効果は十分ではなくさらに強力な薬剤の登場が期待される．

3）抗GPIIb/IIIa抗体

近年，血小板膜糖蛋白のGPIIb/IIIaに対するモノクローナル抗体の有用性が検討されつつある[18]．

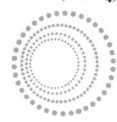

脳保護薬

虚血性神経細胞障害の機序の解明が進み，さまざまな脳保護薬の臨床試験が行われてきたが，NMDA拮抗薬，Caチャンネル阻害薬，NO阻害薬など多くの薬物で有効性が確認されなかった（表3）[19]．欧米においては，脳保護薬の将来に悲観的な意見が多い[20]．一方，抗酸化薬は，本邦で開発されたEbselen，Edaravone, Nicaravoneなどで有効性が示された．2001年6月にEdaravoneが24時間以内の急性期脳梗塞患者に認可された．Edaravoneは，おもにハイドロキシラジカルの消去作用を有し，機能予後の改善が期待されている．このEdaravoneは世界で初めて急性期脳梗塞患者に認可された脳保護薬であり，注目されている．Edaravone以外にも，スーパーオキシドラジカルの消去作用を有するEbselenの臨床試験が進んでおり，今後抗酸化薬がますます注目されよう．抗酸化薬以外の脳保護薬では，カリウムチャンネル阻害薬，ナトリウムチャンネル阻害薬，神経成長因子などに期待がかけられている．

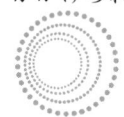

低体温療法

低体温が強力な脳保護作用を有することは古くより知られていたが，脳梗塞に対する低体温療法は，その有効性を評価できるような大規模データが未だ得られていない．本邦では，超早期重症脳梗塞（発症後5時

表3 臨床試験により評価された各種脳保護薬とその結果

分類		薬物名	作用機序	結果
Naチャネル阻害薬		Fosphenytoin	興奮とグルタミン酸放出抑制	無効
Caチャネル阻害薬		Nimodipine	Ca流入抑制	無効
		Flunarizine		無効
グルタミン酸拮抗薬	NMDA拮抗薬	Selfotel (CGS 19755)	競合阻害	有害
		Aptiganel (Cerestat)	チャネル拮抗	有害
		Dextrophan	チャネル拮抗	開発断念
		Licostinel (ACEA 1021)	グリシン結合部位阻害	開発断念
		Gaverstinel (GV 150526)	グリシン結合部位阻害	無効
		Eliprodil	ポリアミン結合部位阻害	開発断念
	AMPA拮抗薬	MPQX (ZK-200775)		開発断念
GABA_A受容体作動薬		Clomethiazole	フリーラジカル傷害抑制	無効
ラジカル消去薬		Tirilazad	興奮とグルタミン酸放出抑制	無効
		Ebselen	フリーラジカル傷害抑制	有効
		Edaravone	フリーラジカル傷害抑制	有効
		Nicaravone	フリーラジカル傷害抑制	有効
NO阻害薬		Luberuzole	NOによる障害の抑制	無効
細胞膜作用薬		GM1-ganglioside	神経細胞の膜修復	無効
		Citicholine	神経細胞の膜修復	無効
		Piracetam	神経および血液細胞の膜修復	無効
抗炎症薬		Enlimomab	抗ICAM抗体	有害
神経成長因子		Trafermin	basic fibroblast growth factor	有害

(血圧 8：493-500, 2001より改変)

表4 脳梗塞急性期の病型別治療

		アテローム血栓性	ラクナ	心原性
血栓溶解療法	t-PA静注	●（3時間以内）未認可	●（3時間以内）未認可	●（3時間以内）未認可
	UK動注	●（6時間以内）		●（6時間以内）
	少量UK静注	●	●	
抗血小板療法	オザグレル	●	●	
	アスピリン(160～300mg/日)	●	●	
抗凝固療法	低用量ヘパリン	●（進行型）	●（進行型）	●（再発予防）
	アルガトロバン	●		
抗脳浮腫療法	グリセロール	●	●	●
脳保護薬	エダラボン	●	●	●

●：適応あり

間以内）に対する低体温療法の多施設共同無作為化対照試験（JASH）が続行中である．さらに，非ステロイド系抗炎症鎮痛剤内服と氷枕による表面冷却を用いて，脳卒中後の体温上昇を阻止する平温療法の大規模試験（JASH-C）も行われている．

再生医療

神経幹細胞は自己修復能，神経系を構成するすべての細胞に分化しうる多分化能，組織修復能を持つ．近年，細胞分子生物学の急速な発展により培養・同定が可能となった．神経幹細胞の虚血性脳障害への応用は，内在性の神経幹細胞を神経栄養因子で賦活するか，他個体の脳から得られた神経幹細胞や胚性幹細胞を培養増殖さらには分化誘導させ，障害部位に移植する方法である[21]．動物実験，および人での臨床応用に関する報告[22)23)]もみられる．虚血脳への移植の安全性や倫理的問題など解決すべき問題は多いが，今後の発展が期待される．

おわりに

表4に脳梗塞急性期の臨床病型別の治療法の一覧表を示す．本邦においては未だt-PAの認可はされていないが，急性期脳梗塞治療は抗血栓療法と脳保護薬の併用が主流となった．抗血栓療法は，発症後時間，重

症度，臨床病型など多くの要因を考慮してその適応を決定する必要があり，治療の選択枝も多様化している．治療を担当する医師の脳梗塞の病態と治療法の特性・副作用の理解が重要となる．脳保護薬は，本邦での世界に先駆け活性酸素消去薬が登場し，新しい時代を迎えた．今後多くの新薬の登場が待たれる．

●文　献●

1) Righetti E, Celani MG, Cantisani T, et al : Glycerol for acute stroke (Cochrane Review). In ; The Cochrane Library. Issue 3. Oxford : Update Software, 2001
2) Bereczki D : Cochrane report ; a systematic review of mannitol therapy for acute ischemic stroke and cerebral parenchy,mal hemorrhage. Stroke 31 : 2719-2722, 2000
3) The National Institute of Neurological Disorders and Stroke rt-PA Stroke Study Group. Tissue plaminogen activator for acute ischemic stroke. N Engl J Med 333 : 1581-1587, 1995
4) Furlan A, Higashida R, Wechsler L, et al : Intra-arterial prourokinase for acute ischemic stroke. JAMA 2003-2011, 1999
5) International Stroke Trial Collaborative Group : The International Stroke Trial (IST) ; a randomized trial of aspirin, subcutaneous heparin, both, or neither among 19,345 patients with acute ischemic stroke. Lancet 349 : 1569-1581, 1997
6) Chamorro A : Immediate anticoagulation in acute focal ischemia revisited ; gathering the evidence. Stroke 32 : 577-578, 2001
7) Cerebral Embolism Task Force : Cerebral brain embolism. Arch Neurol 43 : 71-84, 1986.
8) Cerebral Embolism Task Force : Cerebral brain embolism. The second report of the cerebral embolism task force. Arch Neurol 46 : 727-743, 1989
9) Swanson RA : Intravenous heparin for acute stroke. What can we learn from the materials? Neurology 52 : 1746-1750, 1999
10) Kay R, Wong KS, Ling Y, et al : Low-molecular-weight heparin for the treatment of acute ischemic stroke. N Eng J Med 333 : 1588-1593, 1995
11) Hommel M for The FISS bis Investigators Group : Fraxiparine in ischemic stroke study (FISS bis). Cerebrovasc Dis 8 (Suppl 4) : 19, 1998
12) The Publication Committee for the Trial of ORG 10172 in Acute Stroke Treatment (TOAST) Investigators : Low molecular weight heparinoid, ORG 10172 (danaparoid), and outcome after acute ischemic stroke. JAMA 279 : 1265-1272, 1998
13) 田崎義昭，小林祥泰，東儀英夫ら：脳血栓症急性期に対する抗トロンビン薬MD-805の臨床的有用性．プラセボを対照とした多施設二重盲検群間比較試験．医学のあゆみ 161 : 887-907, 1992
14) Gubitz G, Counsell C, Sandercock P, et al : Anticoagulants for acute ischaemic stroke. Cochrane Database Sys Rev 2000 : 2 : CD 000024
15) 大友英一，杳沢尚之，小暮久也ら：脳血栓症急性期における OKY-046の効果－プラセボを対照とした多施設二重盲検試験－．臨床医薬 7 : 353-388, 1991
16) CAST (Chinese Acute Stroke Trial) Collaborative Group : CAST ; randomized placebo-controlled trial of early aspirin use in 20,000 patients with acute ischemic stroke. Lancet 349 : 1641-1649, 1997
17) Chen ZM, Sandercock P, Pan HC, et al : Indications for early aspirin use in acute ischemic stroke. A combined analysis of 40,000 randomized patients from the Chinese Acute Stroke Trial and the International Stroke Trial. Stroke 31 : 1240-1249, 2000
18) The Abciximab in Ischemic Stroke Investigators : Abciximab in acute ischemic stroke. A randomized, double-blind, placebo-controlled, dose-escalation study. Stroke 31 : 601-609, 2000
19) 松本昌泰，堀　正二：酸化ストレスと脳血管障害．血圧 8 : 493-500, 2001
20) Birmingham K : Future of neuroprotective drugs in doubt. Nature Med 8 : 5, 2002
21) Abe K : Therapeutic potential of neurotrophic factors and neural stem cells against ischemic brain injury. J Cereb Blood Flow Metab 20 : 1393-1408, 2000
22) Li Y, Chopp M, Chen J, et al : Intrastriatal transplantation of bone marrow nonhematopoietic cells improves functional recovery after stroke in adult mice. J Cerb Blood Flow Metab 20 : 1311-1319, 2000
23) Chen J, Li Y, Wang L, et al : Therapeutic benefit of intravenous administration of bone marrow stromal cells after cerebral ischemia in rats. Stroke 32 : 1005-1011, 2001

［棚橋　紀夫］

総論

5 虚血性脳血管障害の外科治療の現状と展望

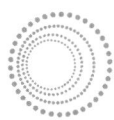

頸動脈内膜剥離術（Carotid Endarterectomy；CEA）

CEAは，1958年にDe Bakeyによって頸動脈閉塞症例に対して最初の成功例が報告され，1991年にNASCET（North American Symptomatic Carotid Endarterectomy Trial）により，70％以上の症候性高度狭窄例において，その脳卒中予防効果が，"best"の内科治療群（ASA 1,300mg）に対して優ることが証明された[1]．これによると，2年間の同側脳卒中発生率は，CEA施行例9％に対して，内科治療群26％であり，毎年100例CEAを施行するごとに，以後2年間に起こりうる17の脳卒中または死亡が予防できることを意味する．また，CEAによって得られる脳卒中予防効果は，狭窄度に依存し，狭窄度が90％以上の群では，70〜79％の群に対して2倍であるとされた．なお周術期のstroke and death rateは5.8％で，mortality rateは0.9％であった．

98年には，50〜69％の中等度狭窄例について，5年間の同側stroke発生率が，内科群22.2％からCEAにより15.7％へと減少することがNASCETにより報告され[2]，以後症候性中等度狭窄例にも手術適応が拡大してきている．最近，NASCET studyでCEAを施行した症候性頸動脈狭窄症例1,415例の外科的，内科的合併症率が，周術期脳卒中，死亡をあわせて6.5％（死亡は1.1％）と報告された．これによると，5つのbaseline variablesがsurgical riskを有意に増加させるとされた[3]．1）発症形式（hemispheric TIA or retinal TIA：2.3倍），2）左側CEA（2.3倍），3）反対側閉塞（2.2倍），4）手術側のCTでの虚血病変，5）不規則または潰瘍を伴う同側のplaque（1.5倍）などである．また，手術創部の合併症が9.3％に，脳神経麻痺が8.6％に認められた．また，内科合併症は，8.1％の症例に，うち心血管系合併症を全例に，それ以外を1/4の症例に認めた[4]．心血管系合併症の内訳は，心筋梗塞（1.2％），うっ血性心不全（1.2％），低血圧（2.1％）であり，これらの合併症によって，入院期間が30％の症例で増加した．

もう一つの症候性頸動脈高度狭窄病変に対するCEAの脳卒中予防効果に関するRCTであるECST（European Carotid Surgery Trial）では，80％以上（NASCET法の計測では60％）の狭窄に対して，3年間のmajor stroke and death rateを比較した．結果は，外科群の14.9％に対して，内科群では26.5％であり，外科群の手術による，nonfatal stroke or death rateは7％（death：1.3％）であった．この結果でも，手術に関連した合併症率（major stroke and death）は狭窄率によってもあまり影響を受けないのに対して，内科治療による同側の脳卒中発生率は，狭窄率が70〜80％を超えると著明に増加することを明らかとした[5][6]．

無症候性頸動脈狭窄症例におけるCEAの脳卒中予防における効果は，ACAS（Asymptomatic Carotid Atherosclerosis Study）[7]により，60％以上の狭窄症例について，5年間の推定脳卒中発生率が，内科群（ASA325mg）11％に対し，外科群5.1％とほぼ半数となることが証明された．なおこの効果は，周術期合併症（stroke and death）2.3％というきわめて低い条件のもとに証明されたものである．しかし，この結果には内科側からさまざまな反論がある．一つは，30日間の周術期合併症率がわずかに2.3％であり，その半数が診断カテーテル検査によること，男性のみで効果が証明されていることなどである．ECSTでも，70％以上の無症候性頸動脈狭窄症の3年間の同側の脳卒中発生率が，5.7％と低率であることから，無症候性の頸動脈狭窄症に対するCEAのcost-effectivenessを疑問視する向きもあり，もう一つのACST（Asymptomatic Caroid Surgery Trial）の結果が待たれるところである[8]．

症候性頸動脈狭窄症に対するCEA合併症（stroke and death）のリスクのsystematic reviewでは，stroke

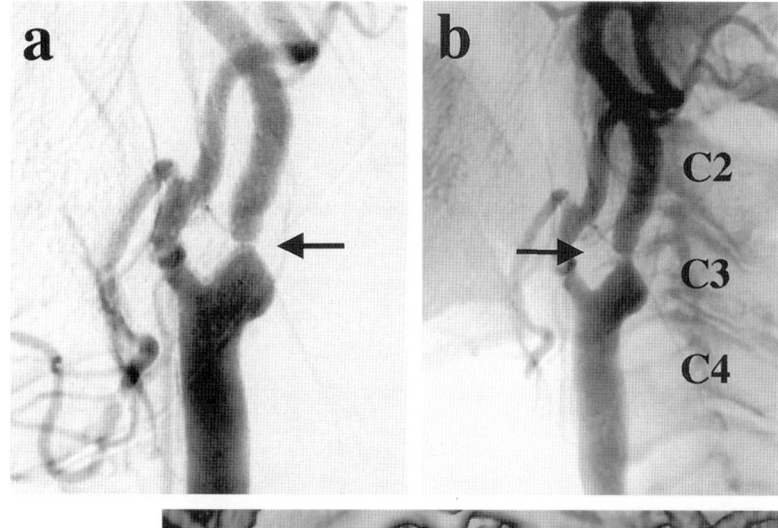

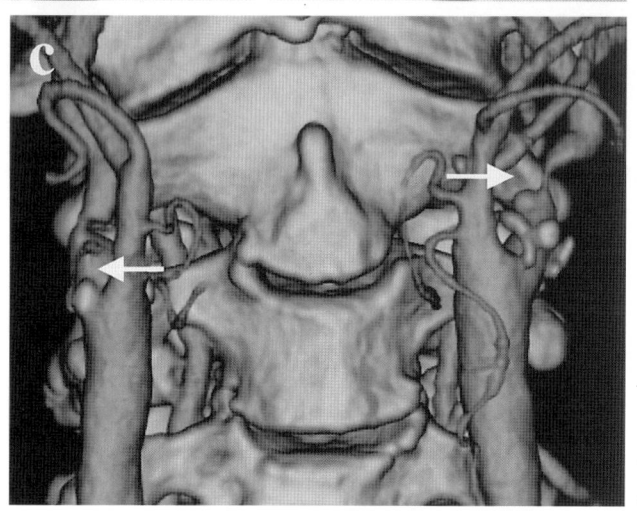

図 1
a：右頸動脈撮影（側面像）．右内頸動脈に高度狭窄を認める．
b：分岐部の高さは第三頸椎椎体中部．
c：ヘリカルCT両側性内頸動脈狭窄症例．

and death全体で5.64％, stroke全体で1.62％（fatal stroke 0.86％）であったが，報告により成績にかなりバラツキがある[9]．一方，無症候性頸動脈狭窄症に対するCEAでは，合併症（stroke and death）のリスクは3.53％で，症候性より低く，またこの傾向はほぼ全部のstudyで一致していた[10)11)]．

CEAの周術期合併症のリスクは，神経学的（neurological），内科的（medical），血管撮影上（angiographical）の因子により階層化されている（表1）．特に頻発する一過性脳虚血発作（TIA）などの存在は，CEAのリスクを増加させるとされており，Sundtらのシリーズでも，合併症率は，リスクファクターなしの症例の1％以下に比較して，8.5％と有意に高いと報告されている．これらのリスクファクターとは別に，CEAの脳卒中後の至適時期の問題も存在する[12)]．発症後早期に施行することにより，同側の脳内出血（0.3～1.2％）や梗塞の拡大をきたす可能性があり，また長く待機することにより，脳卒中の再発（2～21％）や頸動脈閉塞の可能性もある．最近脳梗塞をきたした例では，少なくとも1～2週間はCEA前に待機する．脳梗塞急性期のCEAを施行した場合，脳梗塞の責任血管の分布，CT上の低吸収域のサイズ，脳のシフトの程度により合併症の発生率が異なる．例えば，中大脳動脈領域の梗塞の存在は，他の血管領域の梗塞より，合併症の発生率が高いとされ，中等度や大型のサイズの中大脳動脈領域の梗塞が，すべての出血転化（hemorrhagic transformation）例の94％を占めるとされている．また，発症後2週間以内に手術を施行した例では，意識障害を認める例では死亡率が2倍になるとされる．

CEA後の脳内出血は，0.3～1.2％の頻度で発症するとされ，術前の高度狭窄によるlow perfusionと術後のhyperperfusionとが，その発症に関連するとされている．術後のCEA側のhyperperfusionは，術後11日まで持続しうるとされており，この間，脳血流の自動調節能は障害されている．したがって，この間，脳血流は平均血圧に直接影響されるため，血圧管理が重要である．術前のlow perfusionは，術中の総頸動脈と

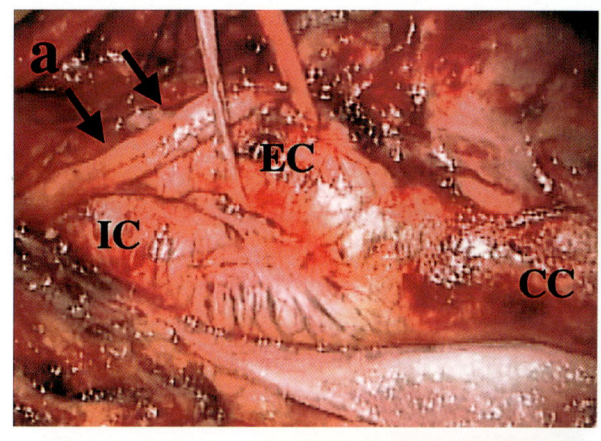

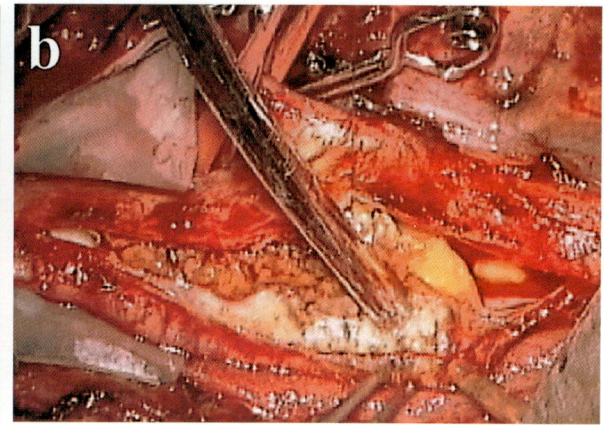

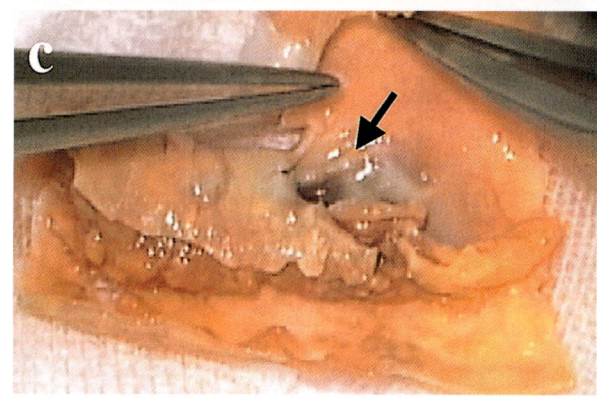

図2　頸動脈内膜剥離術（Carotid endarterectomy：CEA）術中写真
a：舌下神経（矢印），内頸動脈（IC），外頸動脈（EC），総頸動脈（CC）．
b：プラーク剥離中．
c：摘出したプラーク．内部の出血を認める．

内頸動脈との血圧比，血管撮影や経頭蓋ドップラーでのsupraorbital flowの逆転，中大脳動脈領域の血流の遅さや，側副血行の乏しさ，体位変換による脳虚血症状の出現などによって推測しうる．頸動脈高度狭窄病変に対するCEAの術後，同側の頭痛，痙攣などを認めた例では，脳血流検査によりhyperperfusionの有無を確認して，厳重な血圧コントロールが必須である．

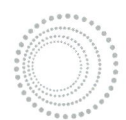

頸動脈ステント留置術（Carotid Stenting；CAS）

頸動脈狭窄症に対する経皮的バルーン血管形成術（percutaneous transluminal balloon angioplasty；PTA）は，1980年Kerberらによって報告され[13]，87年，TheronらはCEA後再狭窄症例に対する治療経験を報告した[14]．Kachelの96年のreviewによると，全体の成功率は96.2％で，morbidity, transient minor complicationは，2.1％，6.3％であった[15]．また2年間のPTA後の再狭窄率は，0～16％と報告された．しかし，これらの成績にもかかわらず，PTAはリコイル，内膜剥離，プラーク剥奪による脳塞栓などの欠点が存在する．PTAにより，atheroma, chorelsterol crystals, thrombus, paltelet aggregatesからなる栓子が発生する．CEAにおいては，術中，術後にmicroparticleによる塞栓が発生し，これがプラークの形態の複雑さ（潰瘍形成，血栓の存在）[16]や術後の神経症状とよく相関すると報告されている．一方，PTA中に発生する経頭蓋超音波ドップラーにより検出される塞栓の頻度と神経症状の間にははっきりとした相関が認められない．これは，PTAにより発生する栓子の大部分が200μM以下のガス，または血小板血栓であり，抗血小板剤の投与の重要性が示唆される．

Carotid stenting（CAS）は，現在のところ，文献上，success rateは95％以上であり，procedure-related mortalityは0.6～4.5％であり，major stroke rateは，0～4.5％，minor stroke rateは0～6.5％，6 month restenosis rateは5％以下である[17]．しかし，SundtらのCEA-risk classification system[18] Ⅳ（neurological risk）の例が41％を占めるhigh risk groupの成績では，CASでも30 day morbidity and mortality rateが27.3％に達するとされ，いわゆるCEA high risk症例ではCASによっても治療成績は不良であり，その治療選択は今後の課題である[19]（後述）．CASに関連する合併症（stroke）を予測する因子として，高齢（80歳以上），long or multiple stenosisの存在がrisk factorとしてあげられたが，対側閉塞，以前のCEA，冠動脈病

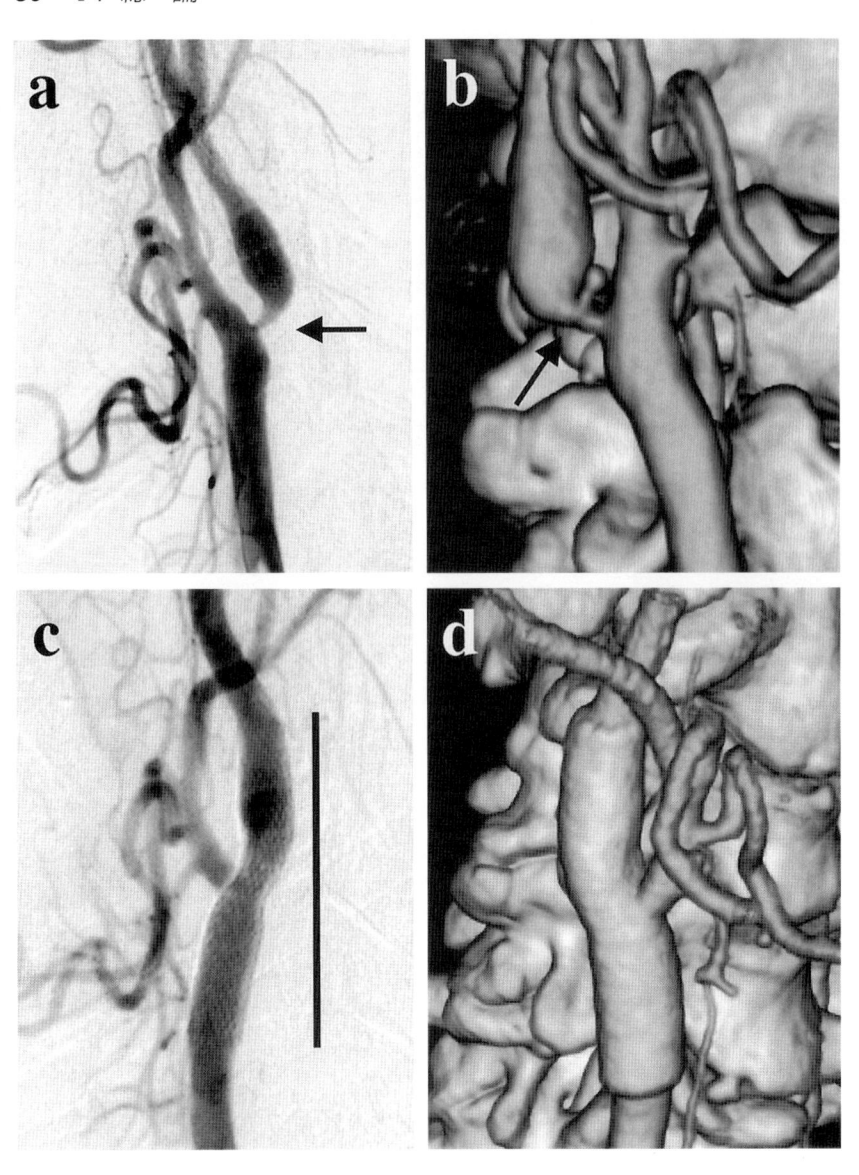

図3 頸動脈ステント留置術施行例
（Carotid stenting）
a：DSA（側面）
b：ヘリカルCT．潰瘍形成を伴う内頸動脈高度狭窄例．
c,d：ステント留置術後，狭窄の著明な改善を認める．

変の合併は有意な risk factor とはならなかった[20]．

対側閉塞合併例では，CEAの治療成績がNASCETの報告では，perioperative morbidity が高いが（14.3％），内科治療後の自然経過も，2年間での同側（狭窄側）のstroke発生率が69％ときわめて高く，CEAの治療有効性が報告されている．また，一方，CASの成績が3.8％[21]との報告があり，今後いわゆるCEA high risk 群に対するCASの適応が拡大するものと思われる．

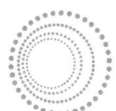

再狭窄

CEA後の再狭窄は10〜25％とされるが，一般に再手術が必要となるのは，症候性のものや80％以上の再狭窄を示すもので，1〜8％に過ぎないとされる．文献上もCEA後の再狭窄の頻度のmetaanalysisでも，最初の1年間の再狭窄率が10％と報告されており，ほぼこれに相当する成績である．再狭窄例に再度CEA（redo CEA）を施行した場合，周術期stroke rateや脳神経麻痺の発生が初回CEAと比較して高いとされるが，術後のstroke-free survival rateは初回CEAと遜色ないとする報告がある[22]．

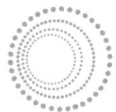

CEA high risk group

いわゆるCEA high risk groupの治療選択も未だ意見の一致を見ていない．Teitelbaumら[19]は，Sundt CEA-risk classification system[18] III, IVをおのおの59.1，40.9％含む，CEA high risk groupに対して，Carotid stentingを施行した25症例の成績を報告し，30日間の死亡，脳卒中，同側の失明を含んだ全体の合併症率が27.3％であり，CASに直接関係した同側

Grade	Angio. RF	Medical RF	Neuro. RF	Risk(CEA)
I	×	×	×	<1 %
II	○	×	×	1.8%
III	○or×	○	×	4 %
IV	○or×	○or×	○	8.5%

図4 頸動脈内膜剥離術（Carotid endarterectomy：CEA）の術前リスク評価
RF：危険因子
Angio RF：高位病変，long segment stenosis, tandem lesion, 対側閉塞など
Medical RF：急性心筋梗塞，不安定狭心症など
Neuro RF：不安定な神経症状，頻発するTIAなど

の脳卒中は，7.7％であるとした．また6ヵ月間の再狭窄率は14.3％であった．これらの結果からは，CEA high risk groupの症例については，CASの合併症率も同様に高い可能性がある．Waigandらは，重症の冠動脈病変を合併した（NASCET除外基準に合致），70％以上の症候性頸動脈病変を有する症例を対象にCASを施行し，30日間のmortality, major stroke rateが2％，minor stroke rateを合計して4％と良好な成績を示した[23]．Al-Mubarakらも，症候性の冠動脈病変と頸動脈狭窄（症候性狭窄65％）を対象に，同時あるいは段階的なCASと経皮的冠動脈病変の治療を施行し，minor stroke rate 4％，major stroke, deathは無しという良好な結果を示した．NASCET-ineligible patients 28例を対象に，CASを施行した最近の報告[24]では，100％の例で成功し，合併症率はmajor stroke 3.6％，TIA 10.7％で，平均14ヵ月の追跡にて5例が死亡，95.5％が無症候であった．しかし，10％の例で閉塞，15％の例でintimal hyperplasiaが認められた．ACASでのrestenosis rateが7.6～11.4％であることを考えると再狭窄率は高いと考えられるが，この研究の対象症例を，Sundt grading scaleをもとに，CEAを施行した場合のriskを計算すると，7.4～15.1％となり，CASが低率となる．

また，対側閉塞を合併した頸動脈高度狭窄病変にCASを施行した成績では，Mericleらの報告では30日間の周術期の合併症率が0％と，Mathurらの報告では，3.8％とNASCETでのCEA施行症例の14.3％と比較して低率である．CEAとcarotid angioplastyまたはCASのrandomized studyの結果は，現在最もホットな話題である．3つのprospective, randomized, multicenter trialsが進行している．CEA/angioplastyのCAVATAS（Carotid and Vertebral Transluminal Angioplasty Study），CEA/CASのCREST（Carotid Revascularization Endarterectomy versus Stent Trial），Wallstent Trialである．CAVATASは2000年に終了し，少なくとも30％以上の狭窄を有する症候性の頸動脈狭窄患者に対して，外科治療に耐えうる例では，CEA/angioplastyのrandomizationを，また耐えられない例ではangioplastyと内科治療のみとの比較を施行した．手技に関するstroke and death rateは，CEA/angioplasty群の間で有意な差はなし．また30日以内で7日以上続くstroke and death rateも，ともに10％であった．また，この間のdisabling stroke and death rateも共に6％で差はなし．また3年までの追跡期間で，同側のstroke rate, disabling stroke rateも有意差なしであった．脳神経麻痺と心筋梗塞の合併は外科群のみで認められた．

CRESTでは，50％以上の症候性頸動脈狭窄を有する症例をCEA/CASの間でrandomizationした．有意な結果を得るためには最低2,500例が必要とされる．この結果が待たれる．

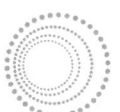

浅側頭動脈－中大脳動脈吻合術（STA-MCA anastomosis）

内頸動脈閉塞例，中大脳動脈閉塞例，もやもや病などが対象となる．浅側頭動脈－中大脳動脈吻合術（STA-MCA anastomosis）は，頭蓋外－頭蓋内血管吻合術（EC-IC bypass）の代表的な術式である．1985年のEC-IC bypass cooperative study[25]によって，その脳梗塞予防効果が内科的治療に優るものではないという結論が出てから，その施行件数は激減した．確かにhemodynamic compromiseを有する症例において，理論的にはEC-IC bypassによって，rest CBFは変化せずともacetazolamide反応性が改善し，またEC-IC bypass術前後で，CBFの有意に低下している症例では，脳梗塞の再発のリスクが有意に高いと報告されている[26]．しかし，hemodynamic ischemiaがEC-IC bypassの適応であるかどうかは，今日に至るまで結論が出ていない．Hemodynamic compromiseを有する例で，脳梗塞の再発率が特に変わらないとする報告[27]がある一方で，これらの群では再発率が4～12.6倍高

いとする報告や[28)29)]，またPETでmisery perfusionを示す例では，脳梗塞の再発率が有意に高いとする報告[30)]がある．また，内頸動脈閉塞例で脳循環予備能が障害されている例でも，時間とともに，予備能が大部分の症例において，側副血行路の発達とともに改善するとの報告もあり，bypass surgeryや対側の無症候性頸動脈狭窄に対するCEAは，慢性期においても循環予備能が低下している例で適応となる[31)]．現在進行中のJET（Japanese EC-IC bypass trial）studyでは，高度のhemodynamic compromiseを示す症例を対象として，内科治療群と外科治療群（STA-MCA bypass）の脳梗塞予防効果を比較している．この結果が待たれるところである．

●文　献●

1) Beneficial effect of carotid endarterectomy in symptomatic patients with high-grade carotid stenosis. North American Symptomatic Carotid Endarterectomy Trial Collaborators. N Engl J Med 325 : 445-453, 1991
2) Barnett HJ, Taylor DW, Eliasziw M, et al : Benefit of carotid endarterectomy in patients with symptomatic moderate or severe stenosis. North American Symptomatic Carotid Endarterectomy Trial Collaborators. N Engl J Med 339 : 1415-1425, 1998
3) Ferguson GG, Eliasziw M, Bart HW, et al : The North American Symptomatic Carotid Endarterectomy Trial ; surgical results in 1415 patients. Stroke 30 : 1751-1758, 1999
4) Paciaroni M, Eliasziw M, Kappelle LJ, et al : Medical complications associated with carotid endarterectomy. North American Symptomatic Carotid Endarterectomy Trial（NASCET）. Stroke 30 : 1759-1763, 1999
5) MRC European Carotid Surgery Trial : interim results for symptomatic patients with severe（70-99%）or with mild（0-29%）carotid stenosis. European Carotid Surgery Trialists' Collaborative Group. Lancet 337 : 1235-1243, 1991
6) Randomised trial of endarterectomy for recently symptomatic carotid stenosis : final results of the MRC European Carotid Surgery Trial（ECST）. Lancet 351 : 1379-1387, 1998
7) Endarterectomy for asymptomatic carotid artery stenosis. Executive Committee for the Asymptomatic Carotid Atherosclerosis Study. Jama 273 : 1421-1428, 1995
8) Halliday AW, Thomas D, Mansfield A : The Asymptomatic Carotid Surgery Trial（ACST）. Rationale and design. Steering Committee. Eur J Vasc Surg 8 : 703-710, 1994
9) Rothwell PM, Slattery J, Warlow CP : A systematic review of the risks of stroke and death due to endarterectomy for symptomatic carotid stenosis. Stroke 27 : 260-265, 1996
10) McCrory DC, Goldstein LB, Samsa GP, et al : Predicting complications of carotid dndarterectomy. Stroke 24 : 1285-1291, 1993
11) Rothwell PM, Slattery J, Warlow CP : A systematic comparison of the risks of stroke and death due to carotid endarterectomy for symptomatic and asymptomatic stenosis. Stroke 27 : 266-269, 1996
12) Pritz MB : Timing of carotid endarterectomy after stroke. Stroke 28 : 2563-2567, 1997
13) Kerber CW, Cromwell LD, Loehden OL : Catheter dilatation of proximal carotid stenosis during distal bifurcation endarterectomy. AJNR Am J Neuroradiol 1 : 348-349, 1980
14) Theron J, Raymond J, Casasco A, et al : Percutaneous angioplasty of atherosclerotic and postsurgical stenosis of carotid arteries. AJNR Am J Neuroradiol 8 : 495-500, 1987
15) Kachel R : Results of Balloon angioplasty in the carotid arteries. J Endovasc Surg 3 : 22-30, 1996
16) Gaunt ME, Brown L, Hartshorne T, et al : Unstable carotid plaques ; preoperative identification and association with intraoperative embolisation detected by transcranial Doppler. Eur J Vasc Endovasc Surg 11 : 78-82, 1996
17) Phatouros CC, Higashida RT, Malek AM, et al : Carotid artery stent placement for atherosclerotic disease ; rationale, technique, and current status. Radiology 217 : 26-41, 2000
18) Sundt TM Jr, Meyer FB, Piepgras DG, et al : Risk factors and operative results. In : Weber, editor. Sundt's occlusive cerebrovascular disease, pp241-247, Saunders Philadelphia, 1994
19) Teitelbaum GP, Lefkowitz MA, Giannotta SL : Carotid angioplasty and stenting in high-risk patients. Surg Neurol 50 : 300-311; discussion 311-312, 1998
20) Mathur A, Roubin GS, Iyer SS, et al : Predictors of stroke complicationg carotid artery stenting. Circulation 97 : 1239-1245, 1998
21) Mathur A, Roubin GS, Gomez CR, et al : Elective carotid artery stenting in the presence of contralateral occlusion. Am J Cardiol 81 : 1315-1317, 1998
22) AbuRahma AF, Jennings TG, Wulu JT, et al : Redo carotid endarterectomy versus primary carotid endarterectomy. Stroke 21 : 2787-2792, 2001
23) Waigand J, Gross CM, Uhlich F, et al : Elective stenting of carotid artery stenosis in patients with severe coronary artery disease. Eur Heart J 19 : 1365-1370, 1998
24) Malek AM, Higashida RT, Phatouros CC, et al : Stent angioplasty for cervical carotid artery stenosis in high-risk symptomatic NASCET-ineligible patients. Stroke 32 : 3029-3033, 2000
25) Failure of extracranial-intracranial arterial bypass to reduce the risk of ischemic stroke. Results of an international randomized trial. The EC/IC Bypass Study Group. N Engl J Med 131 : 1191-1200, 1985
26) Ishikawa T, Houkin K, Abe H, et al : Cerebral haemodynamics and long-term prognosis after extracranial-intracranial bypass surgery. J Neurol Neurosurg Psychiatry 59 : 625-628, 1995
27) Powers WJ, Tempel LW, Grubb RL Jr : Influence of cerebral hemodynamics on stroke risk : one-year follow-up 30 medically treated patients. Ann Neurol 25 : 325-330, 1989
28) Kleiser B, Widder B : Course of carotid artery occlusions with impaired cerebrovascular reactivity. Stroke 23 : 171-174, 1992

29) Yonas H, Smith HA, Durham SR, et al : Increased stroke risk predicted by compromised cerebral blood flow reactivity. J Neurosurg 79 : 483-489, 1993
30) Yamauchi H, Fukuyama H, nagahama Y, et al : Evidence of misery perfusion and risk for recurrent stroke in major cerebral arterial occlusive diseases from PET. J Neurol Neurosurg Psychiatry 61 : 18-25, 1996
31) Widder B, Kleiser B, Krapf H : Course of cerebrovascular reactivity in patients with carotid artery occlusions. Stroke 25 : 1963-1967, 1994

［飯原　弘二／永　田　　泉］

総論 6 出血性脳血管障害の外科治療の現状と展望

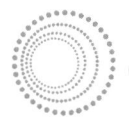

はじめに

　出血性脳血管障害にはくも膜下出血，脳出血，脳室内出血があり，その原因には脳動脈瘤，脳動静脈奇形，海綿状血管腫，もやもや病，高血圧，アミロイドアンギオパティーなどがある．出血性脳血管障害の治療は「止血」と「二次的病態の阻止，改善」が目標である．
　「止血」には「止血の完成」と「再出血の予防」の2つがある．多くの症例では入院時に止血されているが，高血圧性脳出血では発症早期の入院例で止血が完成していない症例も経験する．いったん止血しても，再出血により重度の後遺症を遺したり治療の適応外となることがある．「止血」を完成するには出血の原因を治療しなければならない．特に脳動脈瘤や血管奇形が出血の原因であると外科治療が適応となることが多い．
　「二次的病態」には頭蓋内圧亢進，髄液循環障害による水頭症，血腫周辺脳の圧迫虚血，脳浮腫，くも膜下出血後の遅発性脳血管攣縮など多くの病態が含まれる．血腫除去を含めた外科的減圧術，水頭症に対する髄液ドレナージやシャント術など外科治療が適応となる病態も多いが，未だに有効な治療法のない病態もある．
　以下に破裂脳動脈瘤によるくも膜下出血と高血圧性脳出血について外科治療の現状と展望を解説する．

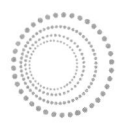

破裂脳動脈瘤によるくも膜下出血

1．病態と治療

　脳動脈瘤が破裂すると突然の激しい頭痛を生じ，重症例では昏睡状態に陥る．通常20mmHg前後の頭蓋内圧が脳動脈瘤破裂時には急激に動脈圧まで上昇する．速やかに止血されれば頭蓋内圧はふたたび低下するが，止血されないと頭蓋内圧が下がることなく深昏睡に陥り，呼吸が停止し，多くは病院収容前に死亡する．外科治療は止血されて病院へ収容された症例が対象となる．

1）再破裂

　脳動脈瘤が破裂し，いったん止血されても24時間以内は再破裂の危険性が高く，再破裂で臨床的転帰が不良になる症例が多い[1]．保存的治療を行えば発症1ヵ月以内に20～30％が再破裂で転帰不良となる[2]．そこで再破裂防止を目的とした治療が必要になる．薬剤による鎮静化と血圧の調節のもとに検査を進め，急性期の外科治療で再破裂を防止することが行われる．

2）血　　腫

　出血の程度や脳動脈瘤の部位，性状により血腫が脳内，脳室内や硬膜下へ進展することがある．くも膜下腔や脳室内の血腫のため，髄液循環障害が生じると水頭症が出現する．水頭症の外科治療として，脳室ドレナージ，腰椎脊髄腔ドレナージがある．出血量が多いと脳の静脈還流障害や微小循環障害により脳浮腫が生じる．脳内血腫と硬膜下血腫は外科治療で全摘できる．くも膜下の血腫は，手術アプローチの部位では吸引除去を行えるが，頭蓋内に広汎に拡がった血腫を全摘することはできない．血腫が脳室へ直接穿破し鋳型状の脳室内血腫となった重症例では，側脳室へアプローチして血腫除去することがある．通常はくも膜下血腫と脳室内血腫についてはドレナージチューブから溶解した血腫を髄液とともに排除する．血栓溶解剤を注入して血腫の溶解を促すことも行われている．くも膜下血腫の早期の溶解排除は脳血管攣縮の予防にも有効である．

3）脳血管攣縮

　発症5～7日後から脳血管攣縮が生じ，脳虚血のため神経脱落症状をきたすことがある．症状発現が一過性の場合と脳梗塞となり症状が後遺する場合とがある．脳血管攣縮が広汎かつ重度に生じると，脳梗塞，

表 1

Hunt & Hessの重症度分類
- grade I ● 無症状，または軽度の頭痛，項部硬直
- grade II ● 中等度から重度の頭痛，項部硬直．脳神経麻痺以外の神経脱落症状なし．
- grade III ● 傾眠，錯乱または軽度の局所神経脱落症状．
- grade IV ● 混迷．中等度から重度の片麻痺．早期の除脳硬直，自律神経障害を伴うことがある．
- grade V ● 深昏睡，除脳硬直．

Hunt & Kosnikの重症度分類
- grade 0 ● 未破裂動脈瘤
- grade I ● 無症状または軽度の頭痛，項部硬直．
- grade Ia ● 急性の髄膜刺激症状や脳の症状はないが，固定した神経脱落症状がある．
- grade II ● 中等度から重度の頭痛，項部硬直．脳神経麻痺以外の神経脱落症状なし．
- grade III ● 傾眠，錯乱または軽度の局所神経脱落症状．
- grade IV ● 混迷．中等度から重度の片麻痺．早期の除脳硬直，自律神経障害を伴うことがある．
- grade V ● 深昏睡，除脳硬直．

重篤な全身疾患，例えば高血圧，糖尿病，著明な動脈硬化，慢性肺疾患，脳血管撮影で脳血管攣縮が著明な場合には，重症度を1段階重症なほうへ移す．

世界脳神経外科連合（WFNS）による重症度分類

	Glasgow Coma Scale（GCS）	局所神経症状
scale 1	15	なし
scale 2	14, 13	なし
scale 3	14, 13	あり
scale 4	12〜7	なし または あり
scale 5	6〜3	なし または あり

脳浮腫が進行して致命的になることもある．外科治療としては脳浮腫が進行した症例に対する減圧術があるが，救命しても重度な神経脱落症状を後遺しADL自立困難な症例が多い．血管内治療として塩酸パパベリン動注，経皮的血管形成術（PTA）がある．前者は効果持続時間が短い．後者は主幹動脈での治療であり，分枝レベルで広汎に生じた脳血管攣縮では困難であるなど現状では問題も多く，有効性についても十分には確認されていない．薬物療法としてhyperdynamic療法[3]，hypervolemia, hypertension, hemodilutionを併用したトリプルH療法[4]などがあるが，いずれも脳血管攣縮そのものの治療ではなく，全身循環の増強で脳循環を維持することが目的である．有効性の確認についても十分ではない．脳血管攣縮治療薬としてオザグレルナトリウム[5]や塩酸ファスジル[6]の有効性が確認され使用されているが，臨床効果について十分とはいえないのが現状である．くも膜下出血の臨床的転帰に影響する大きな問題であり，将来的により有効な治療薬の開発が望まれる．

2．臨床的重症度分類

頭蓋内圧亢進のため意識障害が重度であると予後不良となる可能性が高くなる．外科治療の適応を決めるためにもインフォームドコンセントのためにも臨床的重症度分類を行う．

臨床的重症度分類としてこれまで多くの方法が提唱されてきたが，現在はHunt & Hessの分類，Hunt & Kosnikの分類，世界脳神経外科連合（WFNS）の分類（表1）が広く使われている．いずれも予後との相関で分類されている．軽症であると急性期の外科治療を積極的に行うが，grade V，scale 5のような重症例であると外科治療の適応となる症例は少なくなる．臨床的重症度分類を行うタイミングも問題になることがある．例えば入院時にはHunt & Kosnik grade Vであっても，その後意識レベルが改善してgrade IIになることもある．このような症例ではCT所見が参考になる．一般的には臨床的重症度が悪いとCT所見も重度で多彩なことが多い．昏睡例であってもCT所見が重度でなければ意識レベル改善の可能性が考えられる．

3．外科治療の実際

1）手術方法

破裂脳動脈瘤の外科治療は，全身麻酔下に開頭術を行い，顕微鏡手術でアプローチし，脳動脈瘤の頸部クリッピングを行う直達手術が一般的である[2]．以前に比べれば，手術手技，手術機器の向上などで直達手術を安全に行うことができるようになったが，全身合併症や高齢のため全身麻酔に危険があったり，動脈瘤の

部位，大きさ，形状によってはアプローチや頸部クリッピングが難しく，脳や脳神経の損傷，脳血管の損傷などの手術合併症の可能性もある．症例によっては親動脈を閉塞するトラッピング術や，動脈瘤を外側から補強するコーティング術，ラッピング術を行うこともある．最近は全身麻酔が危険な症例，開頭術でのアプローチや頸部クリッピングが困難な症例，椎骨脳底動脈の破裂脳動脈瘤などで血管内手術による動脈瘤内塞栓術が行われるようになってきた．動脈瘤内に細いコイルを充填して血栓化を図る．Guglielmi detachable coil（GDC）を用いることが多い[7]．ただし，術中合併症として再破裂や脳血管の塞栓症などをきたすこともあり，術後についても未だ長期間の経過観察が十分ではないため，根治性に関しての議論が続いている．血管内手術の歴史はまだ短く，今後手技や機器の進歩により治療成績の向上が見込まれている．将来的には全身状態や動脈瘤の性状に基づいた治療法の選択基準が確立し，直達手術，血管内手術が現状以上に補完し合い，くも膜下出血の治療成績が向上するであろう．

2）手術時期

急性期手術が原則である[2]．理由は再破裂防止のためにできるだけ早く破裂脳動脈瘤の処置を行わなければならないことと，病態が重度であれば早く改善を図らなければならないことである．ただし，病態がすでに回復不可能なほど重症であったり手術侵襲が病態の悪化をもたらす可能性が高い場合は，待機手術となったり外科治療の適応外となる．そこで，WFNS scale 5のような重症例では，神経学的所見とCT所見，高張脱水製剤に対する神経学的所見の改善特に脳幹反射の改善度から意識レベルの回復性を判定し手術適応を決める．経過観察で意識レベルが改善し，手術適応となる症例もある．CT所見が重度で多彩で，神経学的にも脳幹反射がすべて消失していると手術適応外である．

脳血管攣縮の時期に入院した症例では直達手術の侵襲が脳虚血を助長することがあり待機手術になるのが一般的である．しかし，再破裂を恐れて脳血管攣縮に対する治療が十分にできない．そこで最近では血管内手術による動脈瘤内塞栓術を行うことがある．

4．将来への展望

最近は脳ドックなどで未破裂脳動脈瘤を発見し，くも膜下出血予防のため直達手術や血管内手術を行うようになってきた．しかし，手術合併症はゼロではなく，未破裂脳動脈瘤の自然歴も未だに明確にされていない．手術機器や技術の改良については，特に血管内手術で今後見込めるが，治療成績が大きく向上するほどの画期的な改良は考えにくい．手術合併症を減らすために術者のトレーニングシステムを構築すべきであり，これにより手術成績の底上げは見込める．発見された未破裂脳動脈瘤が破裂しやすい瘤であるか否かを判定する診断法の開発も望まれる．破裂脳動脈瘤によるくも膜下出血の治療成績向上のためには，未破裂脳動脈瘤の発見と治療の方法が確立されること，すなわち予防が最も重要である．破裂してくも膜下出血になった症例では，重症例における脳機能改善の治療法と脳血管攣縮に対する有効な薬剤の開発が実現すれば治療成績が大きく向上する．

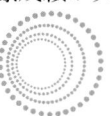

高血圧性脳出血

高血圧性脳出血は脳卒中の約1/4を占め，くも膜下出血の約2倍の頻度である．外科治療の有効性についてはさまざまな検討が行われてきたが，現在もなお大規模なrandomized controlled trialの結果が得られているわけではなく，evidence-based medicine（EBM）に基づく治療指針を示し難い．1978年，脳卒中の外科研究会では外科治療410例を検討し，意識レベルと予後との間に相関を認め，神経学的重症度分類（表2）を発表した[8]．被殻出血と視床出血の血腫部位，血腫進展形式によるCT分類（表3）も発表した[8]．1990年には金谷が被殻出血に関する全国調査の結果を発表し，外科治療の適応についても述べた[9]．これらは現在も臨床応用されたり手術適応を決める指標になっているが，いずれもさまざまなバイアスが入ったデータであり，EBMとしての価値は低い．1999年にはAHAから脳出血の治療ガイドラインが示されたが，根拠となるevidenceがほとんどないため不十分な勧告にならざるをえなかった[10]．一般的には意識清明な小血腫は保存的に治療し，中等度以上の意識障害を呈する血腫は手術を行い，昏睡例では意識回復の可能性を慎重に検討して手術適応を決めている．しかし，実際には外科治療の方法や適応基準について施設毎に異なるの

表2　高血圧性脳出血の神経学的重症度分類
（Neurological Grade；NG）

grade 1	意識清明，または混乱
grade 2	傾眠
grade 3	昏迷
grade 4a	半昏睡．脳ヘルニア徴候なし
grade 4b	半昏睡．脳ヘルニア徴候あり
grade 5	深昏睡

脳ヘルニア徴候：
1：一側または両側瞳孔散大および対光反射消失
2：一側または両側除皮質，または除脳硬直

表3 被殻出血と視床出血のCT分類

被殻出血
type I	●内包外に限局
type II	●内包前脚へ進展
type IIIa	●内包後脚へ進展し，脳室穿破 (−)
type IIIb	●内包後脚へ進展し，脳室穿破 (＋)
type IVa	●内包前・後脚へ進展し，脳室穿破 (−)
type IVb	●内包前・後脚へ進展し，脳室穿破 (＋)
type V	●視床・視床下部へ進展

視床出血
type Ia	●視床に限局し，脳室穿破 (−)
type Ib	●視床に限局し，脳室穿破 (＋)
type IIa	●内包へ進展し，脳室穿破 (−)
type IIb	●内包へ進展し，脳室穿破 (＋)
type IIIa	●視床下部または中脳に進展し，脳室穿破 (−)
type IIIb	●視床下部または中脳に進展し，脳室穿破 (＋)

が現状である．以下に金谷の調査結果，AHAの治療ガイドライン，秋田脳研における治療ガイドラインについて紹介する．

1．全国調査の結果

1990年に金谷が7,010例（保存的治療例3,638例，外科的治療例3,372例）の高血圧性被殻出血に関する全国調査の結果を報告した[9]．神経学的重症度を中心とした層別分析であり，生命予後と発症3ヵ月後の機能予後を保存的治療群と外科治療群で比較した．意識清明例（NG 1）では保存的治療群で死亡率が低く機能予後が良好であった．傾眠例（NG 2）では死亡率に両群で差がなかった．しかし，CT分類IVb以上，血腫量31 ml以上の症例で死亡率，機能予後が外科治療群で良好であった．昏迷例（NG 3）では，外科治療群で死亡率が低かった．血腫量31 ml以上では外科治療群の機能予後が良好であった．半昏睡例（NG 4a, b）では，外科治療群で著しく死亡率が低かった．機能予後は保存的治療例が少なく比較ができなかった．ただし，機能予後良好の症例が外科治療群のなかに少数認められたが，保存的治療群では1例も認められなかった．深昏睡例（NG 5）では治療法に関係なくほとんどの症例が死亡した．血腫量31ml以上の昏迷，半昏睡例が外科治療の適応と考えられた．

2．AHAの治療ガイドライン

AHA Stroke Councilの特別委員会が，質の高いevidenceに基づき治療ガイドラインを勧告したが，evidenceが少なかったため不十分なものにとどまった[10]．

1）診　　断

頭部CTが有用である．脳卒中急性期の患者で嘔吐，急速な意識の悪化，高血圧を認めれば脳出血を疑う．その他，脳血管撮影，MRI，MRAについても述べている．

2）急性期治療

ステロイド，血液希釈療法，グリセロールのいずれについても有効性が証明されていない．血圧管理には血圧低下に伴う脳灌流圧低下の問題があり，収縮期血圧230mmHg以上または拡張期血圧140mmHg以上でnitroprussideの静注，収縮期血圧180〜230mmHgまたは拡張期血圧105〜140mmHgあるいは平均動脈圧130mmHg以上でnitroprusside以外の降圧剤を静注する．降圧は頭蓋内圧測定中であれば脳灌流圧を70 mmHg以上に維持する．収縮期血圧が90mmHg以下では昇圧する．頭蓋内圧亢進例では，mannitol，過換気，筋弛緩剤，鎮静剤を勧めている．

3）外科治療

ランダム化試験は小規模な4件のみでエビデンスに乏しく，勧告できる内容がほとんどなかった．

4）予　　防

高血圧の治療，ワーファリン処方例での慎重な調節，急性心筋梗塞や急性虚血性脳卒中における血栓溶解療法の慎重な選択，食生活や飲酒の注意などが述べられている．

3．秋田脳研のガイドライン

秋田脳研では1997年9月から，内科系と外科系医師が脳卒中診療部というチームを結成して脳出血と虚血性脳血管障害の診療を共同で行っている．1998年7月には金谷らの全国調査の結果[9]と当院での過去の治療成績を参考にしてガイドラインを作成した[11)12]．

1）診　　断

頭部CTで診断する．血腫の部位や性状から高血圧

以外の原因が考えられたらMRI，MRA，脳血管撮影を行う．典型的な高血圧性脳出血と診断しても亜急性期，慢性期にMRI，MRAは行う．

2）血　　圧

血圧は再出血，血腫増大を防ぐため収縮期血圧160〜140mmHgを目標に調節する．この数字に根拠はなく経験的に決めた．止血には時間を要するため，発症から入院までの時間により入院後の血腫増大の頻度は異なる．入院後収縮期血圧を160〜140mmHgに調節しても，発症2時間以内の入院例で17.1％，2〜4時間後の入院例で3.1％，4〜6時間後の入院例では5.7％の頻度で血腫増大を認めた[13]．発症6時間以降の入院例では血腫増大を認めなかった．

3）外科治療

被殻出血の運動麻痺は，秋田脳研の過去の治療成績から血腫量20ml以下では保存的治療で良好な回復が認められ，外科治療の適応はないと結論した[12]．血腫量21ml以上の症例における運動麻痺改善に関する問題は現在も未解決のままであり，秋田脳研ではprospective randomized studyにて外科治療の有効性を検討中である．意識障害の回復を目的にJCS 20以上では外科治療の適応とした．JCS 100以上の昏睡例については，リハビリテーション可能なまでの改善を見込めるか否かで外科治療の適応を決める．そのため脳幹

表4　秋田脳研の脳出血治療ガイドライン

収縮期血圧を160mmHg以下に保つ．
CTで血腫量計算　[長径×短径×高さ (cm)]×1/2，小脳出血は長径を測定(cm)

被殻出血
　20ml以下：保存的治療[1]
　　水頭症でJCS 20以上→脳室ドレナージ
　21ml以上：
　　JCS 0-10：保存的治療[1]
　　　発症12-24時間後にMMT3以下→randomized study[3]
　　　同意なければ保存的治療[1]
　　JCS 20, 30：手術療法[2]
　　JCS 100-300：右記参照[4]

視床出血，混合型出血，皮質下出血
　20ml以下：保存的治療[1]
　　水頭症でJCS 20以上→脳室ドレナージ
　21ml以上：
　　JCS 0-10：保存的治療[1]
　　JCS 20, 30：手術療法[2]
　　JCS 100-300：右記参照[4]

小脳出血
　長径2cm以下：保存的治療[1]
　　水頭症でJCS 20以上→脳室ドレナージ
　長径2.1cm以上：
　　JCS 0-10：保存的治療[1]
　　JCS 20, 30：手術療法[2]
　　JCS 100-300：右記参照[4]

脳幹出血
　保存的治療

手術は75歳以下を原則とするが，病前のADL，全身合併症(特に麻酔が困難な合併症の有無)，physiologic ageを十分検討し，インフォームド・コンセントのもとに本人・家族の希望を尊重して決定される．

[1] 保存的治療としてグリセロール400〜800mlまたはマニトール300〜600ml/d．血腫増大や脳浮腫でJCS20以上に悪化すれば手術を行う．

[2] 手術療法例は術前に脳血管撮影を行う（急激な悪化で時間的余裕なければ省略）．意識レベルが急速な悪化傾向をたどる症例，皮質下出血，小脳出血では開頭術．
　水頭症がみられれば脳室ドレナージも行う．
　その他は定位的血腫吸引術を発症12時間以降に行う．
　術後も脳浮腫がみられればグリセロール400〜800mlまたはマニトール300〜600ml/d投与．

[3] 定位的血腫吸引術の運動麻痺改善効果を検討するため封筒法によるrandomized studyを行う．
　75歳以下，病前ADL自立，重篤な全身合併症がない症例でインフォームド・コンセントにより同意を得られた症例のみ．手術例は術前に脳血管撮影を行う．治療法にかかわらずSEPと誘発筋電図を記録する．可能ならSPECTまたはPETも行う．保存的療法はグリセロール400〜800ml投与するが，血腫増大や脳浮腫でJCS20以上に悪化すれば手術となりトライアルから除外される．

[4] 意識JCS100〜300では心肺系などに重篤な合併症を有しない70歳以下の症例ではインフォームド・コンセントによる同意のもとに以下のプロトコールが進行中である．
　発症6時間以内で対光反射，脊髄毛様体反射，人形の目運動のうち一つでも認めれば開頭術を行い低体温療法．
　低体温療法を行わないJCS100〜300症例では対光反射，脊髄毛様体反射，人形の目運動のうち一つでも認め，脳幹誘発電位（BSRのI, III, V波，SEPのP14, N16）が記録されれば開頭術．
　術後も脳浮腫がみられればグリセロール400〜800mlまたはマニトール300〜600ml/d投与．
　対光反射，脊髄毛様体反射，人形の目運動のいずれも認めない症例ではマニトール600mlを急速静注して改善の有無を確認する．いずれも認めなければ通常の補液のみでみる．

誘発電位を参考にしている．視床出血，皮質下出血，小脳出血，脳幹出血については大規模な調査結果もないため，おもに過去の治療成績を参考に指針を作成した．詳細は表4に示した．

外科治療の方法として定位的血腫吸引術，開頭・血腫除去術，水頭症や脳室内血腫に対する脳室ドレナージ術がある．このうち定位的血腫吸引術と開頭・血腫除去術の選択についても議論があり，一般に受け入れられるような明確な基準があるわけではない．定位的血腫吸引術は局所麻酔で行うことができ，全身麻酔が危険な症例でも施行可能である．しかし，術中に吸引できる血腫量は通常30～50％程度であり，術後1～2日間の血腫ドレナージが必要で，血栓溶解剤注入で血腫溶解をはかり，ドレナージしやすくすることも多い．出血血管の処理はできず，術中，術後に再出血する可能性もある．開頭・血腫除去術は直視下に血腫全摘が可能であり，出血血管の処置で再出血を防止できるが，全身麻酔が必要である．

秋田脳研では，意識障害が進行性に悪化し緊急の血腫除去が必要な症例では開頭・血腫除去術を行い，一定の意識障害で落ち着いて進行性の悪化を示さず止血のため発症から12時間待機することが可能な症例では定位的血腫吸引術を行うことを原則にしている．

4．将来の展望

多くの経験をもとに治療成績などを発表している施設は多いが，外科治療に関する科学的に質の高いevidenceは皆無に近いのが現状である．AHAの治療ガイドラインでも述べられているように多施設共同のrandomized controlled trialが必要である．現在英国では35の多施設共同により1,000例の患者登録を目標とした比較対照試験が進行中であり，近い将来外科治療の有効性について何らかの結論が出る[14]．脳出血の治療目標はかつては生命予後であったが現在は機能予後である．そのためにも外科治療の方法，適応，限界を科学的に明らかにしていく必要がある．秋田脳研で行っているrandomized studyはそのステップの一つである．低体温療法は重症例で検討されているが，出血のため広汎に脳損傷をきたしている症例の機能予後改善に有効であるか否か不明のままである．将来に向けて科学の見地から解決しなければならない課題が未だに多いのが脳出血である．

●文　献●

1) Aoyagi N, Hayakawa I : Study on early re-rupture of intracranial aneurysms. Acta Neurochir 138 : 12-18, 1996
2) Mayberg MR, Batjer HH, Dacey R, et al : Guidelines for the management of aneurysmal subarachnoid hemorrhage. A statement for healthcare professionals from a special writing group of the Stroke Council, American Heart Association. Stroke 25 : 2315-2328, 1994
3) Hadeishi H, Mizuno M, Suzuki A, et al : Hyperdynamic therapy for cerebral vasospasm. Neurol Med Chir (Tokyo) 30 : 317-323, 1990
4) Origitano TC, Wascher TM, Reichman OH, et al : Sustained increased cerebral blood flow with prophylactic hypertensive hypervolemic hemodilution (triple-H therapy) after subarachnoid hemorrhage. Neurosurg 27 : 729-740, 1990
5) Tokiyoshi K, Ohnishi T, Nii Y : Efficacy and toxicity of thromboxane synthetase inhibitor for cerebral vasospasm after subarachnoid hemorrhage. Surg Neurol 36 : 112-118, 1991
6) Shibuya M, Suzuki Y, Sugita K, et al : Effect of AT877 on cerebral vasospasm after aneurysmal subarachnoid hemorrhage. Results of a prospective placebo-controlled double-blind trial. J Neurosurg 76 : 571-577, 1992
7) Guglielmi G, Vinuela F, Dion J, et al : Electrothrombosis of saccular aneurysms via endovascular approach. Part 2 : Preliminary clinical experience. J Neurosurg 75 : 8-14, 1991
8) 金谷春之，湯川英機，神野哲夫ら：高血圧性脳出血における新しいNeurological gradingおよびCTによる血腫分類とその予後について．高血圧性脳出血の外科III，pp265-270，にゅーろん社，東京，1978
9) 金谷春之：高血圧性脳出血の治療の現況―全国調査の成績より―．脳卒中12：509-524, 1990
10) Broderick JP, Adams HP, Barsan W Jr, et al : Guidelines for the management of spontaneous intracerebral hemorrhage. A statement for healthcare professionals from a special writing group of the stroke council, American Heart Association. Stroke 30 : 905-915, 1999
11) 鈴木明文，長田　乾，川村伸悟ら：高血圧性脳出血急性期管理における統一した指針に基づくチーム医療の効果．脳卒中22：611-615, 2000
12) 鈴木明文，瀧澤克己，安井信之：高血圧性脳出血の治療．図説脳神経外科New Approach 8 脳血管障害（高倉公朋，斎藤　勇，佐藤　潔編），pp176-181，メジカルビュー社，東京，1999
13) Takizawa K, Suzuki A, Nagata K, et al : Blood Pressure control in acute stages of hypertensive intracerebral hemorrhage- to prevent growth of hematoma-. Brain Hemorrhage '99 (edited by Yasui N), pp11-18, NEURON Publishing, Tokyo, 2002
14) Major Ongoing Stroke Trials : Surgical trial in intracerebral hemorrnage (STICH). Stroke 30 : 490, 1999

［鈴　木　明　文］

総論 7 脳卒中急性期のリハビリテーション

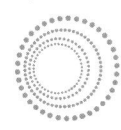

はじめに

　欧米に比して，脳卒中のリハビリテーション（以下リハと略す）は大きく後れをとっている．欧米では重篤な合併症がない患者を数日以上の安静に臥床させておく必要はない[1]というのが常識であり，急性期から積極的なリハが行われているが，わが国では，早期リハが行われているところが少ない．これには多様な原因があるが，第一線で脳卒中を診療する医師が，リハ医療の必要性を認識していないのが最大のネックになっている．再発や増悪のリスクを恐れて，安静臥床を長くとり，リハコンサルトが遅れてしまっており，寝かせておくことよって起こる副作用，廃用症候群（表1）を軽視（無視）しているところに問題がある．リハは訓練室で行うもの，セラピストが行う運動訓練といった誤解が社会的にもあり，誤解を払拭できないリハにも責任がある．廃用症候群は高齢者ほど早く起こり，いったん起こしてしまうと不可逆的になりやすい．このため，リハ開始が遅れると，この治療に追われ，本来の治療が遅れ，治療効果も上がらなく，治療期間も長引くことになる．

　脳卒中リハの目標は，ADL（とくにセルフケア）の自立にあり，早期に社会復帰させることにある．ここでは，急性期から，どうアプローチすればよいのかを述べてみたい．

表1　廃用症候群

運動器系	筋力低下，筋萎縮，関節拘縮，骨粗鬆症
循環器系	起立性低血圧，心予備能低下，深部静脈血栓症
呼吸器系	肺活量低下，換気障害，沈下性肺炎
精神機能	知的機能低下，痴呆，うつ状態
消化器系	便秘，食欲低下
泌尿器系	失禁，尿路感染症，尿路結石
皮　膚	褥瘡

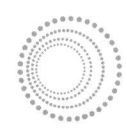

アメリカの脳卒中リハとの比較

　米国では，発症後1週間で，3時間以上の訓練耐性がなければリハ医療を受けられない（適応がない）とするいわゆる"3 hours' rule"がある．リハが急性期から集中的に行われていることが，この言葉に集約されよう．急性期にはベッドサイドのリハが中心で，理学・作業療法，言語治療，嚥下訓練，リクレーション（わが国ではない）などが行われる（病棟に訓練室もある）．亜急性期（subacute phase：二週間）以降で，大きくはリハを中心に行う病棟とextended care facility（skilled care nursing homeなど）に分けて行われる．この区分は身体機能だけでなく医療保険の制約に基づくところもあるので，必ずしも参考にならないが，リハ（入院）期間は約4週間弱と短期間である[2]ことに注目されたい．

　日本では，急性期，回復期，維持期などの医療保険適応により区分されるが，移行期とはいえ，リハ開始が遅れて，治療密度の低いリハが漫然と長期に行われているのは，本来のリハの目的から大きくはずれている．

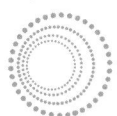

リハ評価

　リハへのコンサルトは入院即日に出されることが望ましい．リハ医は病棟で診察を行う．ベッドサイド診察は，神経所見が中心になるが，意識状態，高次脳機能障害（失語，失認，失行，痴呆），嚥下や排泄の障害，さらに運動機能（健側も含め）に及ぶ．リハを行うにあたってリスクとなる心疾患，糖尿病，呼吸器疾患などの併存疾患の評価が重要である．現在の治療状況や検査結果（CT，MRIなどを含め）をもとに，主治医と検討して，開始時期，リスクから，リハ治療内容（処方）を決めていく（図1）．症状の変化する緊

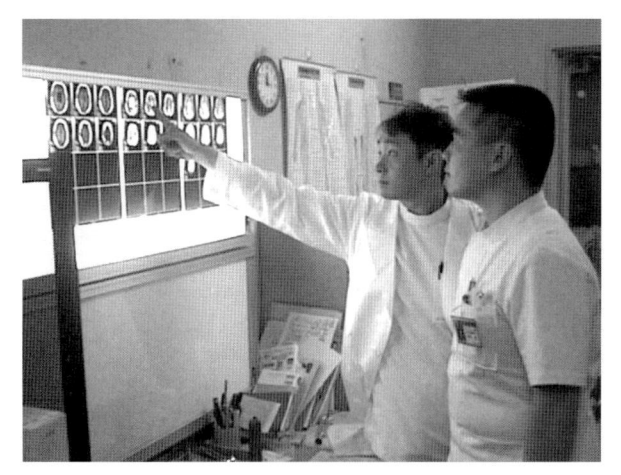

図1　主治医とのリスクの検討

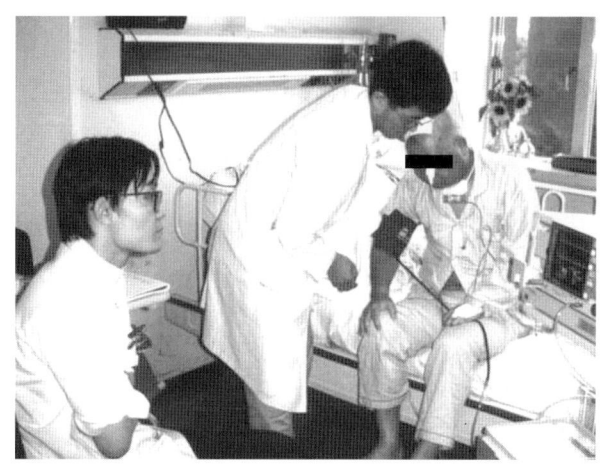

図2　血圧モニター化の座位訓練

急時の対応やリスク管理も含めて，リハ医の関与は必須である．

　障害は，損傷半球，損傷部位やその大きさなどの因子で異なり，リハ医療の適応も限界もあるが，自然回復も含め，およその予後予測も可能である．患者や家族にとって，歩行能力，手の機能回復や言語機能，ADL機能が最大の関心事である．リハ医は，リハ適応，治療期間と到達できる機能や能力のゴールの予測を可及的に早く行い，医師や家族に告知し，了解と協力を得ることが必要であり，このことが最大のリハ効果を生む．入院期間を制限する医療下では，これらの予後告知がとくに重要となりつつある．

　当院では，予後予測の指標として初回ベッドサイド診察時の「座位保持能力」を用いている．

ベッドサイドリハの開始とリスク管理

　関節可動域維持，良肢位保持，体位変換を行ってさえいれば早期リハを行っているというのは誤りで，積極的なリハ開始は，座位開始にある[3]．遷延性意識障害例や，医療上のリスクから座位をとれない例を除き，早期離床，座位訓練を行っていく．

　関節可動域（ROM）訓練は，関節拘縮の予防が一義的だが，下肢のROM訓練は，最近注目されてきた肺塞栓の予防（深部静脈血栓症の予防）手段[4]に効果がある．脳卒中にも深部静脈血栓症の合併頻度の高いことは欧米で報告が多い．

　上肢では肩関節のROM訓練が特に大事で，拘縮，運動痛はADL障害に直接結びつきやすい．セラピストだけが行うのではなく，家族にも指導し協力させることが必要である．

　座位開始の条件は，臨床的にみると，1）意識が一桁（JCS），2）麻痺進行の停止，3）バイタルサインの安定があれば可能とされる[5]．しかし，脳梗塞は48時間で固定するといわれるがなお麻痺が進行することもあり（随伴する浮腫によるものとされるが），早期座位開始に対し脳循環を専門とする医師から慎重論[6]があり，なお議論が多い．脳卒中で一時的に脳血流自動調節能autoregulationが障害されるので，座位やヘッドアップで脳循環不全が起こり，梗塞周辺部のpenumbraが虚血に陥る結果，梗塞巣の拡大や再発を起こす可能性があるとされる．とくに高血圧患者では脳血流自動調節能の血圧範囲が高くなっている[7]ため軽度の降圧で脳虚血を来しやすく，降圧剤使用には十分に注意をして行う．

　米国ガイドラインでは，収縮期血圧220mmHg，平均血圧130mmHgまでは降圧の必要はないとされており[8]，出血性梗塞や高血圧性脳症などで降圧が必要な患者を除き，急性期の安易な降圧は慎む．糖尿病で自律神経障害の合併例では座位で起立性低血圧を招くことがあるため要注意である．

　リスクがあるときには，座位開始時，自動血圧計で持続的に血圧モニターを行う（図2）．安静時脈拍数120/分以上，収縮期血圧200mmHg以上，拡張期血圧120mmHg以上の場合には可動域訓練にとどめる[10]．座位中に，収縮期血圧が30mmHg以上低下する場合には座位中止する．顔色，口唇の色や表情や応答の変化，冷汗，呂律が回らないなどの言語症状，頭痛，吐き気などの自覚症状でも座位を中止している．これらの所見・症状は臥位に戻すことにより消失するので問題は少ないとする報告がある[11]．

　初回座位は5～10分にとどめ，座位保持・バランス機能を評価する．とくに問題がなければ翌日から離床させ，漸増的に座位時間を延長する方法（車椅子座位）をとる（図3）．座位バランス不良例には（背も

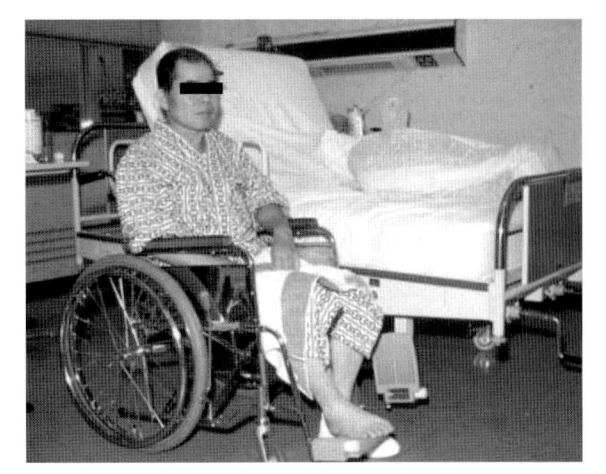

図3　ベッドサイドでの車椅子座位

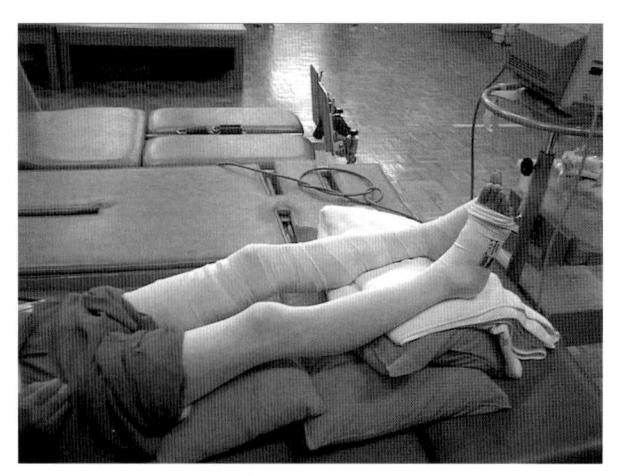

図4　弾性包帯による起立性低血圧の予防

たれ角度が調整可能な）リクライニング車椅子を使用するが，起立性低血圧にも対応しやすい．車椅子座位は，ベッド上座位より楽な座位姿勢をとれるので，早期から車椅子に移す．ベッドから車イスへ移す介助技術（移乗transfer）が，看護にも必要である．

ベッドサイドでは車椅子座位時間の延長（座位耐性）がコアプログラムだが，漫然と座らせておくのではなく，バランス訓練や車椅子駆動訓練を行う．麻痺の程度で変わるが，健側上下肢を用いた車椅子駆動を行うと良い．

座位時間は，20〜30分を1日2回から開始して，徐々に回数，時間とも増やしていく．起立性低血圧があっても，両下肢に弾性包帯を巻くこと（図4）や腰仙バンドを用い腹部圧迫を行えば多くは回避できるので監視下に進める．筋肉を用いる運動（四肢）はmuscle pumpとして血圧維持効果があるので，じっとさせず動かさせる．

遷延性意識障害には，発症後2週間で車椅子座位をとらせ，廊下やナースステーションにおき，刺激を与え意識の賦活化を試みていく．可動域訓練は継続して行うが，意識障害持続例は，リハ適応とならないことが多い．

ベッドサイド訓練はリハスタッフが行うのがベストだが，（アメリカに比べ）治療時間も限られているので，集中訓練の一端として家族の協力参加を求める．痴呆や失語などを伴う症例では，家族からの刺激，話しかけなどの関与が重要である．当院では，理学療法，作業療法に分けずにベッドサイドリハを行っているが，両者を重ねて行うことが望ましい．

ベッドサイドリハの長所は，リスクなどに対して緊急時の対応が容易であること，生活の場での訓練となるので意欲を引き出しやすいこと，医師，看護，リハのスタッフ，家族による協力体制が組みやすいことに集約されよう．

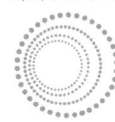

訓練室リハ

ベッドサイドリハ3〜4日で訓練室訓練が可能になる．クリアすべき基準は，座位30分，1日2回が妥当であろう．障害によって理学療法（PT），作業療法（OT），言語治療（ST）の異なる専門職が重複して取り組んでいく．理学療法士は基本動作や歩行などの訓練を，作業療法士はADLと上肢機能訓練が主体で行われる．高次脳機能に関しては臨床心理士が行うが，いないところでは作業療法や言語療法で担当する．失語症や嚥下障害には言語聴覚士が担当する．

リハで行う標準的プログラム（表2）は基本動作訓練，運動回復訓練，ADL訓練，漸増的歩行訓練などがコアである．訓練内容は，障害の程度や訓練耐久性により異なりはするが，ADL自立に向けて，多面的に取り組む．

運動回復は中枢から末梢に進み，共同運動から分離運動へ回復するものが多い．多様な神経筋促通法facilitation techniquesが用いられている．最近では，健側の動きを抑制して，麻痺の改善を促すconstraint-induced therapy（上肢中心）もトピックだが，いずれもエビデンスが明確ではないところもあり，従前からの基本動作訓練から歩行訓練にうつる方法が最も一般

表2　標準的リハプログラム

1●起立訓練
2●基本動作訓練：寝返り，起き上がり訓練
3●移乗（トランスファー）訓練
4●運動回復訓練：筋再教育訓練
5●漸増的歩行訓練：下肢装具・歩行補助具の選択
6●ADL訓練（排泄動作を中心に）

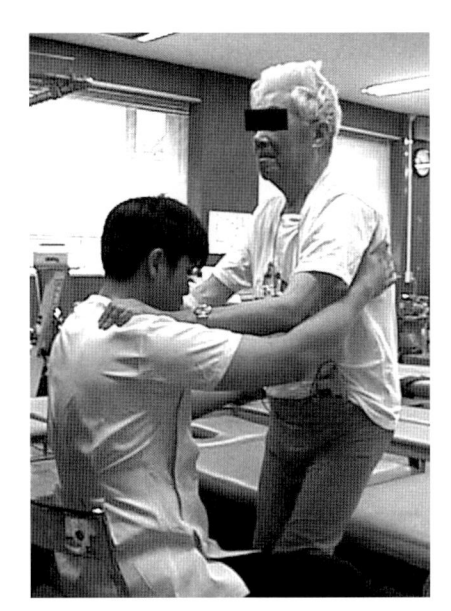

図5　立ち上がり訓練

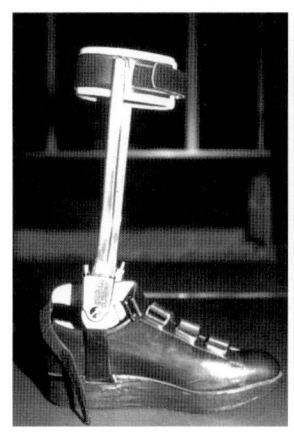

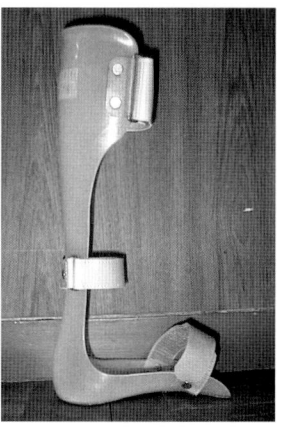

図6　下肢装具

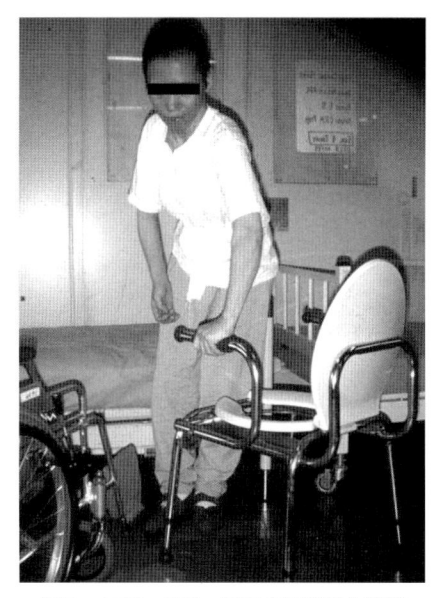

図7　コモードチェアでの排泄動作訓練

的に行われているのが現状である．

　起立訓練（マットやイスからの繰り返し立ち上がり訓練，図5）は，Hirshbergにより提唱され，健側の筋力増強に力点が置かれてきたが，このほかに麻痺への促通（回復）効果，筋力増強や立位・起立バランス改善などに大きな効果があるので当院ではよく用いている．起立訓練は，移乗（ベッド→車椅子・ポータブルトイレ）が自立するための基本動作訓練である．どこ（病棟や訓練室）でも行える効果的な訓練であるので[6]，自主訓練として訓練室訓練1週間の段階で，1日200～300回行っている（1回には30回ずつ）．

　歩行訓練は，平行棒のなかで訓練を開始し，改善とともに歩行補助具を用いた平地歩行から階段などの応用歩行に移っていく．運動麻痺に対して下肢装具（図6）を用いることが多い．装具は弛緩性麻痺に対して安定支持，痙性麻痺に対して変形拘縮の予防・下肢の安定などに寄与するので，必要例には早期から用いたい．歩行補助具では，バランス障害が残る症例に対してサイドステッパーが立位の安定性に効果的である．多くは，T字杖やロフストランドなどの杖を用いて歩行可能となる．

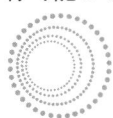

ADL訓練

　食事，整容，更衣，排泄，入浴などの項目が該当して，作業療法士を中心に行う．特に排泄の自立は，退院を目指すためにはkeyとなる項目である．訓練室訓練が行われるようになっても病室へ出向き，自立への指導を欠かさない．病棟で排泄自立のために，コモードチェア（シャワーイス）を用いて行う（図7）．病棟ではできるのに行っていない場合が多いことから，看護とリハのコミュニケーションが欠かせない．

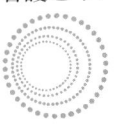

退院準備

　退院準備には，全身状態に支障がなければ，早期から週末外泊訓練が可能になる．患者にとって意識賦活化，意欲の向上，退院の自信，さらに家族にとってはケアの程度なども分かるといった利点が多い．退院後に介助が必要になる患者に対しては，外泊時に合わせ家庭訪問して家屋評価などを行い，必要であれば，ベッド，車椅子，コモードチェアなどの生活介護用具を考える．

　主婦の場合は，家事動作訓練なども行うが，台所仕事は火の始末や刃物などによるけがなども考慮し，半

44　I．総論

表3　当院で使用している脳卒中クリニカルパス（3〜4週コース）

訓練場所	発症日〜2日 ベッドサイド（BS）	発症3〜5日 ベッドサイド（BS）	発症5〜7日 訓練室・ベッドサイド	発症8〜13日 訓練室	発症14〜20日 訓練室	退院週 訓練室
リハ医	リハ診察・評価 リスク管理検討 （担当医と） リハ処方*1) （BS）	座位開始（車椅子） リスク管理 モニター（EKG/BP/HR） 家族面談 リハ治療計画	リハカンファレンス（RCC）*2) （ゴール・期間） 訓練室リハ処方*3) リハ進行チェック （モニター） 下肢装具処方	（主治医として治療） RCC リハ処方 リハ進行チェック 家族面接*4)（予後予測・リハ期間）	RCC 週末外泊治療 週末訪問評価 （家屋訪問評価）	退院後指針 生活指導 外来リハ ホームプログラム
看護師	（良肢位保持） （体位交換） 看護プラン作成 ADL介助	ADL指導介助	ADL指導介助 心理的支持	ADL自立支援 週末外泊*5)	ADL自立支援 退院準備	
他科医	診断・治療 併存疾患管理 合併症予防 家族説明症状・予後 リハコンサルト	診断・治療 ↓	訓練室リスク再検討 ↓	↓ （リハ科に転科）	退院予定 生活指導	
理学療法士	関節可動域（ROM） 評価	座位耐性・バランス 車椅子駆動 関節可動域 自動介助運動	立ち上がり訓練 基本動作訓練 筋再教育訓練 車椅子駆動 装具クリニック	立ち上がり訓練 基本動作訓練（訓練室） 歩行訓練 応用歩行教育 筋力強化 家族指導	立ち上がり訓練 歩行訓練（装具使用） 応用歩行・階段歩行 筋再動教育・筋力強化 家屋評価 家族指導	ホームプログラム
作業療法士		ADL訓練 （移乗に重点） 家族指導	ADL訓練 （移乗・排泄中心） 機能的作業療法 高次脳機能評価 家族指導	ADL訓練 機能的作業療法 片手動作・利き手交換 高次脳機能障害訓練 支持的作業療法	ADL訓練 機能的作業療法 （家事動作訓練） 片手動作・利き手交換 家屋（改造）評価 高次脳機能障害訓練	ホームプログラム 家族指導
言語療法士		言語評価	言語訓練 嚥下評価	言語訓練 （嚥下訓練）	言語評価	
ソーシャルワーカー（MSW）*6)		家族状況把握 家屋・介助能力 経済状態・雇用			受け入れ体制整備 社会資源利用 （ベッドなど）	確　認 受け入れ体制

*1) リハ処方は一週間に一度更新する
*2) RCC（リハカンファレンス）：関わりを持つリハスタッフの意見交換
*3) リハのプログラムは耐久性により、順次拡大する（例として理学→作業→言語）
*4) リハ家族面談では早期に予測される機能予後と訓練期間を明確にする（受け入れの準備のため）
*5) 週末外泊（外出）は2週で開始

側無視などを伴う場合は困難なことが多い．退院後のフォロー体制を明確にしておくと家族の不安を和らげる．介護保険下で，自宅での介助が受けやすい環境になりつつあるので，早期退院がより容易になりつつあるといえよう．

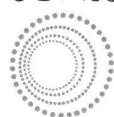

脳卒中のクリニカルパス

最近では，いろいろな脳卒中クリニカルパスが用いられているようだが，実用となっているものは少ない．本来パスは，すべての施設に共通に用いられるものではなく，病院のスタッフの質や人数によっても異なるし，同じ病院でも，年度によっても変化してくるのが当然といえよう．リハ開始時期と入院期間の枠決めなしには，実効あるパスとはいえない．われわれは，前述のように，初回リハ評価の座位バランスから，3～4週間コース（表3），6週間コースを持っており，早期退院を推し進めており，欧米なみの実績を上げている．当院では，原則として，他施設へのリハ転院は行っておらず自己完結型のパスである．

ここでわれわれのパスの提示は本意ではないが，関連職種の関わりが急性期でいかに進行するのか，退院に向けてスケジュール通りに進行しているのかをみるのに役に立っているので参考にされたい．「あるべき」パスから漸く「やっている」パスに変わりつつあるのが現状である．大学病院による制約から，他科医師やスタッフの内容はチェック段階にとどまっているので使用はリハ内部にとどまっているが，リハスタッフ間でもコミュニケーションが欠けているところがあり，漸くパスを中心に論議できるようになったのは，最近である．

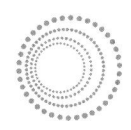

予後を決める急性期リハ
―リハの役割分担も重要―

脳卒中リハは，時期により行う医療機関が異なることはあるが，医療保険の制約から，入院期間短縮のため急性期リハを行わないで転院させる傾向も出てきたというが医療の良識を疑わざるを得ない．急性期でリハがいつ開始され，どのように行われたかが，患者の予後に大きく影響する[12]．高次脳機能障害（痴呆，失行，失認，失語）や重度の運動・感覚麻痺などの合併例は，可及的早期に（3～4週間）に，スタッフの完備したリハ施設に転院させることも視野に入れておくことも必要かもしれない．

●文　献●
1) Millikan CH, et al : Rehabilitation from stroke. In : Stroke, pp205-220, Lea & Febiger, Philadelphia, 1987
2) Garrison SJ : 脳卒中早期リハのリスク管理．The present status of stroke rehabilitation in the United States of America．臨床リハ 5 : 353-358, 1996
3) 石神重信：脳卒中急性期のアプローチ．早期リハはなぜ必要か．臨床リハ 1 : 10-11, 1992
4) 藤本幹雄，高橋紳一，石神重信：肺塞栓を合併した左被殻出血のリハビリテーション症例報告．リハ医学 37 : 471-474, 2000
5) 大川嗣雄，石神重信：脳卒中急性期リハは是か非か．リハ医学 29 : 501-516, 1992
6) 山口武典：脳卒中早期治療のリスク管理．理・作・療法 20 : 85-88, 1986
7) 藤島正敏：高血圧と脳血管障害．日本内科学会雑誌 81 : 155-161, 1992
8) Adams HP Jr, Brott TG, Crowell RM, et al : Guidelines for the management of patients with acute ischemic stroke. A statement for healthcare professionals from a special writing group of the Stroke Council, American Heart Association. Stroke 25 : 1901-1914, 1994
9) 井上　剛，井林雪郎：血圧管理をどうするか．別冊：医学のあゆみ；脳梗塞超急性期-Brain attack時代の診断と治療（成冨博章編），pp76-80, 医歯薬出版，東京，1991
10) 中村　昭：脳卒中リハビリテーションにおける合併症のマネージメント.心疾患．総合リハ 21 : 1027-1031, 1993
11) Caplan LR, Sergay S : Positional cerebral ischemia. J Neurol Neurosurg Psychiatry 39 : 385-391, 1976
12) 石神重信：急性期リハビリテーションと予後．リハ医学 33 : 605-608, 1996

［石神　重信／新舎　規由］

総論 8 未破裂脳動脈瘤の破裂率と予防手術の適応

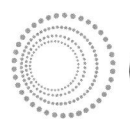

はじめに

近年MR angiography（MRA）や3D-CT angiography（CTA）などの非侵襲的画像検査が普及し、脳ドックも確立されるに至って、未破裂脳動脈瘤が発見される機会が増えている。従来、未破裂脳動脈瘤は開頭による手術により治療されてきた。長い歴史から開頭手術が最も根治的な治療法として確立している。一方、血管内治療の進歩に伴い、未破裂脳動脈瘤の治療においても血管内治療が一定の役割を果たすようになった。しかし、開頭根治術と血管内治療の適応や役割の分担は、未だ十分なコンセンサスが得られているわけではない。また最近、evidence-based medicineの概念が一般化するにつれ、未破裂脳動脈瘤の治療根拠としての"evidence"に注目が集まるようになった。未破裂脳動脈瘤治療の多くが予防的手術になるため、自然歴、特に破裂率と治療効果や治療に伴う合併症とのかね合いがクローズアップされてきたのである。ここでは、未破裂脳動脈瘤の破裂率と治療の適応について述べる。なお、未破裂脳動脈瘤に関する文献上の蓄積は最近報告されたWeirによる詳細なレビューを参照されたい。

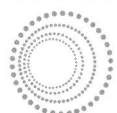

未破裂脳動脈瘤の分類

未破裂脳動脈瘤には、その形態から嚢状動脈瘤と解離性動脈瘤に分類される。これらは異なった病理や病態のもとにあるため、通常、未破裂脳動脈瘤を論じる場合には嚢状動脈瘤に限局し、解離性脳動脈瘤は含まない。未破裂脳動脈瘤は、症状の発現の有無から無症候性と症候性に分類される。無症候性動脈瘤は、通常以下の3つを契機として発見される。

1）脳ドックやめまい等動脈瘤と関連のない症状の検査により偶然発見される場合、

2）脳梗塞等の中枢疾患の検査中に偶然発見される場合、

3）くも膜下出血の際に破裂動脈瘤以外に偶然別な動脈瘤が発見される場合、

である。くも膜下出血に合併した無症候性動脈瘤は、多発性脳動脈瘤の範疇に入る。症候性脳動脈瘤は、動脈瘤による周囲神経組織の圧迫や動脈瘤からの血栓流出などによる神経症状を契機に動脈瘤が発見されたものである。例えば、内頸動脈眼動脈分岐部動脈瘤による視力視野障害、内頸動脈後交通動脈分岐部動脈瘤による動眼神経麻痺などである。

動脈瘤の発生部位は、anterior circulation（内頸動脈系；内頸動脈、前交通動脈、中大脳動脈など）とposterior circulation（椎骨脳底動脈系；脳底動脈、椎骨動脈など）に分けられる。また動脈瘤のサイズから長径が25mmを超える場合、巨大脳動脈瘤と呼ばれる。

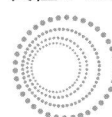

未破裂脳動脈瘤の罹患率

脳動脈瘤の罹患率は通常cross-sectionによる検討から算出され、古くから剖検による研究が報告されている。1941年から1965年の6剖検シリーズ20,066例の検討では、脳動脈瘤が2.7（1.7～7.6）％に存在し、うち破裂動脈瘤が1.6％、未破裂動脈瘤が1.1％を占めた。しかし1995～1996年に報告された剖検シリーズの解析から43,676例のretrospective studyでは脳動脈瘤の罹患率は0.4％、5,439例のprospective studyでは3.6％であった。Weirらの報告では、くも膜下出血の危険因子をもたない成人での血管撮影で動脈瘤が見つかる頻度は2％である。本邦からの報告では、1,612人の動脈瘤以外を疑った血管撮影で2.7％に動脈瘤が認められている。そのうち脳梗塞患者では2.8％、脳内出血患者では7.8％であった。脳ドックにおけるMRAでは375例中10例（2.7％）に動脈瘤が発見されている。

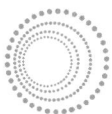

未破裂脳動脈瘤の破裂率

未破裂脳動脈瘤の年間 1 個あたりの破裂率算出には，通常，ある集団を一定期間追跡してその破裂件数から計算する cohort study が用いられる．1998 年 N Eng J Med に International Study of Unruptured Intracranial Aneurysm Investigators（ISUIA）による retrospective cohort を用いた研究結果が報告された．大きさが 10mm 未満の無症候性動脈瘤の年間破裂率は 0.05％であり，治療に伴う合併症を考慮すると 10mm 未満では治療適応がないと結論した．この結果は多分に混乱を招き，多くの論議を呼んだ．すなわち，それまでの報告ではおよそ年間破裂率は 1～2％であり，多くの脳神経外科医はそれを前提に未破裂脳動脈瘤の治療を行ってきたからである．ISUIA による報告は直ちに激しい批判にさらされることとなった．ISUIA の対象症例には，比較的稀でくも膜下出血に関連しない内頸動脈海綿静脈洞部動脈瘤が 17％も含まれていたからである．不適切な cohort が招いた混乱といえる．なお ISUIA は 2002 年の International Stroke Conference にて prospective cohort を用いた新たなデータを報告している．

1998 年に報告された Rinkel らの meta-analysis の結果では，3,907 例の overall の年間破裂率は 1.9％であった．その内訳は，無症候性動脈瘤 0.8％，くも膜下出血の既往のある多発性動脈瘤 1.4％，症候性動脈瘤 6.5％であった．最近報告された Juvela らの結果では，無症候性，多発性，症候性動脈瘤からなる 142 例の追跡で年間破裂率は 1.3％であった．ISUIA あるいは諸家の報告をみても，無症候性動脈瘤より症候性動脈瘤のほうが破裂率が高い点では一致している．これは動脈瘤の大きさと破裂率とも密接に関連しており，動脈瘤が大きいほど症候性となりやすく，かつ破裂率も高い傾向にある．本邦では，Yasui らが症候性動脈瘤を除く無症候性，多発性 234 例の解析から年間破裂率を 2.3％と報告している．

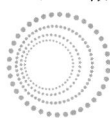

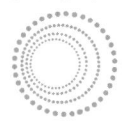

未破裂脳動脈瘤の治療

未破裂脳動脈瘤の治療には 3 つの選択枝がある．開頭による根治術，血管内手技による塞栓術，経過観察である．開頭による根治術の場合，全身麻酔下に通常動脈瘤の neck clipping を行う．Neck clipping が困難な巨大動脈瘤では，バイパス手術に親動脈遮断あるいは動脈瘤の trapping（動脈瘤の近位および遠位で親動脈遮断）を行うこともある．バイパス手術は通常外頸動脈から動脈瘤より遠位の血管に血流を供給するもので，外頸動脈の枝である浅側頭動脈を直接吻合，あるいは動脈や静脈を採取してグラフトとして用いてバイパスを行う．血管内治療の場合は，おもに Guglielimi detachable coil（GDC）にて瘤内塞栓術を行う．GDC は白金コイルであり，カテーテル操作にて動脈瘤内にコイルを誘導後通電してコイルを離脱する．瘤内を塞栓するには，通常，複数本のコイルを要する．血管内治療が可能かどうかは動脈瘤の部位・形状に依存する．動脈瘤の柄部（neck）が動脈瘤体部に比較して広い場合，コイルが親動脈内に突出し，親動脈閉塞の危険があるため塞栓は困難である．また，瘤内の塞栓が不十分であると後にコイルの compaction を引き起こし，動脈瘤の再増大を招くことがある．特に瘤内に血栓を伴う巨大動脈瘤では compaction が起こりやすく塞栓術は困難である．いずれの治療も適さない場合，経過観察となり定期的な画像観察が必要となる．

未破裂脳動脈瘤の治療適応

症候性動脈瘤を除き，未破裂脳動脈瘤に対する治療はいずれも将来起こりうる出血を予防するための治療となる．治療適応に関しては，年間破裂率に十分な evidence がないこともあり，施設によって完全な一致をみていない．

開頭根治術は根治性が高いものの全身麻酔が必要であり侵襲が大きい．血管内治療は動脈瘤の部位形状から適応が限られる．根治性についても長期観察の結果がないため確立されているとは言い難い．しかし侵襲が少なく局所麻酔下でできる利点がある．未破裂脳動脈瘤患者の治療適応を考える際にはまず以下の項目を考慮しなければならない．

1）症候性か無症候性か，
2）動脈瘤の部位・大きさ・形状，
3）患者の年齢・全身状態，
4）開頭手術あるいは血管内塞栓術を行う術者の経験・技量，

である．症候性動脈瘤に関しては，特に症状が進行性の場合，治療対象とすべき点で異論はない．議論が分かれるのは無症候性動脈瘤の治療適応であり，以下に筆者らの施設の治療方針を述べる．無症候性未破裂脳動脈瘤の治療は，開頭根治術を第一選択とし，第二選択として血管内手術を考慮する．開頭根治術の適応となるのは，

1）動脈瘤がウイリス輪前半（anterior circulation）に存在し，かつ大きさが 3mm 以上のもの，
2）患者の年齢が 70 歳台前半以下で，重篤な合併

症がなく全身麻酔のリスクが少ない場合,
である.一方血管内治療のよい適応は,
1) 動脈瘤がウイリス輪後半 (posterior circulation) に存在し,大きさが3mm以上のもの,
2) 開頭根治術の難度やリスクが高い場合 (特に内頸動脈硬膜輪近傍),
3) 患者が高齢である場合や全身合併症がある場合,

である.いずれの適応にも属さない場合は定期観察とする.定期観察にて動脈瘤が症候性となった場合や画像上サイズの増大やブレブの形成をみた場合には,治療を考慮しなければならない.多発脳動脈瘤を中心とした111個の未破裂動脈瘤を約19年にわたって追跡した報告では,動脈瘤破裂と動脈瘤の増大は有意に相関していた.筆者らも長径3mmの後大脳動脈瘤を定期観察し,MRAにて4mmに増大した後,くも膜下出血をきたした症例を経験している (図1).よって,画像上動脈瘤のサイズが増加したり,ブレブの形成など形状に変化が現れた場合には速やかに治療すべきと考えられる.

1995年から1999年の5年間に筆者らの施設では,無症候性未破裂脳動脈瘤のうち,中枢疾患の検査の際あるいはくも膜下出血治療の際に発見された症例を除いた"purely incidental"な動脈瘤を199例経験した.治療内訳は,開頭根治術91例 (45%),血管内治療43例 (22%),経過観察65例 (33%) であった.血管内治療選択の理由として最も多かったのは,動脈瘤の部位 (椎骨脳底動脈瘤,内頸動脈硬膜輪近傍など) であり,次いで全身合併症,開頭手術困難などであった.経過観察を選択した理由は,サイズが小さいことが半数以上を占め,次いで患者の希望,年齢などであった.治療適応を考える際には,動脈瘤の形状や部位から治療のリスクを見積もる必要があるため,必ず脳神経外科医にコンサルトすることが必要である.

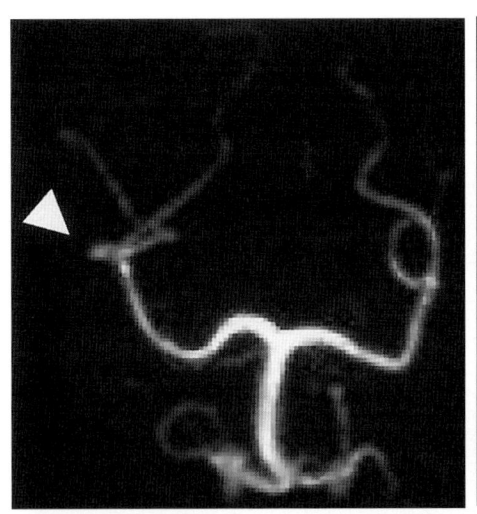

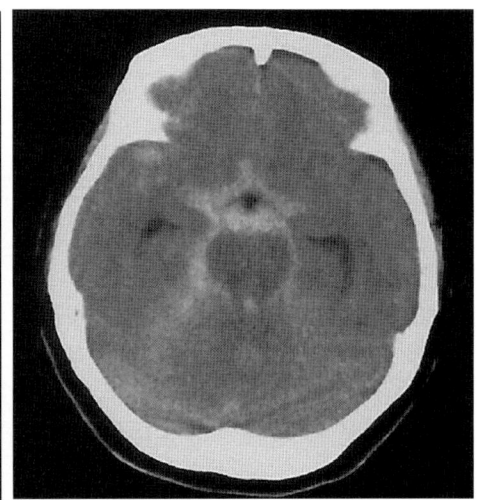

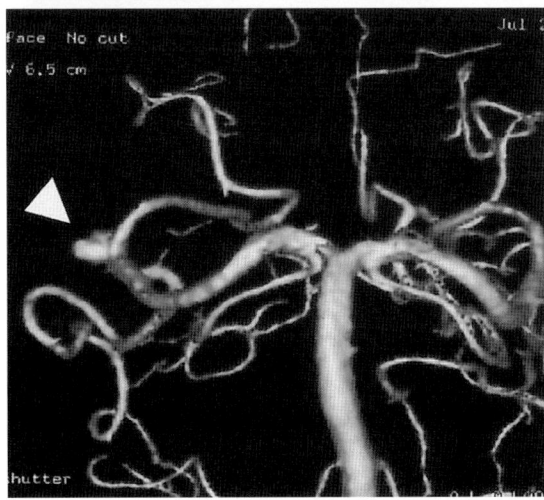

図1 未破裂脳動脈瘤の破裂例 60歳女性
1996年めまいの精査の際に偶然右後大脳動脈瘤 (矢頭) を発見されMRAにて経過観察する (上左:1999年MRA;動脈瘤径3mm).2000年くも膜下出血を発症 (上右:CTスキャン),血管撮影にて増大した破裂動脈瘤が観察された (下:3D-DSA;動脈瘤径4mm).

今後の展望

　未破裂脳動脈瘤の自然経過を知るためには，大規模なprospective studyが必要である．日本脳神経外科学会が主体となり，2001年年初から厚生科学研究H11-健康-022「脳検診で発見される未破裂脳動脈瘤例の経過観察」と題する全国調査"日本未破裂脳動脈瘤悉皆調査"（Unruptured Cerebral Aneurysm Study of Japan ; UCAS Japan）が開始された．これは全国の脳神経外科施設で3 mm以上の未破裂脳動脈瘤が発見された時点で症例を登録し，施設の方針に従って治療あるいは経過観察を行い，追跡調査を行うものである．すでに3,000例を超える症例が登録されている．この研究の作業仮説は"最大径5 mm以上の未破裂脳動脈瘤の年間破裂率は0.5％以上である"というものである．この調査は海外においても注目されており，近い将来，未破裂脳動脈瘤の自然経過や治療に関するデータバンクが構築されるものと期待される．

●文　献●

1) The International Study of Unruptured Intracranial Aneurysm Investigators : Unruptured intracranial aneurysms-risk of rupture and risks of surgical intervention. N Eng J Med 339 : 1725-1733, 1998
2) Juvela S, Porras M, Poussa K : Natural history of unruptured intracranial aneuryms ; probability of and risk factors for aneurysm rupture. J Neurosurg 93 : 379-387, 2000
3) Juvela S, Poussa K, Porras M : Factors affecting formation and growth of intracranial aneurysms ; a long term follow-up study. Stroke 32 : 485-491, 2001
4) 長嶺義秀，冨永悌二，清水宏明ら：無症候性脳動脈瘤の自然経過と治療方針．神経研究の進歩 45 : 468-477, 2001
5) Raaymakers TWM, Rinkel GJE, Limburg M, et al : Mortality and morbidity of surgery for unruptured intracranial aneurysms. A meta-analysis. Stroke 29 : 1531-1538, 1998
6) Rinkel GJE, Djibuti M, Algra A, et al : Prevalence and risk of rupture of intracranial aneurysms. A systemic review. Stroke 29 : 251-256, 1998
7) Ujiie H, Sato K, Onda H, et al : Clinical analysis of incidentally discovered unruptured aneurysms. Stroke 24 : 1850-1856, 1993
8) Yoshimoto T, Mizio K : Importance of management of unruptured cerebral aneurysms. Surg Neurol 47 : 522-526, 1997
9) 吉本高志：無症候性脳血管病変の予後と対策に関する研究（菊池晴彦編），平成7年度厚生省循環器病研究委託費による研究報告集，pp98-99，1997
10) Weir B : Unruptured intracranial aneurysms ; a review. J Neurosurg 96 : 3-42, 2002
11) Weir B, Disney L, Karrison T : Sizes of ruptured and unruptured aneurysms in relation to their sites and the ages of patients. J Neurosurg 96 : 64-70, 2002
12) Winn HR, Jane JA, Taylor J, et al : Prevalence of asymptomatic incidental aneurysm ; review of 468 arteriograms. J Neurosurg 96 : 43-49, 2002

［冨永　悌二］

総論 9　脳梗塞再発予防の抗血小板・抗凝固療法のEBMと展望

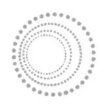

はじめに

　脳梗塞や一過性脳虚血発作（TIA）の大多数は血栓による脳動脈の閉塞により生じるので，抗血栓療法はこれらの虚血性脳血管障害のもっとも本質的な治療法であるといえる．抗血栓療法には抗凝固療法と抗血小板療法があり，脳梗塞の病型により適応が異なる．本稿では，EBMの立場から脳梗塞慢性期における抗凝固療法と抗血小板療法に関する最新のエビデンスとコンセンサスを解説するととともに，今後の展望についても述べてみたい．

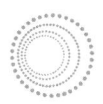

抗血小板療法

　Antiplatelet Trialists' Collaboration (APT) のmeta-analysisにより脳梗塞・TIAを含むアテローム血栓性疾患における抗血小板療法の有効性は確立されている[1]．APTは抗血小板療法のRCTのみならず抗凝固療法のRCTをも解析対象とするAntithrombotic Trialists' Collaboration (ATT) となり，1997年に共同研究者会議が開催され，その時点までに収集された抗血小板療法に関するRCTのmeta-analysisによる解析結果が最近発表された[2]．ATTの解析対象となったのは287件の無作為化比較試験（RCT）に登録された約20万例であり，このうち日本で行われ，meta-analysisの解析対象となったRCTは6件，症例数は合計1,458例であったが，いずれも虚血性脳血管障害を対象としたRCTであった．

　ATTのmeta-analysisでは94年に発表されたAPTの2倍以上の症例が解析対象となったが，脳梗塞・TIA患者における抗血小板療法の再発予防効果が再確認された[2]．抗血小板薬別の解析では，アスピリンが23％，チクロピジンが32％，アスピリンとジピリダモールの併用が30％の有意な血管イベント低減効果を認めた（図1）[2]．アスピリンの至適用量に関しては未だに議論されているが，94年に発表されたAPTの用量別解析の結果によれば，500～1,500mgの高用量，160～325mgの中等量，75～150mgの低用量の血管イベント低減効果には有意差がなく，胃腸障害の発現頻度が高用量で中・低用量より多かったことから，著者を含むAPTの共同研究者間の統一見解として75～325mgを推奨してきた[2]．今回のATTの用量別解析によれば，アスピリンの血管イベント低減効果にはJカーブ現象がみられ，75～150mgがもっとも効果が大きく，75mg未満の効果は有意ではなかったという結果が示された（図1）[2]．したがって，脳梗塞の再発予防のために投与するアスピリンの推奨用量は75～150mgということになる．

　アスピリンと他の抗血小板薬の直接比較では，血管イベント低減効果はチクロピジンが12％，クロピドグレルが10％アスピリンを上回っていたが，いずれも有意ではなかった（図2）[2]．しかし，チクロピジンとクロピドグレルを同じチエノピリジンとして一括して再解析すると，アスピリンとの差は有意となる[3]．生体内での血栓形成機序として重要なずり応力惹起血小板凝集はチエノピリジンにより抑制されるが，アスピリンによっては抑制されないことが両剤の血管イベント低減効果の差の一因と考えられる[4]．

　アスピリン単独療法と他の抗血小板薬との併用療法の直接比較では，ESPS-2によりアスピリン・ジピリダモール併用療法はおのおのの単独療法より脳梗塞・TIAの再発予防効果が相加的に高まるという結果が示された[5]が，ESPS-1[6]を含めたmeta-analysisでは単独療法と併用療法の間には有意差がなかった（図2）[2]．

　アスピリンとチクロピジンの併用療法はアスピリンによるcyclooxygenase (COX) 阻害作用とチクロピジンによるADP受容体阻害作用が同時に発揮されるので，おのおのの単独療法よりも強力な抗血小板療法であると考えられる[7][8]が，まだデータの蓄積が十分

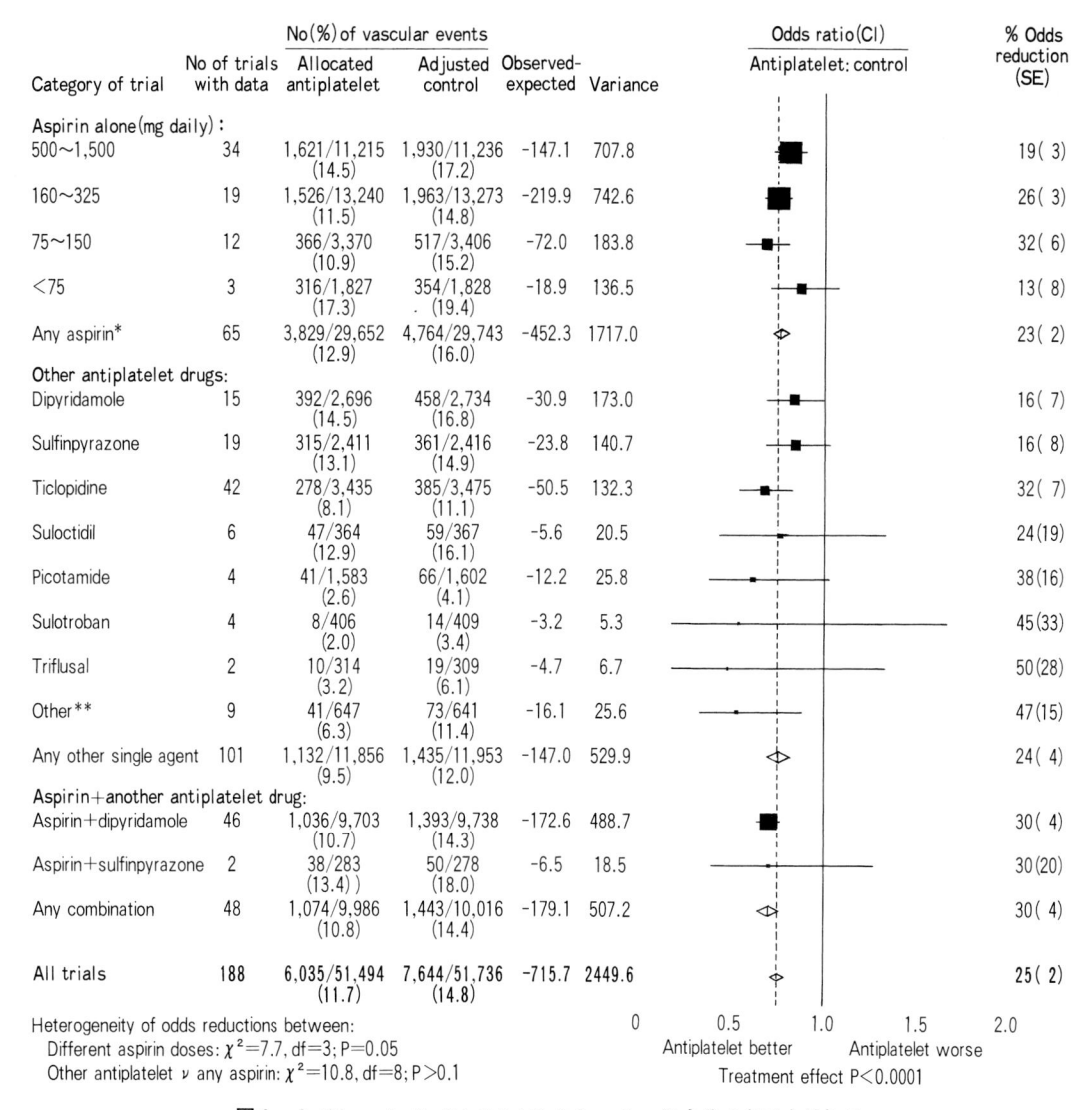

Category of trial	No of trials with data	No(%) of vascular events Allocated antiplatelet	Adjusted control	Observed-expected	Variance	Odds ratio(CI) Antiplatelet:control	% Odds reduction (SE)
Aspirin alone(mg daily):							
500〜1,500	34	1,621/11,215 (14.5)	1,930/11,236 (17.2)	−147.1	707.8		19(3)
160〜325	19	1,526/13,240 (11.5)	1,963/13,273 (14.8)	−219.9	742.6		26(3)
75〜150	12	366/3,370 (10.9)	517/3,406 (15.2)	−72.0	183.8		32(6)
<75	3	316/1,827 (17.3)	354/1,828 (19.4)	−18.9	136.5		13(8)
Any aspirin*	65	3,829/29,652 (12.9)	4,764/29,743 (16.0)	−452.3	1717.0		23(2)
Other antiplatelet drugs:							
Dipyridamole	15	392/2,696 (14.5)	458/2,734 (16.8)	−30.9	173.0		16(7)
Sulfinpyrazone	19	315/2,411 (13.1)	361/2,416 (14.9)	−23.8	140.7		16(8)
Ticlopidine	42	278/3,435 (8.1)	385/3,475 (11.1)	−50.5	132.3		32(7)
Suloctidil	6	47/364 (12.9)	59/367 (16.1)	−5.6	20.5		24(19)
Picotamide	4	41/1,583 (2.6)	66/1,602 (4.1)	−12.2	25.8		38(16)
Sulotroban	4	8/406 (2.0)	14/409 (3.4)	−3.2	5.3		45(33)
Triflusal	2	10/314 (3.2)	19/309 (6.1)	−4.7	6.7		50(28)
Other**	9	41/647 (6.3)	73/641 (11.4)	−16.1	25.6		47(15)
Any other single agent	101	1,132/11,856 (9.5)	1,435/11,953 (12.0)	−147.0	529.9		24(4)
Aspirin+another antiplatelet drug:							
Aspirin+dipyridamole	46	1,036/9,703 (10.7)	1,393/9,738 (14.3)	−172.6	488.7		30(4)
Aspirin+sulfinpyrazone	2	38/283 (13.4)	50/278 (18.0)	−6.5	18.5		30(20)
Any combination	48	1,074/9,986 (10.8)	1,443/10,016 (14.4)	−179.1	507.2		30(4)
All trials	188	6,035/51,494 (11.7)	7,644/51,736 (14.8)	−715.7	2449.6		25(2)

Heterogeneity of odds reductions between:
Different aspirin doses: $\chi^2=7.7$, df=3; P=0.05
Other antiplatelet ν any aspirin: $\chi^2=10.8$, df=8; P>0.1

0   0.5   1.0   1.5   2.0
Antiplatelet better   Antiplatelet worse
Treatment effect P<0.0001

図1 Antithrombotic Trialists' Collaboration によるメタアナリシス

高リスク患者（急性期脳卒中患者を除く）における血管イベントに及ぼす各種抗血小板薬の効果の間接比較．500例以上の高リスク患者を含むメタアナリシスのみを示す．
　*いくつかの試験は1つ以上の比較に貢献している．
　**インドブフェン，フルルビプロフェン，GR32191B，ダゾキシベン，トラピジールを含む．各試験群の対照群に対する治療群におけるイベントの層別化オッズ比（黒い正方形）と99％信頼区間（水平線）を示す．各比較に対する結果のメタアナリシスと95％信頼区間をオープンダイアモンドで示す． (Antithrombotic Trialists' Collaboration, 2002[2])

でなく，有意差は検出できなかった（図2）[2]．現在，欧米では何らかの危険因子を有する軽症脳梗塞またはTIA7,600例を対象にして，クロピドグレル（75mg）単独療法とクロピドグレル（75mg）・アスピリン（75mg）併用療法の血管イベント低減効果を比較する国際共同研究（Management of AtheroThrombosis with Clopidogrel in High-risk patients ; MATCH）が進行中である．
　ATTの解析ではアスピリンと血小板膜糖蛋白（GP）IIb/IIIa阻害薬の併用療法がアスピリン単独療法より有意に血管イベント低減効果が大きかった（図2）[2]．しかし，いずれも急性冠症候群を対象としたRCTであり，虚血性脳血管障害においてはまだ行われておらず，本併用療法は出血合併症もアスピリン単独療法より多かったので，臨床的有用性についてはさらに検討を要するように思われる．
　最近，本邦で1,000例以上の脳梗塞患者を対象とし，プラセボを用いたRCT（Cilostazol Stroke Prevention Study ; CSPS）によりシロスタゾールの脳梗塞再発予防効果が示された[9]．このRCTの対象となった患者の75％は皮質下小梗塞であったが，病型別解析によりラクナ梗塞で40％以上の有意な再発予防効果が示

I. 総論

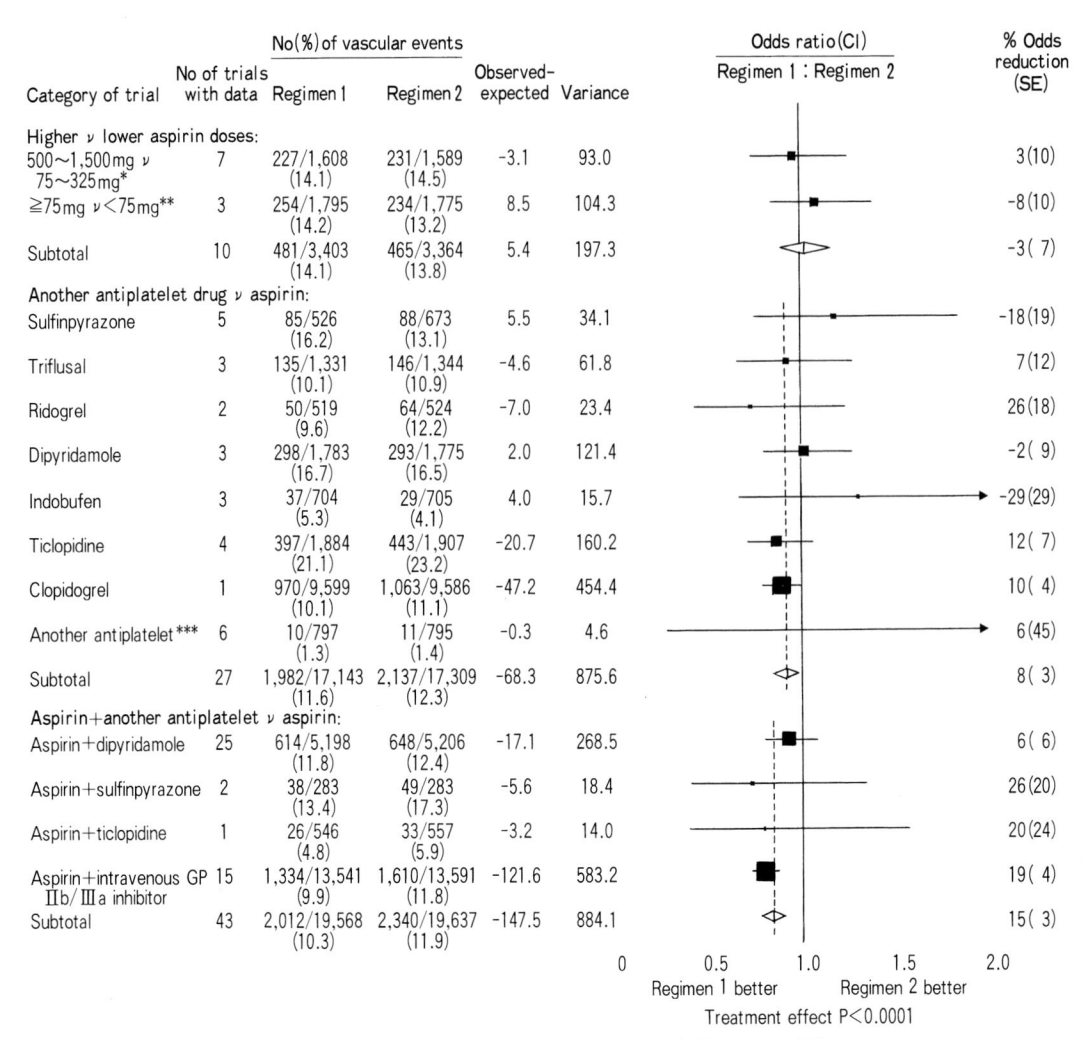

Category of trial	No of trials with data	No(%)of vascular events Regimen 1	Regimen 2	Observed-expected	Variance	% Odds reduction (SE)
Higher v lower aspirin doses:						
500〜1,500mg v 75〜325mg*	7	227/1,608 (14.1)	231/1,589 (14.5)	-3.1	93.0	3(10)
≧75mg v <75mg**	3	254/1,795 (14.2)	234/1,775 (13.2)	8.5	104.3	-8(10)
Subtotal	10	481/3,403 (14.1)	465/3,364 (13.8)	5.4	197.3	-3(7)
Another antiplatelet drug v aspirin:						
Sulfinpyrazone	5	85/526 (16.2)	88/673 (13.1)	5.5	34.1	-18(19)
Triflusal	3	135/1,331 (10.1)	146/1,344 (10.9)	-4.6	61.8	7(12)
Ridogrel	2	50/519 (9.6)	64/524 (12.2)	-7.0	23.4	26(18)
Dipyridamole	3	298/1,783 (16.7)	293/1,775 (16.5)	2.0	121.4	-2(9)
Indobufen	3	37/704 (5.3)	29/705 (4.1)	4.0	15.7	-29(29)
Ticlopidine	4	397/1,884 (21.1)	443/1,907 (23.2)	-20.7	160.2	12(7)
Clopidogrel	1	970/9,599 (10.1)	1,063/9,586 (11.1)	-47.2	454.4	10(4)
Another antiplatelet***	6	10/797 (1.3)	11/795 (1.4)	-0.3	4.6	6(45)
Subtotal	27	1,982/17,143 (11.6)	2,137/17,309 (12.3)	-68.3	875.6	8(3)
Aspirin+another antiplatelet v aspirin:						
Aspirin+dipyridamole	25	614/5,198 (11.8)	648/5,206 (12.4)	-17.1	268.5	6(6)
Aspirin+sulfinpyrazone	2	38/283 (13.4)	49/283 (17.3)	-5.6	18.4	26(20)
Aspirin+ticlopidine	1	26/546 (4.8)	33/557 (5.9)	-3.2	14.0	20(24)
Aspirin+intravenous GP IIb/IIIa inhibitor	15	1,334/13,541 (9.9)	1,610/13,591 (11.8)	-121.6	583.2	19(4)
Subtotal	43	2,012/19,568 (10.3)	2,340/19,637 (11.9)	-147.5	884.1	15(3)

Treatment effect P<0.0001

図2 Antithrombotic Trialists' Collaborationによるメタアナリシス

高リスク患者における血管イベントに及ぼす各種抗血小板薬の効果の直接比較．500例以上の高リスク患者を含むメタアナリシスのみを示す．

*1,400mg/日と350mg/日を比較した試験と，ジピリダモールも投与された患者間で1,000mg/日と300mg/日を比較したもう1件の試験（急性期脳卒中を除外）を含む．

**75〜325mg/日と<75mg/日を比較した2件の試験と500〜2,500mg/日と<75mg/日を比較した1件の試験を含む．

***シロスタゾール，スロトロバン，トラピジール，E5510，エプチフィバチド，GR32191Bを含む．各試験群の処方1群と処方2群におけるイベントの層別化オッズ比（黒い正方形）と99％信頼区間（水平線）を示す．特定の比較に対する全試験のメタアナリシスと95％信頼区間をオープンダイアモンドで示す．（Antithrombotic Trialists' Collaboration, 2002[2]）

された．本治験成績は，ラクナ梗塞でも多くの症例に抗血小板療法による再発予防効果が期待できることを示唆している．

抗凝固療法

これまでに行われた非弁膜症性心房細動（NVAF）患者における抗血栓療法のRCTをmeta-analysisにより解析した成績によると，脳卒中の発症はワルファリンにより62％も減少し，きわめて有効である（図3）[10]．また，アスピリンも22％ながら有意な減少効果がある（図4）[10]．しかし，アスピリンはワルファリンと直接比較すると有意に36％劣っていた（図5）[10]．NVAF患者における虚血性脳卒中のリスクは一律ではなく，脳卒中・TIAの既往の他に加齢（75歳以上），高血圧（収縮期血圧＞160mmHg），心不全（左室機能不全），糖尿病，冠動脈疾患が危険因子となる[11]．これらの危険因子のいずれかを有するNVAF患者では，アスピリンによる脳卒中予防効果が期待できないのでワルファリンが適応となり，いずれの危険因子もない65〜75歳のNVAF患者にはアスピリンでもワルファリンでもよく，60〜65歳の患者にはアスピリン

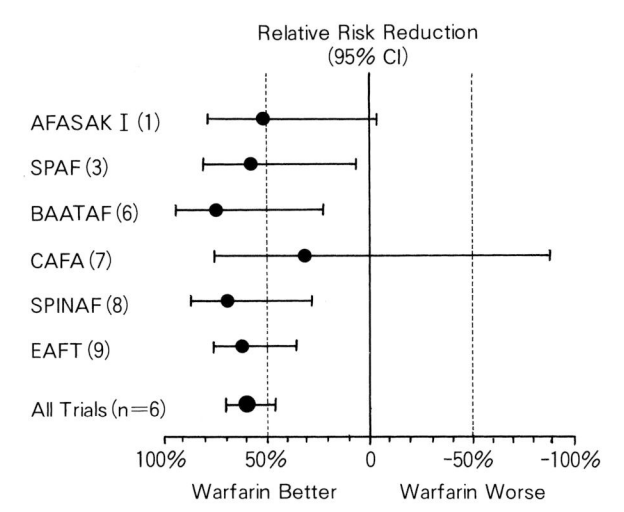

図3 非弁膜症性心房細動患者における脳卒中（虚血性および出血性）予防のための抗血栓療法：調節した用量のワルファリンとプラセボとの比較　　　（Hart RGら, 1999[10]）

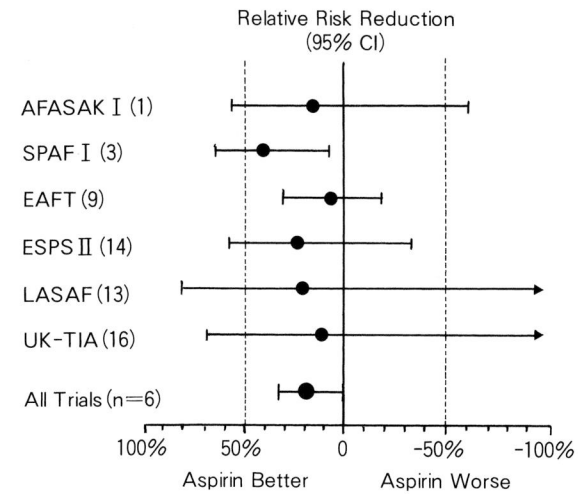

図4 非弁膜症性心房細動患者における脳卒中（虚血性および出血性）予防のための抗血栓療法：調節した用量のアスピリンとプラセボとの比較　　　（Hart RGら, 1999[10]）

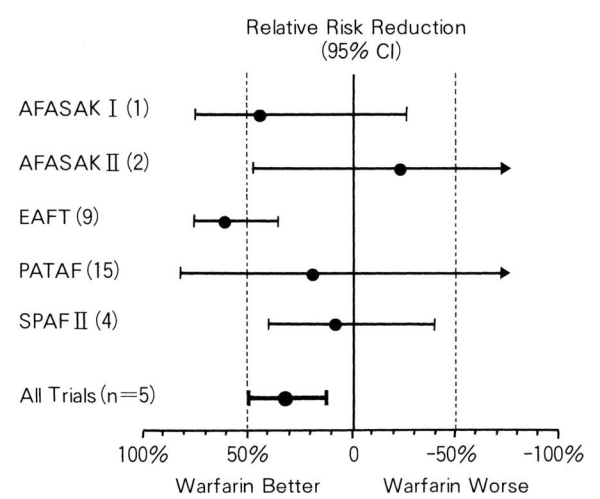

図5 非弁膜症性心房細動患者における脳卒中（虚血性および出血性）予防のための抗血栓療法：調節した用量のワルファリンとアスピリンとの比較　　　（Hart RGら, 1999[10]）

が第一選択となり，60歳未満の孤立性心房細動（lone af）は通常無治療でよいとされている（図6）[12)〜14)]．

しかし，NVAF患者では高齢になるほど脳卒中リスクは高まるのでワルファリンの適応となるが，同時にワーファリンによる頭蓋内出血のリスクも高まるというジレンマがある[15) 16)]．厚生省循環器病研究委託事業による共同研究班が脳塞栓症を生じたNVAF115例にINR2.2〜3.5（目標値2.5）（N＝55）のワルファリン療法とINR1.5〜2.1（目標値1.9）（N＝60）のワルファリン療法を比較するRCTを行ったところ，脳塞栓の発症は前者で1例，後者で2例であり有意差がなかったが，重篤な出血合併症は前者で6例にみられたのに対して後者では1例にもみられず，両群間には有意差があった[17)]．また，出血合併症のみられた6例中5例は70歳以上だったことから，高齢のNVAF患者に

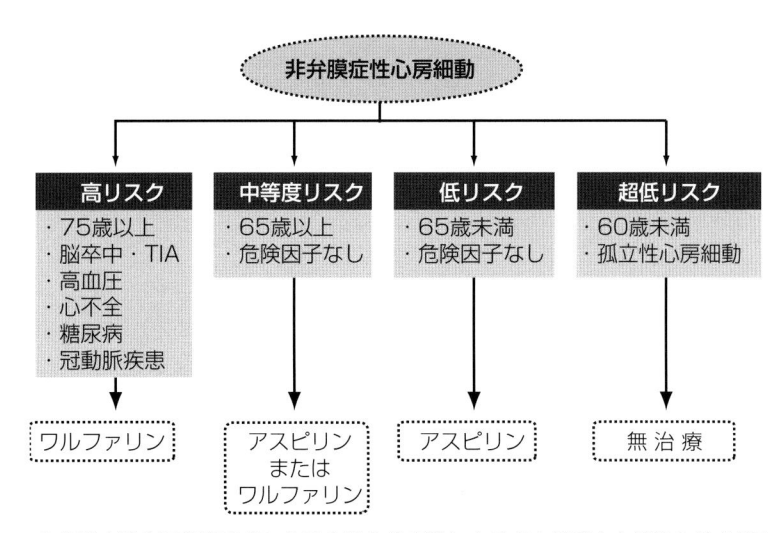

図6 非弁膜症性心房細動患者における抗血栓療法による虚血性脳卒中予防のガイドライン

おける脳塞栓症の再発予防には重篤な出血合併症を避けるため，ワルファリン療法を従来の強度よりやや下方修正したほうがよいと考えられ，治療オプションとしてINR1.6～2.5（目標値2.0）が提唱されている[14)～16)]．

日本循環器学会の研究班は，NVAF1,000例を対象としてアスピリン（150～200mg）の脳卒中一次予防効果を3年間にわたり追跡調査するJapanese Atrial Fibrillation Stroke Study（JAST）を行ったが，つい最近終了し，現在結果を解析中である[18)]．一方，NVAF3,000例を対象として経口トロンビン阻害薬メラガトラン[19)]の血栓塞栓予防効果をワルファリンと比較する国際共同研究（Stroke Prophylaxis using an ORal thrombin Inhibitors in patients with Atrial Fibrillation；SPORTIF-III）が進行中であり，日本も2001年から参加し，200例以上の患者登録が行われた．北米ではプラセボを用いた二重盲検による同様なRCT（SPORTIF-V）が同じくNVAF3,000例を対象として同時進行中である．本剤がワルファリンに変わる初の薬剤になりうることが証明されれば，血液凝固検査，ビタミンK摂取制限，多剤との相互作用の煩雑から解放される画期的な治療法になることから注目されている．

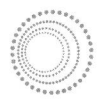

抗血栓療法のガイドライン

米国心臓協会脳卒中評議会によるガイドラインによれば，アテローム血栓性脳梗塞では頸動脈狭窄の有無や程度の如何にかかわらず，全例に抗血小板療法の適応があるとされている（表1）[20)]．心原性脳塞栓症では，確実な心内塞栓源としてNVAF，左室血栓，急性心筋梗塞，人工弁置換を合併した患者にはワルファリンが適応となるが，その他の塞栓源となりうる心疾患の合併例には抗血小板薬の適応があり，抗凝血薬については検討中であるとされていた（表1）[20)]．また，ラクナ梗塞と原因不明の脳梗塞を含む他の脳梗塞にも同様に抗血小板療法の適応があり，抗凝血薬については検討中であるとされていた（表1）[20)]．抗血小板薬の選択肢としては，1）アスピリン，2）クロピドグレル，3）少量アスピリンとジピリダモール徐放錠の併用，4）チクロピジンが挙げられている．

抗凝血薬については，検討中とされていた研究がWarfarin-Aspirin Recurrent Stroke Study（WARSS）であり，最近その最終成績が発表された（図7）[21)]．確実な心内塞栓源であるNVAF，左室血栓，急性心筋梗塞，人工弁置換合併例を除くすべての脳梗塞2,000例においてワルファリン（INR1.4～2.8）投与群ではアスピリン（325mg/日）投与群より再発率が有意ではないものの11％高く，大出血も多い傾向があり小出血は有意に多かったことから，これらの脳梗塞患者にワルファリンを適応とする根拠はないと考えられる．

表1 米国心臓協会脳卒中評議会による脳梗塞・TIA患者における再発予防のガイドライン

虚血性脳卒中の病型	治療方針
粥状硬化性頸動脈疾患	
≧70％狭窄	合併症が6％未満なら頸動脈内膜摘除術 抗血小板薬*
50～69％狭窄	危険因子によっては頸動脈内膜摘除術 抗血小板薬*
＜50％狭窄	頸動脈内膜摘除術の適応なし 抗血小板薬*
脳塞栓症	
明らかな塞栓源	抗凝固薬
NVAF	INR2～3（目標2.5）
左室血栓，AMI	INR2～3（目標2.5）
人工弁置換	INR3～4（目標3.5）
可能な塞栓源	抗血小板薬*（抗凝血薬は検討中）
他の病型	抗血小板薬*（抗凝血薬は検討中）
ラクナ梗塞と原因 不明の脳梗塞を含む	

*aspirin, clopidogrel, dipyridamole徐放錠とaspirinの併用，ticlopidine

（Wolf PAら，1999[20)]より引用改変）

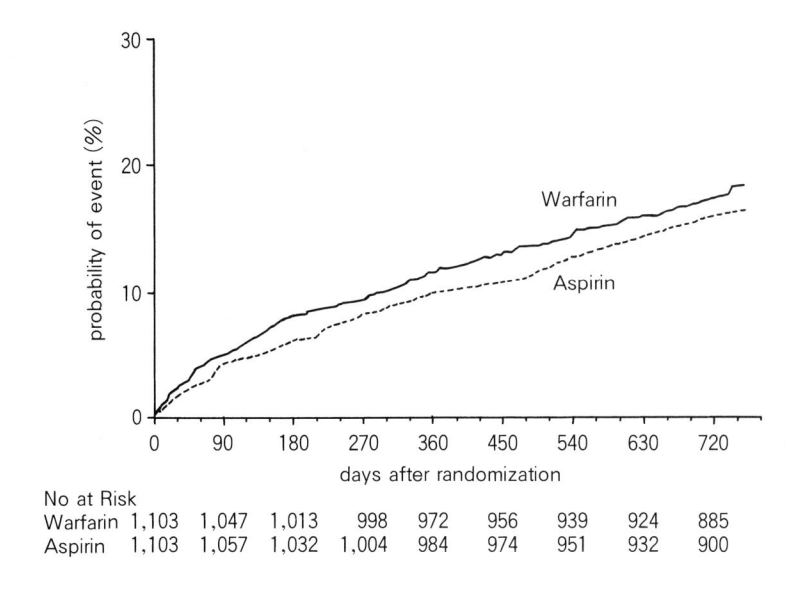

図7 Warfarin-Aspirin Recurrent Stroke Study（WARSS）の成績．ワルファリン投与群とアスピリン投与群における虚血性脳卒中または死亡のKaplan-Meier解析 （Mohr JPら, 2001[21]）

今後の展望

日本では，好中球減少や血栓性血小板減少性紫斑病（TTP）などの重篤な副作用がチクロピジンより少ないクロピドグレルが認可されておらず，現在脳梗塞1,000例を対象としてチクロピジンとの比較試験が再度行われているが，1日も早く認可されることが望まれる．チクロピジンやクロピドグレルなどのチエノピリジンは血小板ADP受容体阻害薬である[22)23)]が，最近ADP受容体のクローニングに成功し，P2Y12と命名したという論文が発表された[24]．このような研究成果とともに，新しいADP受容体阻害薬が次々と開発され，脳梗塞を含めた血栓症への臨床応用が模索されている．

本邦では閉塞性動脈硬化症の治療薬として用いられているセロトニン受容体阻害薬サルポグレラートの安全性と有効性をアスピリンと比較するRCTが脳梗塞1,500例を対象として進行中である．また，CSPSによりすでに脳梗塞の再発予防効果が証明されたシロスタゾールが脳梗塞への適用を認可申請中である．

血小板膜糖蛋白（GP）IIb/IIIa阻害薬は，血小板凝集の最終共通経路であるGPIIb/IIIaへのフィブリノゲンの結合を阻害するので，現在までに知られているあらゆる血小板受容体アゴニストによる血小板凝集を抑制する強力な抗血小板薬として期待されている[25]．すでに米国では急性冠症候群に対して各種の経静脈的なGPIIb/IIIa阻害薬が承認されており，最近発症後24時間以内の虚血性脳卒中に対してもGPIIb/IIIaのモノクローナル抗体であるabciximabの第2相試験が行われ，当初危惧された重篤な出血合併症は観察されず，3ヵ月後の転帰良好例が実薬群でプラセボ群より多かった[26]ことから，現在発症後6時間以内の虚血性脳卒中患者を対象として第3相試験が行われている[27]．

今後は慢性期の再発予防に用いることができる経口投与可能なGPIIb/IIIa阻害薬の開発が期待される．しかし，これまでに多くの経口GPIIb/IIIa阻害薬が開発され，冠動脈疾患において臨床試験が行われたが，有効性が証明された薬剤はなく，出血合併症が増加し，死亡率が増加してしまった[25]．たとえば最近では，急性冠症候群・脳卒中・TIA患者に対してlotrafibanの効果を検討したBRAVO（Blockade of the IIb/IIIa Receptor to Avoid Vascular Occlusion）studyが行われたが，lotrafibanにより死亡率，血小板減少症，大出血が増加してしまい，試験は中止された[25]．このような経口GPIIb/IIIa阻害薬の予期せぬ結果についてはさまざまな理由が考察されているが，解決策として薬物代謝，薬効モニター，遺伝子多型からのアプローチが模索されている[25]．

この他，NO遊離型アスピリンやADPase阻害薬などの新しい概念の抗血小板薬が開発され，臨床応用が模索されている．一方，抗凝固薬に関しては，21世紀はトロンビン阻害薬の時代といわれており，経口トロンビン阻害薬の登場により40年以上にわたって続いたワルファリンの時代に終止符が打たれようとしている．現在，melagatranの他にも新たなトロンビン阻害薬が次々と開発されており，今後の臨床応用が期待されている．また，経口投与可能な凝固Xa因子阻害薬も臨床応用が模索されており，ワルファリンに代わり得る薬剤としてトロンビン阻害薬のライバルになるかもしれない．

●文　献●

1) Antiplatelet Trialists' Collaboration : Collaborative overview of randomised trials of antiplatelet therapy. I. Prevention of death, myocardial infarction, and stroke by prolonged antiplatelet therapy in various categories of patients. Br Med J 308 : 81-106, 1994
2) Antithrombotic Trialists' Collaboration : Collaborative meta-analysis of randomised trials of antiplatelet therapy for prevention of death, myocaridial infarction, and stroke in high risk patients. Br Med J 324 : 71-86, 2002
3) Hankey GJ, Sudlow CLM, Dunbabin D, et al : Thienopyridines or aspirin to prevent stroke and other serious vascular events in patients at risk of vascular disease？ A systematic review of the evidence from randomized trials. Stroke 31 : 1779-1784, 2000
4) Uchiyama S, Yamazaki M, Maruyama S, et al : Shear-induced platelet aggregation in patients with cerebral ischemia. Stroke 25 : 1547-1551, 1994
5) Diener HC, Cunha L, Forbes C, et al : European Stroke Prevention Study 2. Dipyridamole and acetylsalicylic acid in the secondary prevention of stroke. J Neurol Sci 143 : 1-13, 1996
6) ESPS Group : European Stroke Prevention Study. Stroke 21 : 1122-1130, 1990
7) Uchiyama S, Nagayama T, Sone R, et al : Combination therapy with low-dose aspirin and ticlopidine in cerebral ischemia. Stroke 20 : 1643-1647, 1989
8) Yamazaki M, Uchiyama S, Iwata M : Measurement of platelet fibrinogen binding and P-selectin expression in patients with ischemic cerebrovascular disease. Thromb Res 104 : 197-205, 2001
9) Gotoh F, Tohgi H, Hirai S, et al : Cilostazol Stroke Prevention Study : a placebo-controlled double-blind trial for secondary prevention of cerebral infarction. J Stroke Cerebrovasc Dis 9 : 147-157, 2000
10) Hart RG, Benavente O, McBride R, et al : Antithrombotic therapy to prevent stroke in patients with atrial fibrillation : a meta-analysis. Ann Intern Med 131 : 492-501, 1999
11) Atrial Fibrillation Investigators : Risk factors for stroke and efficacy of antithrombotic therapy in atrial fibrillation : analysis of pooled data from five randomized clinical trials. Arch Intern Med 154 : 1949-1957, 1994
12) Hart RG, Sherman DG, Easton JD, et al : Prevention of stroke in patients with nonvalvular atrial fibrillation. Neurology 51 : 674-681, 1998
13) Gorelick PB, Sacco RL, Smith DB, et al : Prevention of a first stroke. A review of guidelines and a multidiciplinary consensus statement from the National Stroke Association. JAMA 281 : 1112-1120, 1999
14) Fuster V, Ryden LE, Asinger RW, et al : ACC/AHA/ESC guidelines for the management of patients with atrial fibrillation : executive summary. Circulation 104 : 2118-2150, 2001
15) Uchiyama S : Risk of ischemic stroke and hemorrhagic complications in warfarinized patients with non-valvular atrial fibrillation. Intern Med 40 : 1166-1167, 2001
16) Yasaka M, Minematsu K, Yamaguchi T : Optimal intensity of international normalized ratio in warfarin therapy for secondary prevention of stroke in patients with non-valvular atrial fibrillation. Intern Med 40 : 1183-1188, 2001
17) Yamaguchi T for Japanese Non Vavular Atrial Fibrillation-Embolism Secondary Prevention Study Group : Optimal intensity of warfarin therapy for secondary prevention of stroke in patients with nonvalvular atrial fibrillation : multicenter, prospective, randomized trial. Stroke 31 : 817-821, 2000
18) 堀　正二, 石川欽司, 内山真一郎ら：本邦における心房細動患者の脳梗塞と抗血栓療法の実態についての調査研究. Jpn Circulation J 64（Suppl III）：993-1005, 2000
19) Gustafsson D, Antonsson T, Bylund R, et al : Effects of melagatran, a new low-molecular-weight thrombin inhibitor, on thrombin and fibrinolytic enzymes. Thromb Haemost 79 : 110-118, 1998
20) Wolf PA, Clagett P, Easton JD, et al : Preventing ischemic stroke in patients with prior stroke and transient ischemic attack : a statement for healthcare professionals from the Stroke Council of the American Heart Association. Stroke 30 : 1991-1994, 1999
21) Mohr JP, Thompson JLP, Lazar RM, et al for the Warfarin-Aspirin Recurrent Stroke Study Group : A comparison of warfarin and aspirin for prevention of recurrent ischemic stroke. N Engl J Med 345 : 1444-1451, 2001
22) Quinn MJ, Fizgerald DJ : Ticlodine and clopidogrel. Circulation 100 : 1667-1672, 1999
23) 内山真一郎：チクロピジン・クロピドグレル. 特集 抗血小板薬の選択. 血栓と循環 6：15-20, 1998
24) Hollopeter G, Jantzen H-M, Vinsent D, et al : Identification of the platelet ADP receptor targeted by antithrombotic drugs. Nature 409 : 202-207, 2001
25) Coller BS : Anti-GPIIb/IIIa drugs : current strategies and future directions. Thromb Haemost 86 : 427-443, 2001
26) The Abciximab in Ischemic Stroke Investigators : Abciximab in acute ischemic stroke. A randomized, double-blind, placebo-controlled, dose-escalation study. Stroke 31 : 601-609, 2000
27) Adams H, Hacke W for the AbESTT Investigators : Abciximab in emergent stroke treatment trial（AbESTT）. Stroke 31 : 2864-2865, 2000

［内山　真一郎］

総論 10 脳卒中の予防 −高血圧治療を中心に−

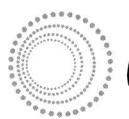

はじめに

　日本の平均寿命は世界一であるが，その内訳をみると介護が困難な痴呆高齢者や寝たきり高齢者が多い．痴呆と寝たきりの予防がさらなる高齢化社会を迎える日本において重要である．日本の痴呆の発生率は世界的にも高く，欧米ではアルツハイマー型の痴呆が多いのに比べて，日本では脳血管性痴呆が多い．脳血管性の場合は動脈硬化の進展を遅らせることで予防が可能である．また，寝たきりの高齢者の病因は，日本では34％が脳卒中で最も多く骨折がこれに続く．一方，イギリスでは寝たきりの高齢者はほとんどおらず，"家にこもりきり（寝たきりよりADLが高くて介護の手間がかからない状態のこと）老人"がほとんどで，その病因は36％が関節炎，27％が心疾患，17％が肺疾患である．脳卒中の予防が寝たきり高齢者を減らす第一歩となる．そしてその脳卒中の発症率は，日本は米国に比べて4〜8倍に高いと言われている．脳卒中による死亡率をみると減少傾向にあるが，罹病率は高齢化にも伴い増加の一途を辿っている．死亡率の減少は，急性期の医療の進歩によるところもあろうが，いったん脳卒中が発症するといろいろな障害を残す場合が多いことを考えると，やはり起こさないように予防していくことが重要である．脳卒中をいかに予防するかは，これからさらに高齢化社会を迎える日本社会の急務であり，医療関係者だけではなく，国民全体で取り組んでいかなくてはならない大プロジェクトである．

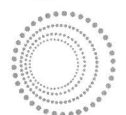

高血圧と脳卒中の疫学

　血圧値と脳卒中の発症に密接な関係があることは，国内外の疫学調査から明らかである（表1）．Multiple Risk Factor Invention Trial（MRFIT）やFramingham Studyなどの大規模観察研究7成績のメタアナリシスにより，血圧値と脳卒中発症との検討した成績では，拡張期血圧が5または10mmHg高いと，脳卒中発症の相対危険率はそれぞれ34％，56％増加するという．日本人を含めたデータでは，中国，日本の18のコホート研究をまとめて解析したEastern Stroke and Coronary Heart Disease Collaborative Research Groupがある[1]．これによると，東アジアにおいては欧米と比べて血圧レベルと脳卒中の関係が強く，拡張期血圧3mmHgの低下は脳卒中の発症を1/3減らすとしている．ここでは福岡県久山町の住民第一集団1,621人（降圧薬非服用者）を32年間追跡した久山研究での血圧レベルと脳梗塞発症例を示す（図1）．血圧レベルが高いほど脳梗塞発症率は上昇し，140/90mmHg以上の高血圧群から最低群（120/80mmHg）との間に有意差を認めている．さらに病型別にみると，ラクナ梗塞において血圧値との相関が密で，特に女性の発症率は正常血圧群（収縮期血圧130〜139mmHg，または拡張期血圧85〜89mmHg）においても至適血圧群（収縮期血圧120mmHg未満かつ拡張期血圧80mmHg未満）より有意に高い．この成績は血圧値がいかに脳卒中発症に関わっているかを示している．

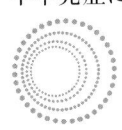

降圧療法と脳卒中予防の疫学

　脳卒中予防に対する降圧療法の有用性は，多数例の高血圧患者を治療群と未治療群に分けて，長期間追跡調査する大規模介入試験の成績により明らかにされてきた．さらにいくつかの大規模試験をあわせてメタアナリシスしたものも報告され，降圧薬の種類によって予防効果が異なるかの検討も行われている．このとき，すでに結果が得られている臨床試験を解析する方法では，どの試験を選ぶか，また解析の着目点などにバイアスがかかりやすい．そこでBlood Pressure Lowering Treatment Trialists' Collaborationのメタアナリシスでは，1995年7月の時点に成績が未発表か進行

58　I. 総論

表1　國内外における収縮期血圧と脳卒中相対危険度の疫学成績

		コホート	解析年齢層	エンドポイント	標本数(人)	追跡年数	相対危険度 (10mmHg)	信頼区間 (有意差)
男性	世界	MRFIT	35〜	死亡	347,978	11.6	1.48	p<0.001
		Framingham	55〜84	罹患	2,372	10	1.91	p<0.05
		Honolulu Heart Program	45〜	罹患	7,895	6	1.52	p<0.05
	日本	久山町	40〜	罹患	707	23	2.35	p<0.01（高血圧の有無）
		広島	45〜	罹患	4,126	26	1.29	1.20〜1.39
		秋田	45〜	罹患	1,278	25	1.34	p<0.05
		大阪	40〜59	罹患	1,717	25	1.31	p<0.001
		新発田市	40〜	罹患	954	15.5	1.17	1.09〜1.26
		NIPPON DATA 80	30〜	死亡	4,727	14	1.19	1.10〜1.29
		NIPPON DATA 80	30〜69(開始時)	死亡	3,813	14	1.27	1.14〜1.42
		標準相対危険度	30歳以上				1.20	
女性	世界	Framingham	55〜84	罹患	3,362	10	1.68	p<0.05
	日本	久山町	40〜	罹患	914	23	2.62	p<0.01（高血圧の有無）
		広島	45〜	罹患	7,033	26	1.29	1.20〜1.39
		新発田市	40〜	死亡	1,341	15.5	1.29	p<0.05
		NIPPON DATA 80	30〜	死亡	5,399	14	1.14	1.05〜1.25
		NIPPON DATA 80	30〜69(開始時)	死亡	4,874	14	1.44	1.28〜1.61
		標準相対危険度	30歳以上				1.15	

重回帰分析（他の危険因子考慮済み）
（厚生労働省保健医療局地域保健・健康増進栄養課：健康日本21より改変引用）

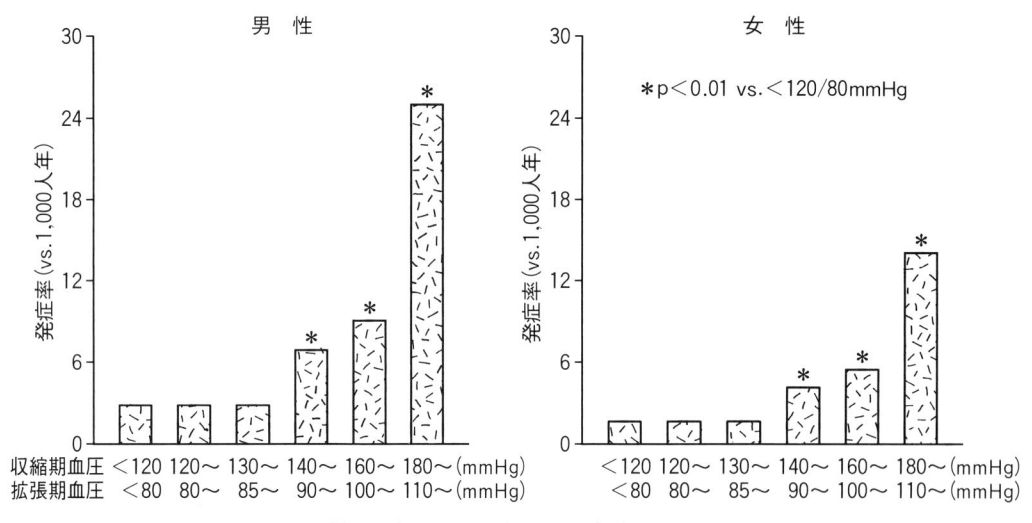

図1　血圧レベル別にみた脳梗塞発症例
（年齢調整，久山町降圧薬非服用者，1961〜1993）

中の大規模介入試験のなかから，必要な条件を満たすものを選定し，評価項目を定め，その後集積した結果のデータを解析しており，バイアスが入りにくい形式をとった[2]．このメタアナリシスではACE阻害薬，Ca拮抗薬および他の降圧薬とプラセボとの比較，さらに薬剤間の比較を行っている．ACE阻害薬はプラセボと比較して脳卒中が30%，冠動脈疾患が20%，主要心血管系イベントが21%減少した．Ca拮抗薬はプラセボと比較して脳卒中が39%，主要心血管系イベントが28%減少した．ACE阻害薬は利尿薬またはβ遮断薬と比較して，いずれの評価項目においても明らかな差は認められなかったが，Ca拮抗薬は利尿薬またはβ遮断薬と比較して，脳卒中リスクが13%有意に低く，冠動脈疾患が12%高かった．しかし，いずれも95%信頼区間が大きく決定的なものではなかった．このメタアナリシスでは種々のCa拮抗薬を一緒に解析したものだが，作用時間が長いジルチアゼム徐放剤と利尿薬・β遮断薬とを比較したNORDIL試

験ではジルチアゼム徐放剤がより脳卒中の発生率を予防したという結果が出ている[3]．Ca拮抗薬の大規模臨床試験は1990年代から始まり，STONE試験，Syst-Eur試験などが代表的であるが，両試験ともCa拮抗薬がプラセボ群と比較して有意に心血管合併症を抑制したという結果である．NORDIL試験ではジルチアゼム徐放剤を利尿薬・β遮断薬の実薬と比較している．対象は50歳から74歳までの軽症から中等症の高血圧患者10,881例．追跡期間は平均4.5年．降圧目標は拡張期血圧90mmHg未満．心血管系疾患による死亡，合併症の総発生率はジルチアゼム徐放剤と利尿薬・β遮断薬の両群では同等であったが，脳卒中の発生率ではジルチアゼム徐放剤は利尿薬・β遮断薬と比べて20％低く，脳卒中予防効果で有意に優れていることが示された．Ca拮抗薬のなかでも長時間作用型であれば抑制効果が優れている可能性を示している．ACE阻害薬やアンギオテンシンⅡ受容体拮抗薬と，β遮断薬をはじめとする他剤との大規模試験による比較検討も始まっている．脳血流を増加させる面からCa拮抗薬が，臓器保護作用の面からACE阻害薬およびアンギオテンシンⅡ受容体拮抗薬が期待されているが，どの降圧薬を用いても血圧を下げること自体のインパクトが大きいので，脳卒中予防には一律にこの降圧薬と決められるほどの差は出にくいと推測される．患者集団を細かくサブグループに分けて詳細に検討する必要があり，大規模臨床試験のサブ解析の結果を待ちたい．

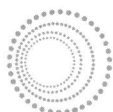

高血圧による脳血管病変

　高血圧が脳血管に病態生理学的にどのような変化を与えるのだろうか．ヒト脳血管における高血圧性血管病変としては，まず直径50〜200μの穿通枝に起こる細動脈硬化である．さらに進行すると血管壊死をきたし，出血やラクナ梗塞の原因となる．高血圧が続くと脳血管がリモデリングを起こすことが知られている．すなわち，血管の壁肥厚，内径の減少である．これによって脳血管自動調節能の上限を上げ，圧上昇による血流の異常な増加が抑制される．しかし，灌流圧の低下に対する脳血管拡張反応が低下し，自動能調節の下限が著しく上昇してしまう．このことは，血圧低下や血管狭窄により局所脳灌流圧が低下したときに，容易に脳虚血を引き起こしやすいことを意味している．一方，頸動脈などの太い動脈の粥状硬化は，その進展にはさらなる経過を要し，高血圧による影響もあるが，脂質代謝や糖尿病との関連が深いことが知られている．しかし，台湾でもChin-Shan Community Cardiovascular Cohort試験の高血圧患者263名（うち117名は境界型）と正常血圧者170名を対象に頭蓋外頸動脈粥状硬化の決定因子を検討した結果，外頸動脈の最大内膜中膜増加の有意なリスクは，高血圧（境界型も含む），男性，喫煙，65歳以上であった[4]．ここでは糖尿病は独立した因子となっていなかった．脂質代謝や糖尿病が粥状硬化の危険因子であることは変わりないと思われるが，高血圧が頸動脈粥状硬化の有意な独立した因子であることを東洋人において示した報告である．

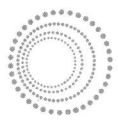

まず高血圧未治療患者を減らす
―地域での取り組み―

　高血圧が脳卒中の大きな危険因子であり，それを治療することによって脳卒中の発症が抑制できることは疫学的に明らかであり，高血圧が脳血管にリモデリングや粥状硬化の進展を通して病態生理学的にも悪影響を及ぼすことも疑う余地がない．しかし，なお未治療高血圧患者が多いのが現状であり，それは地域格差がある．栃木県烏山地区は昭和58年における脳卒中死亡率が日本一となり，それをうけて県が中心となり，脳卒中対策事業が開始された地域である．この烏山地区の基幹病院に赴任した際，脳卒中で運ばれてくる患者さんに，なお高血圧未治療の方が多いことに驚きを覚えた．地域別の脳卒中死亡率の差は，塩分摂取量に関連していることは古くから言われていることであるが，それ以外にも住民啓蒙運動の取り組み方や，基本健康診査の受診率にもよるところも大きい．茨城県協和町では，町の保険行政の重点事業として昭和58年に脳卒中半減対策事業を打ち出し，町医師会，保健所，総合健診協会，筑波大学，大阪府立成人病センター，教育委員会，学校，食品協会，地区リーダー，農協，農業改良普及所などの協力を得て開始された．基本健康診査の徹底，健診後の指導，住民組織の活躍などがそのおもな活動である．その結果，脳卒中発症を大幅に減らすことに成功した．前期（昭和56〜61年），中期（昭和62〜平成4年），後期（平成5〜平成11年）における脳卒中発症率をみると，男女とも約4割減少した．年齢別でみると，30〜69歳では3割，70歳以上では5割減少した（図2）．その期間の血圧値の変化をみると，収縮期血圧は男女各年齢とも下がっており．以前血圧が高かった60歳台で特に大きく下がっている（図3）．一方，他の危険因子である高コレステロール血症，肥満者，喫煙者，お酒を3合以上飲む人の割合は血圧値ほどの改善はなく，むしろ高コレステロール血症の割合は増加している（図4）．この地域では，基本健康診査の受診率が8割に達しており，高血圧未治療患者をできるだけ減らすことが脳卒中予

60　I. 総論

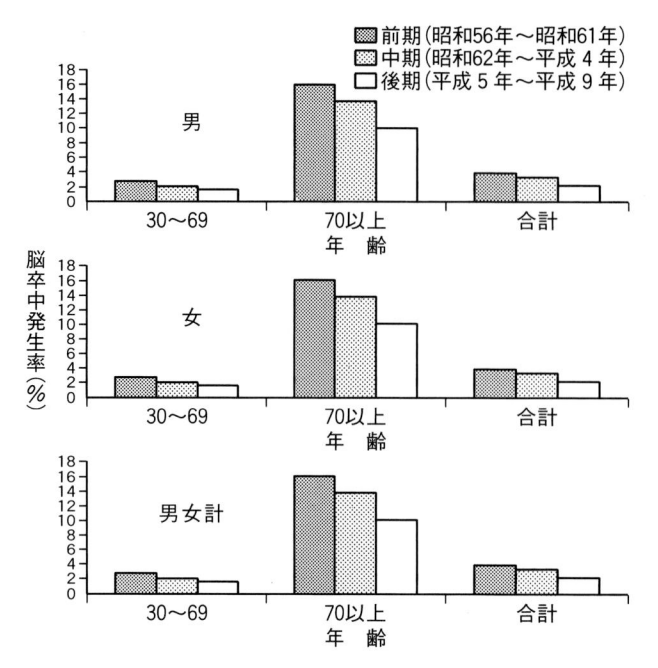

図2　脳卒中発生率の変化（1年間で人口千人当たり）

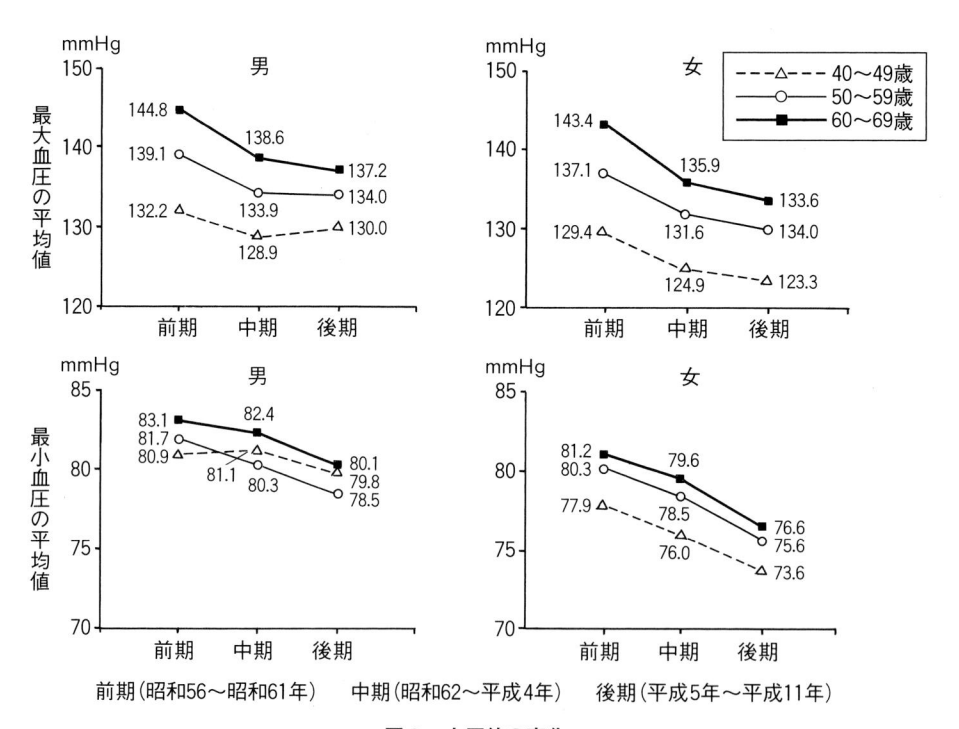

図3　血圧値の変化

防のまず第一歩であることが分かる．「健康日本21国」に代表されるような国レベルの政策とともに，最終的にはそれを受けて各自治体がどのように実行に移していくかが重要である．

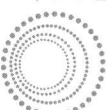

適切な血圧管理とは

さて，では次に高血圧治療の臨床の現場はどうであろうか．現在，わが国において3,000～3,500万人の高血圧患者がおり，約1,000万人が降圧薬を内服しているといわれているが，実際に至適血圧まで治療されているのはそのうち半分しかいないと言われている．

これまでWHO・国際高血圧学会（WHO・ISH）高血圧学会ガイドラインや米国高血圧学会合同委員会VI次勧告（JCN-VI）の国際的ガイドラインがあったが，200年にわが国で独自の高血圧治療ガイドライン

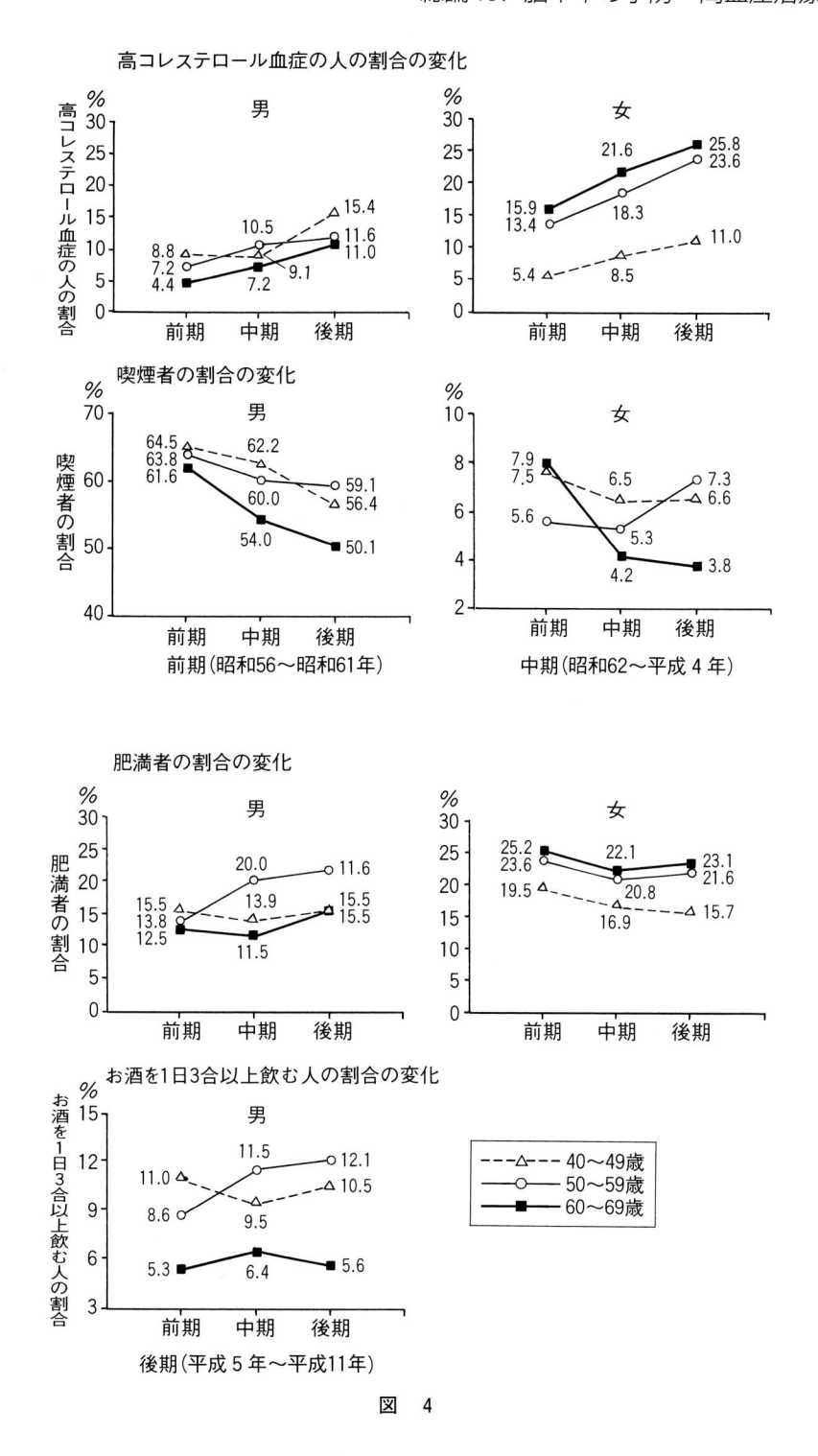

高コレステロール血症の人の割合の変化

男
- 60〜69歳: 4.4 → 7.2 → 11.0
- 50〜59歳: 7.2 → 10.5 → 11.6
- 40〜49歳: 8.8 → 9.1 → 15.4

女
- 60〜69歳: 15.9 → 21.6 → 25.8
- 50〜59歳: 13.4 → 18.3 → 23.6
- 40〜49歳: 5.4 → 8.5 → 11.0

喫煙者の割合の変化

男
- 60〜69歳: 61.6 → 54.0 → 50.1
- 50〜59歳: 63.8 → 60.0 → 59.1
- 40〜49歳: 64.5 → 62.2 → 56.4

女
- 60〜69歳: 7.9 → 4.2 → 3.8
- 50〜59歳: 5.6 → 5.3 → 7.3
- 40〜49歳: 7.5 → 6.5 → 6.6

前期（昭和56〜昭和61年）
中期（昭和62〜平成4年）

肥満者の割合の変化

男
- 60〜69歳: 12.5 → 11.5 → 15.5
- 50〜59歳: 13.8 → 20.0 → 11.6(21.6?)
- 40〜49歳: 15.5 → 13.9 → 15.5

女
- 60〜69歳: 25.2 → 22.1 → 23.1
- 50〜59歳: 23.6 → 20.8 → 21.6
- 40〜49歳: 19.5 → 16.9 → 15.7

お酒を1日3合以上飲む人の割合の変化

男
- 60〜69歳: 5.3 → 6.4 → 5.6
- 50〜59歳: 8.6 → 11.5 → 12.1
- 40〜49歳: 11.0 → 9.5 → 10.5

凡例:
- △ 40〜49歳
- ○ 50〜59歳
- ■ 60〜69歳

後期（平成5年〜平成11年）

図 4

が発表された[5]．これらのガイドラインの特徴は心血管系のリスクを層別化し，それに基づく降圧目標を設定している点である．いずれのガイドラインも若年・中年者，糖尿病患者では130/85mmHgと低く設定し，厳格な降圧の必要性を強調している．一方，高齢者においては日本のガイドラインでは140〜160mmHg以下/90mmHg未満と幅をもたせてある．高齢者では個体差が大きく，なかには全身の動脈硬化が進行し，あ

る程度の血圧を保たないと臓器の血液灌流が保てないものもいる可能性があることを加味しているものと思われる．

一方，一度脳梗塞を発症した高リスクの患者には血圧をさらに下げたほうが2次予防になるという大規模試験，PROGRESS試験の結果が発表された[6]．すでに脳卒中を起こしている患者を対象としているので，動脈硬化は同じ年齢の人と比較して進んでいることが容

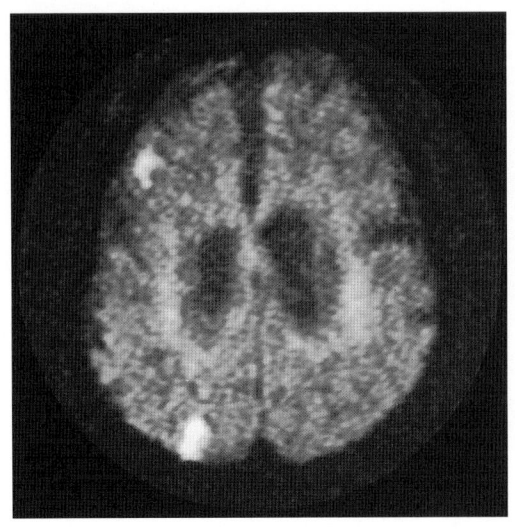

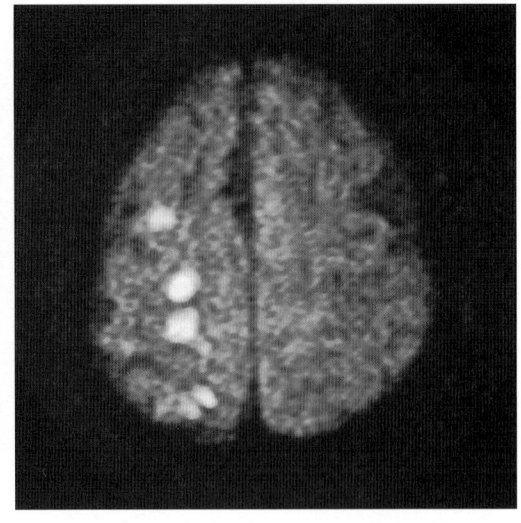

図 5
拡散強調画像で右前大脳動脈－中大脳動脈，右中大脳動脈－後大脳動脈の分水界領域に高信号域を認める．

易に推測できる．そのような集団に対してACE阻害薬であるペリンドプリルを中心とした降圧薬をさらに追加することによって，脳卒中の2次予防が可能かどうかを4年間追跡した．日本を含めた10ヵ国が参加し，対象患者6,105例と大規模なものである．その結果は，治療群がプラセボ群に比較して28％と有意に脳卒中の再発を予防した．注目すべき点は正常血圧の症例においても治療をさらに追加することによって，その抑制効果が認められた点である．血圧を厳格にコントロールすることの重要性を示しており，血圧を下げすぎてはいけないのではないかという呪縛から抜け出さないといけない時代になっている．特殊な例として，頸動脈の狭窄がある患者における急激な血圧コントロールは，ときに分水界領域の脳梗塞を起こすこともあるので注意が必要である（図5）．血圧治療を開始する前に，高血圧性臓器障害および全身の動脈硬化の評価が重要と思われる．

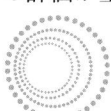

24時間血圧日内変動と脳卒中

24時間血圧計を基にした研究により，夜間でも血圧が下がらないタイプ（non-dipper）が存在することが分かり，それと種々の臓器障害が相関することが明らかとなった．さらには夜間低下するタイプ（dipper）のなかに過度の降圧を示すもの（extreme-dipper）をサブタイプとして分類したところ，脳血管障害の程度が有意に進んでいることが分かった．さらに，夜間に血圧が上昇するreverse-dipper（riser）型の存在が明らかになり，高率に出血性脳卒中を発症することが日本人でも示されている[7]．また，起床時の血圧上昇（モーニングサージ）が脳卒中の発症に関与している可能性があり，研究が進められている．今後，このような病態の解明と，それに対してどのように治療していけば良いかが明らかにされていくものと思われる．

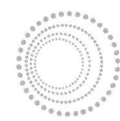

おわりに

脳卒中を予防するには，まず高血圧未治療患者を減らすことが何よりも大切である．これは行政に負うところも大きいが，医療従事者による住民啓蒙運動など地道な努力も必要とされる．次に診察室まで訪れてくれた患者さんをきちんと至適血圧にコントロールすることが大切である．そして，個々人ごとに臓器障害や合併症の有無，程度を評価し層別化し，リスクの高い患者にはさらに厳格に治療を行う必要がある．さらには24時間の日内変動まで考慮した治療が施行されれば理想的であろう．

●文　献●

1) Eastern Stroke and Coronary Heart Disease Collaborative Research Group : Blood pressure, cholesterol, and stroke in eastern Asia. Lancet 352 : 1801-1807, 1998
2) Pahor M, Pasty BM, Alderman MH, et al : Health outcomes associated with calcium antagonists compared with other first-line antihypertensive therapies : a meta-analysis of randomized controlled trials. Lancet 356 : 1949-1959, 2000

3) Hansson L, Hedner T, Lund-Johansen P, et al : Randomised trial of effects of calcium antagonists compared with diuretics and beta-blockers on cardiovascular morbidity and mortality in hypertension : the Nordic Diltiazem (NORDIL) study. Lancet 356 : 359-365, 2000
4) Su TC, Jeng JS, Chien KL, et al : Hypertension status is the major detarminant of carotid atherosclerosis. A community-based study in Taiwan. Stroke 32 : 2265-2271, 2001
5) 日本高血圧学会高血圧治療ガイドライン作成委員会：高血圧治療ガイドライン2000年版，日本高血圧学会，東京，2000
6) PROGRESS Collaborator Group : Randomized trial of a perindopril based blood-pressure-lowering regimen among 6105 individual with previous stroke or transient ischemic attack. Lancet 358 : 1033-1101, 2001
7) Kario K, Pickering TG, Matsuo T, et al : Stroke prognosis and abnormal noctunal blood pressure falls in older hypertensives. Hypertension 38 : 852-857, 2001

［村田　光延／苅尾　七臣／島田　和幸］

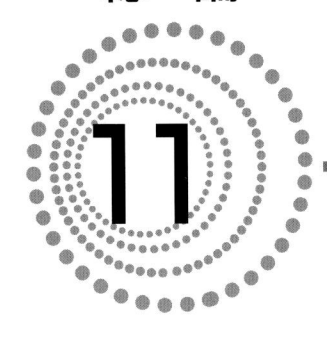

総論 11 脳卒中データバンク構想の現状と展望

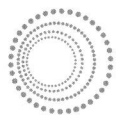

はじめに

わが国は欧米に比して心筋梗塞と脳卒中の頻度が逆転している脳卒中大国であるにも関わらず, 脳卒中の予防, 治療などの評価と標準化に必要なEvidence based medicine (EBM) が欧米に比し, 明らかに立ち遅れている. EBMを確立するためには, 全国レベルの大規模かつ継続性のある脳卒中急性期患者データバンクを構築し, 日本人における脳卒中の実態をリアルタイムに把握すると同時に, 大規模臨床研究によりエビデンスを作成することがまず必要である.

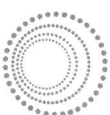

脳卒中データバンクがなぜ必要か

近年の情報技術, 交通手段の進歩はグローバル化を促進し, 臨床試験についても国際的ハーモナイゼーションの必要性が強調されている. 欧米ではすでに多くの大規模臨床試験が行われ, これらの結果すなわちエビデンスに基づいた治療ガイドラインが次々と発表され, EBMが促進されている. 一方, わが国では医師の裁量権が重視された関係か, ガイドラインが不十分であり, またその根拠となるエビデンスもほとんどない現状である. 最近になり, ようやく各学会で治療ガイドライン作成が始まり, 今年度中には出揃う予定である. しかし, 高血圧学会のガイドラインをみて分かるように日本人のデータがないために, 欧米の指標に経験的根拠による修正を加えて作成される可能性が強い. 最初はこれで良いとしても, ガイドラインとして発表した以上, この治療で本当によかったのかを検証し, 必要に応じ改訂していく必要がある. そのためには継続的に脳卒中急性期症例を蓄積していく全国的なデータバンク構築といったインフラ整備がまず必須である.

Brainin[1]は脳卒中データバンクに関する論文をレビューして, 脳卒中データバンクは伝統的な症例蓄積と地域における発生率の臨床研究のために用いられてきたこと, この研究の最も魅力的な面の一つは, 脳卒中と関連のある, あるいはない項目の共通性を探し出す研究仮説を生み出すことであるとしている. また, このような研究の原則は以下の10項目を満たすことが必要であるとしている. すなわち, 診断基準, 初発脳卒中の層別解析, CT検査施行率が70%以上, 剖検結果の組み込み, 前向き調査であること, 試行期間をおいて評価者間比較試験を行うこと, 一定のスクリーニング手順と検査期間による患者登録, 幅広い臨床的, 探索的データ項目, 1年毎の追跡調査, および手順を記載した基本計画の論文であり, このすべてを満たしている研究は1980年以来8つしかないとしている. しかし, このようなデータバンクはFramingham study, や久山町研究といったpopulation-basedの疫学研究を主眼としたものであり, 筆者らが目指す脳卒中急性期患者を対象とした急性期治療研究を目的としたものとは若干異なっている. 脳卒中急性期患者データバンクは病院ベースであり, 正確な病型診断, 発症－入院時間, 重症度, 画像診断, 治療内容, 機能予後といった脳卒中診療チームによる詳細な臨床データを連続例で集積するものである. Rothrockら[2]はカリフォルニア大学サンディエゴ校のstroke data baseでは連続500例の急性期脳梗塞の集計からラクナ梗塞27%, 病型不明23%, 心原性塞栓22%, アテローム血栓性/塞栓性梗塞18%, その他10%であったとしており, ラクナ梗塞と病型不明が増加傾向で, 脳梗塞の病態生理が変化している可能性があると報告している. Stroke data baseはこのような地域差や経年的変化の把握に重要な意義を持つことを強調している.

Henriques[3]は脳卒中の臨床症候群と機序の多様化により, 脳卒中データバンクが脳卒中に関する臨床情報を更新していくための最適の道具として重要である

と述べている．病院単位の登録は，急性期の症候や特殊検査に関する脳卒中診療チームからの詳細な情報が得られる利点がある．これらの情報はより早期の臨床的および病巣診断を促進し，急性期の治療可能時間内の臨床試験への組み込みも容易にするとしている．

米国のNational Institute of Neurological Disorders and Stroke（NINDS）Stroke Data Bankに関与しているSacco[4]は，脳卒中データバンクの利点として，

1）介入試験と異なり治療効果に対する答えは出せないが，臨床試験のデザインや実施に際して重要な情報を提供する，

2）データバンクの情報解析により，治療や結果として起こるイベントの頻度，対象症例数の算出に関する仮説を立てることが可能である，

3）臨床試験に必要なプロトコルの項目を選定し，選択基準や除外基準を決定するのに役立つ，

という3点を強調している．前述したBrainin[5]も病院ベースのデータバンクの有用性については同様の見解を述べている．

実際に米国のNINDS Stroke Data Bankではこのような目的で多くの解析を行ってきており，脳卒中スケールの評価にも役立てている．脳梗塞1,276例中，中大脳動脈皮質枝領域梗塞183例の解析では病変サイズに左右差はなかったものの，病変部位には明らかな左右差があり，また同様な病変であっても症候が異なっている例が多いことが明らかとなった．このことは薬剤の治療効果を判定するのが困難な理由の一つと考えられ，脳卒中スケールによる信頼できる治療効果の評価にはサンプルサイズが相当に大きいことが必要であることを示唆すると述べている．

Moulinら[6]は，Besancon stroke registryにおけるCTやMRIの画像診断を入院後2回以上行った1,776例の急性期脳梗塞の解析で，発症3時間以内入院例は28.3％，6時間以内は48.4％としている．これは，山口ら[7]による厚生省研究班による16,000例の解析結果や，筆者ら[8]の脳卒中急性期患者データベースによる38％，50％よりもやや低い．また，病巣別解析で中大脳動脈全域梗塞では死亡率が47.4％にも及ぶことを示し，詳細な病型別解析が行える病院ベースの急性期脳卒中データバンクの有用性を強調している．このように標準化されたデータは病院間のみならず，脳卒中の実態に関する国際比較に用いることが可能であり，臨床試験とくに欧米で開発された薬剤のbridging試験の際に試験デザインを検討するために有用な情報を提供する．

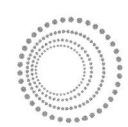

わが国のデータバンク構築の現状

国際比較が重視される現在，国内の脳卒中の診断，治療に関しての評価の病院間比較もできない状況が現在の日本である．なぜできないか，それは個々の施設によって言葉が違うからである．同じ日本語でも用語を統一し，国際標準の診断基準に合わせる必要がある．さらに症候の重症度評価，画像診断の分類基準など多くの基準を統一しなければデータバンクは完成しない．また，従来のように期限を限って調査用紙で集めるやり方では継続的なデータバンク構築は不可能である．

この意味で筆者ら[8]は1999年から脳卒中急性期患者データベース構築研究（Japan Standard Stroke Registry Study：JSSRS）を開始した．当初18の脳卒中治療基幹施設で仕様を検討し，試行を繰り返して2000年度にほぼ内容項目を固定し，2001年にversion3.0を完成し，現在約50施設で連続症例の登録に入っている．脳卒中重症度評価は，日本脳卒中学会で作成した定量的脳卒中スケール（Japan Stroke Scale：JSS）と国際的に最もよく使用されているNIH Stroke Scale（NIHSS）を採用した．また，評価の手間を省くため，JSS-NIHSS combined scale（入力画面；図1）を作成し，ベッドサイドで評価したものをコンピューター上で入力するとJSSとNIHSSに変換されて表示されるようにした．これにより複雑なJSSの計算が瞬時に可能となり，必須項目としての脳卒中スケールの入力率はきわめて高い．診断分類はNINDS-IIIを用いている．また，画像診断の入力は膨大な項目数となるので，まず大まかな分類を選択入力し，ページを変えて血管撮影所見が表示されたビジュアルな画面で部位をチェックすることで詳細入力ができるようにしている．必要に応じて画像を取り込む画像入力画面も附帯している．病歴・診断画面では脳卒中既往歴や危険因子などの入力漏れがないよう必須項目として内容を選択するように設定している（図2）．予後は国際的に最もよく使用されているmodified-Rankin Scaleを用いているが，Glasgow Outcome ScaleやBarthel indexも入力できるような長期予後追跡入力画面も作成してある．

このデータベースは各病院のデータベースとして機能し，定期的に患者個人情報をすべて消去したデータを電子情報として事務局に送り集積する．標準化された電子情報なので再入力する必要はなく，統計処理も容易である．また，入力する現場の医師の労力を少しでも節減するため，データを入力すると自動的に紹介

66 Ⅰ. 総論

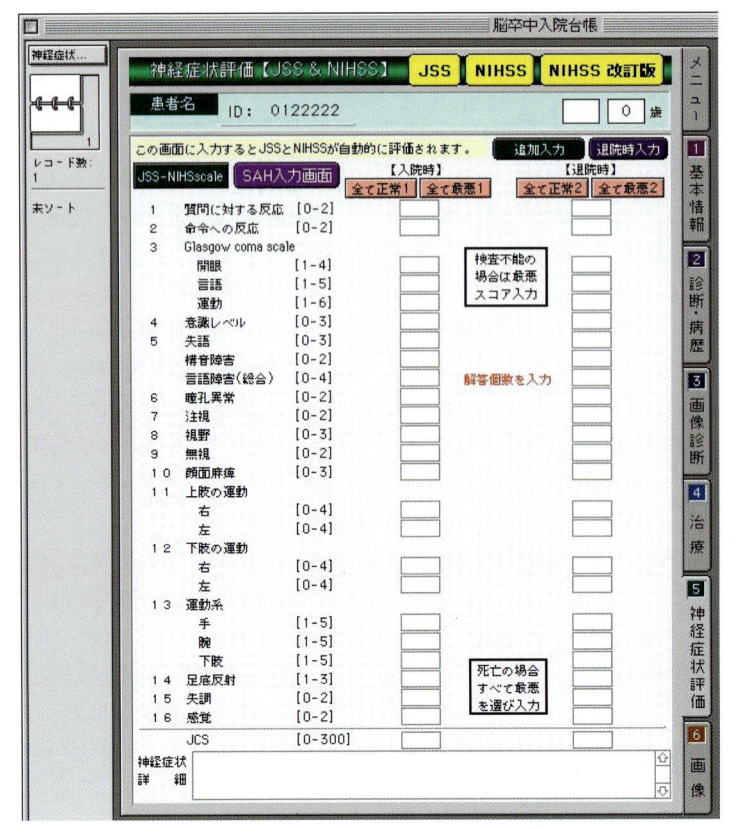

図1　JSS-NIHSS combined scale の入力画面
ここに入力すると自動的にJSSとNIHSSが計算されて別画面に表示される．入院時と退院時の変化も計算される（オプションを加えると合計5回までこのスケールを入力可能である）．

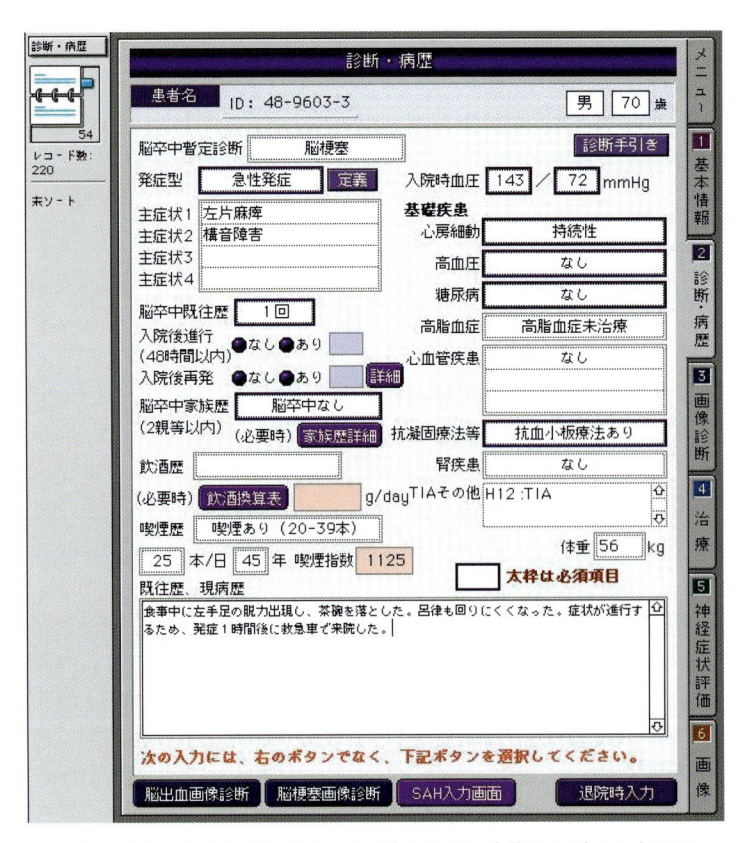

図2　病歴・診断や危険因子，脳卒中既往歴・家族歴などの入力画面

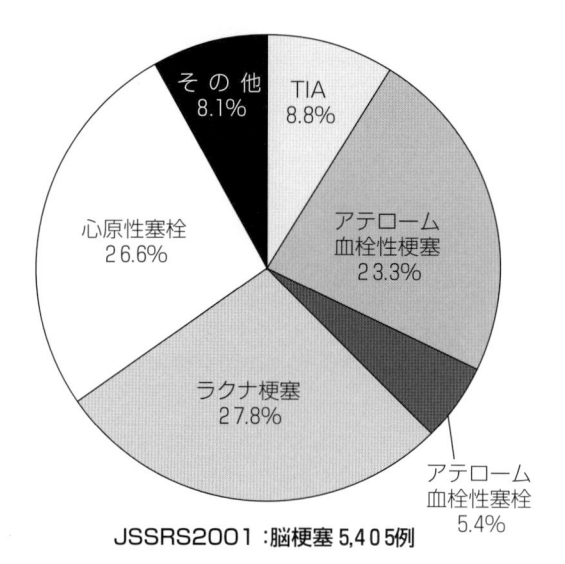

図3 厚生科学研究事業で集積した約8,000例の脳卒中の病型別頻度

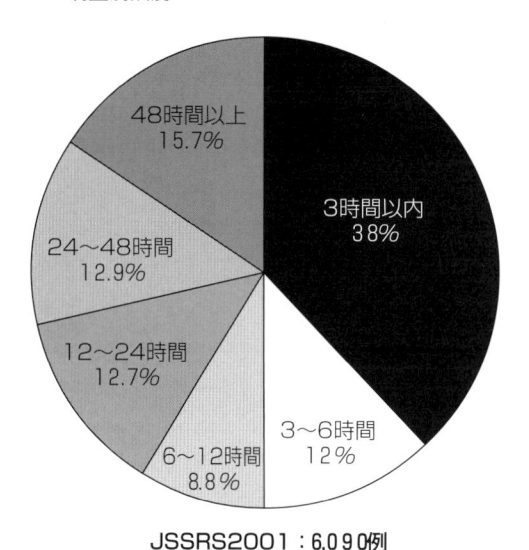

(JSSRS2001：脳梗塞 5,405例)
- TIA 8.8%
- アテローム血栓性梗塞 23.3%
- アテローム血栓性塞栓 5.4%
- ラクナ梗塞 27.8%
- 心原性塞栓 26.6%
- その他 8.1%

図4 脳梗塞の発症から入院までの時間の分布

(JSSRS2001：6,090例)
- 3時間以内 38%
- 3～6時間 12%
- 6～12時間 8.8%
- 12～24時間 12.7%
- 24～48時間 12.9%
- 48時間以上 15.7%

状や退院時要約が完成するようになっている.

2001年度までに集積した約8,000例のデータ解析による脳卒中病型別頻度では，急性期脳卒中救急診療の拠点病院が多いため，ラクナ梗塞よりもアテローム血栓性梗塞がやや多い結果となっている（図3）．アテローム血栓性梗塞には頸動脈や大動脈弓のアテローム潰瘍などからの塞栓，すなわちartery to artery embolismも含まれる．この診断は，頸部エコー検査や経食道心臓超音波検査まで行わないと困難な場合が多い．したがって，この集計で5.4％にアテローム血栓性塞栓症が認められたことは，本研究参加施設の診断レベルの高さを示している．年齢別頻度の中央値は約70歳であった．急性期脳梗塞における発症から来院までの時間の分布をみると，3時間以内が38％，6時間以内でほぼ半数を占めていた（図4）．慶應大学救急部のrt-PA適応例数の推測[10]では，全国で年間約1万例としているが，筆者らの調査では，rt-PAが認可された場合にはもっと増加する可能性を示している．

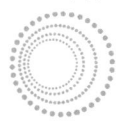

脳卒中データバンクの将来展望

脳卒中データバンクの目的は，脳卒中の病態，治療および予防に関して医学的見地のみならず，行政的な見地からも全国規模で脳卒中急性期医療の実態把握，治療効果および再発等（二次予防）に関する精度の高いデータが蓄積でき，かつ速やかに集計・解析できるようなシステムを構築することにある．

現在の調査票による断面調査では精度の高い大規模調査を行うことは不可能であり，長期にわたり継続的かつ前向きの急性期脳卒中実態調査を行うことを可能とするデータバンクは，医療レベル向上のみならず21世紀の医療行政においても必須のものである．

このシステムが，行政との連携を保って全国の脳卒中を扱う主要拠点病院で定点調査的に稼働すれば，年間数万人規模の急性期脳卒中患者の実態を明らかにすることも可能である．

また，わが国ではMRIなどの先進検査機器の普及率が世界のトップレベルにあり，医学的にきわめて精度の高いデータが蓄積できる．これに国際的に通用する定量評価を加えれば，国際的に最高水準の脳卒中臨床研究が可能となり，脳卒中急性期治療および二次予防に関するglobal standardを日本から提供することも可能と考えられる．

本システムは全国調査研究用のデータバンクとしてだけでなく，急性期脳卒中を扱う中核病院の臨床データベースとして継続的に機能するものであり，各施設において自らの脳卒中診療内容の正確な把握，全国標準の集計が容易となり，今後の医療情報開示，インフォームドコンセント推進に必要な資料作成に大きな威力を発揮すると思われる．脳卒中病型分布や予後の数年後の変化なども同一基準で比較できる点も大きな利点である．

さらに数万例のデータが集積されれば，その詳細な解析により，診療支援システムの構築に貢献できる可能性が高い．たとえば，今まで元気であった心房細動のある70代の男性が右片麻痺と失語をきたし，発症2時間で入院，CTでは異常がまだ見られていないといった状況を入力すると，瞬時に治療法の提示と有効率の比較が数字で示され，最適の治療法を選ぶのに参考になるシステムなどを構築することも夢ではない．

行政面では上記の急性期脳卒中の実態把握のみならず，超急性期治療と長期予後の解析から，保険診療に

図5 脳卒中データバンクの将来構想の模式図

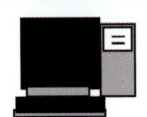

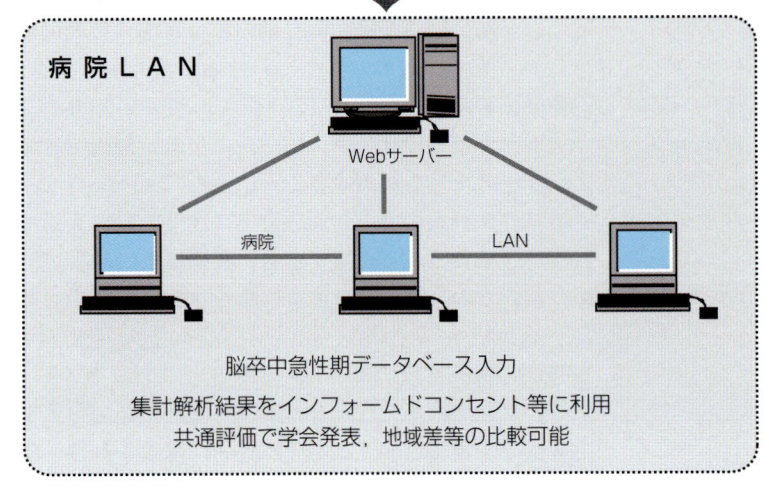

おける費用対効果分析を行い，診療報酬に反映させることも可能となる．また，現在，製薬メーカーに任せきりの脳卒中急性期治療薬の効果や副作用について独自の調査を短期間に行うことが可能となる．

今後は学会主導のガイドライン検証研究などに役立つ，EBMのためのデータバンクとして，法人化された脳卒中協会の附設機関として継続させて行く予定である（図5）．

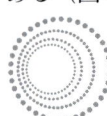

おわりに

Brain Attack先進国である米国では，治療と予後改善を目的にBrain Attack連合を設立し，脳卒中治療水準引き上げ，急性期治療の標準化を目指している．脳卒中患者が米国よりはるかに多く，診断・治療技術も進んでいるわが国がこれ以上遅れをとらないように，今年発表されるガイドラインをもとに，データバンクによるエビデンスの蓄積を通じて日本人独自のEBMを作り上げていくことが重要である．

なお，本データバンク研究に参加希望の方は私まで是非連絡をして頂きたい（E-mail：skdr3nai@shimane-med.ac.jp）．

●文 献●
1) Brainin M : Overview of stroke data banks. Neuroepidemiology 13 : 250-258, 1994
2) Rothrock JF, Lyden PD, Brody ML, et al : An analysis of ischemic stroke in an urban southern California population. The University of California, San Diego, Stroke Data Bank. Arch Intern Med 153 : 619-624, 1993
3) Henriques IL, Bogousslavsky J : Value of stroke data banks for the analysis of clinical syndromes. Neuroepidemiology 13 : 296-300, 1994
4) Sacco RL : Interactions between stroke data banks and clinical trials. Neuroepidemiology 13 : 275-282, 1994
5) Brainin M : Research possibilities of stroke databanks. Nervenarzt 68 : 116-121, 1997
6) Moulin T, Tatu L, Vuillier F, et al : Role of a stroke data bank in evaluating cerebral infarction subtypes ; patterns and outcome of 1,776 consecutive patients from the Besancon stroke registry. Cerebrovasc Dis 10 : 261-271, 2000
7) 山口武典：脳梗塞急性期医療の実態に関する研究．健康科学総合研究事業平成12年度研究報告書，2001
8) 小林祥泰：脳卒中急性期患者データベースの構築に関する研究．健康科学総合研究事業平成12年度研究報告書，2001
9) 小林祥泰：脳卒中急性期患者データベースの構築に関する研究．健康科学総合研究事業平成13年度研究報告書，2002
10) 山口啓二，堀 進悟ら：脳梗塞超急性期血栓溶解療法の需要．日本救急医学会雑誌11：533, 2000（抄録）

[小 林 祥 泰]

総論 12 脳卒中診療におけるインフォームド・コンセント

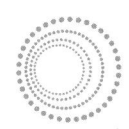

はじめに

脳卒中診療におけるインフォームド・コンセント(Informed Consent，以下ICと略す)というと，治療の説明や脳血管造影の検査の際に医師がそのリスクを説明し，同意書に患者が署名している光景を思い浮かべる読者が多いと思われる．しかし，ICは診療全体に及ぶより広い概念であり，単に「治療の危険性を詳細に書いた書式の内容を暗唱するに等しい儀式ではない」(米国大統領委員会・生命倫理総括レポート，1983年)[1]．

本稿では，ICの概念について簡単に説明し，その脳卒中診療における特徴と注意点について述べる．

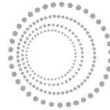

インフォームド・コンセントとは

歴史的には，人間を対象とする医学的研究におけるICと，日常診療におけるICの二つの流れがある．前者は，ナチスの行った人体実験に対する批判から始まっており，1947年のニュールンベルク綱領，1964年の世界医師会総会のヘルシンキ宣言において明文化され[1]，わが国においても，「医薬品の臨床試験の実施の基準に関する省令」(Good Clinical Practice, GCP)においてICの重要性が打ち出されている．

後者については，20世紀前半に欧米の医事紛争の裁判においてその基本的概念が登場している．要約すると，「インフォームド・コンセントとは，医療者が求めに応じて医療行為を行う際に，病気の性質，医学的に最も勧められる治療内容とそれ以外に選択可能な代替治療，それぞれの利点とリスクなどについて，情報を開示し，分かりやすく説明し，それを受けて，患者が判断を下し，当の治療行為に対して同意を与えること」である[2]．これを患者の権利として規定したのが，米国病院協会の「患者の権利章典」(1973年)や第34回世界医師会総会の「患者の権利に関するリスボン宣言」(1981年)である．

わが国においては，「厚生省インフォームド・コンセントのあり方に関する検討会」がその報告書(1994年)[3]の中で，ICは，医療従事者側からの十分な説明と患者側の理解，納得，同意，選択，という2つのフェーズから成る，と規定している．そして，ようやく1997年，医療法第1条の4にICが導入されるに至っている．同法は「医療を提供するに当たり，適切な説明を行い，医療を受ける者の理解を得るように努めなければならない」と明記している．

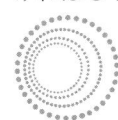

患者・家族から見たIC

実際に患者・家族には十分な情報提供が行われているのだろうか．Wellwoodらの報告によると，脳卒中患者や家族は脳卒中という病気，原因，治療，予後について十分な情報提供を受けておらず，特にコミュニケーションに関して不満を抱いている[4,5]．筆者が事務局長をしている日本脳卒中協会[6]や英国脳卒中協会が行っている電話相談の内容[7,8]から，実際どのような情報が不足しているかを示す．

日本脳卒中協会が一般市民を対象として毎月第4土曜日に行っている電話相談に，平成9年1月から9月までの間に寄せられた延べ276件の相談の内容は，医学的情報が8割を占め，そのなかでも脳卒中の影響(後遺症)に関する質問が多かった(表1)．英国脳卒中協会が1990年に行った電話相談1,908件においても，医学的情報が半数を占め，そのなかでも脳卒中の影響(後遺症)が多く2割を占めた．これらの医学的情報は医療従事者が提供できるものであり，この結果は医療従事者からの情報提供が不十分であることを示唆している．

このような情報不足を補うために，病棟の一角に脳卒中に関するパンフレットを置くことも一助となる．

表1　日本脳卒中協会と英国脳卒中協会の電話相談内容

相談内容（%）	英 国（1990年）	日 本（1997年）	
医学的情報について	48.2	79.7	脳卒中の影響……………35.9 内訳　しびれ・麻痺…………12.4 　　　回復・リハビリ…………10.1 　　　人格変化・うつ・痴呆……3.3 　　　言語障害………………1.4 　　　摂食障害………………1.8 　　　その他…………………6.9 予防・再発………………15.9 症状・前兆………………6.5 発症時の対応……………0.4 その他の医学的質問……21.0
医療施設について	3.0	9.1	
社会福祉サービスについて	22.5	5.8	
脳卒中協会・患者会について	13.2	2.1	
そ の 他	13.1	3.3	

　脳卒中に関するパンフレットは，日本脳卒中協会（〒545-0052大阪市阿倍野区阿倍野筋1-3-15共同ビル4F，電話06-6629-7378）から入手可能である．また，日本脳卒中協会では，一般市民を対象に「脳卒中なんでも電話相談」を行っている．毎月第2土曜日は秋田支部（電話018-887-3522）と熊本支部（電話096-331-0320），第4土曜日は山形支部（電話023-628-5950），横浜支部（電話018-887-3522）と大阪事務局（電話06-6629-7378，ファックス06-6629-7377）にて，いずれも午前10時から午後4時まで．加えて，インターネットホームページ（http://patos.one.ne.jp/ public/jsa）において，脳卒中に関する解説，全国の患者会の紹介を行っている．患者・家族に利用して頂いて，情報提供の一助としていただければ幸である．

　診療における意志決定については，患者は何を望んでいるのであろうか．Mazurらの調査[9]によると，侵襲的治療方法の選択に関する意思決定に関して，患者と医師が一緒に行うことを希望する患者は7割，医師中心の意思決定を望んでいるのは2割，患者中心の意思決定を望んでいるのは1割である．この結果から，医師からの情報提供と専門家としての提案，それに対する患者の疑問や意見，このやりとりを繰り返す過程においで合意が形成されることを患者が望んでいると思われる．

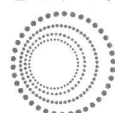

脳卒中診療におけるIC

脳卒中診療の特徴

　脳卒中診療のICにおいて考慮すべき特徴とは何であろうか．

　第一に，脳卒中診療には予防，急性期，回復期，維持期と大きく分けて4つの時期があり，それぞれにおいて提供すべき情報が異なることである．

　第二に，脳卒中診療には複数の職種が関与する．医師，看護師，理学療法士，作業療法士，言語聴覚士，薬剤師，栄養士，メディカルソーシャルワーカーなどが患者・家族と接し，それぞれの立場から情報提供を行っている．

　第三に，治療方法の選択に際して社会的要因も考慮しなければならない．例えば，自宅に介護者があれば早期に自宅退院が可能な方でも，介護者がなければ自立できるまで入院が長引いたり，あるいは転院が必要になる場合もある．

　第四に，脳卒中に起因する意識レベルの低下，高次脳機能障害，痴呆などのために患者と医師との意思疎通が困難であったり，患者自身の判断能力が低下している場合がある．この場合，通常家族が患者に代わって医師から説明を受けて治療の選択を行っているが，患者と家族の価値判断が常に一致するとは言えない．一例として，Cicconeらが退院前の脳卒中患者と家族を対象に行った，血栓溶解療法への同意についての調査を紹介する[10]．自分自身が脳梗塞になったという仮定のもとに自分が同意を求められた場合，同意59%，非同意19%，不明22%であったのに対し，自分の家族が脳梗塞になったという仮定のもとに家族として同意を求められた場合，同意41%，非同意18%，不明41%であった．患者本人と家族の溝を埋めるには，脳卒中を発症する前から，もしも発症した場合にリスクを伴う治療を受けるかどうか，家族内で話し合っておくことが必要と思われる．

　第五に，患者ばかりではなく介護者についても，医師は配慮しなければならない．脳卒中患者を介護して

いる家族は，不安，うつ状態などの心理的ストレスを抱えている[11]．特に，発症直後，入院が長期化してきた時期，退院の時期，在宅生活開始後のストレスが大きく，治療にあたるチームのスタッフは，十分な情報提供によって家族をサポートする必要がある．

以下，脳卒中診療の時期別に注意点を述べる．

1．予防におけるIC

予防において重要なことは，脳卒中の危険因子である喫煙，大量飲酒などの生活習慣の改善と高血圧，糖尿病などの治療である．わが国の喫煙率は男性49.2％，女性10.3％で，男性の喫煙率は他の先進国に比してはるかに高い（平成11年国民栄養調査）．飲酒については，日本酒換算で1日2合以上飲酒する人は男性の飲酒習慣のある人の49.8％を占めている（平成9年国民栄養調査）．高血圧については，収縮期血圧140mmHg以上または拡張期血圧90mmHg以上の割合は加齢とともに上昇し，男性では50歳以上，女性では60歳以上の年齢層では50％を超えている（平成11年国民栄養調査）．糖尿病については，強く疑われる人は690万人と推計されている（厚生省，平成9年糖尿病実態調査）．

この現状を改善するには，脳卒中の危険因子に関する知識を普及することが重要である．

では，一般市民は脳卒中の危険因子についてどの程度知っているのであろうか．日本脳卒中協会が高校生，大学生，会社員，高齢者を対象に行った調査[12]によると，脳卒中の危険因子を1つ以上正しく答えられた人は39％であった．危険因子を知らない可能性が有意に高いのは，脳卒中に関する情報源を持たない人（オッズ比9.3），会社員（オッズ比4.1），高校生（オッズ比2.6），塩味嗜好の人（オッズ比2.0）であった．この結果から，義務教育や職場，かかりつけ医を通じて，脳卒中の危険因子に関する情報を提供することが重要と思われる．高血圧や糖尿病の診療においては，患者にそれらが脳卒中の危険因子であることを十分に説明しなければならない．

加えて，脳卒中のように急性発症する疾患については，予防の段階で発症した際の対応方法を説明することも重要である．なぜなら，発症後速やかに専門医のいる医療機関を受診し，脳卒中専門病棟（stroke unit）において治療を受けることが予後を改善するからである[13]．その実現には，脳卒中の症状と緊急対応の必要性を一般市民や患者に理解してもらうことが不可欠である．前述の日本脳卒中協会の一般市民を対象とした調査[12]では，1つ以上正しく脳卒中の症状を答えられた人は29％であったが，救急対応の必要性については99％が認めていた．したがって症状についての教育が重要である．

予防の段階で比較的リスクを伴う検査として，頸動脈高度狭窄や未破裂動脈瘤の診断のための脳血管造影がある．当然のことながら，患者・家族への検査の必要性，リスクの説明，それに対する同意が不可欠である．比較的リスクを伴う予防的治療としては，非弁膜症性心房細動に対する抗凝固療法，内頸動脈高度狭窄に対する血栓内膜剥離術，未破裂動脈瘤に対する手術やコイル塞栓術がある．無症候の段階で行うので，治療しない場合の脳卒中発症のリスク，治療を行った場合のリスク，学会のガイドライン，当該施設における事故率を含めた実施状況などについて十分に説明したうえで，患者が納得した場合のみ実施すべきである．患者がセカンド・オピニオンを希望した場合は，検査データや診断画像を提供して協力するべきである．なぜなら，複数の医師の見解をもとに，患者がより良い選択を行うことが可能になるからである[14]．

2．急性期におけるIC

急性期は脳卒中の診断を確定し，治療方針を患者・家族に説明し，検査や治療に対する同意を得なければならない．脳卒中は急性発症するので，患者・家族は混乱に陥っている．加えて病状は日々変化していく．それゆえに，繰り返し，患者・家族に病状，検査の必要性とリスク，治療方法とそれに伴うリスクについて説明し，同意を得ることが必要である．その際，クリティカルパスに基づく説明があれば，診療の全体像が把握できるので，患者・家族の不安の軽減に役立つであろう．加えて，説明用の図やパンフレットがあればさらに分かりやすい．また，説明の際には，全国的データのみならず，当該施設における実績（検査や手術に伴う合併症の率，死亡率など）が分かれば，患者・家族の判断の大きな助けになる．

脳卒中急性期から回復期にかけては，チーム医療が重要である．チームは共通の治療指針を持ち，チームカンファレンスを通じて，個々の患者に対する共通の認識を持つ必要がある．それによって，各職種が患者，家族に行う説明に統一性を保つことができる．

軽症患者は急性期病院から直接自宅退院が可能であるが，中等症から重症の患者は，さらにリハビリテーション（以下リハビリと略す）を必要とする．急性期のみを扱う医療機関においては，急性期治療の後半にはリハビリ施設への転院の準備が必要になる．この際，患者・家族は，見知らぬ病院へ転院を強いられる，という不安を抱くことがしばしばある．したがって，リハビリ専門施設に転院することのメリット・デメリッ

3. 回復期におけるIC

　回復期は全身状態が落ち着き，積極的にリハビリを行う時期である．この時期，多くの中等症/重症患者は急性期と同じ病院にとどまっているか，リハビリ専門病院に転院している．回復期においてICの担い手は病院のスタッフである．急性期に引き続き，ICについてもチームアプローチが重要である．

　チームは，患者に関する情報を収集し，チーム内で検討し，ゴールを設定し，それを患者・家族に説明し，患者・家族とチームが共通の現状認識と将来の目標を持つことが重要である．

　加えて，この時期に生じてくる合併症である，うつ状態や肩手症候について，患者・家族に十分な病態の説明が必要である．うつ状態の患者を家族が叱咤激励しては逆効果であり，肩手症候群については，一時的な患側上肢の安静が必要であるため，家族のあせりは必至である．

　回復期の終わりには，患者・家族の維持期への準備を支援しなければならない．維持期への準備として，必要に応じて胃瘻の設置や装具の処方を行い，退院前の自宅訪問に基づいて住宅改造や福祉機器の導入を行う．家族にリハビリを見学して頂いて現状を認識して頂き，病棟で介護の方法を学んでいただくことも有用である．

　退院後の社会復帰をめざして，患者会の紹介，デイサービスやデイケア，通院リハビリや訪問リハビリの利用を勧め，退院後にリハビリが途絶えないよう，うまくバトンタッチすることが重要である．

4. 維持期におけるIC

　維持期におけるICの担い手は，かかりつけ医，通院している病院の外来担当医，訪問看護婦，ケアマネージャーをはじめとする福祉関係者などと多岐にわたる．したがって，患者に関与する医療・福祉関係者が互いに情報交換をすることが重要である．

　維持期に入ってからしばしば生じる問題は，中枢性の痛み・しびれ，廃用症候群による機能低下，障害受容，社会的孤立，経済的困難などである．廃用症候群の原因として，介護者の過剰介護，リハビリの中断，うつ状態，などがある．また，介護をしている家族の問題として，長期間の介護による疲れ，うつ状態，患者との人間関係の悪化，介護に拘束されることによる社会的孤立，経済的困難などがある．

　これらの問題解決方法のひとつとして，必要に応じて介護保険や身体障害者の認定申請をするように医師から患者・家族に説明が必要である．加えて，地域の通所/訪問リハビリ，デイケア，デイサービス，老人福祉施設や患者会を活用して頂き，社会復帰を進めてQOLの向上を目指すことが重要である[16)17)]．

　介護者に対しては，うつ状態に対する治療や，ヘルパー，訪問看護，デイサービス，デイケア，老人保健施設のショートステイの利用を勧めて，介護者が休養できるように配慮すべきである．

　解決困難な問題も多いが，まず患者や家族の問題に目を向け，粘り強く耳を傾けることからICのプロセスが始まるのではないだろうか．

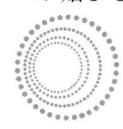

おわりに

　筆者の知人のリハビリ専門医は，「脳卒中ケアに従事する者には，患者や家族の人生がかかっている．」と語った．患者・家族の人生（生活）をサポートする医療には，よりよき患者－医師関係が不可欠である．本稿がその一助となれば幸である．

●文　献●

1) 水野　肇：インフォームド・コンセント，中公新書958，中央公論社，東京，1990
2) 浅井　篤，服部健司，大西基喜ら：医療倫理，pp57-71，勁草書房，東京，2002
3) 柳田邦夫編，厚生省健康政策局総務課監修：元気が出るインフォームド・コンセント，pp2-15，中央法規，東京，1996
4) Wellwood I, Dennis MS, Warlow CP : Perceptions and knowledge of stroke among surviving patients with stroke and their carers. Age and Ageing 23 : 293-298, 1994
5) Wellwood I, Dennis M, Warlow CP : Patients' and carers' satisfaction with acute stroke management. Age and Ageing 24 : 519-524, 1995
6) 中山博文：日本脳卒中協会の現状と課題．Pharma Medica 19 : 99-108, 2001
7) 大野ゆう子：脳卒中Q&A：退院後に生活するうえで大切なことは何ですか？，毎日ライフ 30 : 80-83, 1999
8) Hanger HC, Mulley GP : Questions people ask about stroke. Stroke 24 : 536-538, 1993
9) Mazur DJ, Hickam DH : Patients' preferences for risk disclosure and role in decision making for invasive medical procedures. J Gen Intern Med 12 : 114-117, 1997
10) Ciccone A, Sterzi R, Crespi V, et al : Thrombolysis for acute ischemic stroke ; the patient's point of view. Cerebrovasc Dis 12 : 335-340, 2001
11) Han B, Haley WE : Family caregiving for patients with stroke. Review and analysis. Stroke 30 : 1478-1485, 1999

12) 中山博文, 辻本朋美：一般市民の脳卒中に関する知識. 診断と治療 89：1929-1932, 2001
13) 中山博文：Stroke unit は脳卒中患者の予後を改善するのか. EBM ジャーナル 2：500-504, 2001
14) 吉田 聡, 三上八郎：セカンド・オピニオン治療（増刊号）83：443-448, 2001
15) 中山博文, 橋本洋一郎：脳卒中急性期医療の意義（千野直一, 安藤徳彦他編）, 脳卒中のリハビリテーション, 金原出版株式会社, 東京, 2001
16) 在宅ケアを支える診療所全国ネットワーク編, 退院後の脳卒中患者支援ガイド, 大阪, 1997
17) 山口武典, 中山博文企画：特集 脳卒中の再発予防とリハビリテーション, 毎日ライフ 1：12-119, 2002

[中 山 博 文]

疾患編

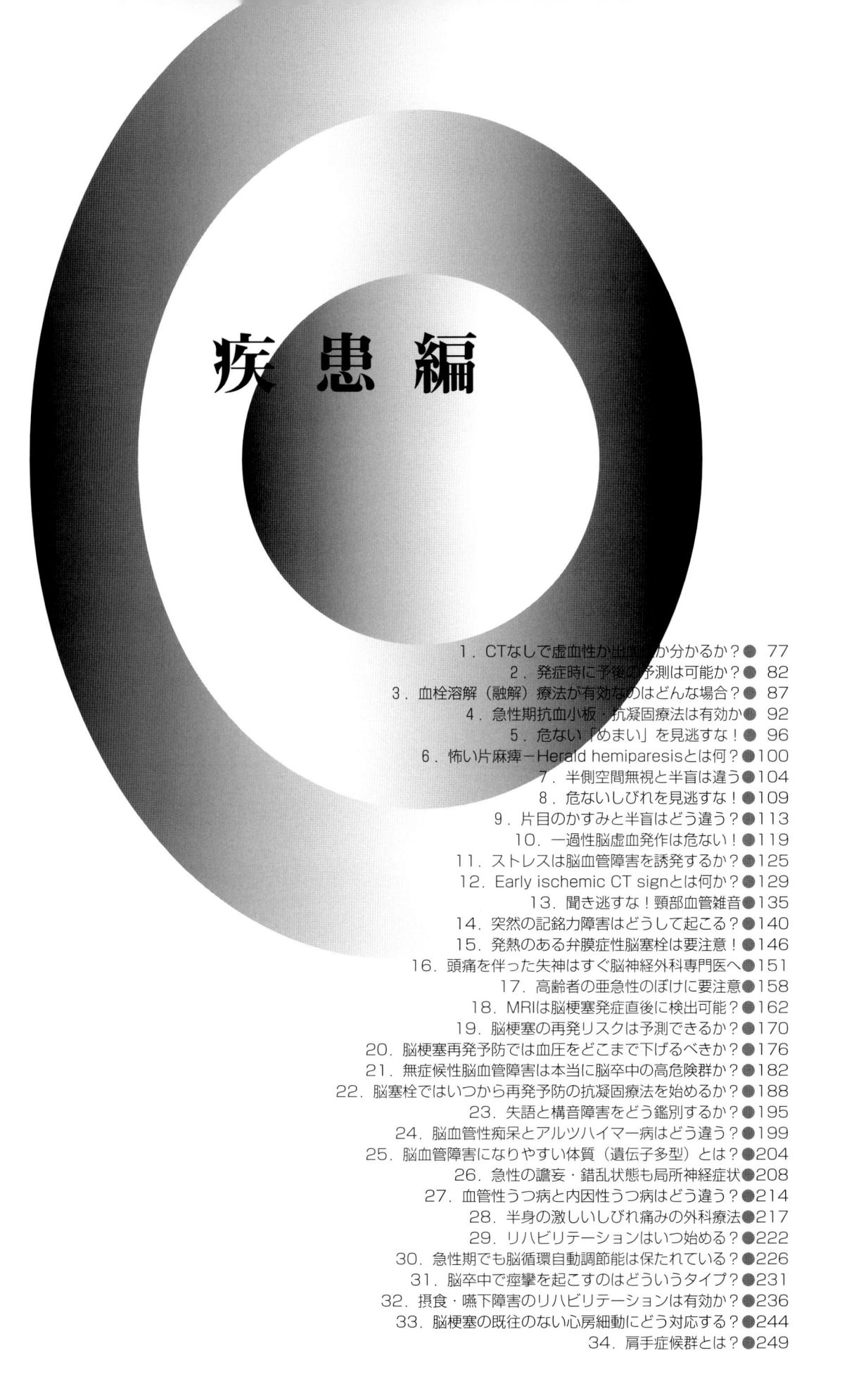

1. CTなしで虚血性か出血性か分かるか？●77
2. 発症時に予後の予測は可能か？●82
3. 血栓溶解（融解）療法が有効なのはどんな場合？●87
4. 急性期抗血小板・抗凝固療法は有効か●92
5. 危ない「めまい」を見逃すな！●96
6. 怖い片麻痺－Herald hemiparesisとは何？●100
7. 半側空間無視と半盲は違う●104
8. 危ないしびれを見逃すな！●109
9. 片目のかすみと半盲はどう違う？●113
10. 一過性脳虚血発作は危ない！●119
11. ストレスは脳血管障害を誘発するか？●125
12. Early ischemic CT signとは何か？●129
13. 聞き逃すな！頸部血管雑音●135
14. 突然の記銘力障害はどうして起こる？●140
15. 発熱のある弁膜症性脳塞栓は要注意！●146
16. 頭痛を伴った失神はすぐ脳神経外科専門医へ●151
17. 高齢者の亜急性のぼけに要注意●158
18. MRIは脳梗塞発症直後に検出可能？●162
19. 脳梗塞の再発リスクは予測できるか？●170
20. 脳梗塞再発予防では血圧をどこまで下げるべきか？●176
21. 無症候性脳血管障害は本当に脳卒中の高危険群か？●182
22. 脳塞栓ではいつから再発予防の抗凝固療法を始めるか？●188
23. 失語と構音障害をどう鑑別するか？●195
24. 脳血管性痴呆とアルツハイマー病はどう違う？●199
25. 脳血管障害になりやすい体質（遺伝子多型）とは？●204
26. 急性の譫妄・錯乱状態も局所神経症状●208
27. 血管性うつ病と内因性うつ病はどう違う？●214
28. 半身の激しいしびれ痛みの外科療法●217
29. リハビリテーションはいつ始める？●222
30. 急性期でも脳循環自動調節能は保たれている？●226
31. 脳卒中で痙攣を起こすのはどういうタイプ？●231
32. 摂食・嚥下障害のリハビリテーションは有効か？●236
33. 脳梗塞の既往のない心房細動にどう対応する？●244
34. 肩手症候群とは？●249

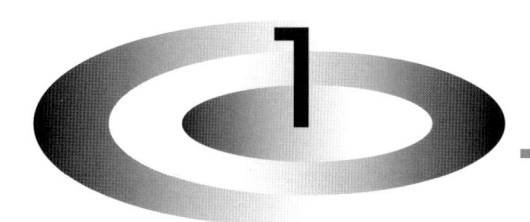

疾患 1 CTなしで虚血性か出血性か分かるか？

問題編

● 症例と設問

症例1：41歳男性，会社員（01-2825）
主訴：右手と右口周囲のぴりぴりした感じ
既往歴：10年前から高血圧を指摘されていたが放置していた．飲酒はビール2本/日，喫煙は15本/日．
現病歴：平成13年12月12日8時頃から右手がぴりぴりしびれた．20～30分してから右口周囲から頬部もぴりぴりしてきたため，近医を受診した．血圧が184/136mmHgあり，降圧剤を舌下投与された．翌日になってもしびれが軽快しないため，12月13日，当センターを受診した．
身体所見：血圧168/110mmHg，脈拍60/分，整．一般内科学的に異常なし．
神経所見：意識清明で頭痛や嘔気，嘔吐はなし．眼球運動障害，構音障害，麻痺，小脳失調はない．右口周囲～頬部と右手掌にぴりぴりしたしびれと錯感覚を認めた．

問題1 本例の呈した症候は下記の何れと考えられるか．
a. pure motor hemiparesis（純粋片麻痺）
b. pure sensory stroke（純粋感覚型ラクナ症候群）
c. ataxic hemiparesis（失調性片麻痺）
d. dysarthria-clumsy hand syndrome（構音障害・拙劣手症候群）
e. cheiro-oral syndrome（手掌・口症候群）

問題2 本例の呈した症候の責任病巣は下記の何れと考えられるか．
a. 左中心後回
b. 左視床
c. 左脳幹
d. 左内包・半卵円中心境界部
e. a～dのすべて

問題3 本例の原因となった疾患は下記の何れと考えられるか．
a. 脳梗塞
b. TIA（一過性脳虚血発作）
c. 脳出血
d. くも膜下出血

症例2：83歳男性，無職（00-1862）
主訴：昏睡，四肢麻痺
既往歴：30歳台から高血圧で加療していた．飲酒，喫煙なし．
現病歴：平成12年8月10日から頭痛，嘔吐が出現し，近医で加療していた．8月14日の朝も家人に頭痛を訴えていた．同日14時10分頃，玄関前で水まきをしていたときに突然倒れ，倒れた後に1分ほどの全身痙攣を3回起こした．通行人の通報で救急車が要請され，14時20分に救急隊が到着したときには，意識レベルは昏睡（JCS：200），左への共同偏視があり，舌根沈下の状態であった．収縮期血圧210mmHg，心電図では心室性期外収縮が散発していた．14時30分，当センターを受診した．
身体所見：血圧196/94mmHg，脈拍114/分，不整（心室性期外収縮散発）．Cheyne-Stokes呼吸で全身の発汗が著明であった．嘔吐あり．入院後は38～39℃台の発熱が続いた．
神経所見：意識は昏睡（JCS：200），眼球は正中固定，瞳孔は左右とも3mmで直接対光反射は両側とも迅速であった．除脳硬直（四肢麻痺）を示し，両側のBabinski反射，Chaddock反射が陽性であった．

78　II. 疾患編

問題4 本例の病歴と臨床像から，あなたは下記の何れを考えますか．難問です．
a．脳幹出血
b．左混合型脳出血（脳室穿破あり）
c．脳底動脈閉塞症
d．両側内頸動脈閉塞症

解説編

症例　1

　Fisherの古典的ラクナ症候群[1]やWallenberg症候群などは，その特徴的な症候から病巣の局在を推定することがある程度可能である．本例のように，一側の手掌とそれと同側の口周囲が同時に片側性に障害される特異な分布を呈する感覚障害は，手掌・口症候群（cheiro-oral syndrome）として知られ，局所診断学上重要な所見である．手掌・口症候群はラクナ症候群のpure sensory stroke（純粋感覚型）の特殊型と見なすこともできるが，手掌・口症候群では麻痺や失語，眩暈など他の神経症状を合併することもある[2]．本症候群の責任病巣として，1）中心後回下部の皮質知覚野，2）視床の外側後腹側核（VPL）と内側後腹側核（VPM）とにまたがる病変，3）脳幹被蓋（橋，中脳），4）内包・半卵円中心境界部（感覚放線）が知られているが，視床に起因するものが最も多い．原因疾患としては，脳血管障害，特に梗塞が多いが，小出血の報告もみられる．本例でも入院時のCTで左視床に点状の小出血が認められた（図1）．

　本例のように，内包，視床，橋底部の小出血は，ラクナ症候群を呈することが少なくない[3]．これらの小出血では頭痛，嘔吐，項部硬直などを伴うことは少なく，ラクナ梗塞との鑑別は症候からだけではほとんど不可能であり，CTによる診断が不可欠である．本例では血圧が高かったため前医で降圧剤が投与されたが，特に脳梗塞の場合，安易な降圧は症状の増悪につながりかねないので確定診断がつくまで降圧剤の投与は行わないのが原則である．

　参考までに，手掌・口症候群を呈したラクナ梗塞例のCT，MRI所見を提示する（図2）．同じ症候を呈しても画像所見がまったく異なるということをもう一度よく味わって頂きたい．

脳出血と脳梗塞の鑑別

　CTやMRIが普及したとはいえ，ベッドサイドにおける脳血管障害の診断が重要であることには変わりがない．しかし，残念ながら脳出血と脳梗塞を病歴と臨床像だけから鑑別することは不可能である．

　CTによる画像診断が普及するまでは，臨床症状か

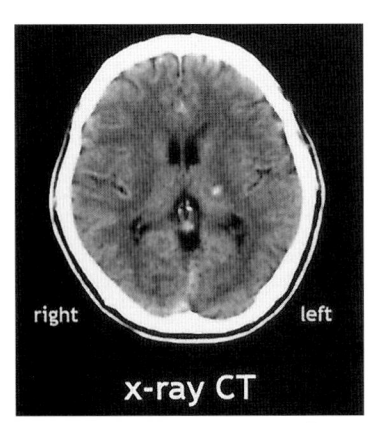

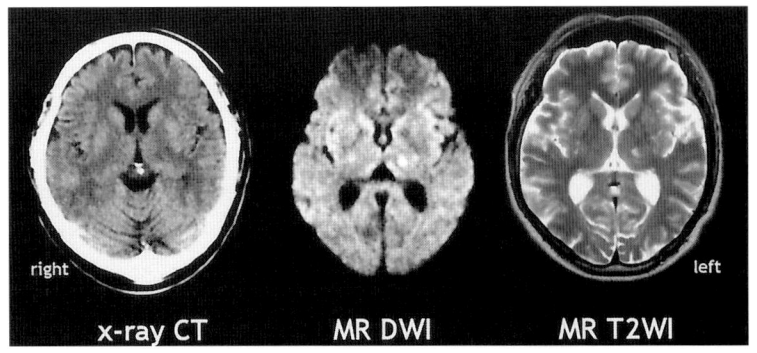

図1　手掌・口症候群を呈した小出血
症例1では左視床に小出血を認めた．

図2　手掌・口症候群を呈したラクナ梗塞
症例1（図1）と同じ症候を示しながら，左視床にラクナ梗塞を認めた症例である．MRI拡散協調画像（DWI）で左視床が高信号域で示され，新鮮な梗塞巣であることが分かる．

表1　脳出血と脳梗塞の鑑別

鑑別点	脳出血	脳梗塞
危険因子	高血圧	動脈硬化の危険因子（高血圧，糖尿病，高脂血症，喫煙）と心疾患
前駆症状	なし	TIAや他臓器塞栓症
発症時期	日中活動時	いつでも起こりうる　しばしば就寝中
経過	数時間かけて進行	突発完成（塞栓症）　数日かけて進行することあり（脳血栓）
随伴症候　意識障害と片麻痺	同時に進行　意識障害を伴わない（小出血）	意識障害は遅れる（脳浮腫，塞栓症）　意識障害を伴わない（ラクナ梗塞）　同時に進行（アテローム血栓性脳梗塞）
頭痛と嘔吐	多い（大きい血腫や脳室穿破例では高率）	少ない（頭痛は椎骨脳底動脈系，特に後大脳動脈領域では比較的多い）
痙攣	ときにあり	まれ（脳塞栓症ではありうる）
項部硬直	ときにあり	なし
意識	清明〜昏睡	清明〜傾眠（脳底動脈閉塞では昏睡あり）
皮質症状	少ない	比較的多い
うっ血乳頭	ときにあり（約20％）	まれ
血圧	上昇	一定しない

（矢坂正弘，1998[4]）より著者改変引用）

ら出血と梗塞を区別する試み（計量的鑑別診断）が行われた．死亡するような重症の脳血管障害では高い正診率が得られたが，中小の脳出血では17〜47％の正診率しか得られていない．

一般に，脳出血は日中活動時に，脳血栓は朝起床時に気づくことが多い．発作が突発的なら脳出血，脳塞栓，くも膜下出血などが考えられ，発作が段階的なら脳血栓の可能性が高い．脳出血は高血圧を有し，血腫が大きく脳室穿破を伴う例では頭痛を認めることが多いが，脳梗塞でも椎骨脳底動脈系，特に後大脳動脈領域の梗塞では頭痛を伴うことが比較的多い．頭痛の発症様式は脳出血では急性の発症が多く，脳梗塞では緩徐の発症が多い．また，解離性動脈瘤による梗塞では突発する激しい頭痛や頸部痛が初発症状となることがある．髄膜刺激症状としての項部硬直や嘔吐は脳出血ではしばしば認められるが，脳梗塞では椎骨脳底動脈領域，特に小脳の梗塞を除くと嘔吐を伴うことは比較的少ない．痙攣は脳出血でしばしば認められる症状であるが，脳梗塞でも特に塞栓症では認められることがある．共同偏視は脳梗塞に比し脳出血で高頻度である．脳梗塞でみられる共同偏視の多くは病巣側を向く水平性共同偏視であり，内頸動脈系や中大脳動脈主幹部の閉塞にみられることが多い．意識障害の程度は血腫や梗塞巣の大きさと局在，脳梗塞では閉塞機序によっても異なる．

脳出血と脳梗塞の鑑別点を表1にまとめた．

症例　2

入院時のCTでは明らかな所見を認めなかったが，呼吸状態が不安定でMRIは施行できなかった．翌日のCT，MRIで，両側内頸動脈閉塞症による広範な脳梗塞と診断した（図3）．MRAでは両側内頸動脈は右supraclinoid segmentを除いてほとんど描出されなかった（図3）．入院後，挿管し自然経過を見守る方針となったが，8月16日11時48分に死亡された．全経過は約46時間であった．死亡前の8月16日のCTでは著明な中心性ヘルニアにより二次的な脳幹出血"Duret" hemorrhageを生じていた（図3）．剖検の結果，両側内頸動脈は新鮮血栓で満たされていた．右内頸動脈はC1 portionで閉塞し，M1，A1が閉塞し，左は総頸動脈の中央部から末梢，すなわち左内頸動脈起始部，C3，C1，M1，A1，奇前大脳動脈が閉塞し，後交通動脈は両側とも糸状に細かった．両側前頭葉，頭頂葉には広範に一部出血性の新鮮な貧血性梗塞巣を認め，脳幹には二次性の出血性梗塞を認めた．心臓では左房内，左室内に新鮮血栓を認めたことから，突発完成型の発症形式と併せて心原性塞栓症と診断した．

両側の内頸動脈閉塞症が同時期に起こることはきわめて稀であり，本例もCTやMRIなしでは脳幹出血か脳底動脈閉塞症と診断してしまうだろう．本例では両側後交通動脈の発達が悪かったことがさらに症状の進

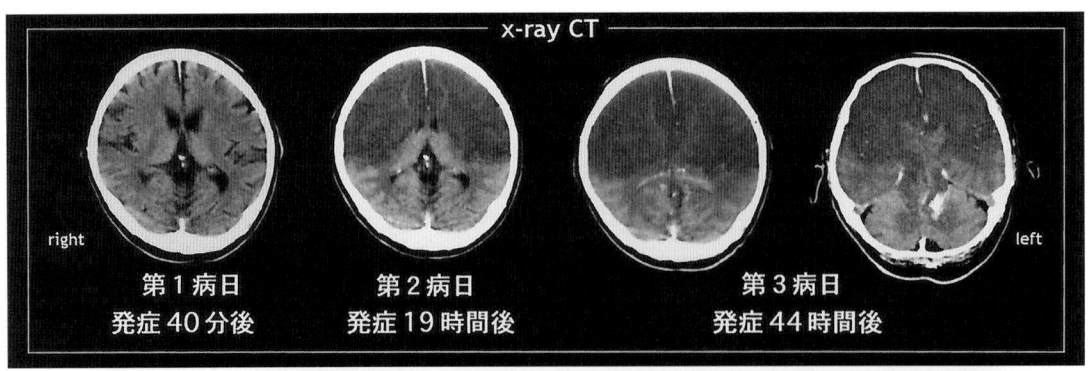

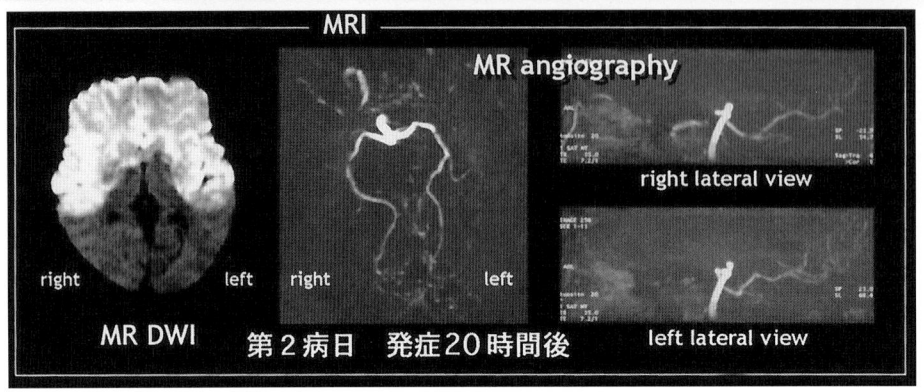

図3 両側内頸動脈塞栓症の経時的画像所見
発症約40分後の頭部CTでは早期徴候も明らかでない。第2病日からはCT，MRIで両側内頸動脈領域に広範な梗塞巣を認め，第3病日には著明な中心性ヘルニアと二次性の脳幹出血（"Duret" hemorrhage）がみられる．

行を早めたと考えられる．

小出血とラクナ梗塞の鑑別が困難であることは前述した通りであるが，本例のように重症の脳血管障害でも出血と梗塞の鑑別が難しい場合があることも臨床の場では念頭に入れておかなければならない．共同偏視がみられ，片麻痺，意識障害を呈し，一見，被殻〜視床出血様であって実は中大脳動脈領域の広範な脳塞栓というような例もCT，MRI導入後にはしばしば経験されるところである．

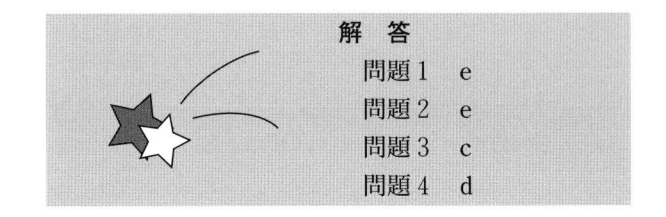

解 答	
問題1	e
問題2	e
問題3	c
問題4	d

レベルアップをめざす方へ

ベッドサイドの診療が基本である

脳血管障害の臨床に携わる医師にとって現実にCTがないという状況は考えにくい．そればかりか，実際に脳血管障害の治療を視野に入れた場合，MRIやSPECT，血管撮影装置も必要不可欠である．たとえば，脳塞栓超急性期における血栓溶解療法では，脳血流の評価も含めた診断をいかに迅速に下し，適応症例を絞ったうえで，いかに早期に治療を開始できるかが成功の鍵といえる．

しかし，こういう時代においても，脳血管障害の臨床ではベッドサイドの診療が基本であり，CTやMRIを撮る前に必ず病型や病巣の局在を推定する習慣を身につけることが必要である．ここで呈示した症例1は比較的多くみられる疾患であるが，それが出血と梗塞というまったく別の病態でも起こりうることを再認識していただきたい．症例2については，一生を通じても診る機会のない方が大部分だと思われる．優秀な臨床家ほど物事を一元的に考えやすい．同時期に内頸動脈閉塞が両側性に起こるとは考えない．だが，こうしたことが実際に起こるのも臨床の妙であろう．

昨今の診断機器の目覚ましい発達の陰で，神経症候学がおろそかにされないことを祈るばかりである．

●文　　献●
1) Fisher CM : Lacunar strokes and infarcts ; a review. Neurology 32 : 871-876, 1982
2) 磯野　理，平山惠造：手口症候群 cheiro - oral syndrome，日本臨牀（増刊号）「CT，MRI時代の脳卒中学」下巻，pp537-543，日本臨牀社，大阪，1993
3) Mori E, Tabuchi M, Yamadori A : Lacunar syndrome due to intracerebral hemorrhage. Stroke 16 : 454-459, 1985
4) 矢坂正弘：脳卒中病型の鑑別診断（出血と梗塞）．脳卒中診療ハンドブック（峰松一夫編），pp185-186，中外医学社，東京，1998

[渡引　康公／長田　乾]

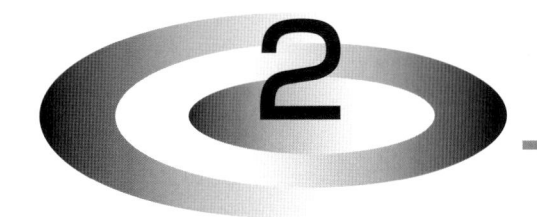

疾患 2 発症時に予後の予測は可能か？

問題編

● 症例呈示

症例：74歳男性

主訴：呼びかけてもしゃべらない．右手足を動かさない．

既往歴：40歳より高血圧．近医で降圧剤を処方され，150/90mmHg程度で経過していた．55歳頃より心房細動あるも抗凝固療法は受けていない．

現病歴：平成13年6月22日午前8時，朝食中に急にしゃべらなくなった．開眼はしているも呼びかけに対し反応が鈍かった．また，右手足を動かしにくい様子であった．様子をみていたが改善せず，午前10時救急搬送され入院となった．

身体所見：血圧168/88mmHg，脈拍76/分・不整．脈拍眼瞼結膜に貧血なし，心音・呼吸音に異常なし．

神経所見：軽度の意識障害（Japan Coma Scaleで3点）を認めた．自発語はみられず，開閉眼や握手などの簡単なオーダーには従えることもあるが，複雑なオーダーは不可であった．右上肢は胸の上までは挙上できるが，それ以上は不可．右下肢は5cm程度は挙上できるもすぐに落下する状態であった．右深部腱反射は亢進しており，右Babinski反射が陽性であった．

来院後直ちに頭部単純CTを施行したところ，明らかな高吸収域はなく，脳出血は否定的であった．また明らかな低吸収域もなかった（図1）．

● 設問

問題1 本症例の確定診断および病態把握のため速やかに施行することが望ましい検査はどれか．

(1) 頭部造影CT
(2) 頭部MRI
(3) 頭部MRA
(4) 頸部血管エコー
(5) 脳波

a (1),(2),(3)　b (1),(2),(5)　c (1),(4),(5)
d (2),(3),(4)　e (3),(4),(5)

問題2 本症例は発症約2.5時間で虚血病巣や責任血管の評価を施行しえたが，まず考慮されるべき治療はどれか．

a. 血栓溶解療法
b. 抗血小板療法
c. 抗凝固療法
d. 抗血栓薬は用いず経過観察
e. 開頭手術

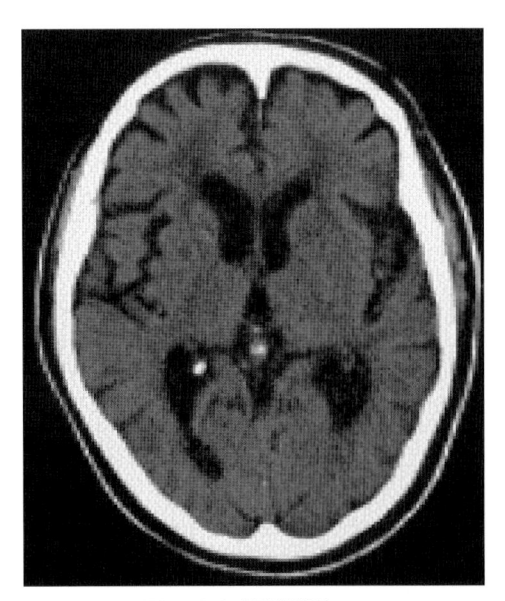

図1 入院時頭部単純CT
発症約2.5時間で撮影．明らかな出血や梗塞はみられない．

問題3　本症例に今後早期に起こりうるものはどれか.
(1) 脳浮腫の拡大
(2) 出血性梗塞
(3) 梗塞巣のさらなる拡大
(4) くも膜下出血
(5) 水頭症

a (1), (2), (3)　b (1), (2), (5)　c (1), (4), (5)
d (2), (3), (4)　e (3), (4), (5)

解説編

問題 1

　本症例は意識障害, 失語, 右片麻痺などがみられることより, 左大脳半球の病巣が疑われる. CT上脳出血は否定でき, 脳梗塞であると考えられる. しかし, 脳梗塞超急性期においては, 本症例のようにCT上虚血病巣がはっきりしないことが多い. 脳梗塞は, 発症原因, 急性期の病態, 転帰などは, その臨床病型に大きく依存し, 選択すべき治療も異なってくる. 急性期治療を実効性あるものとするためには, 病型診断, 虚血の程度と範囲および責任血管の診断を迅速に行う必要がある.
　本症例は病歴上心房細動があり, 神経症候が突発しているため, 心原性脳塞栓症が最も疑われる. MRIはCTに比べより早期に虚血病巣の検出が可能である. なかでも拡散強調画像 (diffusion-weighted image; DWI) は発症1時間前後の梗塞巣も検出可能である. 本症例は発症約2.5時間での撮影となったが, 左基底核に高信号域がみられ, 今回の病巣と考えられる (図2). しかし, DWIでみられた病巣のみでは意識障害や失語を伴う高度の障害は説明できず, 同時に施行したperfusion MRIにおいて左中大脳動脈領域に広範囲な血流遅延を認め, 広範囲の虚血巣の存在が示唆された (図2). 責任血管の同定にはMRAや頸部血管エコー検査が有用である. この両者は脳血管撮影のように詳細な側副血行の評価などは困難であるが, 非侵襲的に行える利点がある. 本症例では図3に示すように左中大脳動脈主幹部の閉塞がみられた. 以上より左中大脳動脈領域の心原性脳塞栓症であると診断した.

問題 2

　心原性塞栓により脳主幹動脈が急性閉塞した場合,

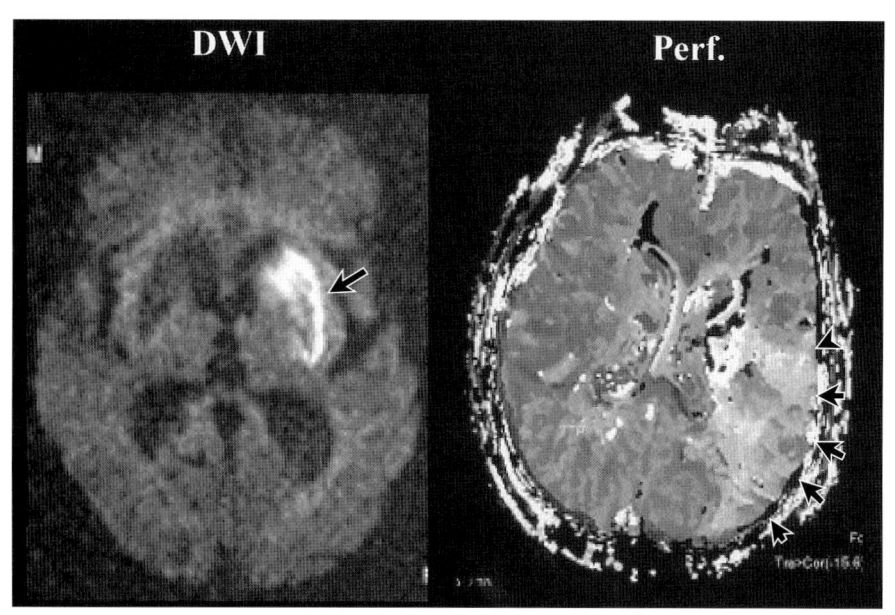

図2　入院時頭部MRI
拡散強調画像 (DWI) では左基底核に高信号域 (矢印) がみられ, 急性期虚血病巣 (梗塞) と考えられる. また, 灌流画像 (perf.) ではDWIよりも広範囲に血流遅延 (矢印) を認め, 虚血性ペナンブラの存在が示唆された.

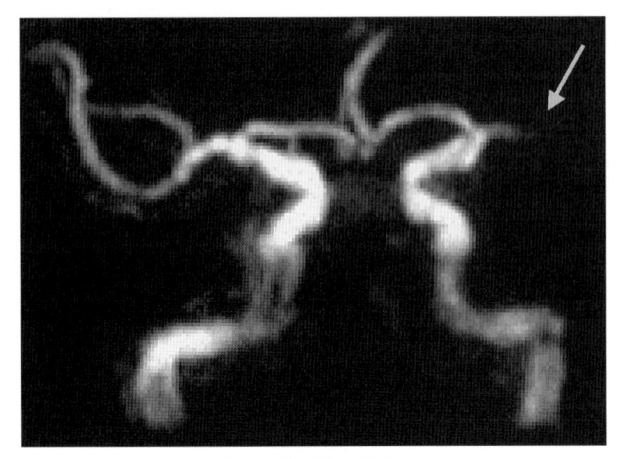

図3 入院時頭部MRA
左中大脳動脈主幹部に閉塞所見がみられる．それより末梢の血流信号はみられない．

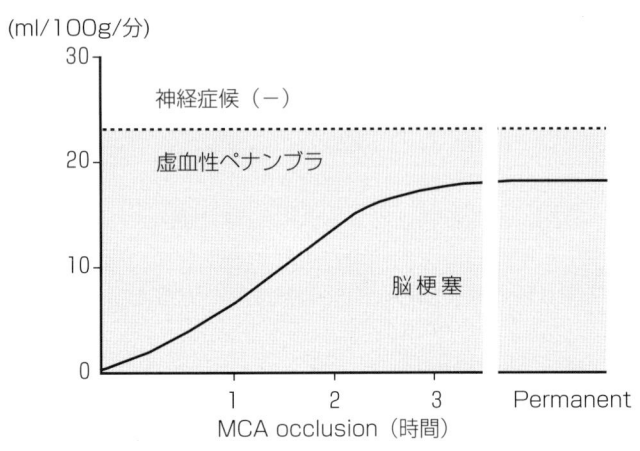

図4 虚血の程度および持続時間と脳組織の可逆性との関連
たとえ虚血の程度が軽くても，虚血の持続時間が長くなると脳梗塞に陥る．
(Astrup Jら，1981[1])

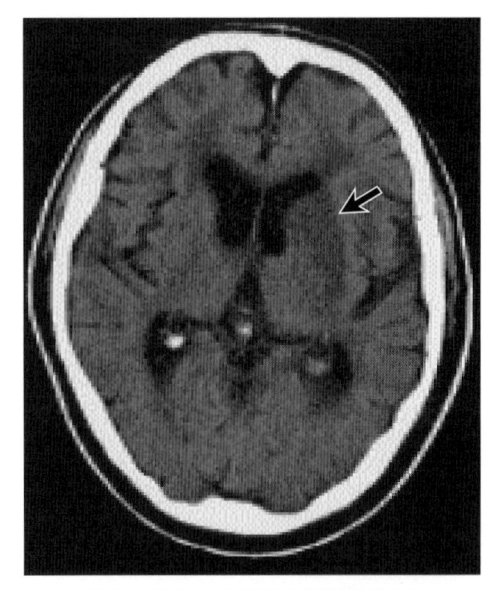

図5 発症24時間後の頭部単純CT
左基底核の梗塞巣は翌日のCTで明瞭な低吸収域を呈している．皮質領域には明らかな病巣はみられない．

皮質を含む広範囲な虚血が生じ，意識障害を伴う高度の障害をきたすことが多い．主幹脳動脈の急性閉塞により，細胞死をもたらす高度虚血域と，その周囲の細胞死には至らないが機能障害を生じる虚血性ペナンブラ（ischemic penumbra[1]）が生じる．この虚血性ペナンブラにおける脳組織の可逆性は，虚血の程度と持続時間で決まる（図4）．超急性期の治療のポイントは，この虚血性ペナンブラを救うことである．

近年，組織プラスミノーゲン・アクチベーター（tissue-plasminogen activator；t-PA）などの血栓溶解薬が登場し，これを利用した超急性期血栓溶解療法が注目されている．脳梗塞のなかには，発症数時間から1両日以内に自然経過で神経症候が劇的に改善する場合があり，この現象をspectacular shrinking deficit（SSD）と呼ぶ．その機序として，栓子の溶解，破砕，末梢への移動に伴う早期自然血行再開などが推察されている[2]．血栓溶解療法は，この再開通現象を促進し，ペナンブラの救出，症候の改善を目指すものである．海外の大規模臨床試験でも，超急性期，特に発症3時間以内の血栓溶解療法の治療効果は証明されている[3)4)]．本症例はCT上明らかな低吸収域を認めないほど発症早期に評価ができ，ペナンブラの存在が示唆されたため血栓溶解療法の適応と考えられる．発症約3時間で経静脈的に血栓溶解療法を施行した．

しかし，意識レベルはさらに悪化し，やがてJapan Coma Scaleで20となった．24時間後の頭部血管エコーでは，再開通を示唆する所見はみられなかった．また，24時間後の頭部CTでは，梗塞巣が明瞭となったが，明らかな出血性変化はみられなかった（図5）．

問題 3

第4病日のMRIでは梗塞巣は拡大し，一部皮質にまで及んでいた（図6）．意識レベルの改善はなく，右上下肢はほぼ完全麻痺となった．血栓溶解療法を施行したが，閉塞血管の早期再開通が得られなかったため，不可逆的な虚血病巣の範囲が進行したと思われる．

脳虚血が増悪し不可逆的になると，虚血領域の血管の内皮細胞が脆弱化する．心原性脳塞栓症では，閉塞血管がしばしば自然に再開通するが，その際出血性変化が起きやすくなる[5)]．また，出血性梗塞を助長する因子として，広範囲梗塞や加齢，高血圧などが指摘されている．脳梗塞急性期には，虚血によってまず細胞内浸透圧の上昇に伴う細胞性浮腫が引き起こされ，つ

疾患2. 発症時に予後の予測は可能か？　85

いで血管内皮や血液脳関門の破綻により血漿蛋白などの血管外への流出が生じる．そのため，血管外液の浸透圧が上昇し，血管外液の増加が生じる（血管性浮腫）．血管性浮腫は梗塞部位およびその周囲の組織体積の著明な増大をきたし，ときに脳ヘルニアの原因となることもある．脳浮腫は発症後数日でピークとなり，急性期には抗脳浮腫薬や脳保護薬の投与が望ましい．出血性梗塞に陥るとさらに脳浮腫が増悪することも多く（図7，呈示症例とは別の症例），また心原性脳塞栓症の再発は急性期に高率であり，厳重な観察が求められる．

まとめ

　心原性脳塞栓症において，主幹脳動脈が急性閉塞した場合，意識障害，脳皮質症状などの高度の神経学的障害をきたすことが多い．SSDや血栓溶解療法により早期に血行再開が得られれば劇的な改善が期待できるが，そうでない場合はペナンブラ領域の不可逆的虚血が進行し，さらなる症状の増悪も起こりうる．血栓溶解療法の適応があるのは発症3〜6時間の超急性期に限定されている．治療の時期を逸したり，治療が功を奏さない場合は，虚血に伴う浮腫や血管再開通後の出血性変化，急性期の再発などで急激に増悪するケースも少なくない．突発する意識障害や失語，半側空間失認などの大脳皮質症状，麻痺があった場合は，心原性塞栓により主幹脳動脈が急性閉塞した可能性があり，早期の血行再開がないと転帰不良となる可能性が高い．よって，速やかな評価，治療，および厳重な経過観察が求められる．

　血栓溶解療法は適応を誤ると，かえって出血を助長するなど事態を悪化させることになりかねない．たとえ超急性期に評価でき，CT上明らかな梗塞巣はなくても，基底核の不鮮明化，脳実質の淡い低吸収域や脳溝の消失などのいわゆるearly CT findingsがみられた場合は，不可逆的な広範囲脳梗塞が疑われ（図8，呈示症例とは別の症例），適応外とすべきであろう．

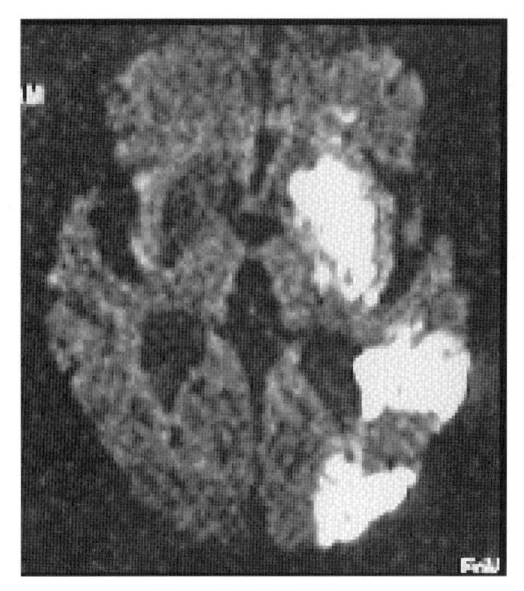

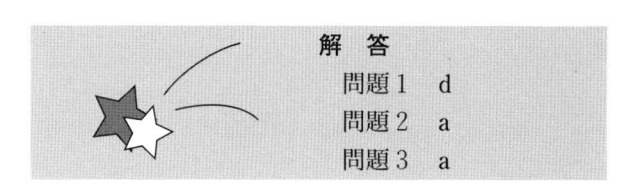

図6　第4病日頭部MRI
拡散強調画像で，高信号域を呈する急性期梗塞巣は左中大脳動脈皮質領域まで拡大していた．同部位は入院時MRI灌流画像で血流の遅延がみられた部位と一致する．

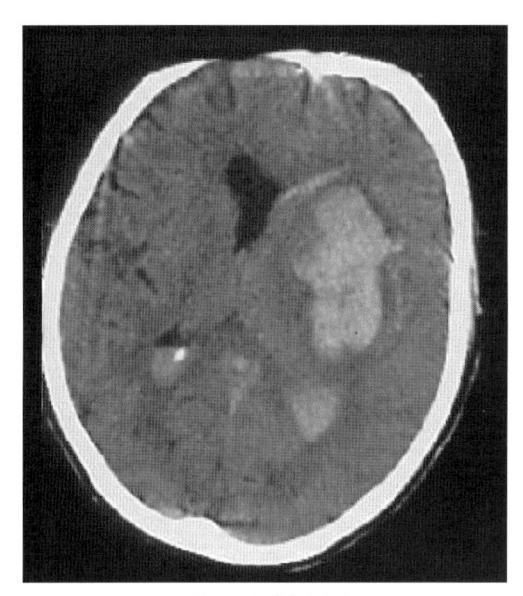

図7　出血性梗塞
左中大脳動脈の心原性塞栓例（呈示症例とは別の症例）．左基底核の梗塞領域全体に出血性変化による血腫の形成がみられ，脳室内穿破を伴っている．著明な脳浮腫により中心線は右方に偏位し，左側脳室は圧排されている．

解答
問題1　d
問題2　a
問題3　a

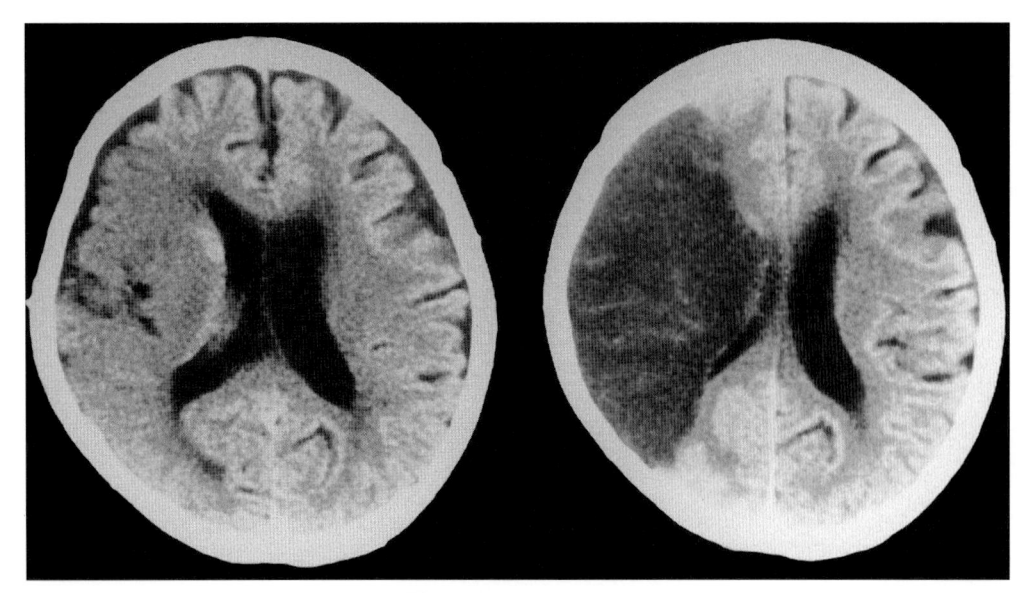

図8 early CT findings
左：右中大脳動脈の心原性塞栓例（呈示症例とは別の症例）の発症3時間後の頭部単純CT．右中大脳動脈領域に，広範な淡い低吸収域を認め，脳溝の消失もみられる．
右：発症4日目の頭部単純CT．右中大脳動脈領域全域に鮮明な低吸収域が出現し，一部出血性変化を伴っている．

レベルアップをめざす方へ

抗血栓薬以外の脳梗塞治療について

　血栓溶解療法施行例では劇的な神経症候の改善が期待されるが，実際，発症3時間以内の超急性期に血栓溶解療法を施行できる症例はごく限られており，出血性合併症も無視できないのが現状である．そこで，脳梗塞急性期の治療として，脳組織の障害軽減や機能回復に焦点をおいた脳保護薬が注目されるに至った．わが国では，世界に先がけて脳保護薬（フリーラジカルスカベンジャー）であるエダラボンが発売となった．エダラボンはフリーラジカル消去作用を有し，フリーラジカルによる脂質過酸化障害を防ぐことが報告されている．また，脳虚血や血管再開通時の脳浮腫抑制作用，組織障害保護作用ならびに遅発性神経細胞死抑制作用を示すことが報告されている．発症後72時間以内の脳梗塞急性期患者を対象としたプラセボ対照二重盲検比較試験では，発症24時間以内に投与開始できた患者群においてエダラボンによる予後の改善が示された．今後，超急性期脳梗塞治療において，抗血栓薬と脳保護薬の併用効果の検討が求められる．

●文　献●
1) Astrup J, Siesjo DK, Symon L：Thresholds in cerebral ischemia - The ischemic penumbra. Stroke 12：723 - 725, 1981
2) Mineatsu K, Yamaguchi T, Omae T：Spectacular shrinking deficit；a rapid recovery from a major hemispheric syndrome by migration of an embolus. Neurology 42：157 - 162, 1992
3) National Institute of Neurological Disorder and Stroke early rt - PA Stroke Study Group；tissue plasminogen activator for acute ischemic stroke. N Engl J Med 333：1581-1587, 1995
4) The European Cooperative Acute Stroke Study（ECASS）：Intravenous thrombolysis with recombinant tissue plasminogen activator for acute hemispheric stroke. JAMA 274：1017 - 1025, 1995
5) Okada Y, Yamaguchi T, Minematsu K, et al：Hemorrhagic transformation in cerebral embolism. Stroke 20：598 - 603, 1989

［藤本　茂／岡田　靖］

疾患 3 血栓溶解（融解）療法が有効なのはどんな場合？

問題編

症例呈示

症例：70歳 女性，右利き
主訴：右上下肢麻痺，言葉がおかしい
既往歴：高血圧，高脂血症，不整脈にて近医加療中．
現病歴：平成13年3月5日，午後4時50分頃急に右上下肢が動きにくくなり，歩行できず．理解できない言葉を喋る状態となり，発症後2時間で救急車にて当院搬送される．
身体所見：血圧152/86mmHg，脈拍64・不整．舌には萎縮，線維束攣縮認めず．軟口蓋挙上可，咽頭反射正常．頸部雑音・心雑音認めず，呼吸音清．腹部異常なし．
神経所見：意識ほぼ清明．項部硬直なし．瞳孔不同なし．対光反射正常．名前は言えるが，ボールペン，時計，魔法瓶などの物品呼称はできず．理解不能な言葉を繰り返す．復唱できず．右上下肢バレー徴候陽性．深部腱反射は右側でやや亢進．病的反射なし．感覚障害なし．
検尿・血液検査所見：異常なし．
心電図：脈拍64/分・不整，心房細動あり．ST-T変化なし．

設問

問題1 本例において認められる症候はいずれか2つ選べ．
(1) 球麻痺
(2) 仮性球麻痺
(3) 運動性失語症
(4) 感覚性失語症
(5) 運動麻痺
a (1),(2) b (1),(5) c (2),(3) d (3),(4) e (4),(5)

問題2 想定される病変部位は次のうちいずれか．
a. 前大脳動脈領域
b. 中大脳動脈領域
c. 後大脳動脈領域
d. 椎骨脳底動脈領域
e. 後下小脳動脈領域

問題3 緊急に施行された頭部単純CTを図1に示す．次に必要な検査を選べ．
(1) 頭部造影CT
(2) 頭部MRI拡散強調画像
(3) 頭部MRIアンギオグラフィー
(4) 脳血流シンチグラフィ
(5) 脳波検査
a (1),(2) b (1),(5) c (2),(3) d (3),(4) e (4),(5)

解説編

問題1，2

本症例における臨床徴候は，右不全片麻痺と言語の了解・復唱が障害されており，言葉は喋れるが理解できない感覚性失語を呈している．病変部位としては，

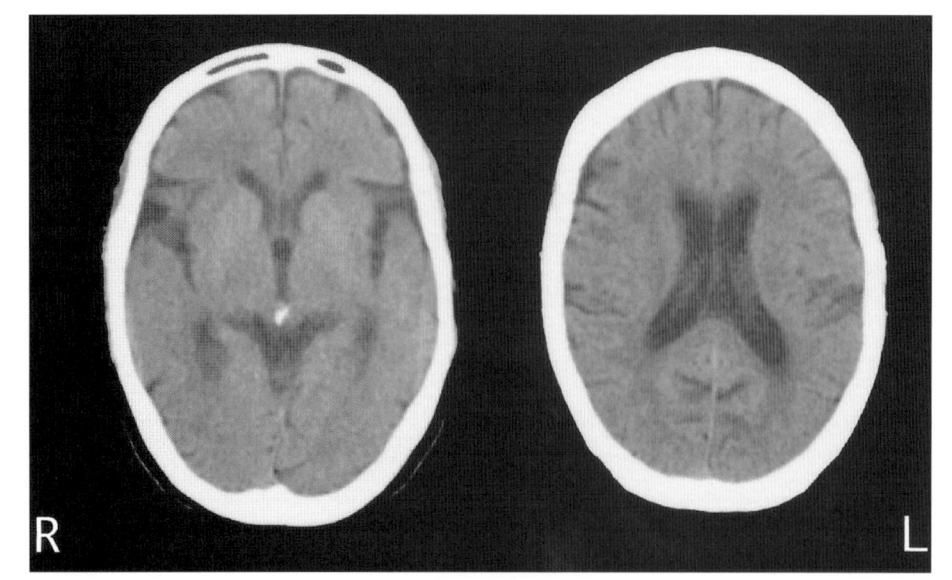

図1　来院時頭部単純CT

錐体路と側頭葉を含んだ部位の障害であり，動脈の領域としては中大脳動脈領域の病変を示唆する．球麻痺とは，延髄の病変で舌咽神経，副神経，舌下神経の両側性の障害により，発語・嚥下・咀嚼機能が侵される病態であり，筋萎縮性側索硬化症における舌萎縮，発語・嚥下障害が代表例である．仮性球麻痺とは，これらの脳神経核の上位，すなわち皮質延髄路の障害による構語・嚥下を指し，咽頭反射の減弱・消失をみる病態であり，テント上の多発性脳梗塞によることが多い．臨床現場では，失語症と球麻痺・仮性球麻痺の鑑別が重要である．

● 問題　3

本症例は心房細動を有しており，突発した神経症状より脳血管障害が疑われる．単純CTでは，脳出血，くも膜下出血は否定できる．CTでは，梗塞巣が出現するのは発症後6時間以上必要である．一方，MRIでは，近年梗塞巣の検出に敏感な拡散強調画像により，発症30分以内でも病巣が検出可能である．本例においてもCTに引き続いて緊急MRIが施行され，図2に示すように左側頭葉弁蓋部に高吸収域を検出し，脳梗塞（脳塞栓症）と診断した．同時に行ったMRアンギ

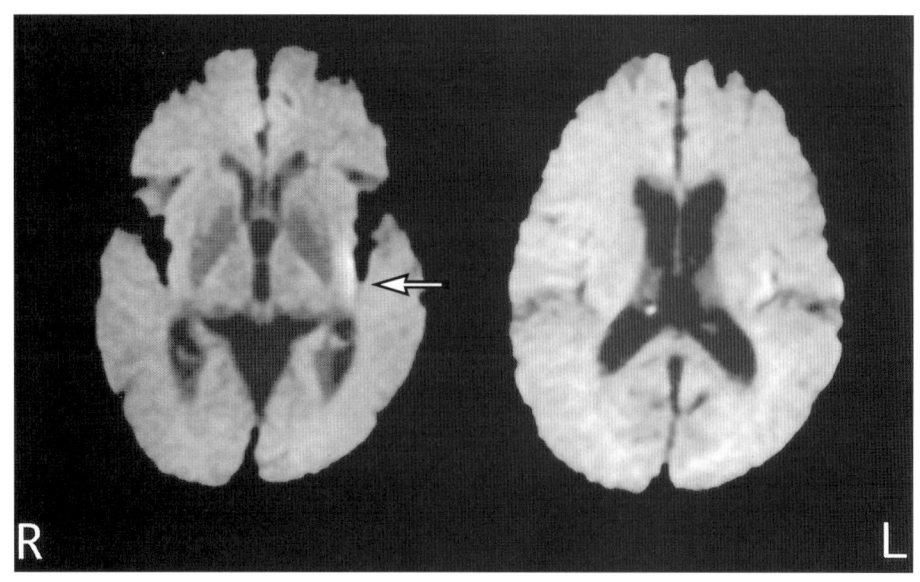

図2　MRI拡散強調画像
矢印の部分に高輝度領域を認める．

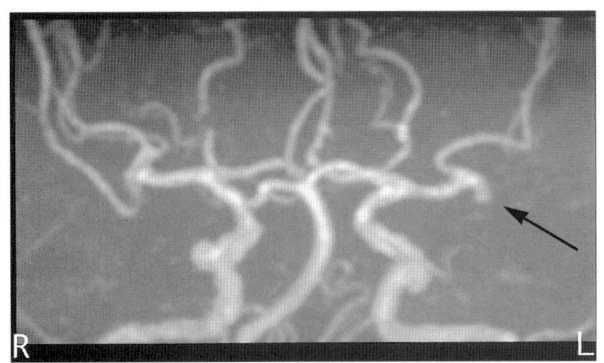

図3 頭部MRアンギオグラフィー正面像
矢印の左中大脳動脈分枝に閉塞を認める．

オグラフィーでは，図3に示すように左中大脳動脈の分枝閉塞を認めた．本例では，引き続いて，MRI造影剤を用いた灌流強調画像を撮像し，図4に示す左中大脳動脈領域後半部の低灌流を認めた．

本例における治療は以上の検査所見を踏まえ，発症2時間30分の時点で線溶療法が行われ，同日21時頃より失語は改善し，右麻痺も消失した．7日後に行われた第2回MRIでは，初回のDWI高吸収域に一致する左島回の梗塞巣のみで，病変の拡大はみられず，MRアンギオグラフィーでは，初回時みられた中大脳動脈分枝の再開通が認められた．再発防止を目的に，ワーファリンによる抗凝固療法を追加して，後遺症を残さず退院となった．

線溶療法の解説とガイドライン

脳梗塞超急性期における積極的な治療法として，脳の血管内に形成あるいは塞栓している血栓を溶かす治療，すなわち血栓溶解療法（線溶療法）が注目されている．線溶療法に用いる薬剤としては，ストレプトキナーゼ，ウロキナーゼ，プロウロキナーゼ，組織プラスミノーゲンアクチベーター（t-PA）などがあるが，最も強力な薬剤は心筋梗塞の治療にも用いられるt-PAであり，この薬剤を用いた静注法による海外での大規模二重盲験比較試験の成績を表1に示す[1]．代表的なNINDSの報告[2]では，発症3時間以内の脳梗塞超急性期におけるt-PAの投与により，24時間後の神経症状の改善では，プラセボ群と差はなかったものの，3ヵ月後の機能予後でt-PA群が優れていた．また有症候性の出血性梗塞はt-PA群で6.4％とプラセボ群の0.6％に比し有意に高率であったが，死亡率では差はみられなかった．これらの結果から，脳梗塞発症3時間以内でのt-PA静注法の有用性が示され，海外ではすでに臨床使用がなされており，わが国でも治験が行われている．

1996年AHA脳卒中評議会はt-PA使用に関する表2，3のような勧告[3]を出している．t-PA認可後に行われた調査の結果では，発症3時間以内のt-PA静注による治療は全脳梗塞の5％が対象となり，神経症状の軽い例，CT所見の異常のない例，85歳以下の例，治療開始時の血圧の高くない例で予後が良かったと報告[4]されている．病変部位に関しては，詳細な報告は少ないが，中大脳動脈の主幹部や椎骨脳底動脈系での有効例が多いと報告されているが，内頸動脈主幹での閉塞は有効性が低い．線溶療法のターゲットは，ペナンブラと呼ばれる血流低下により機能低下がみられるが，

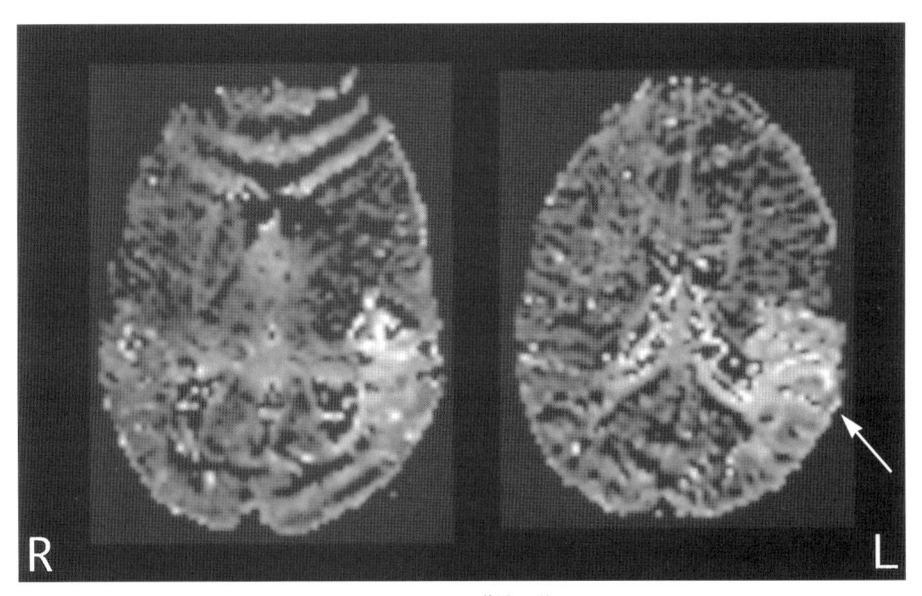

図4 MRI灌流画像
矢印の左中大脳動脈領域後半部の血流低下を認める．

表1　t-PA静注による脳梗塞線溶療法の報告

治験名	報告年	病型	投与時間	例数	結果	脳出血の頻度
JTSG	1993	脳塞栓症	6時間以内	98	有効	不変
ECASS	1995	半球性脳梗塞	6時間以内	620	一部有効	増加
NINDS	1995	脳梗塞	3時間以内	624	有効	増加
TTAISS	1998	脳梗塞	6時間以内	800	無効	不変
ECASS II	1999	半球性脳梗塞	3〜5時間	547	無効	増加
ATLANTIS	2000	脳梗塞	6時間以内	142	無効	増加

JTSG：Japanese Thrombolysis Study Group, ECASS：European Cooperative Acute Stroke Study,
NINDS：National Institute of Neurological Disorders and Stroke Group,
TTAISS：Thrombolytic Therapy in Acute Ischemic Stroke Study,
ECASS II：second European-Australasian Acute Stroke Study,
ATLANTIS：Alteplase Thrombolysis for Acute Noninterventional Therapy in Ischemic Stroke

（岡田和悟，2000[1]）より引用，一部改変）

表2　t-PA使用に関するAHA脳卒中評議会の勧告

1) t-PAによる治療は発症後3時間以内の症例に限られ，3時間以上経過した症例に対しての投与は推奨できない．発症時間の確定できない，例えば起床時に発見された症例は対象とはならない．

2) ストレプトキナーゼの静脈内投与は臨床試験以外は推奨できない．他の血栓溶解薬についても効果および安全性についての情報がなく推奨できない．

3) 血栓溶解療法は脳卒中の診断，頭部CTの読影に熟練した医師以外で行われた場合は推奨できない．頭部CTで大きな梗塞の早期所見（脳溝の圧排，mass effet，浮腫，出血）がみられれば血栓溶解療法は避けるべきである．

4) NINCDS studyでのt-PAの適応対象外となった症例を表3に示す．

5) 高血圧の厳重な管理治療が行うことができ，脳出血などに対する対応（外科的処置を含め）が十分にできる施設でなければ血栓溶解療法を行うべきでない．

6) 重症な脳梗塞患者（NIHSS≧22点）に対して，t-PA投与する場合は注意を要す．

7) 治療前に患者およびその家族にその効用と危険性（出血性合併症）を十分に説明すべきである．

梗塞には陥っていない領域を救済することにあり，本例でみられた灌流画像での低灌流領域は，拡散強調画像では検出されず，臨床症状の感覚性失語症の責任部位にあたり，線溶療法により後遺症を残さず改善がみられた．

このようにMRIを積極的に用いると拡散強調画像による梗塞巣の早期の検出とMRアンギオグラフィーによる主幹血管の閉塞や狭窄の情報が得られ，さらに灌流画像により救済しうる領域の同定も可能である．MRIを利用できない施設では，臨床症状とCT上責任病変のみられないことを念頭において線溶療法を行うが，できるだけ血管造影やCTアンギオグラフィーあるいは血流情報を加味して，判断することが望ましい．この際，表2に示した脳梗塞の初期変化（脳溝の圧排，mass effect，浮腫，出血）やearly CT findingと呼ばれるレンズ核陰影の一部欠損，不明瞭化，淡い低吸収域の出現，皮髄境界や脳溝の不明瞭化などの所見に注意する必要がある．

線溶療法における有害事象として，閉塞血管の再開通による出血性梗塞の問題があり，t-PA治療による有症候性出血性梗塞は重症例や，CT上脳浮腫やmass effectを示す例に多かったが，これらの例においても治療群は予後良好であったと報告されている．出血性梗塞の予防のためには，できるだけ発症早期のt-PA投与とともに血圧管理が重要である．AHAのガイドライン[3]では2時間以内は15分毎，6時間以内は30分毎，24時間以内は1時間毎の血圧モニターを行い，収縮期血圧180mmHg，拡張期血圧105mmHg以下の厳重な管理を推奨している．

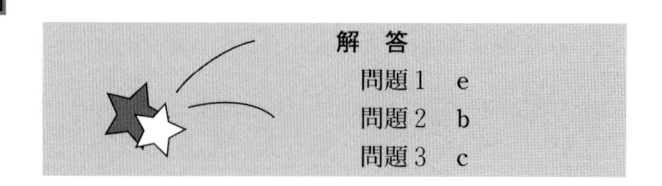

解答
問題1　e
問題2　b
問題3　c

表3　t-PA使用の対象とならない症例（NINCDS study）

1) 経口抗凝固薬の服用症例でプロトロンビン時間が15秒以上（INRが1.7以上）
2) 48時間以内にヘパリンを使用し，部分トロンボプラスチン時間が延長
3) 血小板数が10万/mm^{3}以下
4) 過去3ヵ月以内に脳卒中または頭部外傷の既往
5) 14日以内に外科的大手術を受けた症例
6) 治療前の収縮期血圧が，185mmHg以上，または拡張期血圧が110mmHg以上
7) 神経症状が急速に回復している例
8) 神経症状が運動失調症，感覚障害，構音障害，または軽度の筋力低下などのうち一つのみで軽微な例
9) 脳出血の既往のある症例
10) 血糖が50mg/dl未満または400mg/dl以上
11) 発症時にけいれんを認めた症例
12) 発症21日以内に消化管出血もしくは尿路出血を認めた症例
13) 最近の心筋梗塞の既往

レベルアップをめざす方へ

　脳梗塞の予後を改善するためには，線溶療法の対象となる症例の選択に関して，進歩の著しいMRIを用いて早期に診断し，3時間以内に線溶療法を開始できるかが一つの課題であり，さらには出血性梗塞の克服が問題となる．現在のところAHAのガイドラインを尊守して，治療に当たる必要がある．今後，線溶療法に用いる薬剤の種類，薬剤の投与法（カテーテルを用いた動脈内投与や静注法との併用など）の問題，最近認可された脳保護薬（フリーラジカルスカベンジャー）との併用療法など新しいエビデンスの蓄積が必要である．

●文　　献●

1) 岡田和悟：t-PAによる脳梗塞の線溶療法．臨床医 26：2373-2377, 2000
2) Tissue plasminogen activator for acute ischemic stroke. The National Institute of Neurological Disorders and Stroke rt-PA Stroke Study Group. N Engl J Med 333：1581-1587, 1995
3) Adams HP, Brott TG, Furlan AJ, et al：Guidelines for acute stroke；a supplement to the guidelines for the management of patients with acute ischemic stroke. A statement for healthcare professionals from a special writing group of the stroke council, American Heart Association. Stroke 27：1711-1718, 1996
4) Albers GW, Bates VE, Clark WM, et al：Intravenous tissue-type plasminogen activator for treatment of acute stroke：the Standard Treatment with Alteplase to Reverse Stroke（STARS）study. JAMA 283：1145-1150, 2000

［岡　田　和　悟］

疾患 4 急性期抗血小板・抗凝固療法は有効か？

症例と設問

症例：27歳男性，電気店勤務
主訴：右上下肢脱力
既往歴：17歳で高脂血症，20歳で高血圧症を指摘されるも放置
生活歴：飲酒・喫煙ともなし
家族歴：父親；高脂血症・高血圧症・狭心症，母親；高脂血症
現病歴：平成14年1月9日，仕事を終え17時より睡眠をとった．19時に目覚めたとき，右手足の動きが悪くなっていた．歩くとき右足をひきずってしまう．また呂律がまわらなかった．頭痛・吐気なし．20時，独歩にて当院を受診した．
身体所見：身長170cm，体重96kg，血圧210/132mmHg，脈拍70/分・整，頸部血管雑音なし，胸腹部に異常なし，アキレス腱肥厚．
神経所見：意識清明，失語などの皮質症候なし．構音障害あり．瞳孔は正円同大で対光反射・眼球運動に異常なし．顔面を含んだ右不全片麻痺あり（上下肢とも4/5）．感覚障害なし．小脳失調なし．深部腱反射は右側で亢進し，病的反射が右側で陽性．

問題1 この時点でどの疾患が最も疑われるか．
a. アテローム血栓性脳梗塞
b. ラクナ梗塞
c. 心原性脳塞栓症
d. 脳出血
e. 慢性硬膜下血腫

解説

顔面を含んだ片麻痺で，意識障害や皮質症候を伴わず，いわゆるラクナ症候群（pure motor hemiparesis）を呈していた．原因としてはラクナ梗塞が最も多いが，例外としてアテローム血栓性脳梗塞の動脈原性塞栓によ る皮質小梗塞や小さな被殻出血の場合もある．前者では頸部血管雑音，後者では頭痛の存在が参考になることもあるが，これらの鑑別には頭部CTやMRI，MRA，頸部血管エコーなどの検査が不可欠である．心原性脳塞栓症では心房細動などの基礎心疾患があり，意識障害や皮質症候を伴うことが多く，慢性硬膜下血腫では頭部外傷の既往があり，頭痛や軽度の意識障害を伴うことが多い．本例はラクナ症候群で頭痛や頸部血管雑音を伴わないことからラクナ梗塞を疑った．高血圧症の存在もラクナ梗塞として矛盾しないと考えた．

入院時の頭部CT（図1）では左放線冠前方に明瞭な低吸収域を認めた．高吸収域はみられなかった．頸部血管エコー検査には異常なく，内頸動脈や椎骨動脈の高度狭窄性病変は否定された．一般検査所見では，末梢血にてWBC 6,900/mm^3, RBC 548×10^4/mm^3, Hb 16.6g/dl, Ht 48.2％, Plt 17.9×10^4/mm^3, 生化学

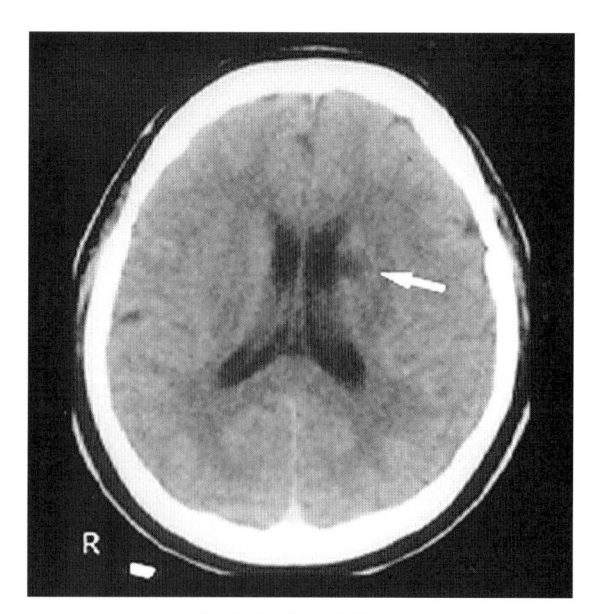

図1 入院時の頭部CT
左放線冠前方に低吸収域を認める（矢印）．その他の異常所見は指摘できなかった．

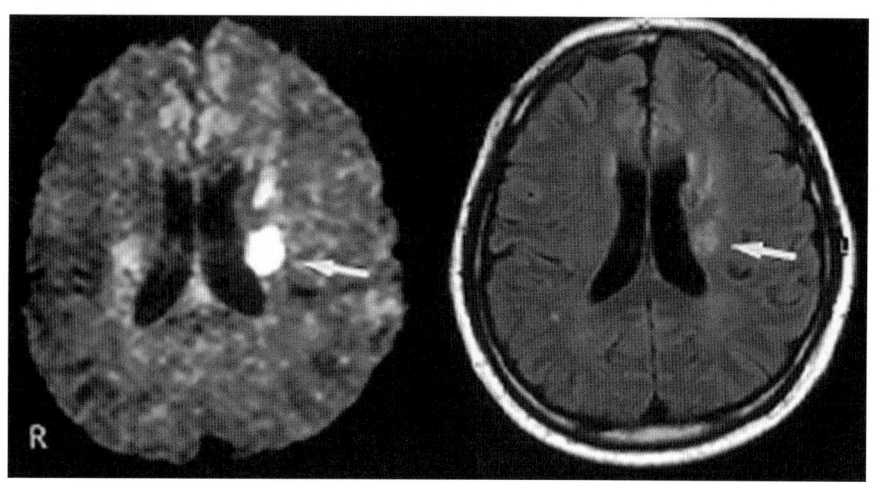

図2 入院翌日の頭部MRI（左：拡散強調画像，右：FLAIR画像）
拡散強調画像で左放線冠に高信号域が検出された（矢印）．同部はFLAIR画像で淡い高信号を呈していた（矢印）．

にて総コレステロール 438mg/dl, HDL-コレステロール 66.0mg/dl, 中性脂肪 171mg/dlであった.

問題2 この時点でどの薬物治療を考慮するか.
a. グリセロール
b. ウロキナーゼ
c. オザグレルナトリウム
d. ヘパリン
e. アルガトロバン

解　説

　CT所見から出血性病変を否定し脳梗塞と診断した．発症1時間後のCTであったため左放線冠前方の低吸収域は陳旧性病巣で，今回の責任病巣はまだ出現していないと考えられた．頭蓋内主幹脳動脈の状態は評価できていなかったが，症候やCT・頸部血管エコー所見からラクナ梗塞を疑い，治療にはオザグレルナトリウムによる抗血栓療法を選択した．しかし，著しい高コレステロール血症があり（家族性高コレステロール血症），アテロームの存在も疑っておく必要がある．

　脳梗塞の病態には血栓が重要な役割を果たしているので，急性期治療には各種の抗血栓療法が試みられている．抗血栓療法は抗凝固療法と抗血小板療法に大別される．前者の薬剤にはヘパリン（未分画ヘパリン），低分子ヘパリン，ヘパリノイド，アルガトロバンなどがあり，後者の薬剤にはアスピリンやオザグレルナトリウムがある．このうちアルガトロバンとオザグレルナトリウムは本邦で開発された薬剤であり，脳血栓症の治療によく用いられている．

　オザグレルナトリウムは選択的トロンボキサンA₂合成酵素阻害薬であり，血小板凝集促進作用のあるトロンボキサンA₂の産生を抑制し，抗血栓作用を有するプロスタサイクリンの産生を促進するという特徴をもっている．そのため動脈内血小板血栓の進展抑制と血流改善が期待される．発症5日以内の脳血栓症を対象とした臨床試験において，とくに穿通枝系脳梗塞の運動機能改善に有効であった．そのため，麻痺を伴ったラクナ梗塞でよく使用されている．80mgを電解質液または糖液に溶解し，2時間かけて1日2回，12時間毎に点滴静注するのが一般的用法である．保険適応上，最長14日間の投与が認められている．副作用として最も多いのは肝機能障害で（2.1%），出血性脳梗塞・脳出血・消化管出血・皮下出血などの出血性副作用は1.2%であった．

　一方，アルガトロバンはアンチトロンビンを介さず，直接トロンビンと結合することによって抗凝固作用を発現する選択的抗トロンビン薬である．急性期脳血栓症に対する臨床試験において有効性が証明され，発症48時間以内のラクナ梗塞を除く脳血栓症（主としてアテローム血栓性脳梗塞）の治療薬として認可された．ヘパリンと異なりアンチトロンビンを必要とせず，また抗プラスミン作用がないので出血性合併症が少ないことも特徴である．しかし，半減期が短いため安定した効果を得るためには持続点滴する必要がある．通常，はじめの2日間は60mg/日の持続点滴，その後の5日間は10mgを適当量の輸液で希釈し，3時間かけて1日2回投与する．副作用として出血性脳梗塞（0.7%），脳出血（0.1%未満），消化管出血（0.1～1%未満）が報告されている．

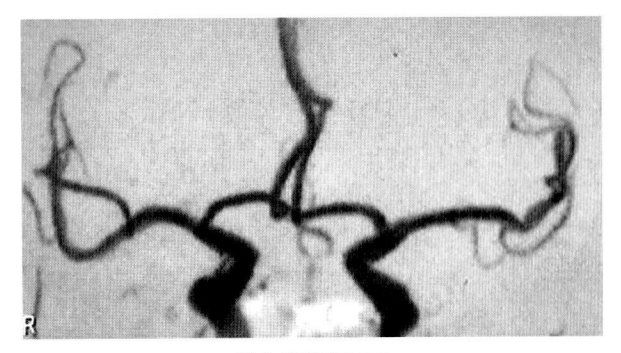

図3 頭蓋内MRA
主幹脳動脈の高度狭窄性病変は認められなかった．

入院後の経過

入院後，十分な補液を行い（2,500ml/日），オザグレルナトリウム80mgを1日2回投与した．多血症傾向であったため血液希釈・微小循環改善を目的として低分子デキストランを投与した．安静臥床とし，血圧は収縮期220mmHg以上あるいは拡張期120mmHg以上の場合に硝酸イソソルビドのテープを貼付するよう指示した．しかし翌朝，右片麻痺が進行した（上肢1/5，下肢2/5）．頭部MRIを施行したところ拡散強調画像で左放線冠に高信号域が検出され，同部はFLAIR（fluid attenuation inversion recovery）画像で淡い高信号を呈していた（図2）．梗塞巣の長径は15mmであった．頭蓋内MRAでは主幹脳動脈の高度狭窄性病変は認められなかった（図3）．

問題3　この時点で追加する治療は何か．

a. グリセロール
b. ウロキナーゼ
c. アスピリン
d. ヘパリンまたは低分子ヘパリン
e. 組織プラスミノーゲンアクチベータ

解説

ラクナ梗塞のなかには，治療開始後も神経症候が持続的に進行する例や，症候がいったん安定した後にふたたび増悪する例が少なからず存在する（progressing stroke）．こうした進行性脳梗塞の病態としては，動脈内の血小板血栓により血流うっ滞が生じ，二次的にフィブリン血栓が形成され進展し，循環不全が増悪することが想定されている．治療に関しては，少数例での検討や症例報告でヘパリン療法の有効性が示唆されているが，大規模臨床試験での有効性は証明されていない．現状では，前述した病態を想定して，抗凝固療法を追加することが一般的である．各種治療を行っても進行を阻止できない症例も存在する．

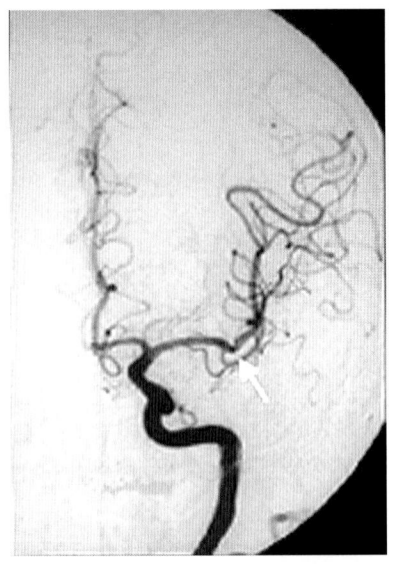

図4 脳血管撮影（左内頸動脈造影）
左中大脳動脈のM1遠位部に軽度の狭窄を認めた（矢印）．

その後の経過

低分子ヘパリン5,000単位/日の持続静注を開始した．2時間後，片麻痺は3/5に，夕方には4/5に回復した．その後，麻痺の進行はみられず，第4病日よりベッドアップを開始した．早期からリハビリテーションを施行し，片麻痺は徐々に消失した．若年性脳梗塞で家族性高コレステロール血症もあったため脳血管撮影を施行したところ，左中大脳動脈のM1遠位部に軽度の狭窄を認めた（図4）．梗塞巣の長径も15mmとlipohyalinosisによるラクナ梗塞としては大きかった．このため，本例の脳梗塞の発症機序として中大脳動脈のアテローム硬化性病変によりレンズ核線条体動脈の起始部が閉塞した可能性が推察された（branch atheromatous disease）．家族性高コレステロール血症の関与が大きいものと考えられた．

まとめ

脳梗塞急性期の抗血栓療法に関して，世界的規模の臨床試験で検討がなされた薬剤はアスピリンとヘパリンである．オザグレルナトリウムとアルガトロバンは本邦のみで世界的には評価されていない．

ヘパリンについてはInternational Stroke Trial（IST）[1]の結果，有効性は証明されなかった．この研究は病型にかかわらず脳梗塞全体を対象としているので，心原性脳塞栓症急性期などヘパリンの再発予防効果が期待される病態で有効である可能性は残されている．

アスピリンについてはISTやChinese Acute Stroke

Trial（CAST）[2]等の結果から，アスピリン160〜300mg/日の有効性が示され，発症後できるだけ早期に使用することが勧められている．これらの研究も脳梗塞全体を対象としているが，その層別解析では心房細動を有する例で無効であったと報告されている．

本邦では脳梗塞急性期の病態に応じて抗血栓薬を使い分けることが多いと思われる．一例としてラクナ梗塞（発症5日以内）にはオザグレルナトリウム，アテローム血栓性脳梗塞（発症48時間以内）にはアルガトロバン，心原性脳塞栓症では急性期再発予防を目的にヘパリンが使用される．今後，オザグレルナトリウムやアルガトロバンの有効性に関して世界的規模の臨床試験での検討が望まれる．

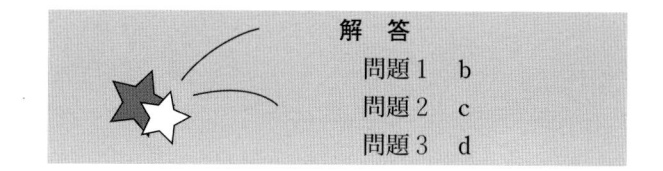

解 答
問題1　b
問題2　c
問題3　d

レベルアップをめざす方へ

1. ラクナ症候群であっても脳血管の評価を

ラクナ症候群を呈していても，本例のようにラクナ梗塞以外の病型である場合もしばしば経験される．病型によって治療や臨床経過が異なるので，ラクナ症候群であっても頭蓋外・頭蓋内脳血管の評価を行う必要がある．皮質の小梗塞である場合はもちろん，脳深部の梗塞でも径が15mmを超える場合には早急に検査を行って病型を確定することが大切である．

2. Branch atheromatous disease とは

中大脳動脈や脳底動脈において穿通動脈入口部のアテロームが原因となり，複数の穿通枝が起始部から閉塞した病態である．画像上は径が10〜30mmの梗塞巣としてみられ，giant lacuneあるいはsuper lacuneといわれる．臨床症候としては，ラクナ症候群を呈することが多い．

●文　献●

1) International Stroke Trial Collaborative Group. The International Stroke Trial (IST): A randomized trial of aspirin, subcutaneous heparin, both, or neither among 19345 patients with acute ischemic stroke. Lancet 349 : 1569-1581, 1997
2) CAST (Chinese Acute Stroke Trial) Collaborative Group. CAST: Randomized placebo-controlled trial of early aspirin use in 20000 patients with acute ischemic stroke. Lancet 349: 1641-1649, 1997

［荒川　修治／井林　雪郎］

疾患 5 危ない「めまい」を見逃すな！

問題編

● 症例呈示

症例：48歳男性．
主訴：めまい，ふらつき．
既往歴：40歳より高血圧あり放置．喫煙40本/日．
現病歴：平成12年8月16日，めまい（周囲がまわっているような感じ）が出現したが様子をみていた．翌日，起床時には，ものが二重に見えてふらついて，まっすぐ歩けず，めまいも持続していたため，朝，当院を受診した．頭痛や嘔気はなし．耳鳴りなし．
身体所見：眼瞼結膜に貧血なし．脈拍78/分，整．血圧148/98mmHg．胸腹部異常なし．
神経所見：意識清明．瞳孔は正円同大で対光反射あり．眼瞼下垂はないが眼球運動は右眼の内転は障害され（図1），左方視にて左眼に眼振を認めた．輻輳は保たれていた．構語障害なし．四肢に麻痺はなく，感覚障害なし．継ぎ足歩行拙劣．深部腱反射は正常で病的反射は認めなかった．

● 設問

問題1　問診，診察所見にて本例のめまいの原因は何が疑われるか．
a. 末梢前庭性めまい
b. 中枢性めまい
c. 心因性めまい
d. 失神性めまい
e. 頸性めまい

問題2　本例は中枢性のめまいが疑われたが，病変検出，病態把握に最も効される検査はどれか．
(1)　頭部単純CT
(2)　頭部造影CT

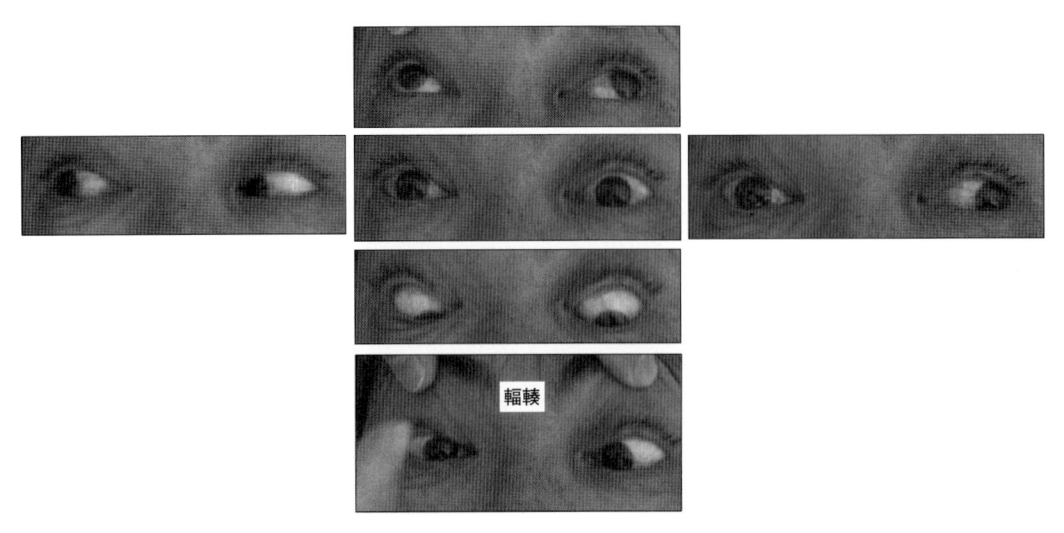

図1　症例の入院時の眼球運動
眼球運動は図のように右眼の内転障害を認めた．また，左方視にて左眼に眼振を認めたが，輻輳は保たれていた．

正誤表

	（誤）	（正）
97頁左段 下から2行目，	「図2右」	「図3左」
97頁右段 下から7行目，	「図3左」	削除
99頁左段 上から8行目，	「図3右」	削除
99頁右段 上から3行目，	「図2左」	「図3右」

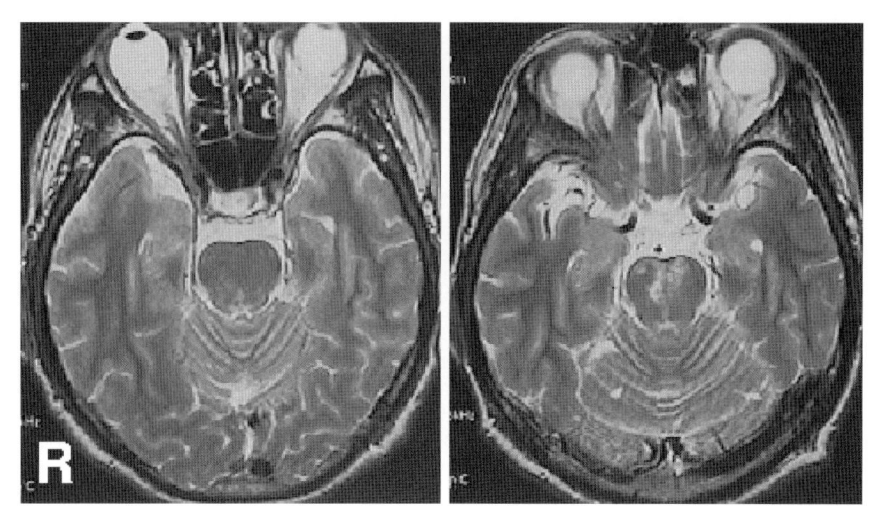

図 2
左：入院時のT₂強調画像は正常．拡散強調画像で橋被蓋に小さな高信号域を認めた．
右：治療20日後のT₂強調画像．右橋底部から一部左側にかけて虚血病変を認める．

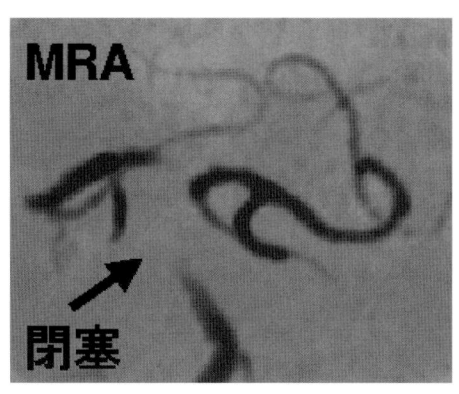

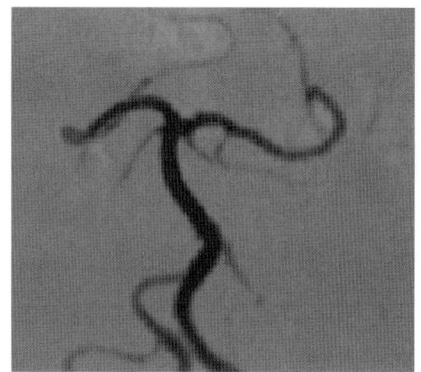

図 3
左：入院時のMRA．脳底動脈の閉塞を認める（矢印）．
右：t-PA投与後，MRAで脳底動脈の再開通を認める．

(3) 頭部MRI拡散強調画像
(4) 頭部MRangiography
(5) 脳SPECT

a (1),(2)　b (2),(3)　c (3),(4)　d (4),(5)　e (1),(5)

本例の入院後の経過

入院時の緊急頭部MRI拡散強調画像で右橋被蓋部に小高信号域を認め，MRAでは脳底動脈が途中から描出されなかった（図2右）．入院後ヘパリンの持続点滴を開始したが，入院8時間後より構音障害，左上下肢の麻痺，意識障害（JCS II-10）が出現．頭部MRI拡散強調画像を再検すると，橋部の虚血病変の拡大を認めた（図3左）．

問題3　この時点で，考慮すべき治療は何か．

a．血栓溶解療法
b．抗血小板療法
c．抗凝固療法
d．抗脳浮腫薬
e．脳保護薬

解　説　編

● 問題　1

めまいは、日常臨床で、遭遇する機会の多い主訴である．「めまいがする」と患者が訴える場合は、回転性めまい（Vertigo）、浮動性めまい（dizziness）、眼前暗黒感（black out）や立ちくらみ感（faintness）の場合があり、問診でよく確認する．めまいをきたす疾患は多岐にわたるが、回転性めまいや浮動性めまいの原因は中枢性めまいまたは、末梢前庭性めまいであることが多く、眼前暗黒感や立ちくらみ感では失神性めまいのことが多い（表1）．

本例では回転性めまいが最初の症状であり、まず第一に中枢性か末梢前庭性めまいかを鑑別する必要がある．通常は中枢性めまいは感覚障害や失調症状、運動麻痺、構語障害、脳神経障害などの神経症状を伴う．本例は神経所見で右眼の内転が障害されていた．これはMLF（内側縦束）症候群とよばれ、中脳や橋部のMLFの障害を示唆する徴候である．よって本例は神経徴候を伴っている回転性めまいであるので、容易に中枢性めまいと診断できるが、中枢性めまいのなかにはめまいやふらつきのみで、本例のような神経徴候を伴わないことがあるので、日常臨床で注意しなければならない．

また、前下小脳動脈領域の脳幹梗塞ではめまいと耳鳴り、難聴のみを呈し、臨床上、末梢前庭性めまいと鑑別が困難なことがある．教科書的には、中枢性めまいと末梢性めまいにおける性状の違いや眼振の特徴が記載されており（表2）、日常臨床ではある程度、目安にはなるが、これのみで診断してしまうことは中枢性めまいをみ過ごす危険がある．

表1　めまいをきたす疾患

末梢性前庭性
生理的（乗り物酔いなど）、前庭神経炎、迷路炎、良性頭位変換性めまいメニエール病、内耳性めまい、外傷後めまい、外リンパ瘻

中枢性
脳血管障害（小脳脳幹梗塞、小脳脳幹出血、椎骨脳底動脈系TIA）、椎骨脳底動脈循環不全、多発性硬化症、脳底動脈型片頭痛、脳腫瘍、髄膜炎

失神性
起立性低血圧（糖尿病、アミロイドーシス、特発性、Shy-Drager症候群な貧血、うっ血性心不全、心弁膜症、高度徐脈

その他
心因性、視性、頸性、薬剤の副作用など

● 問題　2

本例は上記のように臨床症状から、中枢性めまいと診断されたが、特に急激に起こっていること、片側のMLFを生じていることより、脳幹部の脳血管障害によるめまいが疑われる．確定診断には画像診断が必要

表2　末梢前庭性と中枢性めまいの臨床的な違い

	末梢性前庭性	中枢性
めまいの性状	回転性のことが多い	回転性は少ない
めまいの強さ	強い	軽いことが多い
めまいの持続時間	長くても数日	しばしば数日以上
眼振の方向	一方向性	注視方向性
自発眼振の性状	水平回旋混合性が多い	純回旋性、垂直性
固視の影響	眼振抑制	抑制なし
注視眼振	健側	患側
強くなる方向	●?	●?
蝸牛症状	伴うこと多い	伴うこと稀
中枢神経徴候	なし	あり
悪心、嘔吐	あり	ない、または軽度のことが多い

（長井　篤ほか：めまい，耳鳴り　内科診断学　pp560〜pp564より抜粋）

である．特に本例のように，めまいとMLF症候群という軽微な神経徴候であるため，脳幹の微小な病変が予想される．このような時はMRIが有用である．CTでは脳幹部の微小病変は検出しにくい．特にMRI拡散強調画像は微小な虚血病変を超急性期より検出できるため，脳梗塞診断には有用である．本例でも入院時は拡散強調画像のみで右橋被蓋部に微小虚血病変が検出された（図3右）．またMR angiography（MRA）による血管の評価も大切であり，主幹動脈の狭窄，閉塞をきたしている場合は入院時の虚血病変が小さく，症状が軽くても，病状が進行する可能性があり，注意を要する．脳幹部は椎骨脳底動脈により栄養されているため，椎骨脳底動脈のMRAが本例では必要である

問題 3

脳梗塞のなかでも特に危険なのが椎骨脳底動脈狭窄や閉塞に伴う進行性脳幹梗塞である．脳底動脈は脳幹部を中心に小脳，後頭葉，間脳を栄養する血管である．脳幹には錐体路，感覚路，脳神経核，呼吸中枢，血圧調節中枢，脳幹網様体などが存在し，脳底動脈は一本の血管で左右の脳幹に血液を供給していて，側副血行路に乏しい．そのため脳幹梗塞では，最初はめまいやふらつきだけの軽微な症状でも，段階的に神経症状が悪化し，四肢麻痺や意識障害が出現し，死にいたることもある．このような時は経静脈的，または選択的動注法による血栓溶解療法を考慮する必要がある．

組織プラスミノーゲンアクチベータ（t-PA）投与後の本症の経過

脳底動脈閉塞に伴う，進行性脳梗塞と診断し，血栓溶解療法（t-PAの経静脈的投与）を行ったところ，投与直後から意識は清明となり，麻痺も急速に改善した．その後のMRAでも再開通を確認され（図2左），後遺症なく入院20日目に独歩退院した．

まとめ

本例はめまいで発症した脳底動脈閉塞症の一例であった．先にも述べたが，脳底動脈の閉塞では最初症状が軽微でも血栓の進行とともに段階的に神経症状が悪化することがある．本例は幸いにもt-PAにて血栓が溶解でき，後遺症もなく退院できたが，血栓が溶解されなければ四肢麻痺，不可逆的な昏睡状態に陥る可能性もあった．高齢者に初発するめまいは，脳血管障害の可能性も高く注意が必要であり，頭部MRIやMRAにて，小脳脳幹部と椎骨脳底動脈を検査するべきである．

なお，t-PAは，米国では超急性期の脳梗塞の血栓溶解薬として認可されているが，現在，日本では脳梗塞に対する保険適応がないため，本例のt-PA治療は当院の高度先進医療費を用いて行った．また，t-PA使用は出血性合併症を増すため，使用時は適応をよく考慮する必要がある．

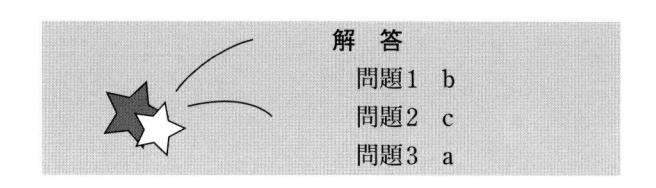

```
解 答
問題1  b
問題2  c
問題3  a
```

［高橋　一夫］

疾患 6 怖い片麻痺 — Herald hemiparesis とは何？

問題編

　脳底動脈閉塞症のなかに，初期に片麻痺を主徴とし一見テント上穿通枝梗塞との鑑別が困難な例で，短期間（多くは24時間以内）に重篤な状態に急変する症例に遭遇することがある．1988年Fisherはこの脳底動脈閉塞症に伴う一過性の片麻痺をherald hemiparesisと呼んで臨床上の注意を喚起した．われわれの経験したherald hemiparesisを呈した脳底動脈血栓症の2症例を提示し，herald hemiparesisについて概説する．

症例呈示

　症例1：58歳男性．1999年3月31日夜0時トイレに行ったときに右上下肢の脱力に気づき，翌朝近医受診後当院へ紹介となった．意識は清明，脳神経麻痺は認めず，構音障害と右不全片麻痺を認めたが歩行は可能であった．紹介医のMRA検査で左中大脳動脈狭窄が示唆され，左中大脳穿通枝領域のアテローム血栓性梗塞としてアルガトロバン投与を開始した．入院日18時頃，急に意識障害（Japan Coma Scale：II-20），発語不能，右片麻痺の増悪が出現した．緊急脳血管撮影を施行したところ，左中大脳動脈（M2）狭窄と前下小脳動脈分岐直後での脳底動脈閉塞を認めた．脳底動脈閉塞に対して超選択的血栓溶解療法（ウロキナーゼ36万単位）を施行したが再開通はできなかった（図1，2）．

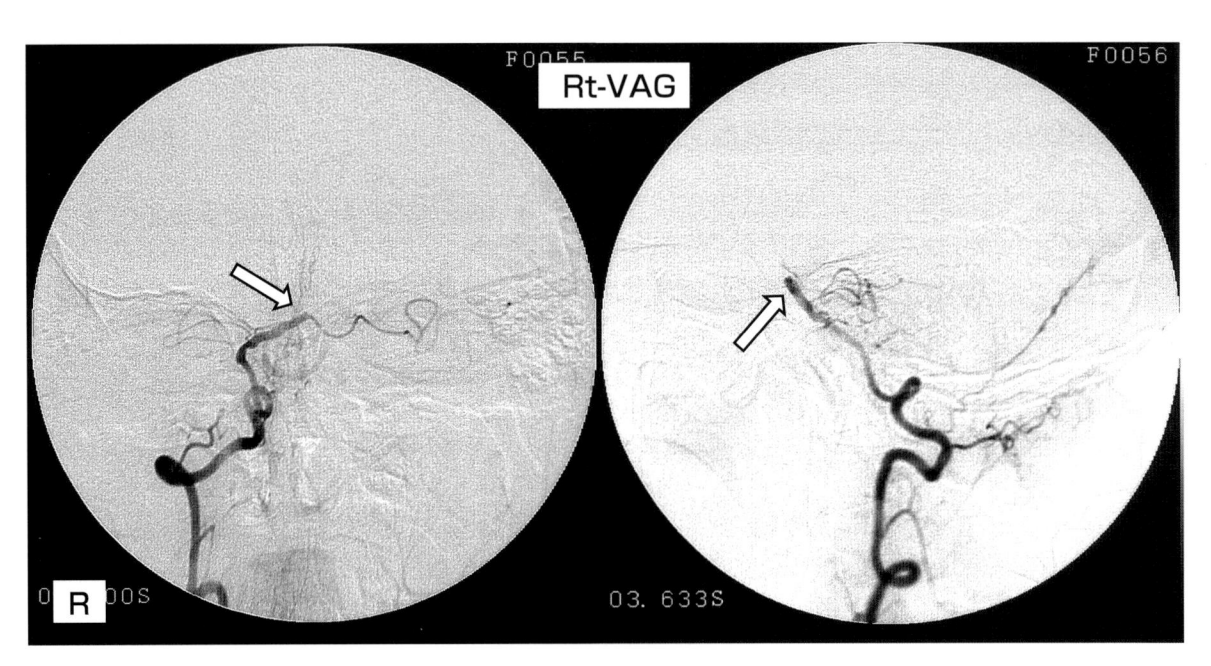

図1　症例1　右椎骨動脈撮影（左：正面像，右：側面像）
脳底動脈は前下小脳動脈分岐直後で閉塞していた．

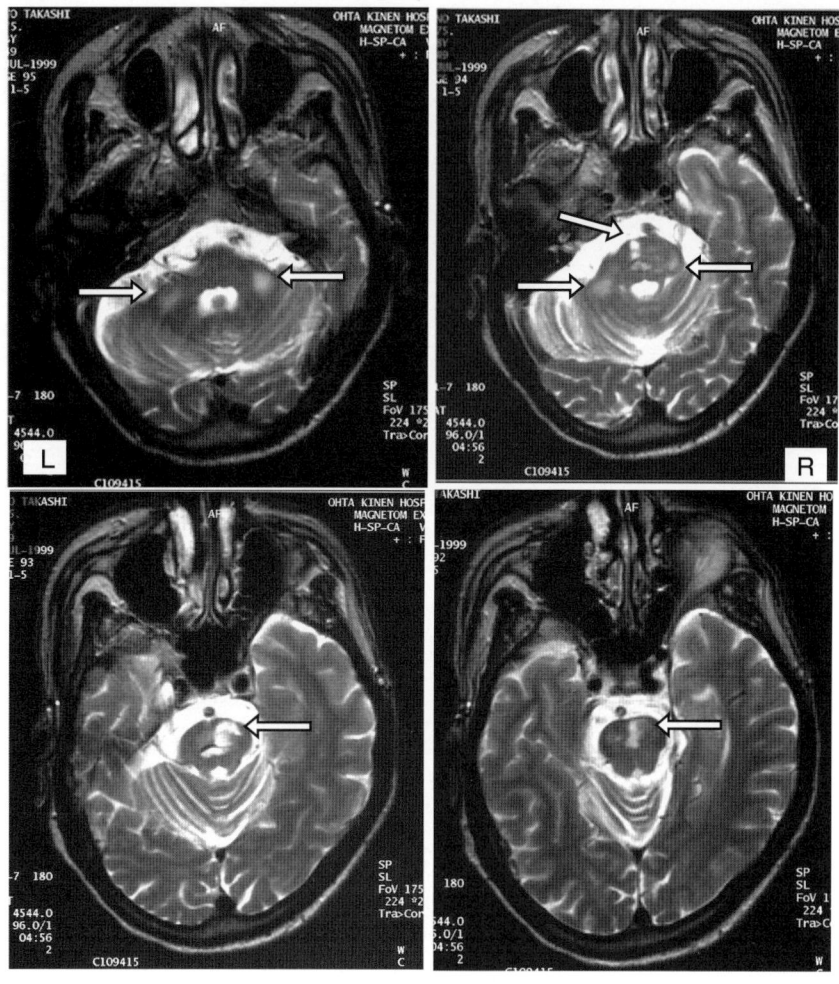

図2 症例1 頭部MRI
橋腹側や両小脳脚を中心に梗塞巣を認めた．

症例2：81歳 女性．2001年1月13日昼過ぎに左半身のしびれが出現し，持続するために19時頃当院を受診した．意識は清明，脳神経麻痺は認めず，構音障害，左不全片麻痺，左半身のしびれを認めたが歩行は可能であった．穿通枝領域の脳梗塞としてオザグレル投与を開始したが19時40分頃急に意識障害（JCS：II-10），発語不能，右片麻痺が出現した．舌根沈下による呼吸障害，ocular bobbingを伴っており脳底動脈閉塞が示唆された．CT検査で出血がないことを確認後，ウロキナーゼ24万単位点滴静注による血栓溶解療法を行いつつ，MRA（Magnetic resonance angiography）検査を行い，脳底動脈閉塞が確認された（図3）．

設 問

問題1 臨床的に通常の中大脳動脈系の穿通枝梗塞と鑑別する際に特に留意すべき症状および徴候はなにか．

(1) 高度な構音障害
(2) ミオクローヌス様不随意運動
(3) 感覚障害
(4) 四肢の異常肢位
(5) 嚥下障害

a (1), (2), (3)　b (1), (2), (4)　c (1), (4), (5)
d (2), (3), (4)　e (3), (4), (5)

問題2 本例の急性期に病態把握に簡便で有用と考えられる検査はどれか．

(1) 頭部CT
(2) 頭部MRI
(3) 頭部MRA（Magnetic resonance angiography）
(4) 頭頸部超音波検査
(5) 脳SPECT

a (1), (2)　b (1), (5)　c (2), (3)　d (3), (4)　e (4), (5)

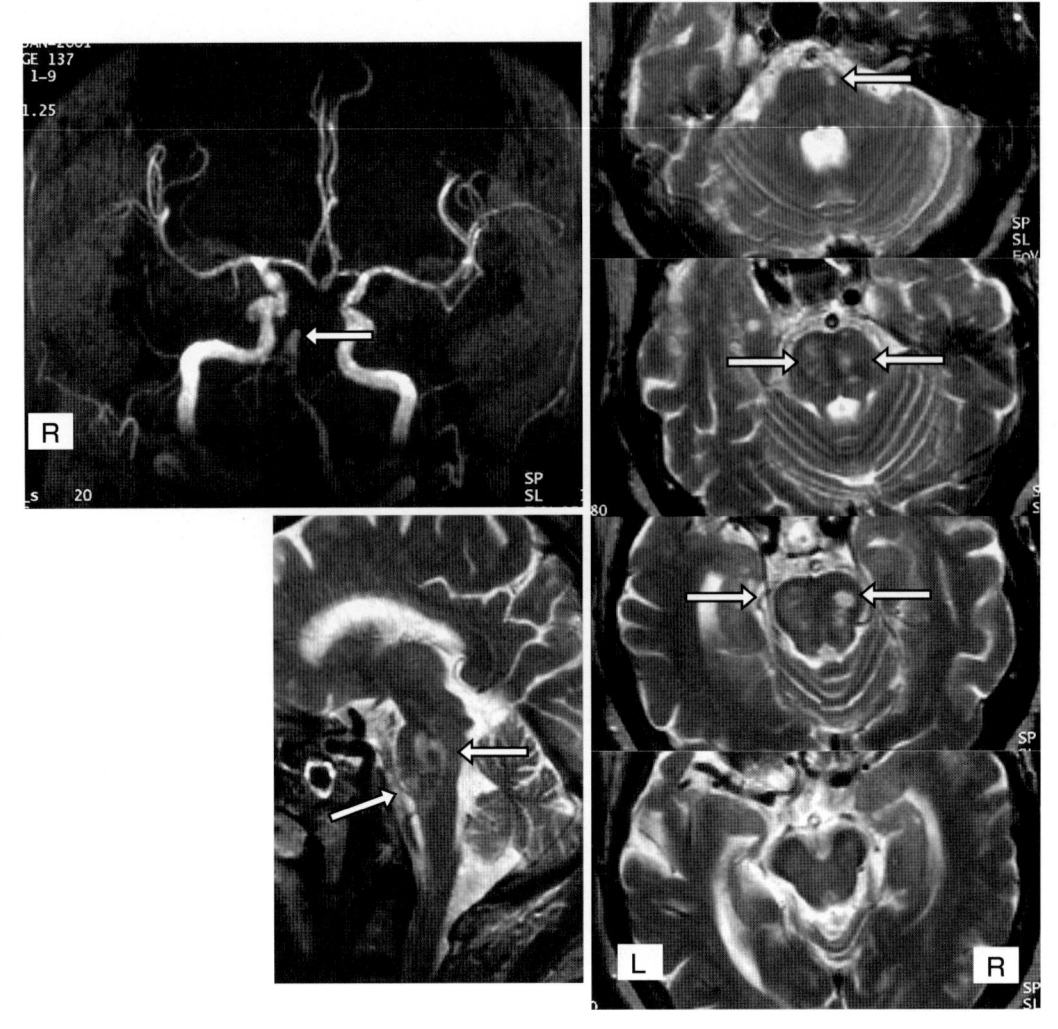

図3　症例2　頭部MRAおよび頭部MRI
MRA（左）で脳底動脈は閉塞しており，MRI（中下および右）で両側橋に梗塞巣を認めた．

解説編

Herald hemiparesisおよび問題の解説

Fisherは1988年脳底動脈血栓症の初期に一過性片麻痺を呈した5例を"The 'herald hemiparesis' of basilar artery occlusion"と題して報告した（Arch Neurol 45(12):1301-1303, 1988）．Fisherの報告した"herald hemiparesis"5例中4例は24時間以内に片麻痺が四肢麻痺に増悪した．Fisherはherald hemiparesisの早期診断において構音障害が高度であること，四肢の異常肢位，ミオクローヌス様の不随意運動を伴うことに留意することを指摘している．その他には軽微な脳幹徴候，数日から数週間前に先行する一過性脳虚血発作によるvertigo，dizziness，diplopia，（ときに交代性に出現する）hemiplegiaに留意することが重要である．

われわれの経験した2症例を要約すると，症例1（58歳，男性）は前駆症状として一過性めまいがあり，初発症状は右上下肢脱力，構音障害で独歩で来院した．入院時，意識清明，脳神経麻痺（−），異常運動（−）で，中大脳動脈穿通枝領域梗塞としてアルガトロバン治療開始したが，約18時間後意識障害を伴う右片麻痺増悪，発語不能に急変した．症例2（81歳，女性）は前駆症状として数回一過性左下肢の脱力があり，初発症状は左上下肢脱力，構音障害，左半身しびれで独歩で来院した．入院時，意識清明，脳神経麻痺（−），異常運動（−）で，テント上穿通枝梗塞としてオザグ

レル治療開始したが，約19時間後意識障害を伴う四肢麻痺，発語不能に急変した．

最後に，脳底動脈閉塞症では初期に一過性片麻痺で発症し，24時間以内に意識障害を伴う四肢麻痺に急変する例がある．脳幹徴候を認めない例ではテント上梗塞との鑑別が困難だが，臨床上，高度な構音障害，四肢のミオクローヌス様不随意運動や異常肢位などに注意を要する．また，病態の把握には頭頸部超音波検査やMRAなど非信襲的な方法で主幹動脈病変のチェックを準緊急的に施行することが好ましい．

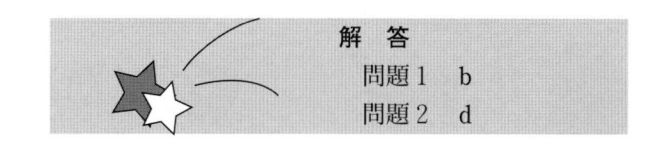

解 答
問題1　b
問題2　d

レベルアップをめざす方へ

一見軽症に思える症例のなかに潜む重症例を見逃すな！

　　急性期虚血性脳卒中診療では，初診時一見軽症に思える症例のなかに潜む重症例を見逃すことなく，いかに早期から病態を適切に把握して実際の治療を進めていくことが重要である．重症例は誰が診療しても重症であることは一目瞭然である．一見軽症のように見える症例こそ油断大敵である．本例のような椎骨脳底動脈の高度狭窄病変の他には内頸動脈起始部の高度狭窄に伴う動脈原性脳塞栓や静脈系では上矢状静脈洞など静脈洞閉塞などでは注意が必要である．

　　日常診療の基本は問診および詳細な診察による臨床的は判断が最も重要なことはいうまでもない．一方，実際の救急診療を含めた急性期脳卒中診療では問診および診察をいかに短時間に終了し，可能な限り早く治療を開始することの重要性が強調されている．したがって，実際の急性期脳卒中診療ではポイントをおさえた問診および診察に引き続き頭頸部超音波検査やMRAによる主幹動脈病変の検索や血行動態を評価把握することが不可欠である．

●文　献●

1) Fishe CM : The herald hemiparesis of basilar artery occlusion. Arch Neurol 45 : 1301-1303, 1988
2) 三輪英人，平沢基之，吉野英夫ら：片麻痺で発症し重症化した脳底動脈血栓症－Herald hemiparesisの2例－．脳と神経 44：49-52, 1992
3) Montaner J, Molina C, Alvarez-Sabin J, et al : Herald hemiparesis of basilar artery occlusion : early recognition by transcranial Doppler ultrasound. Eur J Neurol 7 : 91-93, 2000

［高松　和弘］

疾患 7 半側空間無視と半盲は違う

問題編

● 症例呈示

症例：59歳男性，右手利き
主訴：左上下肢の脱力，しびれ感
既往歴：35歳頃より高血圧を指摘され，40歳頃より降圧薬を服用しているが，血圧コントロールは不良．
現病歴・経過：平成13年9月4日朝，左上下肢の脱力のため起き上がれないところを家族に発見され入院．神経学的には，軽度の意識障害，左不全片麻痺，左半身感覚障害を認めた．MRI，T₂強調画像で，既に右中大脳動脈後方領域の脳梗塞が描出された．第3病日には，ほぼ意識清明となったが，ベッドの左側から呼びかけると右側を探し，相手を見つけられなかった．発症10日後には，座位で食事摂取可能となったが，トレイ上の左側の皿を食べ残した．

リハビリテーション経過：発症2週後には，訓練室でのつかまり立ちが可能となったが，車椅子とベッドの移乗において，左ブレーキのかけ忘れが目立った．1ヵ月時点でも移乗時の監視が続いたが，一人で実施しようとして転倒する事故も発生した．車椅子駆動時，左側の物にぶつかり，進行方向左側に自室があると見つからず行き過ぎることがしばしばであった．3ヵ月の入院期間において，患側下肢の支持性は歩行に十分となったが，監視を解除できず歩行・日常生活活動の自立に至らなかった．

● 設問

問題1 本例における一側のものを見落とす症状はどれか．
a．視覚消去現象
b．半側空間無視
c．半側身体失認
d．病態失認
e．運動無視

問題2 本例の視野検査所見として考えにくいのはどれか．
(1) 正常視野
(2) 左下四分盲
(3) 左同名半盲
(4) 傍中心暗点
(5) 両耳側半盲
a (1),(2)　b (2),(3)　c (3),(4)　d (4),(5)　e (1),(5)

問題3 本例に実施するのが適当な検査はどれか．
(1) 線分二等分試験
(2) 線分抹消試験
(3) 模写試験
(4) 物品呼称検査
(5) 色覚検査
a (1),(2),(3)　b (1),(2),(5)　c (1),(4),(5)
d (2),(3),(4)　e (4),(5),(6)

表1 右大脳半球損傷による高次脳機能障害

半側空間無視	解説参照
片麻痺に対する病態失認	片麻痺があることに気づかず,訴えない.また,質問しても否認する.おもに急性期に見られる.
自己身体に対する無視	指示に応じて患側の身体部位を指し示すことができない症状.急性期にみられ,慢性期には半側空間無視はあっても身体に対する無視はまれ.
着衣失行	衣服を着られない症状で,運動・感覚障害では説明できないものをいう.
地誌的見当識障害	見渡すことができる範囲を超えて移動することが障害される症状.半側空間無視,痴呆,健忘など,他の高次脳機能障害で説明できる場合を除く.
相貌失認	おもに熟知相貌の認知が障害された病態.

なお,構成障害は,右半球損傷では半側空間無視に伴うものが多く見られるが,左半球損傷でも起こる.

解説編

右半球損傷後に起こる高次脳機能障害

脳血管障害などにより右半球が損傷されると表1に示したいわゆる「右半球症状」が起こる.なかでも,左半側空間無視は,急性期の右半球脳血管障害患者の約4割に認められ,回復期のリハビリテーション病棟入院患者においても同程度の頻度である.

半側空間無視

1.症候概念

半側空間無視は,大脳半球病巣の対側の刺激を発見し,応答・反応することの障害と定義される[1].基本的に視線や頭部を自由に動かして良い状況で見られる症状である.すなわち,一点を見つめた視野検査における同名半盲とは異なる.半側空間無視は,半盲の有無とは独立して生じる.視野所見は,問題2の回答肢にある正常視野,左下四分盲,左同名半盲のいずれの場合もあり得る.ただし,正常視野といっても,右または左一側の刺激検出は可能でも,両側同時刺激では左側の検出ができない「視覚消去現象」がみられることが多い.後述する病巣部位との関係で左上四分盲はみかけない.一方,後頭葉の一次視覚野損傷による半盲の場合など,半側空間無視を示さない左視野障害患者も少なくない.

2.責任病巣

右大脳半球の損傷であれば,ほとんどどこでも半側空間無視が起こりうると考えて患者を診察することが重要である.最も重要と考えられるのは,右側頭−頭頂−後頭接合部または下頭頂小葉を中心とする病巣(図1a)である.本例の病巣はこれに近いが,深部白質で錐体路に及んでいた.下頭頂小葉は中大脳動脈領域後部の脳梗塞で損傷されるが,同領域全体に及ぶ脳梗塞(図1b)のほうが重度かつ持続性の半側空間無視を生じやすい.また,前頭葉にほぼ限局した病巣(図1c),後大脳動脈領域梗塞で視床後部の穿通枝領域の梗塞を伴った場合(図1d),内包後脚・外側膝状体・視放線起始部を損傷する前脈絡叢動脈領域脳梗塞(図1e)でも起こりうる.さらに,被殻出血や視床出血で血腫量が大きい場合に半側空間無視が起こる.

左半球損傷でも,頻度は少ないが急性期に右半側空間無視がみられることがある.しかし,多発性脳梗塞や脳萎縮がない場合には,通常,軽度であり慢性期まで残ることは少ない.

3.症状

急性期ならびに回復期の病棟やリハビリテーション

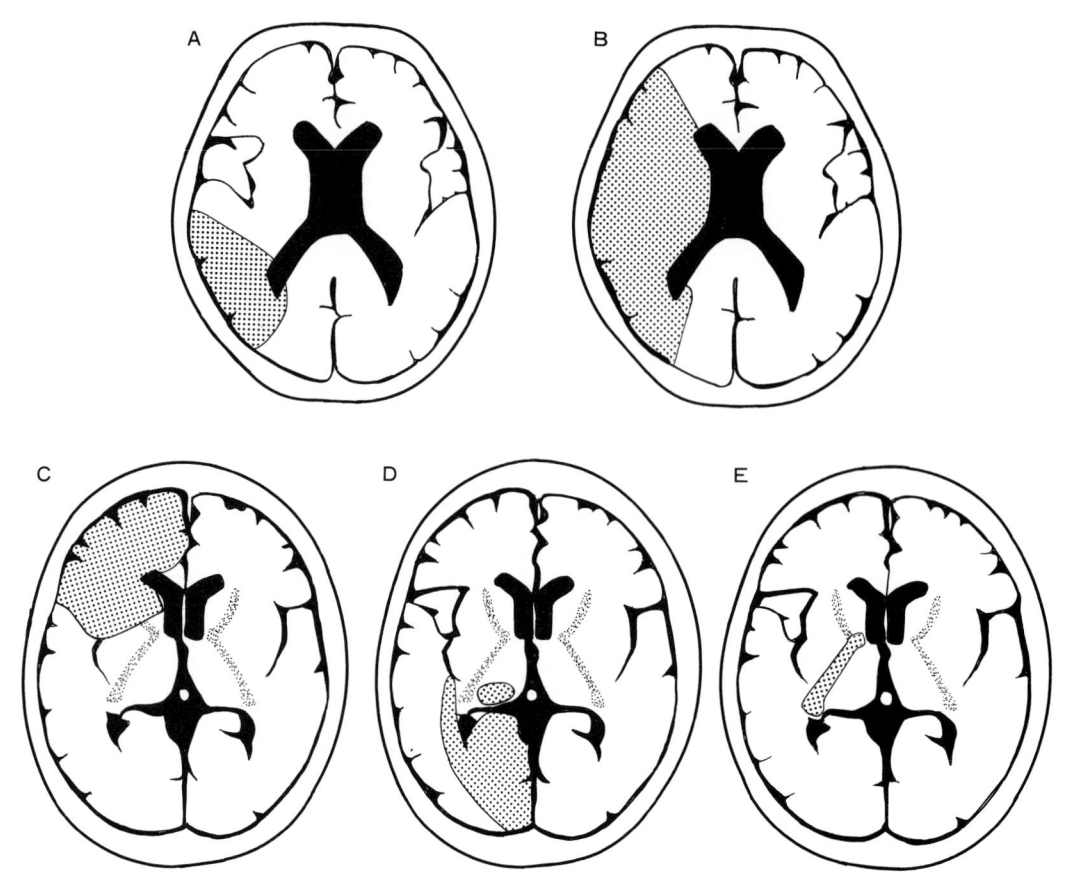

図1 半側空間無視を生じる病巣（図の左が右半球，薄い灰色は内包）
a：右側頭－頭頂－後頭接合部または下頭頂小葉病巣
b：中大脳動脈領域脳梗塞
c：前頭葉病巣
d：後大脳動脈領域梗塞で視床後部の穿通枝領域の梗塞を伴う病巣
e：前脈絡叢動脈領域脳梗塞

における典型的半側空間無視症状は，症例に呈示したとおりである．もう一度，読み返して頭に入れて頂きたい．半側空間無視は，それによって生じる問題点に対して患者が無関心であり，病識が乏しいのが特徴である．左を無視する症状は，ほとんどあらゆる場面で問題となる．着衣においても，左側の袖が通っていなかったり，裾がはみ出したりしていても平気でいる．また，男性では左側のひげの剃り残しもみられる．半側空間無視の重症度はさまざまであるが，軽度であっても患者の行動範囲が拡大すると，問題点や危険が表面化しやすいので慎重な評価・検査が欠かせない．半側空間無視は，左片麻痺とともに起こることが多いが，運動麻痺がない例もある．この場合には，転倒の危険はあまりないが，移動能力が高いだけに外出時の事故や道に迷う症状に注意が必要である．

4．検査・評価

半側空間無視の古典的かつ確立された検査法は，抹消試験，線分二等分試験，模写試験，描画試験である．これらを網羅し，検査用紙を統一し，正常値を明らかにしたものとして，BIT行動性無視検査日本版[2]がある．

抹消試験は，紙面上に散在する標的のすべてに印を付けるものである．このうち，短い線分をその傾きによらず，すべてチェックするのが線分抹消試験である．BITでは，印の付け方を示す中央の4本と標的36本からなるAlbertの用紙が採用されており，2本見落とせば異常である（図2a）．複数の刺激のなかから標的のみに印を付ける選択的抹消試験としては，星印抹消試験（図2b）などがある．いずれの場合でも，リハビリテーションにより代償的左方探索が獲得されていない段階では，検査用紙の左側に見落としが目立つ．

線分二等分試験は，水平な20cm位の線分を呈示し，目分量で真中と思うところに印を付けてもらう．右方へ1cm以上二等分点がずれれば，左半側空間無視ありと判断できる．BITでは，3本の線分が右上，中央，

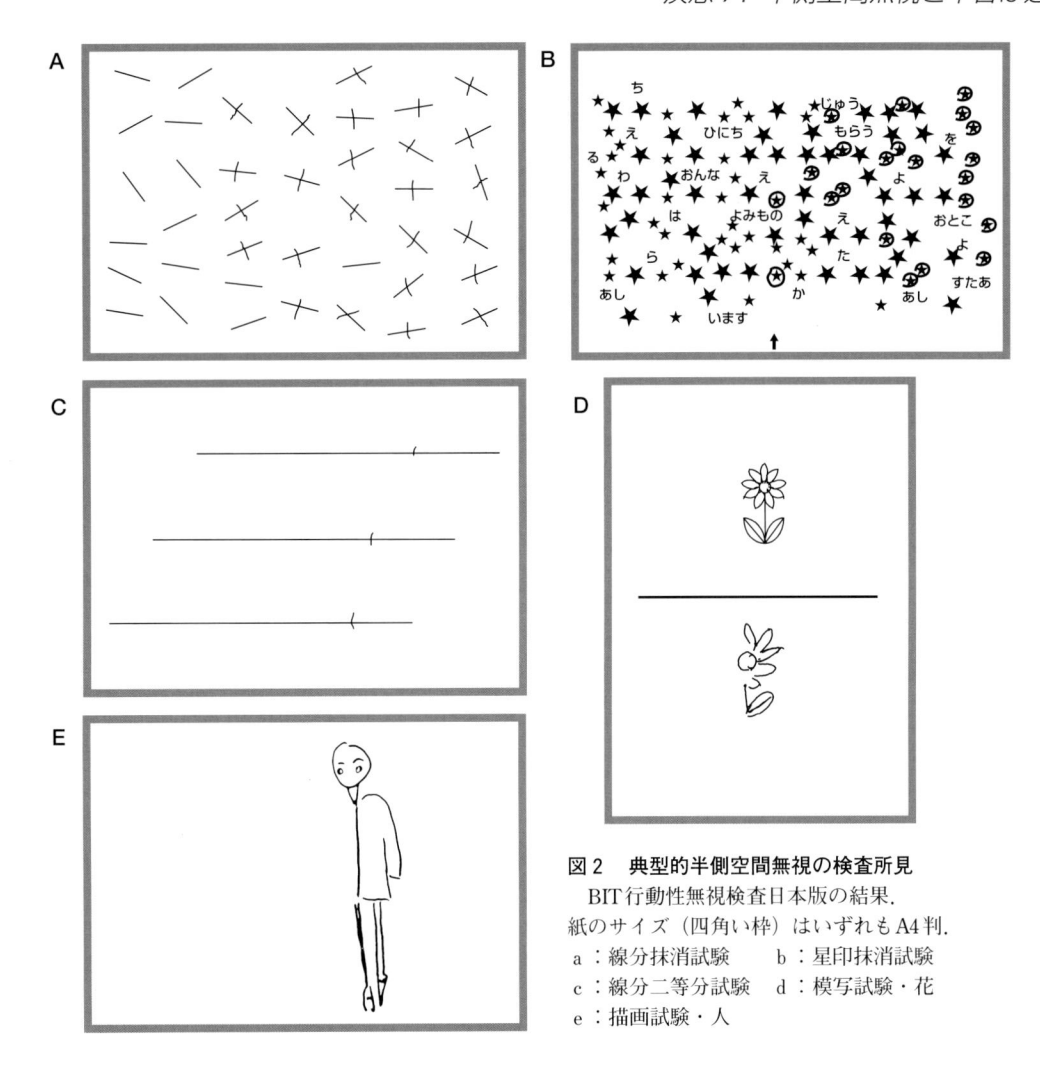

図2 典型的半側空間無視の検査所見
BIT行動性無視検査日本版の結果.
紙のサイズ（四角い枠）はいずれもA4判.
　a：線分抹消試験　　b：星印抹消試験
　c：線分二等分試験　d：模写試験・花
　e：描画試験・人

左下に印刷された検査用紙（図2c）を用いる．この方法は，線分配置が二等分に影響を与える可能性があるが，半側空間無視の検出率は高い．臥床した状態で行う場合には，30cm位の長さの紐または聴診器の管などを水平に呈示し，左右の真中をつかむように指示して右側に偏れば，半側空間無視ありと診断できる．

模写試験の手本としては，ヒマワリのような花（欧米ではdaisy）の絵が良く用いられる．手本の下の紙または余白に同じように描き写してもらうと，典型的には左半分を描き落とす（図2d）．また，左側一部の脱落程度のこともあり，左側の花弁と花弁の間に明らかな隙間ができれば半側空間無視ありと判断できる．この他，BITでは，星，家，3つの図形の模写がある．

描画試験は，描く対象を口頭で指示して患者の記憶イメージに基づいて描画を行うものである．人（立っている人の正面像）を描いてもらうことが多い（図2e）．花の絵のように，右半分の絵となることは少ないが，右手・足，右耳など，向かって左側の脱落や不十分な描画が生じる．BITでは，このほか，時計の文字盤と羽を広げた蝶々の描画を採用している．なお，時計の文字盤は，言語性知能が良好に保たれた患者では，半側空間無視があっても，12→6→3→9のような順で基準となる時刻を配置して，さらに残りを埋める方法で描けてしまうことが少なくない．この際，7，8，10，11時またはその一部が脱落した場合は半側空間無視と言える．一方，12，1，2，3…の順に右回りで間を詰めて記入し左側に余白を残す所見は，全般的知能低下がある場合にみられ，他の検査と合わせて半側空間無視の診断をする必要がある．

半側空間無視は，必ずしもすべての検査に症状が現れるとは限らず，1つでも所見があれば無視ありと診断して良い．一方，検査に明らかな所見がない場合でも，右半球損傷患者で無視なしと断定することはなかなか難しい．そこで，日常生活，移動場面，訓練場面などを注意深く観察すること，医療スタッフや介護者にも半側空間無視について指導を行って見守るようにすることも重要である．

5．対応とリハビリテーション

　急性期には，左側を向くことが困難な場合もあるので，右側から家族や医療スタッフが視線を合わせてコミュニケーションを取れるようにする．座位がとれるようになったら，食事などの場面を利用して，症状の観察と左側の見落としに対するフィードバックを行う．患者は，病識が乏しいので見落としが生じたらすぐに指摘する．この段階では，検者の指を追ったり，口頭指示に従ってある程度左側に視線を向けられることが多い．なお，半側空間無視のない左同名半盲患者は，急性期の一時期を除いて，左方への代償性眼球運動が自発的に生じる．半側空間無視患者では，左を見るといっても「主観的な左」にとどまりやすく，食事のトレイの左側など基準となるところに目印を付ける必要もある．立位をとれるようになり，車椅子を利用し始めると移乗時の危険が生じることは，症例にも記載した．左ブレーキのかけ忘れや，フットレストからの足の下ろし忘れに十分注意しないと転倒事故を起こす．「右，左」と声を出して確認させる方法が有効なこともある．訓練室で車椅子とベッドの移乗が上手にできるようになっても，病棟ではこのような確認を怠ることも多く，移乗時の監視を解除するには慎重を要する．

　作業療法などにおける訓練としては，まず，テーブル上に配置した対象物を見つける探索を実施する．この際，患者は右側のものに注意を引かれやすいので，最初は見つけたものを片付けて，見えなくする工夫も必要である．見落としのフィードバックを随時行って病識を促すこと，左側の目印を利用することは前述のとおりである．慢性期まで残存した半側空間無視の消失は難しく，代償的方略の獲得によって症状が改善する．探索的課題の訓練も重要であるが，日常生活活動を高めるには，より日常場面に促した訓練が重要である．とくに帰宅後の生活空間・範囲の想定，患者の必要性や嗜好に合わせた具体的な訓練を重視する．たとえば，読書の希望があれば，半側空間無視による読み落としや改行の誤りを減らすように，目印の設定，指でなぞるなどの工夫を行う．

6．退院後の問題点と指導

　入院中に問題が少なくなっていても，退院後に自宅や周囲の環境に十分に慣れるまでは，無視症状が顕在化することがある．上述のような半側空間無視症状とそれによって生じうる危険などについて，家族，介護者に十分説明しておくことが重要である．また，安全が確認できるまで監視を怠らないように指導する．とくに自動車については，軽度でも半側空間無視が残った場合には，運転しないように家族と本人に指導する．

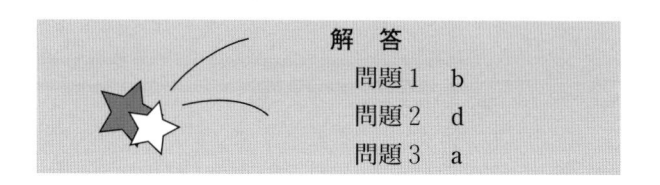

解　答
問題1　b
問題2　d
問題3　a

【問題1，2】
　半側空間無視患者の視野については解説に記した．誤答の傍中心暗点のうち，同名性（両眼の視野障害がほぼ同等）のものは主に後頭葉の損傷で起こる．また，両耳側半盲は，下垂体腫瘍など視交叉中央部の圧迫で起こりやすい．

【問題3】
　半側空間無視患者は，注意を向けた対象の認知は保たれており，花の絵を見れば，例えばヒマワリなどと正しく答えられる．半分の花とは決して言わない．したがって，物品呼称検査は通常実施しない．また，色覚が大脳病巣で障害されるのは，側頭－後頭葉の下面が両側性に損傷された場合である．

●文　献
1) Heilman KM, Watson RT, Valenstein E : Neglect and related disorders : Clinical Neuropsychology (Eds, Heilman KM, Valenstein E), 3rd ed, pp279-336, Oxford University Press, New York, 1993
2) 石合純夫：BIT行動性無視検査日本版．新興医学出版社，1999

［石合　純夫］

疾患 8 危ないしびれを見逃すな！

問題編

◎ 症例呈示

症例：82歳女性．
主訴：口唇，右手のしびれ．
既往歴：高血圧
現病歴：某月某日，午前10時半より口唇のしびれ，右手のしびれ及び使いにくさが出現して当院を受診した．
一般理学的所見：血圧が190/95mmHgである以外は特記すべき所見なし．
神経学的所見：意識レベルは清明，口唇，右半身の異常知覚を認めたが筋力低下は認めなかった．四肢の深部腱反射は正常で，病的反射を認めなかった．
受診後直ちに行った頭部CT検査では，異常所見を認めなかった．

◎ 設問

問題1 問診，診察所見で本症のしびれの原因は何が最も疑われるか．
a. 末梢神経障害
b. 後根障害
c. 脊髄・脊椎障害
d. 中枢神経障害
e. 心因性

問題2 手口感覚症候群の責任病巣になりうる部位は次のうちどれか．
(1) 頭頂葉
(2) 後頭葉
(3) 被殻
(4) 視床
(5) 橋
a (1),(2),(3)　b (1),(2),(5)　c (1),(4),(5)
d (2),(3),(4)　e (3),(4),(5)

問題3 本症例に直ちに行うべき治療として適切でないと考えられるものは次のどれか．
a. 抗凝固あるいは抗血小板剤の投与
b. 脳保護剤（フリーラジカルスカベンジャー）の投与
c. 降圧剤の投与
d. 抗脳浮腫剤の投与
e. 酸素の投与

問題4 中枢性のしびれ，疼痛に対して有効でないと考えられる薬剤はどれか．
a. 抗うつ薬
b. 抗痙攣薬
c. 抗不整脈薬
d. 利尿薬
e. ドパミン作動薬

解説編

問題 1

「しびれ」は日常診療において最も良く遭遇する訴えの一つである．しかし一口にしびれといっても，ビリビリする異常知覚，感覚が分からなくなる感覚鈍麻・脱失，両者の混在など多彩であり，原因となる疾患も多岐にわたるため，診断は必ずしも容易ではないことが多い．表1に病巣部位別にしびれをきたす疾患についてまとめた．

本症例においては，発症は突然で，右手だけでなく，口唇にもしびれがみられること（手口感覚症候群），高血圧以外の既往歴もないことなどから病巣部位としてはまず中枢神経を考慮すべきと思われる．受診時，直ちに頭部CT検査を行ったが，出血性の病巣は認めず，責任病巣を特定し得なかったため頭部MRI，MRA検査を行った．

表1 しびれをきたす疾患

末梢神経障害
単神経障害
　外傷性，絞扼性など
多発単神経障害
　結節性多発性動脈炎，アレルギー性肉芽腫性血管炎，SLE，RA，糖尿病，らい病など
多発性神経障害
　遺伝性
　癌性
　中毒性：砒素，有機溶媒，アルコールなど
　薬剤性：ビンクリスチン，シスプラチン，SMON，INHなど
　免疫介在性：GBS，CIDP，POEMSなど
　栄養障害：脚気，ペラグラなど
　代謝障害：糖尿病，アミロイドーシスなど
　内分泌障害：甲状腺機能低下など
　腎不全
　その他：サルコイドーシスなど

後根障害
傍腫瘍症候群，シェーグレン症候群，AIDSなど

脊髄・脊椎障害
脊髄腫瘍，脊髄空洞症，亜急性連合性変性症，脊髄ろう，多発性硬化症，HAMなど
脊椎変性疾患（椎間板ヘルニア，後縦靭帯骨化症，変形性脊椎症）

中枢神経障害
脳出血，脳梗塞，脳腫瘍，多発性硬化症，ベーチェット病，サルコイドーシスなど

心因性
ヒステリー，うつ病

問題 2

一側の口角を取り囲む領域と，同側の手掌ないし前腕に同時に感覚障害が出現する場合，これを手口感覚症候群（cheiro-oral syndrome）と呼ぶ．視床のVPL（後外側腹）核とVPM（後内側腹）核にまたがる領域，橋上部，頭頂葉中心後回下部の皮質の3箇所が責任病巣と考えられている．本症例においては視床，頭頂葉に責任病巣は認めず，経時的なMRI検査から橋が責任病巣と考えられた（図1矢印）．一般に，視床痛のような中枢性疼痛を除けば「しびれ」だけであればそれほど日常生活に支障は見られないことが多い．しかし，手口感覚症候群の責任病巣として頻度の高い視床や橋は，梗塞自体は小さなものであることが多いが，椎骨・脳底動脈系の潅流領域であり，稀に椎骨・脳底動脈の狭窄や閉塞を伴うことがあり注意が必要である．本症例ではMRA検査において脳底動脈の閉塞が確認され（図2矢印），入院後3日目に構音障害および左上下肢の筋力低下（徒手筋力テストで2/5程度）が出現，4日目には意識レベルがJapan Coma Scaleで2に低下するといった進行性の経過をとった．

問題 3

脳梗塞の急性期に行うべき治療としては現在のところ，超急性期の血栓溶解療法，急性期の抗凝固あるいは抗血小板剤の投与，脳保護剤（フリーラジカルスカベンジャー）の投与，抗脳浮腫剤の投与，酸素投与，体温のコントロールなどが挙げられる．一方，脳梗塞急性期には一般に血圧が上昇することが報告されているが，経過とともに自然に降下することが多く，よほどの高血圧でない限りは積極的な降圧は不要と考えられている．米国心臓協会（AHA）の勧告では収縮期220mmHg，あるいは平均動脈圧130mmHg以下では新たな降圧薬は加えないとしている．したがって，本症例においては急性期には降圧剤の投与は行うべきで

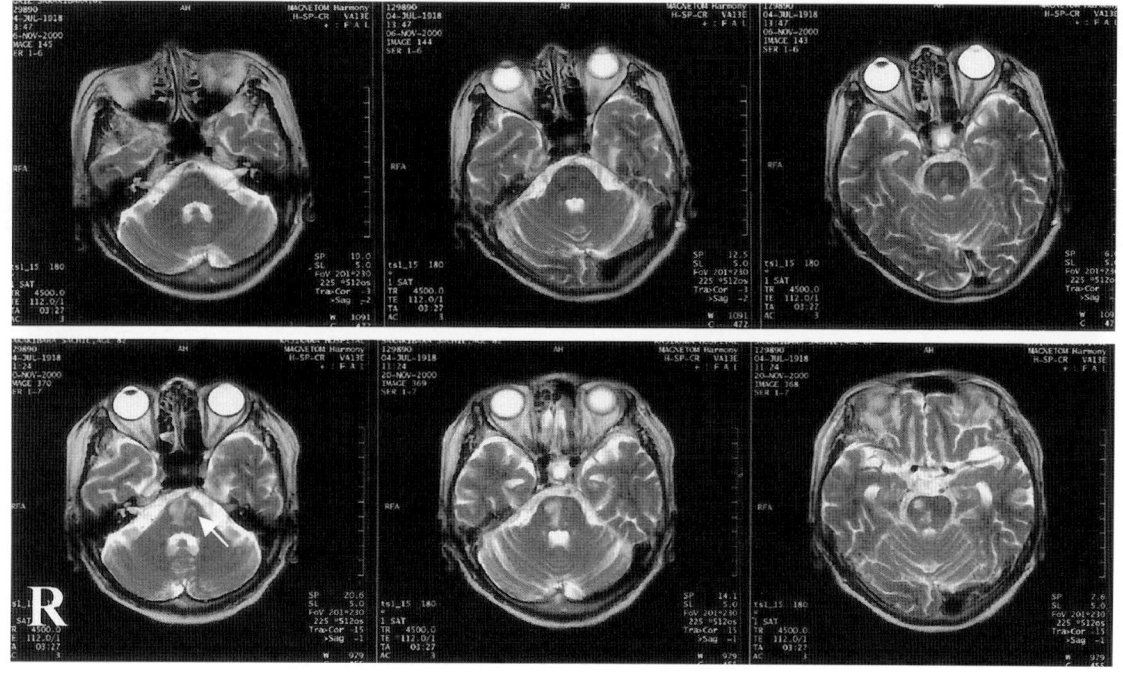

図1 入院時（上段）および入院後15日目（下段）の頭部MRI（T₂強調画像）
入院時は橋にT₂強調画像で高信号を示すごく軽微な病変を認めるのみであったが、入院後15日目には病変は著明に拡大した。手口感覚症候群の責任病巣として矢印の部位が疑われた。

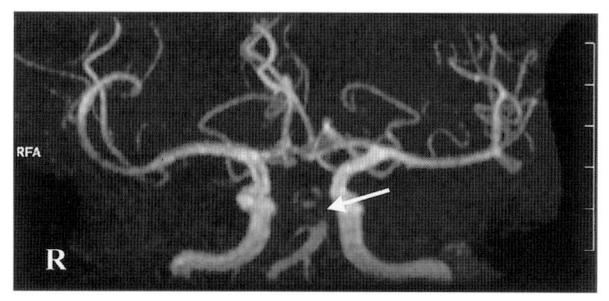

図2 入院時の頭部MRA
脳底動脈の閉塞を認めた（矢印）。

ないと考えられた。本症例では入院後より直ちに抗凝固および抗血小板作用を有するアルガトロバンの投与を開始したが、症状は徐々に増悪したため、入院後3日目よりアスピリン330mgの投与を追加、入院後4日目からはヘパリンの持続投与（1万単位/日）を併用、アルガトロバンの投与が終了した8日目からは1万5千単位/日に増量した。臨床症状は入院5日目に意識は清明となり、筋力も徐々に改善した。入院後14日目にヘパリンの投与を終了、入院後30日目にはアスピリンの投与を100mgへ減量した。その後もリハビリテーションを継続し、杖歩行も可能になったが、入院後30日目あたりから右手のしびれが痛みを伴って徐々にひどくなっていくと訴えるようになった。

問題 4

抗うつ薬は、痛覚の抑制に関連するセロトニン、ノルエピネフリンの脳内での再取り込みを抑制することにより、中枢性のしびれに対して効果を発揮すると考えられている。抗痙攣薬（カルバマゼピン、フェニトイン、クロナゼパム、バルプロ酸ナトリウムなど）は神経の興奮に関与するNaチャンネルを遮断して興奮を抑え、脳幹においては神経の多シナプス反射を抑制することにより神経系の異常興奮によって起こるしびれに対して有効と考えられている。抗不整脈薬のメキシチレンもNaチャンネル遮断薬であるが、局所麻酔作用、抗痙攣作用を併せ持っており難治性のしびれに有効と考えられている。ドパミン作動薬も視床痛に有効なことがあり試みられている。利尿剤は中枢性のしびれ、疼痛に対して通常用いられない。本症例のしびれに対してはクロナゼパムを投与したところ、症状は軽減し、入院後60日目に杖歩行にて退院した。

まとめ

一肢のみ、あるいは本症例のような手と口のしびれといった、末梢性のしびれと類似した症状で発症する脳血管障害もあるので注意が必要である。このような

場合，視床，脳幹といった椎骨・脳底動脈系の灌流領域が責任病巣であることが多く，MRAなどにより主幹動脈の狭窄の有無について調べておく必要がある．また，血栓性，塞栓性以外に動脈解離が狭窄や閉塞の原因となることがあることにも留意する必要がある．本症例のような進行性脳梗塞に対する治療には未だ確立されたものがなく，本症例で行ったようなアスピリン，アルガトロバン，ヘパリンを組み合わせた治療についても今のところはっきりしたエビデンスはないため，個々の症例に応じて治療を工夫しているのが現状である．

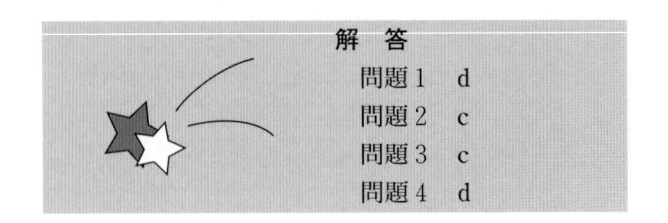

解　答
問題1　d
問題2　c
問題3　c
問題4　d

レベルアップをめざす方へ

しびれを訴える患者で脳梗塞を疑ったら

突然にしびれが出現し，脳梗塞を疑った場合は躊躇せず頭部CTを施行するべきである．CTにより脳出血，くも膜下出血といった出血性の疾患が否定されれば，次はMRI検査を速やかに行う．症例によっては脳保護剤や抗凝固・抗血小板剤を投与しながら検査を行うこともあるが，この際，脳保護剤のエダラボンや抗血小板剤のアスピリンは比較的臨床病型にかかわらず投与でき，使いやすい．あるいは投与しないとしても，治療開始までの時間を節約するため，拡散強調画像，MRA，T_2強調画像といった順に最小限の撮像とするなどの工夫も必要となる．また，発症48時間以内に患者が来院し，CTあるいはMRIで責任病巣が確認されれば，たとえ小さな梗塞であっても，入院のうえ適切な加療を行うことが強く望まれる．

[野村　栄一]

疾患 9 片目のかすみと半盲はどう違う？

問題編

　一過性黒内障による「目のかすみ」も同名半盲による視野障害も見え方の異常として眼科医を受診し，内科あるいは神経内科医に紹介されてくる．眼科と神経内科のオーバーラップした領域であり，双方とも視覚障害以外の多臓器の合併症をきたしうるため，これらの病態をよく理解し，医師間の連携の充実をはかることが早期診断，治療のために重要である．

症例と設問

症例1：56歳男性，一過性黒内障
既往歴：高血圧（治療中）
嗜好歴：喫煙
現病歴：デスクワーク中，突然，左視野に上方から幕が降りるように視野障害が出現した．右視野は異常なかった．症状は約5分間持続した後，完全に消失した．同様の右の一過性視力障害がその後1週間に3回出現した．翌週，眼科を受診し経て神経内科を紹介受診した．
一般身体所見：血圧154/74mmHg，脈拍72/分・整，胸腹部異常なし．
神経学的所見：異常なし
検査所見：心電図では洞調律で，頭部X線CTでは異常なかった．

問題1　次の諸検査のうち，まず最初に施行すべき検査として適当なものはどれか？
a．頸部血管エコー
b．MRI
c．経胸壁心エコー検査
d．ホルター心電図
e．経食道心エコー検査

問題2　その後起こりうる合併症として特に注意を要すべきものを次のうちから2つ選びなさい．
a．右片麻痺
b．左中心網膜動脈閉塞症
c．右緑内障
d．左同名半盲
e．狭心症

症例2：56歳　女性，同名半盲の症例
主訴：視野の右側が見えにくい
既往歴：心房細動を指摘されていたが未治療であった
現病歴：2002年2月11日10時ごろ，自転車を運転中に突然右側が見えにくいことに気がついた．翌日になっても症状は改善せず持続したため，同日午後当院眼科を受診し，当科を紹介され受診となった．
一般身体所見：脈拍72・不整，血圧100/74mmHg，

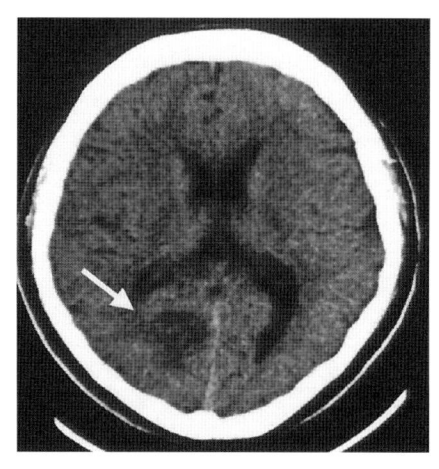

図1　症例2の頭部X線CT（第2病日施行）
右後頭葉に梗塞巣を認める（矢印）．

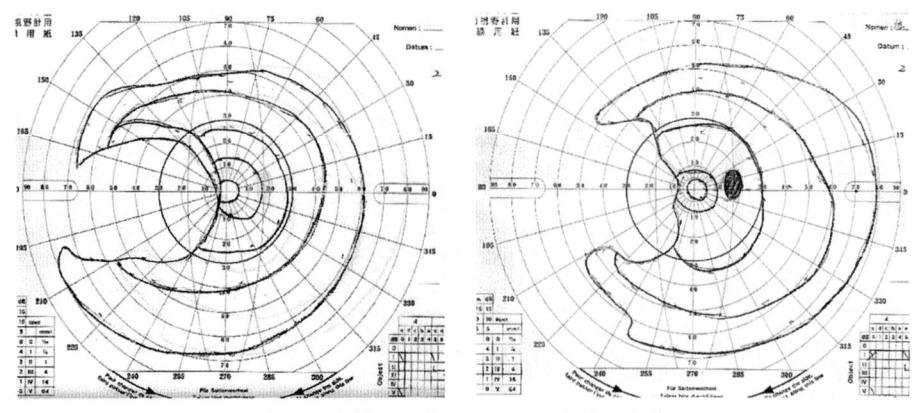

図2 症例2のゴールドマン視野測定結果
左同名半盲を呈した．

胸腹部異常なし．

　神経学的所見：意識清明，対座法にて右側同名半盲．その他に異常なし．心電図では心房細動を認め，頭部X線CTでは右後頭葉に梗塞巣を認めた（図1）．ゴールドマン視野測定で左同名半盲を認めた（図2）．

問題3 最初に行うべき検査もしくは処置を次から1つ選べ．

a．経胸壁心エコー検査
b．頭部MRIおよびMRアンジオグラフィー
c．ヘパリンの持続点滴
d．経食道心エコー検査
e．t-PAの点滴

問題4 この時点のインフォームドコンセントとして伝えるべき事柄で，最も重要なことは次のいずれか？

a．脳梗塞の再発
b．脳浮腫の増悪
c．うっ血性心不全の合併
d．出血性梗塞の合併
e．後遺症

解 説 編

◎ 一過性黒内障 (amaurosis fugax)

　突発する一過性の片眼の視力障害は，一過性黒内障（amaurosis fugax）と呼ばれる．transient monocular blindnessと呼ばれる場合もある．一過性黒内障では，突然，片眼の視野で幕が降りるように上方から，または幕がせり上がるように下方から暗くなり，完全な盲となるが，数分後（1～5分が多い）には自然に回復する[1]．視力低下から回復の過程において視野に部分的な差を認めることがある．
　一過性黒内障は片側視野の一過性視力障害という典型的な病歴から診断される．その原因となる疾患を表1に示す[2]．そのなかでも一側の網膜動脈の血流途絶により発症することが多い．網膜中心動脈は，眼動脈から分岐するが脳血管造影では描出されない細動脈であり，乳頭付近で最も大きく，管径は約200μm，内径は100μmである．一過性黒内障では眼症状と同側の頸動脈病変を伴っている頻度が高く[3,4]，この病変からの塞栓子による塞栓性機序をまず考える．網膜動脈への塞栓症の場合には，眼底で網膜動脈に栓子を認めることがある[5]．
　眼動脈は，内頸動脈が頭蓋腔内に入る前のC3 segment (carotid knee) から分岐する．したがって，眼虚血を起こすような病態は同側の脳虚血の原因にもなり，眼虚血のみならず，対側の片麻痺をきたすことがあり注意を要す．
　内頸動脈の狭窄性病変の有無およびその性状は，頸部血管エコー（神経超音波検査）により比較的容易に，かつ非侵襲的に行うことができる．一過性黒内障の症例にスクリーニング検査として施行することは有意義である（図3）[6,7]．MRAやCTAも血管の評価に有用

疾患9. 片目のかすみと半盲はどう違う？ 115

表1 一過性黒内障の原因

1) 塞栓性	＊総頸動脈・内頸動脈のアテローム硬化性病変 心原性塞栓症(弁膜症, 心房細動, 壁在血栓, 心臓腫瘍) 薬剤関連性塞栓症
2) 血行力学性	＊広範なアテローム硬化性病変 大動脈炎(高安病) 低灌流(心不全, 急性hypovolemia)
3) 凝固異常	＊アンチトロンビンⅢ欠損症 プロテインC欠損症 プロテインS欠損症 フィブリノーゲン異常症 血液粘度の上昇
4) 眼性	＊前部虚血性視神経症 網膜中心動脈閉塞症と網膜動脈分枝閉塞症(多くが塞栓) 網膜中心静脈閉塞症 非血管性原因(出血, 圧迫, 腫瘍, 先天性)
5) 神経性	＊脳幹, 迷路性, 眼球運動性 視神経炎, 視神経や視交差の圧迫 乳頭浮腫 多発性硬化症 片頭痛 心因性
6) 特発性	

(The Amaurosis Fugax Study Group, 1990[2])

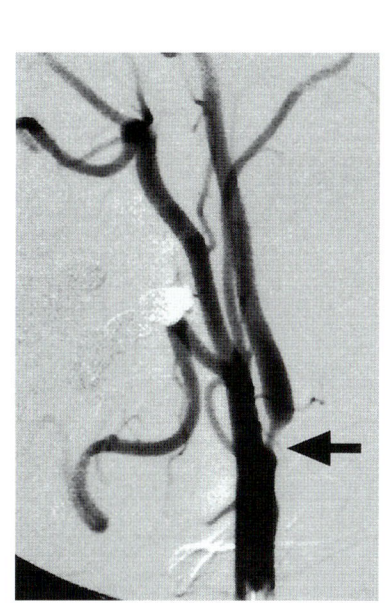

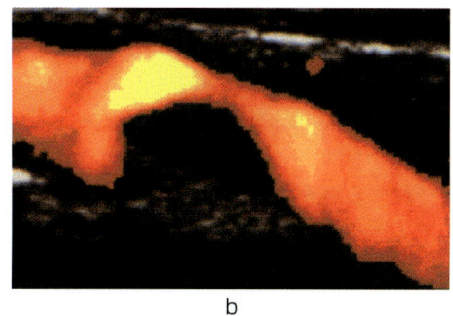

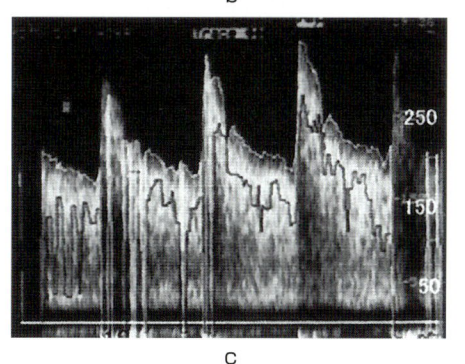

図3 神経超音波検査法による内頸動脈狭窄診断
a：血管造影. 内頸動脈起始部（矢印）にNASCETで70％以上の狭窄性病変を認める.
b：同所のパワードプラ像
c：狭窄部位でのduplex法. 収縮期血流速度が250cm/secをはるかに超え, 著明に上昇している.

116　Ⅱ．疾患編

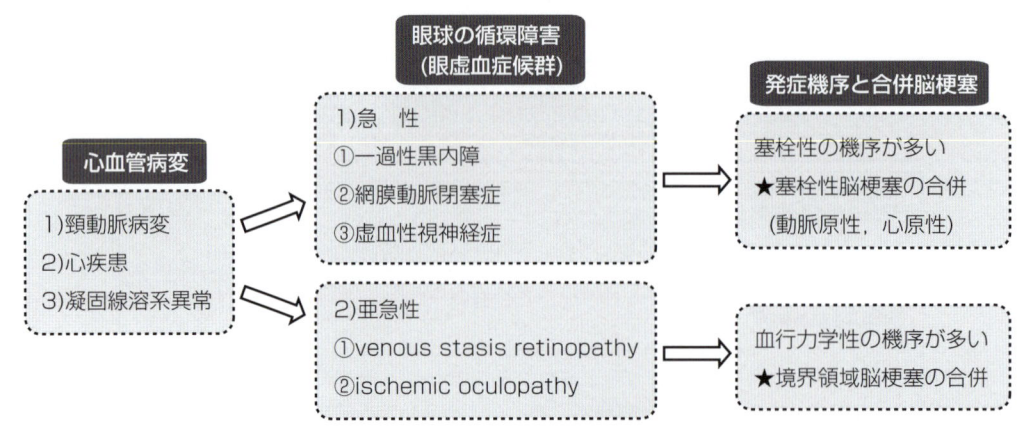

```
┌─────────┐      ┌──────────────────┐      ┌──────────────────┐
│ 心血管病変  │      │ 眼球の循環障害      │      │ 発症機序と合併脳梗塞 │
│          │      │ （眼虚血症候群）     │      │                  │
└─────────┘      └──────────────────┘      └──────────────────┘
```

図4　眼虚血症候群（Ocular ischemic syndrome）

- 心血管病変
  1) 頸動脈病変
  2) 心疾患
  3) 凝固線溶系異常

- 1) 急性
  ①一過性黒内障
  ②網膜動脈閉塞症
  ③虚血性視神経症
  → 塞栓性の機序が多い
  ★塞栓性脳梗塞の合併（動脈原性，心原性）

- 2) 亜急性
  ①venous stasis retinopathy
  ②ischemic oculopathy
  → 血行力学性の機序が多い
  ★境界領域脳梗塞の合併

であるが，とくに内頸動脈サイフォン部と眼動脈の評価が必要なときは脳血管造影を施行する．主幹動脈病変例ではSPECTも施行する．動脈硬化性危険因子をもたない症例では12誘導心電図や24時間ホルター心電図，経胸壁心エコーさらには経食道心エコーを行い，塞栓源となる心疾患，心内血栓，卵円孔開存など右左シャントの有無を検索する．これらで異常のない症例や若年者はさらにリン脂質抗体症候群など凝固線溶系検査などを施行する[2)5)8)9)12)]．

眼球の虚血をきたす病態は眼虚血性症候群として総称される．心疾患，頸動脈疾患，凝固線溶系異常を原因とする．急性に起こるものには一過性黒内障のほかに網膜動脈閉塞症，虚血性視神経症がある．一方，亜急性に進行するものにはvenous stasis retinopathy, ischemic oculopathyがある（図4）．

一側性視力障害が持続する場合は，網膜動脈閉塞症や虚血性視神経症を考えなくてはいけない．

網膜動脈閉塞症には，中心網膜動脈閉塞症（CRAO）と網膜動脈分枝閉塞症網膜（BRAO）がある．CRAOは，急性に発症し重篤な視機能障害を示し，治療抵抗性で，眼科における緊急疾患のひとつである．片眼の視力障害で始まり，眼底は動脈の狭小化が著しく，網膜は動脈の支配領域に一致して乳白色の混濁が見られる．黄斑部はcherry red spot（桜実紅斑）と呼ばれる像を示す．一般に視機能予後は不良で，著しい視力・視野障害を残す．またBRAOでは，網膜中心動脈より末梢の動脈の分枝に閉塞を起こす（図5）．網膜動脈閉塞症は，一過性黒内症より内頸動脈病変の頻度が高い．

前部虚血性視神経症（AION）は，片眼に視力障害が突然発症し，視神経乳頭は蒼白浮腫状となり，乳頭周囲に綿状出血を認めることもある．乳頭に異常所見の認められない後部虚血性視神経症（PION）は，球後視神経炎などとの鑑別が必要である．虚血性視神経

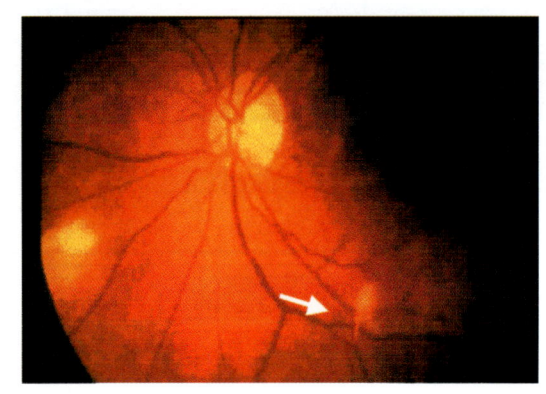

図5　網膜動脈分枝閉塞症（BRAO）の眼底
網膜動脈分枝末梢に栓子を認める（矢印）．

症は，内頸動脈病変（動脈硬化型）や側頭動脈炎（動脈炎型）などで起こる．

眼虚血症候群をきたした症例の脳梗塞の発症や眼虚血症候群の再発予防（二次予防）を行う．内頸動脈の狭窄性病変では，狭窄が50％以上（NASCET）の場合は，外科的に頸動脈血栓内膜剥離術を行う[13)14)]．早期に内頸動脈病変を検出し，適応例には早期の手術が必要である．手術適応がなければ抗血小板薬を投与する．心疾患や凝固異常が原因の場合は，ワルファリンの投与による抗凝血薬療法が必要である．網膜中心動脈閉塞症では，発症直後の治療法として前房のparacentesis，眼球マッサージ，アセタゾラミド（ダイアモックス）投与などが眼科で行われているが，最近では超急性期の眼動脈への選択的血栓溶解療法の有効性が報告されている[15)]．

同名半盲

視野の外側半分の視覚刺激は，水晶体を通過後反対側の網膜に入り，視神経を経て視交叉で左右が交叉し，対側の後頭葉に至る．一方，視野の内側半分の視覚刺

激は水晶体を通過して反対側の網膜に入り，これは視交叉では交叉せずに同側の後頭葉に至る．つまり，右眼でも左目でも視野の左側の視覚刺激は右後頭葉へ，右側のものは左後頭葉に至る．視交叉を出た後の視覚伝導路（視索～外側膝状態～視放線～後頭葉視覚皮質）のどこかが障害を受ければ両側視野のうち右または左半分，同側が欠損することになる．これが同名性半盲である．鳥距溝の上方である楔部下部が障害されれば同名性下1/4盲となり，鳥距溝の下方である舌状回上部が障害されれば同名性上1/4盲となる．視野欠損の範囲は病変の広がりの程度によるが，後頭極は中大脳動脈からの灌流も受け，後頭極が障害されなければ中心視野は保たれ，中心視野は保たれる．これを黄斑回避という．また，後頭葉病変が両側に及べば皮質盲になる[16]．

同名半盲の場合，活動時に突然視野の欠損に気づく場合が多い．意識障害を伴うときや劣位半球頭頂葉病変による左半側空間無視を伴う場合は見逃すこともあり，注意を要す．

急性期のスクリーニングでは対座法による視野検査でも良いが，より客観的な評価や経過観察のためには眼科的定量的ゴールドマン視野測定検査を行う．

同名半盲は，後大脳動脈の閉塞による側頭葉から後頭葉の梗塞で高率に出現する症候である．また，中大脳動脈後方領域の梗塞でも起こる．頭部X線CT・MRIで責任病巣の同定をする．

後頭葉症候群として同名半盲の他に優位半球であれば，純粋失読，劣位半球なら相貌失認や視空間無視を伴うこともある．

後大脳動脈領域の梗塞では塞栓機序によるものが多く，心疾患の検索や頭蓋内あるいは頭蓋外血管の検索が重要であり，即座に入院加療を開始する必要がある[17]．中大脳動脈領域の梗塞も同名半盲が主体の場合，塞栓性の機序が多い．塞栓症の発症機序が推定される場合，発症早期では血栓準備状態にあることが推定され，脳塞栓症の再発が懸念される．この点が診療上最も重要なポイントである．同名半盲で入院した症例が片麻痺や失語などさらなる神経症候の出現をいかに予防するか重要である．脳塞栓症急性期の再発予防方法に有効性が確認された方法はないが，ヘパリンの持続点滴（1～1.5万単位/日）は広く行われている方法である．内服可能になれば経口後凝血薬（ワーファリン）に移行していく．

一過性黒内障は一側視野の症状を，同名半盲は両側視野の症状を呈することが最大の相違点である．いずれも塞栓性の発症機序で発症することが一般的だが，前者は内頸動脈系で，後者は椎骨脳底動脈系であることが異なる．まず，スクリーニングすべき病変として前者では同側の頸動脈病変が，後者では心疾患があげられることもおもな相違点である．

半盲性暗点

MRIなど画像診断の進歩により，外側膝状体のみに限局した病巣も描出できるようになった．前脈絡叢動脈の閉塞で外側膝状体に梗塞ができた場合は，同名半盲に類似した垂直方向に広がる形状の暗転を認める場合がある．後脈絡叢動脈の閉塞による外側膝状体の病変で起こる半盲性暗点は水平方向に伸び，形状が異なる[18)19)]．

閃輝暗点

片頭痛発作に先行して発症することが多い．両側同名性の視野に現れ，視野欠損部の周囲に光り輝き色づいた縁飾りのような像が現れる．数分～十数分で消失し，引き続いて片頭痛発作が起こる．

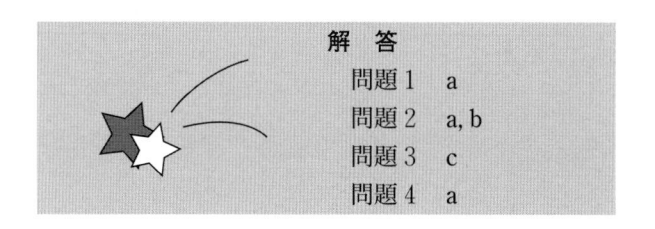

```
解 答
問題1  a
問題2  a, b
問題3  c
問題4  a
```

【問題1】
いずれも必要な検査ではあるが，一過性黒内障の同側の頸動脈病変を高率で認めることと検査の簡便性から，まず最初に施行すべき検査は頸動脈エコー検査である．

【問題2】
左頸動脈病変が推定される本症例で懸念される合併症としては，左内頸動脈系の虚血性疾患である右片麻痺と左網膜中心動脈閉塞である．

亜急性に進行するvenous stasis retinopathyやischemic oculopathyであれば，同側の左眼には眼虚血症候群として緑内障が起こりうる．同名半盲は中大脳動脈分枝の閉塞でも起こりうるが，責任血管の対側となる．危険因子を有すため虚血性心疾患の合併の可能性もあるが，無症候であるので，この時点での優先度は低いと考えられる．

【問題3,4】
本症例のように心房細動を有す症例が同名半盲を伴う後頭葉梗塞を発症した場合，心原性塞栓性の発症機序が考えられる．発症早期であるほど，心腔内の凝固

系の活性が高まった状態（血栓準備状態）が推定され，塞栓症の再発が懸念される．その可能性を入院時に患者側に伝えておくことは重要である．

　塞栓症の急性期再発予防としてヘパリンの持続点滴が行われている．出血性梗塞の危険性もあるが，本症例では24時間以上経過した時点での頭部CTで出血性変化を認めず，その危険性は低いと推定された．本症例のサイズの梗塞巣では，脳浮腫が症状を増悪させることは考えにくい．またこの時点では，うっ血性心不全の徴候の記載はなく，まだ優先度は低いと推定される．

レベルアップをめざす方へ

　内頸動脈内膜剥離術においては，周手術期の虚血性心疾患の発症が予後に影響を与えることが多い．そのため，適応のある症例では術前にそのリスク検索を行う．全例に冠動脈造影を施行している施設もある．冠動脈に有意狭窄病変があり，周術期に心筋梗塞を発症する危険性があると判断された場合は，術前にPTCAを行う．冠動脈バイパス手術が必要な症例では，内頸動脈剥離術といずれを優先させるかの再検討が必要な場合もある．

　同名半盲で発症し，脳塞栓症の発症機序が強く疑われるときは，経食道心エコー検査を施行する．心内血栓が確認されれば塞栓症を再発する危険性が高く，注意が必要である．最近，卵円孔を介した右左シャントによる奇異性脳塞栓症が注目されている．経食道心エコーは右左シャントを検出する目的でも有用である．

●文　献●

1) Fisher CM : Observations of the fundus oculi in transient monocular blindness. Neurology 9 : 333-347, 1959
2) The Amaurosis Fugax Study Group : Current management of amaurosis fugax. Stroke 21 : 201-208, 1990
3) Muller M, Wessel K, Mehdorn E, et al : Carotid artery disease in vascular ocular syndromes. J Clin Neuro-ophthalmol 13 : 175-180, 1993
4) Bruno A, Corbett JJ, Biller J, et al : Transient monocular visual loss patterns and associated vascular abnormalities. Stroke 21 : 34-39, 1990
5) Hollenhorst RW : Significance of bright plaques in the retinal arterioles. JAMA 178 : 123-129, 1961
6) 木村和美，橋本洋一郎，古川明子ら：神経超音波検査—頭蓋内外血管の評価．現代医療 26 : 1152-1161, 1994
7) 寺崎修司，橋本洋一郎，米原敏郎：神経超音波検査．脳梗塞の診断と治療（内野　誠，橋本洋一郎編），pp223-233, 診療新社，大阪，1999
8) Tippin J, Corbett JJ, Kerber RE, et al : Amaurosis fugax and ocular infarction in adolescents and young adults. Ann Neurol 26 : 69-77, 1989
9) 大野尚登，村田恭啓，木村和美ら：一過性黒内障を繰り返した抗りん脂質抗体症候群の2例．臨眼 50 : 1795-1797, 1996
10) Yamaguchi S, Sugo T, Hashimoto Y, et al : Fibrinogen Kumamoto with an A α Arg-19 to Gly substitution has reduced affinity for thrombin ; possible relevance to thrombosis. 血栓止血誌 8 : 382-392, 1997
11) 佐々木康人，上山秀嗣，橋本洋一郎ら：進行型脳梗塞を呈した家族性アンチトロンビンIII異常症．臨床神経 29 : 450-455, 1989
12) Ueyama H, Hashimoto Y, Uchino M, et al : progressing ischemic stroke in a homozygous variant of antithrombin III (AT-III). Stroke 20 : 815-818, 1989
13) North American Symptomatic Carotid Endarterectomy Trial Collaborators ; Beneficial effect of carotid endarterectomy in symptomatic patients with high-grade carotid stenosis. N Engl J Med 325 : 445-453, 1991
14) European Carotid Surgery Trialist' Collaborative Group : MRC European Carotid Surgery Trial ; interim results for symptomatic patients with severe (70～99%) or with mild (0～29%) carotid stenosis. Lancet 337 : 1235-1243, 1991
15) Weber J, Remorda L, Mattle HP, et al : Selective intra-arterial fibrinolysis of acute central retinal artery occlusion. Stroke 29 : 2076-2079, 1998
16) Per Brodal : The visual system. In ; The central nervous system, second ed, pp245-280, Oxford, New York, 1998
17) 森安秀樹，矢坂正弘，峰松一夫ら：後大脳動脈皮質枝領域梗塞の病因の検討．臨床神経 35 : 344-351, 1995
18) 寺崎修司，粕谷潤二，橋本洋一郎ら：外側膝状体で特異な形状の暗点を呈した脳塞栓症の1例．臨床神経 39 : 845-848, 1999
19) Wada K, Kimura K, Minematsu K, et al : Incongruous homonymous hemianopic scotoma. J Neurol Sci 163 : 179-182, 1999

［寺　崎　修　司］

疾患 10 一過性脳虚血発作は危ない！

問題編

症例呈示

症例：37歳男性

主訴：右後頭部痛，反復性のふらつき，感覚鈍麻．

既往歴：30歳頃から高血圧症があり治療中．喫煙・飲酒歴ともになし．

現病歴：平成13年10月初旬から右後頭部痛を自覚．その後3回にわたり，数分続くふらつき（真直ぐ歩けず右側に寄る）と感覚の鈍さ（右顔面と左半身）が出現．休日診療所を受診するも診察上，CT上ともに異常なく帰宅．同年11月3日からこれらの症候が増悪・持続するため，同月5日に当院救命救急センターを受診．

一般身体所見：血圧163/90mmHg，脈拍90/分・整，呼吸・体温正常．貧血・黄疸なし．表在リンパ節触知せず．甲状腺腫なし．胸腹部正常．末梢浮腫なし．

神経学的所見：意識清明．軽度構音障害あり．頸部硬直なし．右眼瞼下垂・右顔面温痛覚低下・右角膜反射低下・右への舌偏位あり．他脳神経系に異常なし．筋力正常．反射正常．軽度の右運動失調あり．左体幹・上下肢温痛覚低下あり．閉眼足踏み試験正常．

設問

問題1 以上より本例の病巣部位と責任血管はどこと考えられるか．
a．末梢前庭－前下小脳動脈
b．左延髄－左椎骨動脈
c．右延髄－右椎骨動脈
d．左橋－脳底動脈
e．右内包－右中大脳動脈

問題2 本例の臨床診断は次のうちどれか．
a．一過性脳虚血発作に続く脳梗塞
b．てんかんで発症した脳梗塞
c．前庭機能障害
d．脳幹脳炎に伴う脳梗塞
e．多発脳神経麻痺

問題3 病態把握に有用と考えられる検査は次のうちどれか．
(1) 脳血管撮影
(2) 電気眼振図（ENG）
(3) 心臓超音波
(4) 頭部CT血管撮影
(5) 先天性血栓性素因の検索

a (1),(2),(3)　b (1),(2),(5)　c (1),(4),(5)
d (2),(3),(4)　e (3),(4),(5)

問題4 本例で脳梗塞発症前に考慮されるべきであった治療は次のうちどれか．
(1) 抗血小板薬
(2) 抗凝固薬
(3) 副腎皮質ステロイド薬
(4) 血栓溶解薬
(5) 血管内手術

a (1),(2)　b (1),(5)　c (2),(3)　d (3),(4)　e (4),(5)

解説編

問題 1

　純粋な脳幹症候群は，当然ながら大脳皮質症候や視野障害を呈さない．本例では入院時に諸種脳幹症候を呈しているが，1）上部脳幹症候を欠くこと，2）眼瞼下垂が交感神経障害により生じうること，3）錐体路障害を欠くことに気づけば，延髄外側病変によるWallenberg症候群であることは容易に理解できよう．

　本症候群では，病変側と同側に顔面の感覚鈍麻（三叉神経脊髄路障害），小脳失調（下小脳脚障害？），Horner症候群（交感神経下降路障害），嚥下障害・嗄声（疑核/IX・X脳神経障害），対側半身の温痛覚障害（脊髄視床路障害），すなわち解離性交叉性感覚障害がみられる．しばしば前庭神経核ほかの障害により回転性めまい，嘔気・嘔吐，複視，吃逆もみられる．従来後下小脳動脈閉塞によるとされたが，80～85％には椎骨動脈の血流障害が関与するという[1]．

問題 2

　代表的な脳卒中分類であるNINDS-III分類によれば，一過性脳虚血発作（TIA）は通常単一の脳血管灌流領域の局所神経症候を呈する短時間（便宜上24時間以内）の発作で，脳虚血以外の原因が考えにくいものである[2]．しかし70％の例は10分以内に消失し[3]，逆に60分以上続く例では14％しか24時間以内に回復しない[4]．

　本例では局所神経症候が反復したのち，永続的な局所神経症候に移行した．脳梗塞に伴うearly seizureは実際には多くなく，また前庭機能障害の診断も眼振や閉眼足踏み試験の結果から通常は容易であり，本例は反復性TIAに続発した若年性脳梗塞例と考えられる．

本例の入院後の経過1

　休日診療所および緊急入院時（図1）の頭部CTでは，ともに明らかな異常はみられなかった．

　一方，本例の入院時頭部MRIでは，右延髄外側部にT$_2$強調画像，FLAIR画像，拡散強調画像でいずれも高信号域が認められた（図2）．

問題 3

　以上より，本例は短期間にTIAを反復したのち延髄外側部の梗塞を生じWallenberg症候群を呈したことが確認された．本例の脳梗塞発症前のTIA症候は，病側が固定されており，stereotypeであることより心原性塞栓はやや否定的であり，逆にartery-to-artery microembolismの可能性は残る．

　本例は37歳発症の若年性脳梗塞例であり，病初期から後頭部痛を自覚していることより解離性動脈病変arterial dissectionの除外のためにも十分な血管系検索を要する[4]．脳血管撮影やMR血管撮影を緊急に行えない状況下ではCT血管撮影が有用である．また，若年性脳梗塞例はしばしば先天性血栓性素因に基づくため，諸種凝固線溶系因子の定量も適宜必要となる[5]．

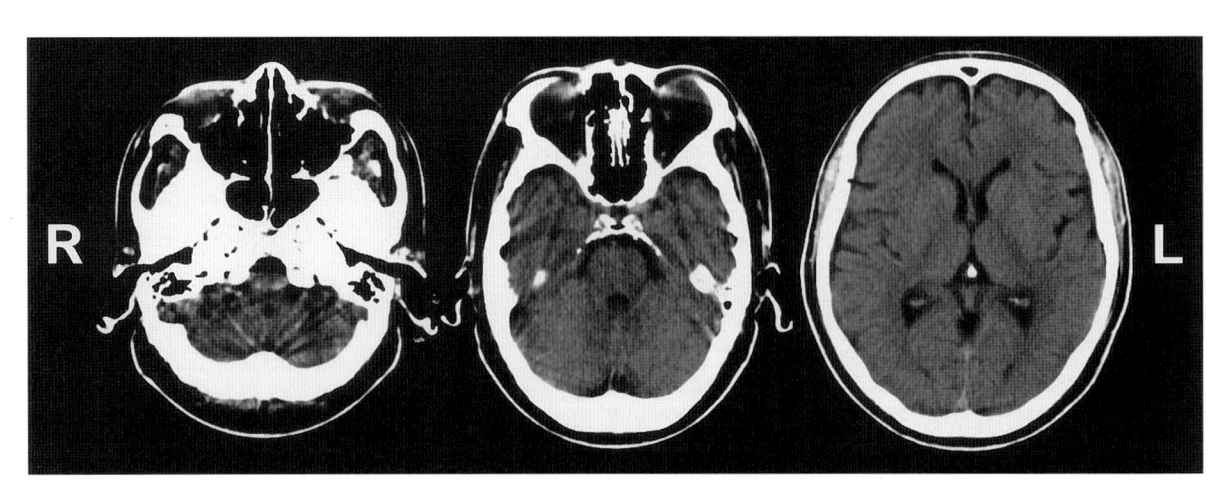

図1　本症例の入院時頭部CT所見
明らかな異常所見はみられない．

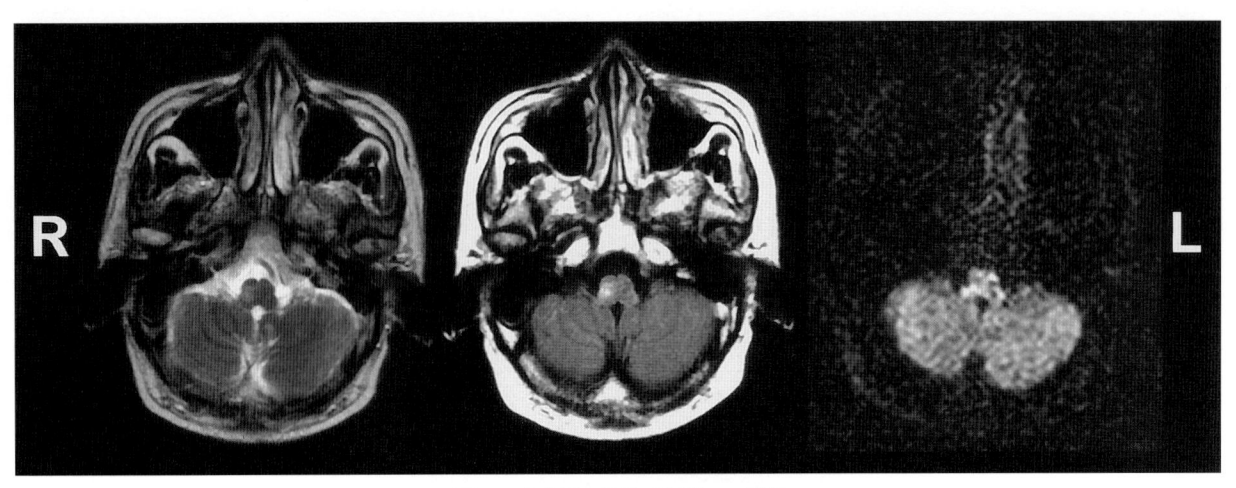

図2 本症例の入院時頭部MRI所見
左よりT₂強調画像，FLAIR画像，拡散強調画像．
右延髄外側部にいずれの画像でも高信号域が認められる．

表1 Critical Causes of Headache

原因	手がかりとなるkey words
頭蓋内占拠性病変	頭蓋内圧亢進徴候，うっ血乳頭
硬膜下血腫	高齢者・痴呆例，軽微外傷歴
脳梗塞，TIA Megadolichobasilar artery	特に動脈解離
頭蓋内出血，未破裂脳動脈瘤 Superficial siderosis	
Pseudotumor cerebri	頭蓋内圧亢進徴候，うっ血乳頭 視力・視野障害，若年・肥満女性
慢性あるいは反復性髄膜炎 慢性脳炎・肥厚性脳硬膜炎	精神症状 Gd造影所見
低髄液圧症候群	起立時増悪，腰椎穿刺・頭部外傷・ 手術既往，Gd造影所見
第3脳室コロイド嚢胞	間歇的頭痛，嘔気・嘔吐，意識消失
クモ膜嚢胞破裂	
側頭動脈炎	高齢者，視力障害，血沈亢進
睡眠時無呼吸症候群	
悪性・難治性高血圧症	褐色細胞腫 高血圧を伴う脳幹圧迫症候群
慢性中毒	

(Campbell and Sakai, 1993[6]) を著者改変)

　本例は右後頭部痛で発症した点も重要である．特発性頭蓋外動脈解離ではほとんどの例で頸部痛〜後頭部痛が初期症状としてみられるので，若年性脳血管障害例では特に着目する必要がある．このように，頭痛を呈するcriticalな疾患と鑑別上の手掛かりを表1に示す[6]．また，本例のように初回頭部CTが正常な頭痛の原因を表2にまとめる．これはしばしばみられるシチュエイションであり，特に重篤な疾患の除外はneuro-critical care上きわめて重要である．

表2 初回頭部CTが正常な頭痛の原因

カテゴリー	代表的な原因・病態
多くの良性の頭痛	緊張型頭痛，片頭痛
いわゆる脳底動脈片頭痛	
脳血管障害	超急性期脳梗塞(脳幹部・小脳)：特に動脈解離 TIA，クモ膜下出血，未破裂脳動脈瘤， Superficial siderosis, Megadolichobasilar artery
硬膜下血腫	高度貧血合併例
Pseudotumor cerebri	頭蓋内圧亢進徴候，うっ血乳頭 視力・視野障害，若年・肥満女性
髄膜(脳)炎 肥厚性脳硬膜炎	Gd造影所見
低髄液圧症候群	起立時増悪，腰椎穿刺・頭部外傷・手術既往 Gd造影所見
第3脳室コロイド嚢胞	間歇的頭痛，嘔気・嘔吐，意識消失
側頭動脈炎	高齢者，視力障害，血沈亢進
$CO_2\uparrow$, $O_2\downarrow$	睡眠時無呼吸症候群
悪性・難治性高血圧症	褐色細胞腫 高血圧を伴う脳幹圧迫症候群
中毒性疾患	

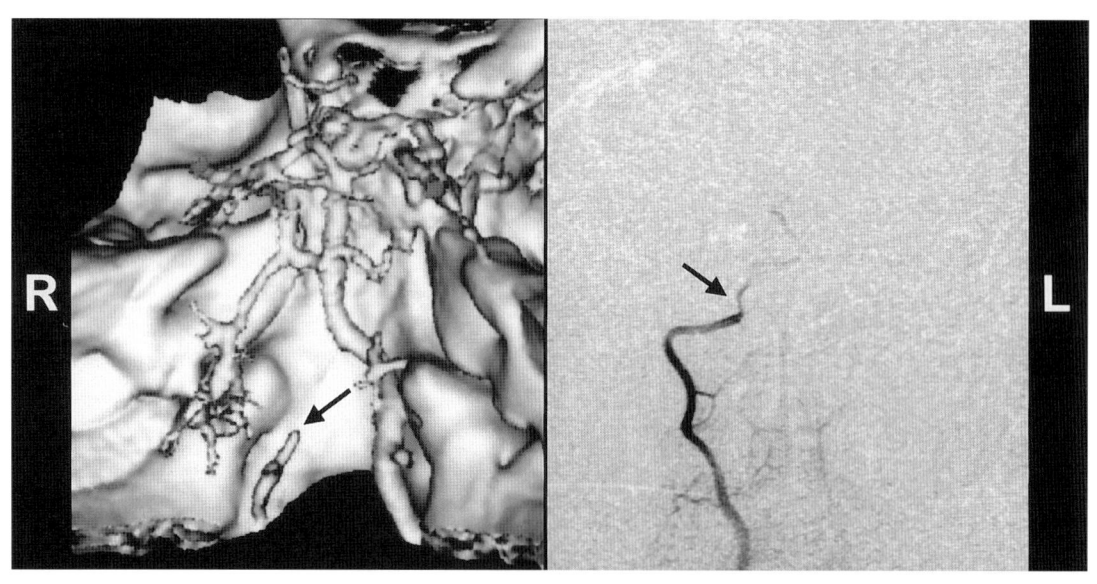

図3 本症例の入院時頭部CT血管撮影所見（左）および脳血管撮影所見（右）
左右椎骨動脈合流部より近位部で，右椎骨動脈の途絶あるいは狭窄（矢印）がみられる．

本例の入院後の経過 2

当院救命救急センターで緊急入院時に行った頭部CT血管撮影所見を図3左に，入院後の脳血管撮影所見を図3右に示す．左右椎骨動脈合流部より近位部で，右椎骨動脈の途絶あるいは狭窄（矢印）が確認され，解離性動脈病変の存在が疑われた．

● 問題 4

本例は病歴のみから反復性TIA，椎骨脳底動脈循環

表3 NINDS-III分類の非定型TIA症状と非TIA症状

TIAの症状として特徴的でないもの
- a. 他の椎骨脳底動脈系の症状を伴わない意識障害
- b. 強直・間代性痙攣
- c. 身体の数カ所にマーチして遷延する症状
- d. 閃輝性暗点

TIAと考えられない症状
- a. 感覚障害のマーチ
- b. vertigoのみ
- c. dizzinessのみ
- d. 嚥下障害のみ
- e. 構音障害のみ
- f. 複視のみ
- g. 尿失禁
- h. 意識レベルの変化を伴う視力消失
- i. 片頭痛に伴う局所症状
- j. 錯乱のみ
- k. 健忘のみ
- l. drop attackのみ

(Ad hoc Committee, 1990[2])

障害，解離性動脈病変の可能性を読み取らなければならない．直ちにwork-upを行い，抗血小板薬あるいは抗凝固薬の投与を開始すれば，脳梗塞への進展を未然に防ぐ可能性も開けよう．なお，解離性動脈病変による脳梗塞の急性期には，出血や広範な梗塞例以外ではヘパリン投与がしばしば行われる．これについては必ずしもコンセンサスが成立しているわけではないが，詳細は最近のレビューを参照されたい[7]．

まとめ

本例をまとめると，右後頭部痛や反復性の椎骨脳底動脈系TIA症候で発症したが，短期間ののちに永続的な循環障害をきたしWallenberg症候群を呈した若年性延髄梗塞の例といえる．

現在TIAの成因の多くはartery-to-artery microembolismによると考えられており，内頸動脈起始部などの潰瘍性アテロームに由来する遊離壁在血栓が虚血症候を生じる．一方，hemodynamic（or low-flow）TIAは，主幹動脈に高度の狭窄や閉塞がある際に何らかの原因による脳灌流圧低下が加わり生じる．またTIAの15〜30％では脳血管病変がみられないが，このなかにはspectacular shrinking neurological deficitに代表されるcardioembolic TIAが含まれよう．これら以外でもlacunar TIA，血管奇形・血管圧迫・血液学的異常によるTIAが少なからず存在する．またamyloid angiopathyも原因となりうる．

TIAでは本例のように脳梗塞発症前に診察上，CT上ともに異常がないことが多く，またTIA発作時の状態を医師が直接観察できることは少なく，初療医による十分な問診と病歴評価がきわめて重要である．病歴上注意すべきは表3に示すNINDS-III分類[2]による非定型的TIA症状4項目と非TIA症状12項目である．また同分類は，TIAと確診できない例でもpossible TIAとしてTIAの可能性を完全に排除しないとしているが，さらに非TIA症状に該当してもTIAを念頭において経過観察することが臨床的には重要であろう[8]．

診察上見逃されやすいものは身体各部位の血管雑音bruitの聴取である．例えば，頸部bruitでは内頸and/or総頸動脈狭窄，鎖骨上窩では椎骨動脈起始部狭窄，眼窩では内頸動脈siphon部狭窄，内頸動脈海綿静脈洞瘻，の可能性がある．高度の動脈硬化例や高安病では，より末梢の動脈でもbruitを聴取しうる．またValsalva法などの増強法も有用である．しかし，bruitの聴取が必ずしも器質的狭窄や血管屈曲を意味せず，例えば腎透析，血圧上昇，血流増加などに伴う機能的bruitが知られる．最近，頸部bruitを含めた臨床像のみからの頸動脈狭窄の検出は不十分と報告された[9]．MR・CT血管撮影や頸部Doppler検査が適宜頻用されるべきであろう．他の診察所見，特に上腕動脈血圧・脈拍の左右差，眼底所見（網膜血管塞栓），心雑音，不整脈も当然，型のごとく評価する．

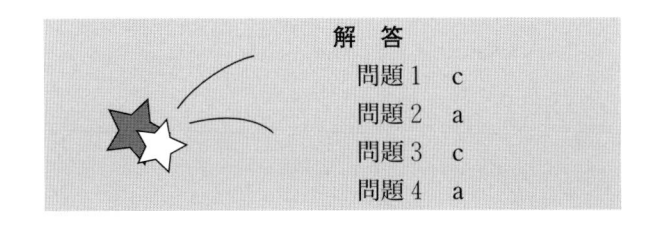

解答
- 問題1　c
- 問題2　a
- 問題3　c
- 問題4　a

レベルアップをめざす方へ

1. 解離性動脈病変（arterial dissection）

特発性あるいは外傷性解離性動脈病変は，本邦では未だに十分な認識がなされていない．外傷性の例は，軽微な頸部外傷やスポーツ（例えば，スノーボード，サーフィン，アーチェリー），カイロプラクティス，ヨガなどによる急激・過剰な頸部回転・伸展により生じ，血管の機械的伸展の関与が疑われている．以前は内頸動脈に好発するといわれたが，実際には椎骨動脈に最も好発する．頸部痛や後頭部痛を伴い，局所神経症候を呈する例では本症を疑う．本症の病態には不明な点が未だ残されており，治療法についても必ずしもコンセンサスが成立しているわけではなく，死亡例も多い．

（Schievink：Spontaneous dissection of the carotid and vertebral arteries. N Engl J Med 344：898-906, 2001）

2. Critical care neurology（CCN）の必要性

1958年に米国Mayo Medical Centerにneuro-ICUの原形が開設された．1990年代に入り主要大学・病院に急速にneuro-ICUが設立されるとともに，CCNが神経系subspecialtyの一つとして確立されるに至った．しかし，本邦では未だにneuro-ICUの存在さえも十分認識されていない．

頻度や緊急性からみて，脳血管障害がneuro-ICU入室例の中核をなすことは明らかであるが，脳血管障害のみならず広く緊急性を有する重症の神経内科疾患を対象とした集中治療の意義は論を待たない．また，たとえ一見軽症のTIA例でも，基礎病態の深刻性が疑われる場合は，CCNの観点から十分な鑑別診断，monitoringとcritical careが必要である．

（永山，篠原：Neurological intensive care unit（neuro-ICU）の必要性．神経治療 19：101-108, 2002／永山：Problem-oriented neuro-critical care. Medicina (in press) 2003）

● 文　献 ●

1) Fisher CM, Karnes WE, Kubik CS : Lateral medullary infarction ; the pattern of vascular occlusion. J Neuropath Exp Neurol 29 : 323-379, 1961
2) Ad hoc Committee（NIH, NINDS）: Classification of cerebrovascular diseases III. Stroke 21 : 637-676, 1990
3) Wederkin L, Juhler M : The course of transient ischemic attacks. Neurology 38 : 677-680, 1988
4) Levy DE : How transient are transient ischemic attacks. Neurology 38 : 674-677, 1988
5) 永山正雄，篠原幸人：若年発症虚血性脳血管障害の原因疾患と危険因子．循環科学 15：984-989, 1995
6) Campbell JK, Sakai F : Migraine: diagnosis and differential diagnosis. In ; Olesen J, Tfelt-Hansen P, Welch KMA, eds. The headaches, pp271-281, Raven Press, New York, 1993
7) Schievink WI : Spontaneous dissection of the carotid and vertebral arteries. N Engl J Med 344 : 898-906, 2001
8) 福内靖男：TIAの概念の変遷と診断基準－NINDS, NIH分類（1990）を中心に－. 日本臨牀51（増刊）：915-921, 1993
9) Mead GE, Wardlaw JM, Lewis SC, et al : Can simple clinical features be used to identify patients with severe carotid stenosis on Doppler ultrasound? J Neurol Neurosurg Psychiatry 66 : 16-19, 1999

［永山　正雄］

疾患 11 ストレスは脳血管障害を誘発するか？

問題編

症例呈示

症例：42歳男性
主訴：左片麻痺，構音障害
現病歴：高血圧を指摘されたことがあるが，軽度とのことで未治療であった．1週間あまり仕事が忙しく，睡眠時間が十分にとれない状態であった（平均4時間程度）．9月23日早朝，アルコールを摂取後，波が高く海は荒れていたが船で海釣りに出かけた．午前8時頃，頭痛と左手の動かしにくさとしびれ感を自覚．その後も左手がうまく使えず飲水時も左口角よりこぼれてしまったり，びっこを引くような歩行となり，救急外来を受診した．
嗜好：飲酒．毎日1〜2合
身体所見：血圧168/98mmHg，整，頸部血管雑音なし，呼吸音清，心音異常なし，腹部異常を認めず，下腿浮腫なし．
神経学的所見：意識清明，脳神経では，左顔面神経麻痺を軽度認め，構音障害あり．左不全片麻痺，顔面を含めた左半身軽度感覚低下，左バビンスキー徴候を認めた．

設問

問題1 問診，診察所見より本症例の鑑別診断として最も可能性が高いと考えられる疾患は何か？
a. くも膜下出血
b. 脳出血
c. 心原性脳塞栓症
d. アテローム血栓性脳梗塞
e. 脳腫瘍

問題2 ストレスが誘因となることが報告されている脳血管障害はどれか．
a. 脳梗塞
b. 脳出血
c. くも膜下出血
d. bとc
e. a〜cのすべて

問題3 脳血管障害の発症時期に関して正しいものはどれか．
(1) 脳血管障害は1月と8月に多い
(2) 脳塞栓症は冬に多い
(3) 脳出血は月曜日に多い
(4) 脳血管障害は一般に夕方に多い
(5) くも膜下出血は睡眠中の発症が多い
a (1),(2),(3)　b (1),(2),(5)　c (1),(4),(5)
d (2),(3),(4)　e (3),(4),(5)

問題4 脳血管障害の発症に関連するものはどれか？
(1) 飲酒
(2) 脱水
(3) 薬物
(4) カイロプラクティック
(5) 感染症
a (1,2)　b (2,3)　c (1,2,3)　d (4のみ)
e (1〜5すべて)

解説編

● 問題 1

軽度高血圧で無治療の若年男性が睡眠不足，飲酒後の荒れた船上での海釣り中というストレスの強い状態で，急性に局所神経脱落症状と頭痛を訴えた場合の鑑別診断である．急性の局所神経脱落症状であることから，まず頻度的に脳血管障害を疑う．来院時の高血圧，頭痛を伴っていることから，脳出血が最も可能性が高いと思われる．

くも膜下出血では，一般的には強い頭痛を呈し，局所神経脱落症状を伴うことは少ない．ただし，動脈瘤でも出血が脳実質側に吹き出すと，血腫を実質内に形成することがあり，その場合には片麻痺などの局所神経脱落症状を呈する場合がある．CTで被殻出血を思わせるような血腫を認めた場合に，血腫が側頭葉先端部方向，シルビウス裂に達しているような時には，中大脳動脈分枝部動脈瘤破裂を念頭に置く必要がある．同様に，前頭葉眼窩部内側の皮質下出血も前交通動脈瘤破裂の可能性がある．動脈瘤破裂の場合には再出血予防のため，速やかな手術治療が必要であり，通常よりも頭蓋底側に血腫を認めた場合には注意が必要である．

脳梗塞では一般には頭痛を伴うことはない．心原性脳塞栓症の場合に閉塞血管の再開通と共に強い脳浮腫を生じると頭痛を訴える場合がある．心原性脳塞栓症の神経症状の発症の特徴は突発完成型であるが，発症直後より頭痛を呈する場合は少ない．他に，頭痛を伴う脳梗塞で注意すべきは動脈解離に起因するものがある．

脳腫瘍では，腫瘍内出血により，脳出血と同じような発症を呈する場合があり，出血部位が高血圧性脳出血の好発部位と一致しない場合には鑑別が必要である．

最近の脳梗塞の治療の進歩により急性期に積極的に抗血栓療法が行われるようになり，脳出血と脳梗塞は初診の段階で確実に鑑別することが必要である．そのためには，脳血管障害を疑ったら，頭部CTを撮影することが必須である．

CT検査および入院後経過

頭部CTにて右被殻出血と診断され（図1），入院

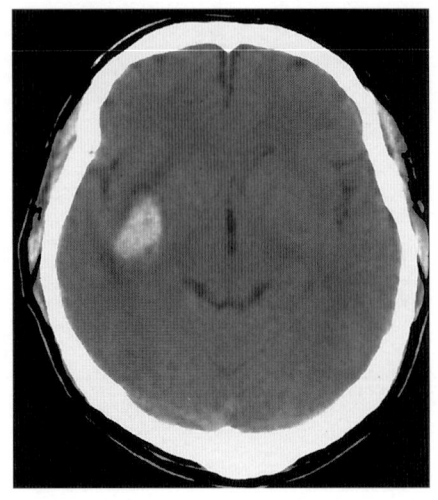

図1　入院時頭部CT
右被殻部に高吸収域を認め，右被殻出血と診断された．

となった．

入院後，グリセオール点滴投与を開始した．入院後，数日しても収縮期血圧150mmHg程度であったためペリンドプリル（コバシル®）2mg開始した．その後は，血圧は120/70mmHg前後とコントロール良好となった．左不全片麻痺は比較的急速に改善し，2週間後には独歩可能となり，1ヵ月後には社会復帰となった．

約3ヵ月後に頭部MRを行ったが，明らかな脳腫瘍や血管奇形は認められなかった．

● 問題 2

情動的なストレスは脳血管障害，特に脳出血やくも膜下出血の原因となることが報告されている．疫学的にも，最近の報告では，ペルシャ湾岸戦争時に脳出血の入院数がテルアビブの病院で急増したことが報告されている[1]．脳出血およびくも膜下出血においては，高血圧性変化により脆弱化した細動脈および脳動脈瘤が，運動や強いストレスによる急激な血圧上昇によりその血管壁，瘤壁が破綻することによって出血が誘発されると考えられる[2]．

これに対して，心筋梗塞ではストレスが発症誘因になるという報告があるが，脳梗塞とストレスとの関連については出血性脳血管障害ほど明らかにはされていない．しかし，ストレスそのものが動脈硬化のプロセ

スを促進するばかりでなく，高血圧の誘因となることからその結果として動脈硬化が促進され，脳梗塞の危険因子となるとする報告がある[3]．また，ストレスによる血液粘度や凝固能の亢進により脳梗塞発症の因子となることも報告されている．ストレスをどう定量化するかが論議あるところであるが，これまでの報告をみてみると，一般的にはストレスは脳梗塞の長期的な危険因子であるとともに，発症誘因にもなるとする報告が多い[4]．脳血管障害と関連したストレスとしては，家族の死や病気，離婚，転居などが報告されている[5]．

● 問題 3

脳血管障害の発症時期にはストレスと関連を示唆する発症パターンがあるのであろうか？

40年間にわたる経過観察を行っているFramingham Studyによると，5,070人の30〜62歳のcohortで637例の脳血管障害があり，その発症時期を検討してみると，1月と8月に脳血管障害は多く，特に脳塞栓症は冬季に多いことが示されている．曜日に関しては，脳出血は月曜日に32％が発症しており，くも膜下出血は男性では日曜日と月曜日に有意に多かったと報告されている．発症時間帯に関しては，脳血管障害全体で，朝8時から正午の午前中に37.5％が発症していた[6]．午前中のこの時間帯に脳血管障害が多いことは，心疾患による突然死と同様であり，身体活動・血圧・血中カテコールアミン・血中コルチゾールなどの日内変動との関連が示唆されている．

脳梗塞に関しては，若年者では週末に発症が多く，節酒など生活習慣との関連を示唆する報告もある[7]．本邦における脳梗塞16,922例の検討では，月曜14.6％，火曜14.1％，水曜14.2％，木曜14.0％，金曜13.7％，土曜15.2％，日曜14.2％と，土曜日の発症がやや多かったが有意差は認められていない[8]．脳梗塞に関しては朝8時台にピークがあり，危険因子や臨床病型には差がなく，早朝の凝固能亢進が関連していることを示唆する報告がある[9]．

● 問題 4

脳血管障害の危険因子に関しては，加齢，男性，家族歴および人種，脳血管障害および心疾患の既往歴，高血圧，糖尿病，頸動脈狭窄，閉塞性動脈硬化症（ASO），心房細動，心疾患，TIA，血液疾患，高脂血症，喫煙，運動不足および肥満，大量飲酒，違法薬物使用者（コカインなど），睡眠時無呼吸症候群などが挙げられているが，発症の誘因に関する検討は少ない．長期的な意味で動脈硬化を助長する危険因子と発症の引き金となる誘因とは，ある程度別個のものと考えられる．脳血管障害発症患者の生活習慣やeventから発症の誘因をretrospectiveに検討した報告で，精神的および社会的なストレスが発症前に多いということは示されている[4]が，因果関係に関しては不明な点も多い．精神的ストレス以外に脳血管障害の誘因となるようなものにはどのようなものが考えられるであろうか？

発症の契機となる生活習慣として，大量飲酒後に脳血管障害を発症し入院となる例が明らかに多い[10][11]ことから，大量飲酒は長期的な動脈硬化の危険因子ばかりでなく，脳血管障害の発症誘因と考えられている．アルコール摂取による血圧の変動が発症の誘因に関係しているものと思われる．また，アルコールは脱水の誘因ともなる．脱水は血液粘度の上昇をもたらし，アテローム血栓性脳梗塞や心原性脳塞栓症の誘因となる．薬物に関しては，コカインによる脳出血が欧米で報告は多く，また，抗凝固療法に伴う出血傾向による脳出血は最も注意すべき合併症の一つである．経口避妊薬による血栓形成も若年女性の脳梗塞では病歴聴取に際して注意する必要がある．また，動脈硬化の危険因子の認められない脳血管障害患者では，遺伝的なものも含めて，凝固因子異常による出血傾向や血栓形成をきたす全身疾患も考慮する必要がある．

カイロプラクティックでの頸部の回旋と伸展による頸動脈および椎骨動脈の動脈解離は有名であり，血管に対するminor traumaが動脈解離の誘因となっていると考えられている[12]．欧米では，内頸動脈の解離が数多く報告されているが，本邦では椎骨動脈，特に頭蓋内の椎骨動脈解離による脳梗塞と解離性動脈瘤破裂によるくも膜下出血の報告が多く，動脈硬化の危険因子の少ない若年脳血管障害患者では動脈解離は重要な脳血管障害の原因である．

感染症が誘因となるものとして最も有名なのは，感染性心内膜炎である．感染性心内膜炎からの脳塞栓症や細菌性動脈瘤による脳表の脳出血およびくも膜下出血は，心内膜炎の神経合併症として最も注意すべき疾患である．このような塞栓源や出血源と直接結びつかないような感染症に関しても，発熱を必ずしも伴わない感染症や炎症疾患の罹患率が脳血管障害発症前に高いことが報告されている[13]．さらに，最近の話題として，動脈硬化と炎症との関連が注目されている．動脈硬化の進展には慢性の炎症が関与し，血液中のCRPの上昇が認められることが報告されている[14]．Chlamydia pneumoniaeが頸動脈狭窄と関連しているという報告

もある．このように感染症・炎症も長期的な動脈硬化の危険因子となるとともに，発症誘因の一つとなっている可能性がある．

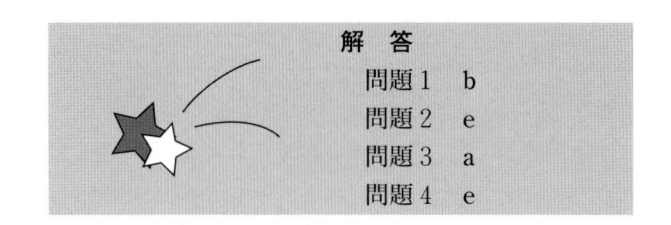

解　答
問題1　b
問題2　e
問題3　a
問題4　e

レベルアップをめざす方へ

　脳卒中が覚醒時に多いことはよく知られているが，その発症時間の検討，特に脳梗塞の臨床病型毎の研究はほとんどない．また，個々の症例では，「ストレスが多かった」という病歴が聴取されることも多いが，どのような，どの程度のストレスが脳卒中の病態の進行・発症の誘因となるかはまだ不明な点が多い．特に，脳卒中の原因としての動脈硬化の危険因子としての研究は散見されるが，発症の直接の原因に関する検討は少なく，今後の課題であろう．

●文　献●

1) Kleinman Y, Korn-Lubetzki I, Eliashiv S, et al : High frequency of hemorrhagic strokes in Jarusalem during the Persian Gulf War. Neurology 42 : 2225-2226, 1992
2) Lammie GA, Lindley R, Keir S, et al : Stress-related primary intracerebral hemorrhage. Autopsy clues to underlying mechanism. Stroke 31 : 1426-1428, 2000
3) 北園孝成，藤島正敏：ストレスと脳血管障害．循環器科 42 : 406-410, 1997
4) House A, Dennis M, Mogridge L, et al : Life events and difficulties preceding stroke. J Neurol Neurosurg Psychiatry 53 : 1024-1028, 1990
5) Harmsen P, Rosengren A, Tsipogianni A, et al : Risk factors for stroke in middle-aged men in Goteborg, Sweden. Stroke 21 : 223-229, 1990
6) Kelly-Hayes M, Wolf PA, Kase CS, et al : Temporal patterns of stroke onset. The Framingham Study. Stroke 26 : 1343-1347, 1995
7) Haapanieimi H, Hillbom M, Juvel S : Weekend and holiday increase in the onset of ischemic stroke in young women. Stoke 27 : 1023-1027, 1996
8) 山口武典：平成12年度厚生科学研究費補助金　健康科学総合研究事業研究報告書．脳梗塞急性期医療の実態に関する研究, p8
9) Casetta I, Granieri E, Fallica E, et al : Patient demographic and clinical features and circadian variation in onset of ischemic stroke. Arch Neurol 59 : 48-53, 2002
10) Klatsky AL, Armstrong MA, Friedman GD : Alcohol use and subsequent cerebrovascular disease hospitalizations. Storke 20 : 741-746, 1989
11) Hillbom M, Haapaniemi H, Juvela S, et al : Recent alcohol consumption, cigarette smoking, and cerebral infarction in young adults. Stroke 26 : 40-45, 1995
12) Rothwell DM, Bondy SJ, Williams JI : Chiropractic manipulation and stroke. A population-based case-control study. Stroke 32 : 105-1060, 2001
13) Macko RF, Ameriso SF, Barndt R, et al : Precipitants of brain infarction. Role of preceding infection/inflammation and recent psychological stress. Stroke 27 : 1999-2004, 1996
14) Gorelick PB : Stroke prevention therapy beyond antithrombotics ; Unifying mechanisms in ischemic stroke pathogenesis and implications for therapy. Stroke 33 : 862-875, 2002

［星野　晴彦］

疾患 12　Early ischemic CT signとは何か？

問題編

● 症例呈示

症例：70歳男性

主訴：突然の左片麻痺と意識障害

既往歴：40歳頃より肥大型心筋症，心房細動，高血圧症にて加療，喫煙あり（20本未満）

現病歴：平成12年2月27日，昼食後に昼寝をしていた．午後3時頃起き掛けに突然左上下肢の麻痺が出現したため，家族がかかりつけ医に連絡したところ当院を紹介され，直ちに救急車にて搬入となった．

身体所見：血圧；152/90 mm Hg，脈拍100/分，持続性心房細動

神経所見：意識障害（JCS；1），左片麻痺（上肢；0/5 下肢；0/5），構音障害あり，左半身の知覚障害あり，左深部腱反射亢進，左上下肢に病的反射あり

● 設問

問題1　発症から3時間後のCT所見（図1）について誤りはどれか．

a. レンズ核陰影の一部消失や不明瞭化
b. シルビウス裂の狭小化
c. 視床の一部消失や不明瞭化
d. 中大脳動脈皮質枝領域の皮髄境界および脳溝の不明瞭化
e. 前大脳動脈皮質枝領域の皮髄境界の不明瞭化

問題2　発症から2時間後のMRI所見（図2）について誤りはどれか．

a. T₂強調画像（T₂WI）では大脳皮質に高信号域は見られない
b. T₂強調画像（T₂WI）ではレンズ核領域に高信号域が見られる

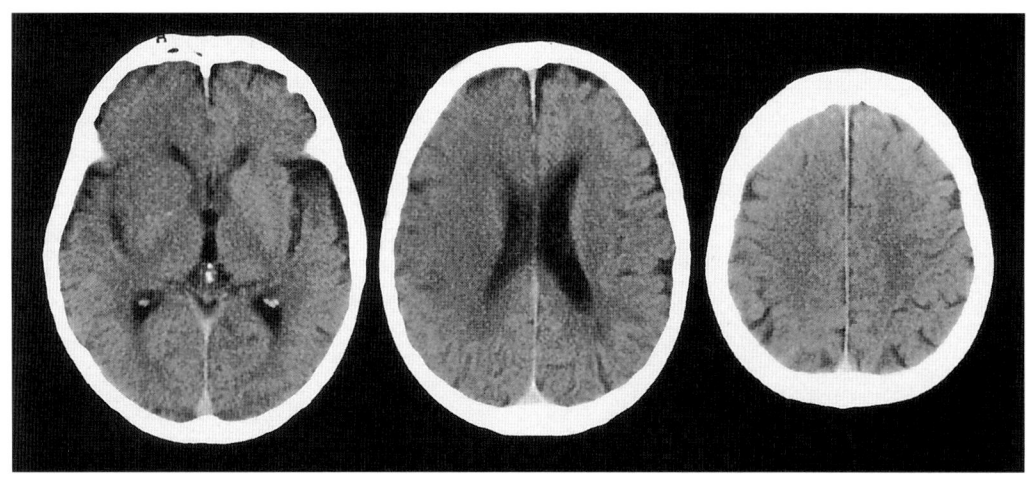

図1　発症から3時間後のCT

130　II. 疾患編

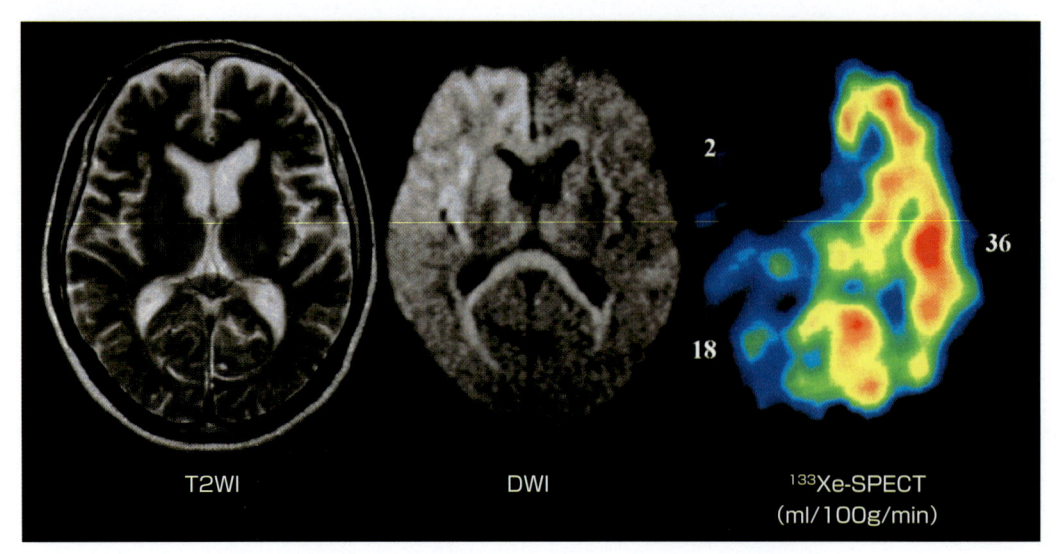

図2　発症から2時間後のMRIと2時間15分後の¹³³Xe-SPECT
数字は中大脳動脈領域の平均脳血流量（右側は前方と後方に分けて測定）．

c. 拡散強調画像（DWI）では前および中大脳動脈領域に高信号域が見られる
d. 拡散強調画像（DWI）ではレンズ核領域に高信号域が見られる
e. 内頸動脈の閉塞が考えられる

問題3　発症から2時間15分後の¹³³Xe-SPECT所見（図2）について誤りはどれか．

a. 前頭葉に脳血流欠損域が見られる
b. 脳血流欠損域は拡散強調画像（DWI）における高信号域に相当する
c. DWIにて異常の見られない脳血流低下域はIschemic penumbraと考えられる
d. 同側の視床・後大脳動脈領域に血行力学的脳虚血が見られる
e. 血栓溶解療法の適応ではない

解　説　編

問題　1

　急性期脳梗塞患者の超早期CTでは，一般に脳虚血病巣を捉えることは困難なことが多いが，ときに超早期脳虚血病巣が捉えられる．これをearly ischemic CT sign[1)2)]と呼び，以下のような所見が認められる．

　1）レンズ核陰影の一部消失や不明瞭化，ついで淡い低吸収域
　2）シルビウス裂の狭小化
　3）皮髄境界や脳溝の不明瞭化

　以上の所見に加えて，中大脳動脈の主幹部の索状高吸収陰影（hyperdense middle cerebral artery sign[3)]）がときに見られる場合もある．
　本例では上記[1)2)]の所見に加えて，前および中大脳動脈皮質枝領域に[3)]の所見が認められるが，後大脳動脈からの血管支配を受ける視床の一部消失や不明瞭化，後大脳動脈皮質枝領域の皮髄境界の不明瞭化などは認められない．

　コントラスト分解能の優れた最近のCTでは，発症6時間以内に不可逆的な脳組織病変を捉えることが従来よりも可能となってきているが，CTの撮像条件によっては判定できない場合があるので注意が必要である．回転速度1秒以下のHelicalスキャンの場合やスライス厚が5mm以下の場合，あるいはウィンドウ幅を80以上に広げた場合には，高性能のCTでもearly ischemic CT signを描出できないことがあるので注意しなければならない．すなわち，急性期脳梗塞患者のCT検査では，CTの定期的な品質管理とともに，スキャン方法をコンベンショナルスキャンとする，スライス厚を10mm前後とする，回転速度を2秒/回転以上とする，ウィンドウ幅を80以下として撮像すること

などが推奨されている．

問題　2

　MRIによる急性期脳梗塞の検出能は，皮質領域の小梗塞や天幕下病巣についてはCTよりも明らかに優れているが，T₂強調画像（T₂ weighted image：T₂WI）や脳脊髄液のアーチファクトを除去できるfluid attenuation inversion recovery（FLAIR）画像を用いても脳梗塞の超早期病巣の検出は困難なことが多い．しかしながら，最近では拡散強調画像（Diffusion weighted MR image：DWI）が臨床応用され，脳梗塞の超早期病巣の検出が可能となってきている．DWIにおける脳梗塞の超早期病巣は，高信号域として描出されるが，信号の強度は時間の経過とともに上昇する．広範な脳梗塞では，皮質や基底核などの灰白質領域における信号上昇が先行する．この信号上昇の機序としては，脳虚血に基づく細胞性浮腫により細胞外液腔が縮小し，細胞外液腔における水分子の拡散能が低下するために生じると考えられている．

　本例のT₂強調画像（T2WI）では，脳梗塞に特異的な高信号域は見られないが，拡散強調画像（DWI）では前および中大脳動脈領域およびレンズ核前方に高信号域が見られる．

問題　3

　心原性脳塞栓症などのように，遊離血栓により脳主幹動脈が突発的に閉塞した場合には，その末梢に直ちに神経脱落症候の原因となる脳虚血域が生ずる．このような脳虚血域では，残存脳血流がきわめて不十分なために，組織の不可逆的変化が直ちに生じる領域（Ischemic core）と，その周囲に残存脳血流がある程度保たれ，脳機能は停止しているものの組織の可逆性が一定時間維持される領域（Ischemic penumbra[4]）とが混在する．

　症候性の脳虚血領域におけるischemic coreとischemic penumbraの割合は，残存脳血流量の供給元である側副血行路の発達の程度に依存しており，症例ごとにさまざまである．したがって，脳塞栓症急性期の脳血流評価では，ischemic coreとischemic penumbraを同時に見出すことが重要となる．Ischemic penumbraにおける脳組織の可逆性は，残存脳血流量と発症からの時間の2つの要因に依存し[5]，その診断は血流の再開を目的とする血栓溶解療法[6]の適応判定に役立つ（図3）[7]．

　本例では，右中大脳動脈領域のうち前方の脳血流欠

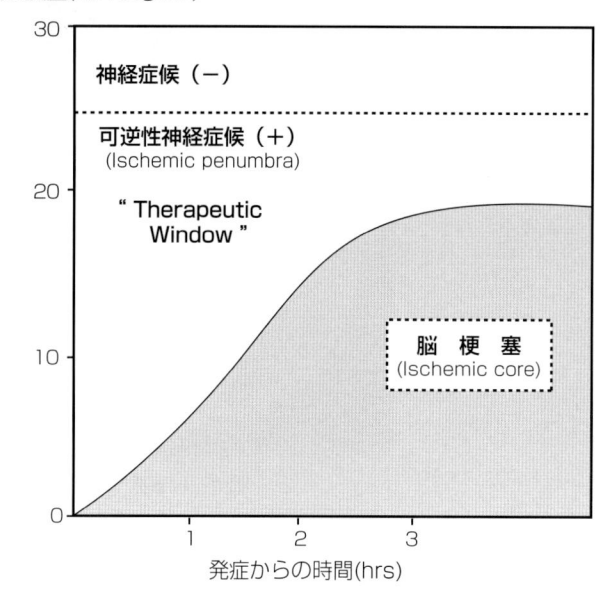

図3　発症からの時間と残存脳血流からみた神経症候の回復の可否（ischemic penumbraとischemic core）
　Ischemic penumbraは，血栓溶解療法に開かれた窓（Therapeutic window）に相当し，ischemic core（脳梗塞）は，発症からの時間と残存脳血流量に依存して出現する．（Jonesら，1981[5]の図を改変）

損域は拡散強調画像（DWI）ですでに高信号域となっておりIschemic coreに相当する．また，右中大脳動脈領域の後方にみられる脳血流低下域では，残存脳血流量が対側右中大脳動脈領域の脳血流の50％に低下し，Ischemic penumbraに相当する．また，Ischemic coreが広範囲（中大脳動脈支配領域の1/3以上の領域）に見られるため，血栓溶解療法の適応はない．同側の視床・後大脳動脈領域は椎骨脳底動脈系による血流支配を受けており，内頸動脈領域の脳虚血とはその機序が異なる．同領域に見られる脳血流低下域は，症候性の脳虚血域との神経連絡を介する遠隔抑制（Diaschisis[8]）の結果生じた二次的な脳血流の低下であり，脳灌流圧の低下による血行力学的脳虚血とは言えない．

本例の入院後の経過

　本例では入院後の諸検査にて右頭蓋内内頸動脈閉塞症（心原性塞栓症）と診断され，保存的な治療が開始された．脳浮腫に対してはグリセオールの点滴静注を行ったが，翌日には正中構造の著しい偏位を伴う虚血性脳浮腫が出現し（図4左），意識レベルもJCS；30へと急速に悪化し，脳ヘルニア徴候をきたしたため，3月1日内外減圧開頭術を施行した．術翌日より意識障害がJCS；3へと改善し，CT上の正中構造の偏位

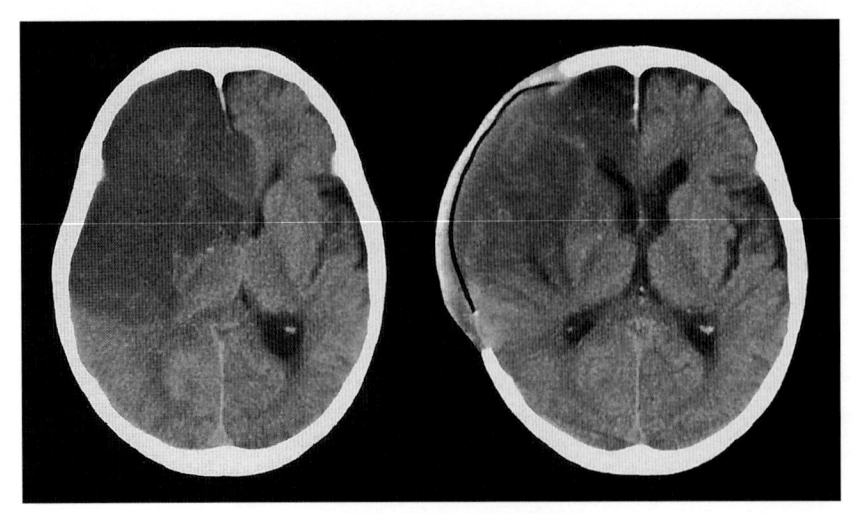

図4 発症から2日目および内外減圧開頭術施行後のCT

も正常化した（図4右）．術後脳浮腫の消退が見られ，1ヵ月後には頭蓋形成術を施行した．

心原性脳塞栓症では特に虚血性脳浮腫をきたしやすく，脳幹の圧迫による脳ヘルニア徴候が出現しつつある場合には減圧開頭術が必要になる．このような進行性に増悪する脳浮腫は悪性脳浮腫[9]と呼ばれ，発症後24時間から48時間以内に出現し，抗脳浮腫薬治療に抵抗する．天幕上に生じた右側の脳梗塞や天幕下に生じた小脳梗塞に伴う悪性脳浮腫は，一般に減圧開頭術の良い適応と考えられているが，言語野を含む左側の脳梗塞に伴う悪性脳浮腫に対する減圧開頭術は必ずしも推奨されていない．また，悪性脳浮腫に対する減圧開頭術の成績は，術後の呼吸感染症や循環器系の合併症の有無および年齢に依存するところが大きい．特に，高齢者の左側の脳梗塞に伴う悪性脳浮腫に対しては，減圧開頭術により救命はできたとしても離床できるほどの機能予後が期待できないために，減圧開頭術が適応されない場合が多い．

減圧開頭術の適応基準

・CTあるいはMRI所見：天幕上の脳梗塞では内頸動脈または中大脳動脈領域の広範な脳梗塞とともに正中構造の著しい偏位，天幕下の小脳梗塞では正中偏位とともに脳幹の圧排や脳底槽の狭小化が見られる．
・発症後24時間から48時間以内に進行性の意識障害の増悪（意識レベルがJCS＞II-30），脳ヘルニア徴候が見られる
・年齢75歳以下
・重篤な合併症がない

まとめ

Early ischemic CT signは，急性期脳梗塞患者の超早期CTによって捉えられる脳虚血病巣として注目されてきた．特にrt-PAの静注による血栓溶解療法の有効性が確立した現在では，early ischemic CT signが血栓溶解療法の適応を決定する重要な判断根拠とされている．すなわち，発症から3時間以内のCTにてearly ischemic signがないか，中大脳動脈支配領域の1/3以下に限局する症例に対して，rt-PAの静注による血栓溶解療法が適応とされている．この所見を見逃して血栓溶解療法が施行された場合には，重大な症候性頭蓋内出血を招く可能性があり，急性期脳梗塞患者の超早期CTの読影には慎重な態度が望まれる．

一般に，脳梗塞の成立には，発症からの時間と残存脳血流量の2つの要因が関与しており，発症から3時間以内のCTにてearly ischemic signが見られる領域は，残存脳血流量がきわめて低下しているischemic coreと考えられる．一方，最近では，虚血脳の早期の病的変化を捉える画像診断として拡散強調画像（DWI）が臨床応用されつつある．DWIにおいて見られる脳虚血早期の高信号域の可逆性についてはさまざまな見解が示されてきたが，臨床例におけるこれまでの検討では，皮質に見られる高信号域については不可逆的変化（ischemic core）として対処するのが現実的と考えられている．

脳梗塞巣の画像による早期診断では偽陰性が問題となるが，実際に脳梗塞が生じた後どのぐらいの時間経過で画像化されるかについては不明である．一般的にCTによって脳梗塞巣が画像化されるまでには，実際

疾患12. Early ischemic CT signとは何か？　133

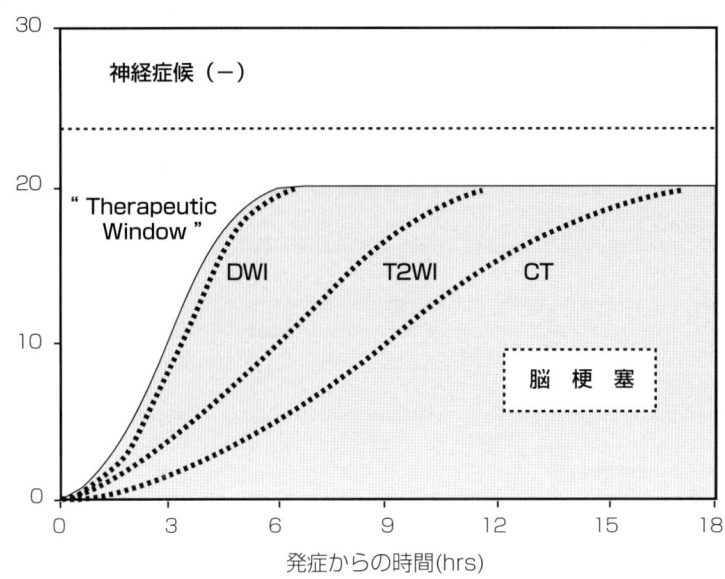

図5　発症からの時間と残存脳血流量からみたCT, T₂WI, DWIによる脳梗塞巣の早期検出能力（仮定）
脳梗塞巣内の残存脳血流量を同一レベルとした場合の脳梗塞巣の画像による早期検出能力は，CTよりもT₂WI，T₂WIよりもDWIのほうが常に優れていると想定される．

に脳梗塞が生じた時間よりも遅れがあり，しかも脳梗塞巣内の残存脳血流量の程度が保たれているほど遅延すると考えられる．このことはMRIについても同様と考えられるが，梗塞に陥った脳組織内の残存脳血流を同一レベルとした場合の脳梗塞巣の画像による検出までの時間をCT，T₂WI，DWIの間で比較すると，CTよりもT₂WI，T₂WIよりもDWIが常に優れていると想定される（図5）．したがって，DWIはischemic coreに相当する領域を早期に検出する点で優れていると考えられる．しかし，血栓溶解療法の対象となる症例をより厳密に選択する場合には，ischemic core

とともに血流再開により救済可能な領域であるischemic penumbraを見出すことが重要であり，脳血流SPECTやPerfusion weighted MR imaging (PWI)の併用によるdiffusion-perfusion mismatch[10]の診断が必要となる．

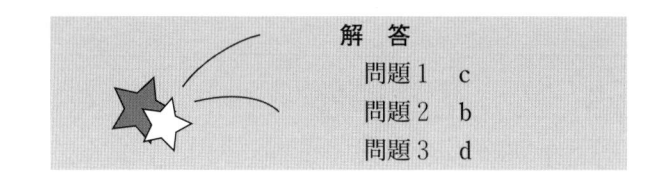

解　答
問題1　c
問題2　b
問題3　d

レベルアップをめざす方へ

　急性期脳梗塞患者に対する血栓溶解療法には，rt-PAによる経静脈性血栓溶解療法とrt-PAやウロキナーゼを用いた選択的経動脈性血栓溶解療法とがある．
　rt-PAによる経静脈性血栓溶解療法では，発症後3時間以内の有効性が確立しているが，therapeutic time window（血流再開という治療に開かれた窓）が狭いこと，症候性頭蓋内出血の発症率が有意に上昇することが問題点として上げられる．本療法が有効かつ安全な治療として用いられるためには，適応症例をいかに選択するか，症候性頭蓋内出血の危険性の高い症例をいかに除外するかが医学的判断として重要である．そこで，発症後早期の急性期脳梗塞を対象としたrt-PA静注法については，その有効性と安全性を維持するために，米国ではAHAによるガイドラインが作成され，遵守することが求められている．現在のガイドラインではCT上のearly ischemic signが重視されているが，将来はMRIによる基準が盛り込まれるものと考えられる．
　一方，選択的経動脈性血栓溶解療法では，閉塞動脈の再開通率の改善に加え，少量の薬剤使用で済むため薬剤コストの低下と症候性頭蓋内出血の低下が期待できるが，確実な有効性が確立していないこと，手技に時間を要することが問題点である．現在国内では，ウロキナーゼの選択的動脈内投与の有効性を検証するために，前向きランダム化比較試験（RCT）であるMCA Embolism Local fibrinolytic intervention Trial（MELT－Japan）が開始されている（2002年2月から2年間の症例登録）．登録

の対象は治療が6時間以内に完了する場合で,頭部CTに異常所見がない症例,および頭部CT上のearly ischemic signが基底核部やシルビウス裂近傍に限局している症例とされている.

● 文　　献 ●

1) Tomura U, Uemura K, Inugami A, et al : Early CT finding in cerebral infarction ; obstruction of the lentiform nucleus. Radiology 18 : 463-467, 1988
2) von Kummer R, Notle PN, Schnittger H, et al : Detectability of cerebral hemispheric ischemic infarcts by CT within 6h of stroke. Neuroradiology 38 : 31-33, 1996
3) Rauch RA, Bazan CIII, Larsson EM, et al : Hyperdense middle cerebral arteries identified on CT as a false sign of vascular occlusion. AJNR 14 : 669-673, 1993
4) Astrup J, Siesjo BK, Symon L : Thresholds in cerebral ischemia-The ischemic penumbra. Stroke 12 : 723-725, 1981
5) Jones TH, Morawetz RB, Crowell RM, et al : Threshold of focal cerebral ischemia in awake monkeys. J Neurosurg 54 : 773-782, 1981
6) The National Institute of Neurological Disorders and Stroke rt-PA Stroke Study Group : Tissue plasminogen activator for acute ischemic stroke. N Engl J Med 333 : 1581-1587, 1995
7) 中川原譲二,瓢子敏夫,片岡丈人ら:血栓溶解療法における画像診断(SPECT/PET, CT/MRI)の役割.脳と神経 52 : 873-882, 2000
8) Feeney DM, Baron JC : Diaschisis. Stroke 17 : 817-830, 1986
9) Hacke W, Schwab S, Horn M, et al : Malignant middle cerebral artery territory infarction ; clinical course and prognostic signs. Arch Neurol 53 : 309-315, 1996
10) Wu O, Koroshetz WJ, Ostergaard L, et al : Predicting tissue outcome in acute human cerebral ischemia using combined diffusion- and perfusion-weighted MR imaging. Stroke 32 : 933-942, 2001

[中川原　譲二]

疾患 13 聞き逃すな！頸部血管雑音

症例と設問

症例：63歳男性
主訴：特になし
現病歴：健診で血圧高値とコレステロール高値を指摘され精査・加療目的で来院．
既往歴：血圧とコレステロールの高値は40歳位から指摘されていたが放置していた．喫煙40本/日．
身体所見：眼瞼結膜に貧血無し．脈拍82/分・整，左右差なし．血圧172/100mmHg（右），170/100mmHg（左）．心雑音なし．呼吸音異常なし．右顎下領域にLevine III～IV度の汎収縮期雑音を聴取．
神経所見：特に異常を認めず．

問題1 現病歴，既往歴，身体所見から判断して正しいものを一つ選べ．
a. 血圧が高いので直ちに降圧薬を投与する．
b. 神経学的に異常を認めないので，脳梗塞は起こしていない．
c. 右頸動脈が高度に狭窄している可能性が高い．
d. 顎下領域で雑音が聞こえても，ほとんど血管病変とは関係がない．

解説

高血圧，高脂血症，喫煙など動脈硬化の危険因子を有する症例の血管走行領域に雑音を聴取した時には，動脈硬化性血管狭窄病変の合併を疑う必要がある．一般に，雑音の聴取は周辺血管における何らかの血行動態的な異常を示唆しているが，われわれの検討では，頸部血管雑音を聴取した例の87％に頸動脈病変を認めており[1]，この聴診器を当てるという簡便な手技による診断的価値は高い．ここで，頸部血管雑音の診察法，頸動脈病変との関係についてまとめて述べておきたい．血管雑音の周波数は多様なので，雑音聴取の際にはベル型の聴診器を使用する．雑音が聴取された際には，血管の走行に沿って雑音を追い，音の高さ（ピッチ）や強さの変化を詳細に評価する．雑音の大きさに関しては，一般的に雑音が聴取できるほどの大きさになるのは50％程度の断面狭窄からであるが，70％程度の狭窄まで音は大きくなり，より狭窄が進むと減衰し，閉塞すると聞こえなくなる．ピッチに関しては，70％程度の狭窄まではゆるやかに上昇するが，それ以上狭窄が進行すると急激に高くなる．また，音の性質に関しては，軽度狭窄病変においては収縮中期や末期における柔らかな雑音が主体であり，60～70％狭窄程度になると汎収縮期の荒い雑音が聴取され，狭窄がより進むと拡張期にもかかった連続雑音となる．狭窄性病変は，一般的に血管の分岐部に好発し，本症例のように顎下に雑音を聴取する場合には，頸動脈分岐部から内頸動脈にかけての病変が疑われる．頭蓋外で，他に比較的頻度の高い狭窄性病変の好発部位は，鎖骨下動脈と椎骨動脈の分岐部（椎骨動脈起始部）であり，その際，雑音の最強点は鎖骨直上となることが多い．

さて，本症例では，20年近くに及ぶ動脈硬化危険因子の既往歴があり，そのような例では，右頸動脈分岐部のみならず，全身の主要血管にも系統的動脈硬化による血管狭窄を合併している可能性がある．このような場合，不用意な降圧を行うと狭窄部末梢の臓器虚血を招来し，重大な血管事故を起こす可能性がある．よって，危険因子の是正を目指す前には，各臓器の障害度や血行動態を事前に把握する必要がある．また本症例のように，高齢で高血圧の罹病歴が長い例では，脳卒中の既往や症候を有していなくてもMRIやCTで無症候性脳梗塞病変を認めることが多い[2]．

問題2 本症例では，右頸動脈分岐部高度狭窄が強く疑われたが，診断や治療方針の決定のために必要な対策はどれか？

(1) 頸部・頭部MR血管撮影（MRA），脳MRI検査

(2) 頸動脈エコー検査
(3) 脳血流SPECT, PET
(4) 詳細な病歴聴取
a (1), (3), (4)　b (1), (2)　c (1), (4)　d すべて

解　説

　頸動脈病変の確認には，簡便で非侵襲的な頸動脈エコー検査が第一選択となる．同検査は，頸動脈病変の大きさや狭窄度のみならず，狭窄部周辺の血流速や末梢血管抵抗など種々の生理学的指標などを実時間的に計測可能である．超音波検査が術者依存性の検査であること，頸動脈分岐部より遠位の頸動脈病変を直接描出するのが困難であることなどから，近年 MRA の併用も盛んである．MRA は，狭窄度の正確な測定は困難であるものの，高度狭窄病変を広い範囲でスクリーニング可能な点が優れている．また，MRA が，頸動脈エコーでは描出が困難で，脳塞栓を起こす危険性が高い低エコー輝度の病変も問題なく描出することを考えると，非侵襲的な両検査の併用はお互いの弱点を相補うものと考えられる．

　後述するが，頸動脈病変の治療方針の決定において，その頸動脈病変が症候性か無症候性かで手術適応が大きく異なってくる．よって詳細な病歴聴取は，それを明らかにし，以後の治療方針を決定するためには必須である．頭部 MRI は，頸動脈病変検出のための一次検査としては，必ずしも必須ではない．しかし，重症頸動脈病変の存在下では，その下流領域である脳内に器質的変化（無症候性脳塞栓，脳萎縮など）を起こしている可能性もあり[3]，確認しておくほうが望ましい．もし，頸動脈病変由来の無症候性脳梗塞病変が認められたときには症候性頸動脈病変に近い扱いをする必要があると思われる[4]．

　脳血流 SPECT，PET に関しては，頸動脈病変検出のための一次検査としては必要ではない．しかし，高度狭窄病変により，脳が血行動態的に影響を受けているかどうかを把握するには重要であり，治療方針決定の補助検査として施行したい．

　診察結果ならびに画像検査所見を以下に記す．
　病歴と理学的所見：神経学的には異常を認めず．詳細な問診を行ったが，脳梗塞ならびに一過性脳虚血発作の既往は認めず．
　頸動脈エコー検査：左右頸動脈とも内膜中膜複合体厚（IMT）は肥厚し，プラークを多数認める．右総頸動脈分岐部近辺に高度狭窄（83％）を認め（図1），同部の血流速は異常高値を呈した．プラークはheterogeneous で，内部に低エコー輝度の部分を有す．

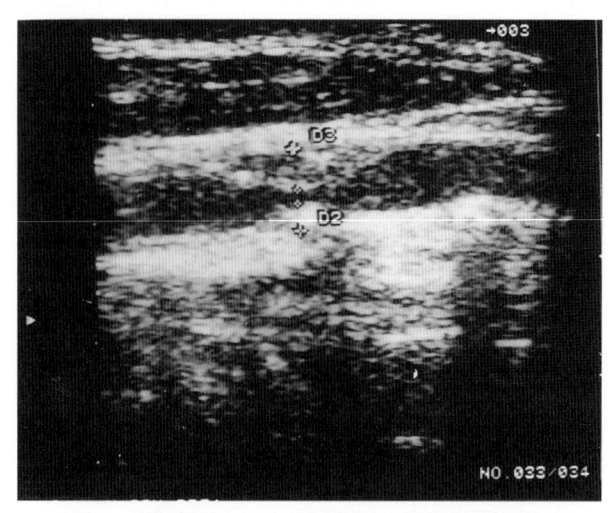

図1　頸動脈エコーにより認められた高度狭窄病変
　狭窄部は，狭窄率83％．Heterogeneous なプラークで，内部に低輝度エコーを含む．ドプラ検査では，折り返し周波数を調節しても同部の血流速は高値を呈し，血行動態的にも有意狭窄であることが明らかであった．

　頸動脈 MRA：同部に高度狭窄所見を認めた．他部位に狭窄病変は認めない．
　頭部 MRI・MRA：基底核部に小梗塞の散在は認めたが，頸動脈由来の塞栓を疑わせる皮質を含んだ梗塞は認めなかった．病変側の明らかな脳萎縮を認めなかった．脳内主要動脈に明らかな異常を認めない．
　脳 SPECT：安静時には左右差を認めない．血管拡張剤負荷時には，右前・中大脳動脈領域に左側に比しわずかな血流低下を認める．
　経頭蓋超音波ドプラ法による微小栓子モニター：栓子の飛来を認めず．

問題3　正しいのはどれか？

(1) 無症候性頸動脈病変だが，高度狭窄病変であるので血管内膜剥離術（CEA）も考慮する
(2) 症候性頸動脈病変と無症候性頸動脈病変では，頸動脈由来の脳梗塞危険度は同程度である．
(3) CEA の周術期の危険率は低いので多くの施設で行われるべきである．
(4) エコー上，低輝度のプラークは危険性が高いといわれている．
a (1), (3), (4)　b (1), (2)　c (1), (4)　d すべて

解　説

　頸動脈病変を認めたときに内科的治療に加えて外科的治療（血栓内膜剥離術（CEA），ステント）を追加すべきかどうかという問題は，近年の脳卒中学における大きなトピックスである．脳梗塞発作を起こした既往

のある病変を症候性頸動脈病変，そのような既往のない病変を無症候性頸動脈病変と呼ぶが，それぞれの病変について，狭窄度（高度，中等度，軽度）で分類し，内科的治療単独群と外科的治療（CEA）群での予後を比較する大規模研究が欧米を中心に行われてきた．その結果，NASCET研究などで，症候性頸動脈病変においては，高度狭窄（70〜99％）例においてCEAの有用性が確立されている[5]．また，症候性でも軽度狭窄（50％以下）の場合と，無症候性で狭窄度60％以下の場合にはCEAの有用性は否定されている．症候性頸動脈病変で中等度狭窄（50〜69％）の場合と[6]，無症候性頸動脈病変で高度狭窄（60〜99％）の場合（ACAS研究[7]）も，CEAの有用性を証明した大規模研究が報告されているが，絶対的なコンセンサスが得られているわけではない．中等度狭窄を有する症候性頸動脈病変の場合には，より強い狭窄度，75歳以上，男性，3ヵ月以内の卒中発作，半球症状，頭蓋内狭窄と微小血管の虚血，が脳卒中発症のハイ・リスク要因として挙げられており，特にこれらの例においてCEAが推奨されている[6]．無症候性頸動脈病変においてはいささか条件を異にする．脳卒中の最大の危険因子が脳卒中の既往であることは周知の事実であるが，症候性頸動脈病変と無症候性頸動脈病変における脳卒中発症率には大きな差がある．すなわち，NASCET経過観察中の脳卒中発症率は，内科治療26％，外科的治療9％であったのに対し，ACAS研究における経過観察中の脳卒中発症率は，内科治療10.6％，外科的治療4.8％であった．有症候性頸動脈病変においては，内科的治療のみでは発症率が高値を示すので，外科的治療の発症率が9％であっても外科的治療の有用性が

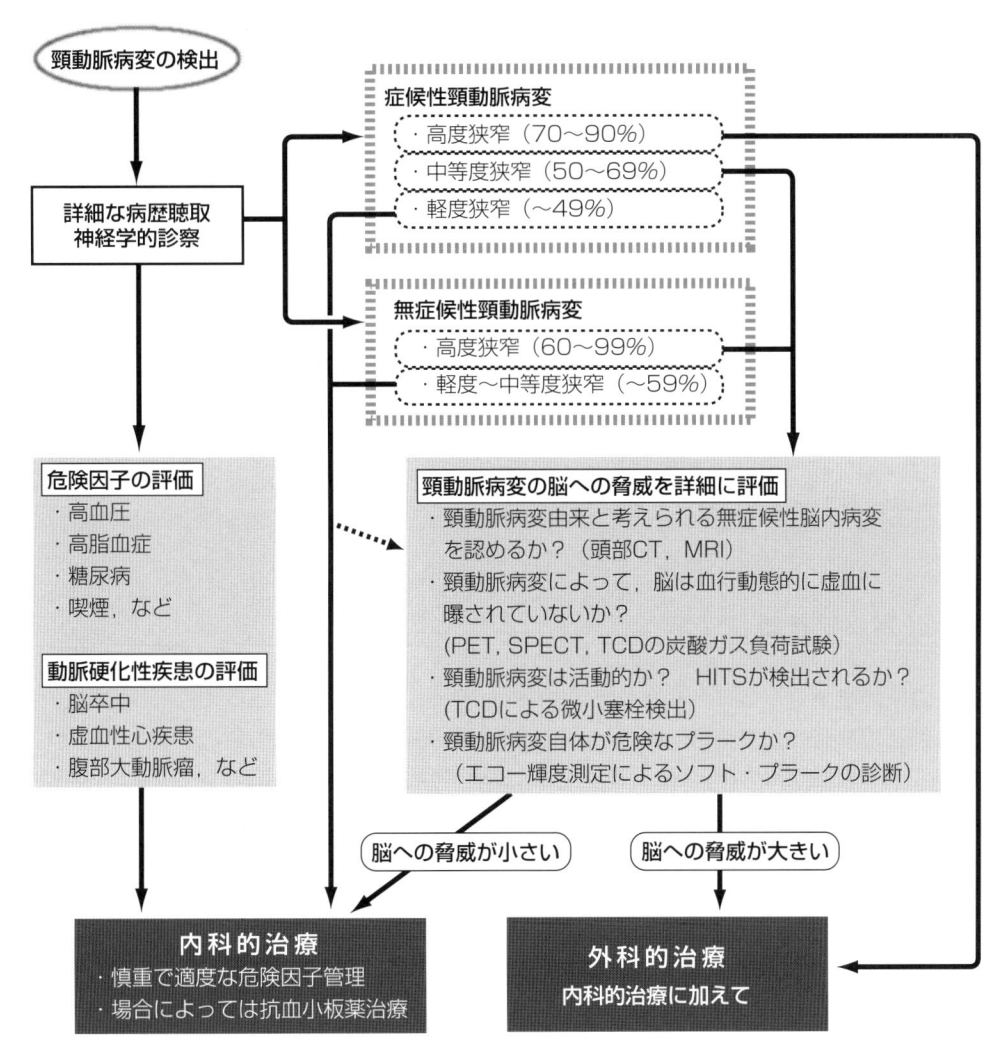

図2　頸動脈病変を検出した際の対策

頸動脈病変を検出した際の治療方針の決定に至るプロセスをフローチャートで示した．頸動脈病変の脳への直接的な影響を詳細に評価することは本文中に述べたとおりであるが，同病変は系統的動脈硬化における氷山の一角として認められることも多く，全身における種々の動脈硬化性疾患の再評価もきわめて重要である．

明らかである．しかし，無症候性頸動脈病変の場合，内科的治療だけでも発症率が比較的低値であり，周術期合併症の発症率によっては外科的治療のメリットが帳消しになってしまう可能性がある．よって，ACASの結果を基にした報告では，79歳以下，冠血管病の安定，周術期危険率が3％以下の外科医の条件下においてCEAが推奨されている．

これら大規模研究の結果は，頸動脈病変に対する治療法を確立していくうえで非常に重要である．しかし，前述のごとく未確定の部分も多く，実地臨床においてはこれらの結果を踏まえたうえで，個々の症例において，当該頸動脈病変の脳に対する危険度を厳密に評価したうえで手術適応を決定すべきであろう．その際，1) その頸動脈病変由来の無症候性梗塞が脳内MRIなどで検出されるかどうか？，2) 高度狭窄の影響で脳が低灌流状態でないかどうか？，3) 頸動脈病変が微小血栓を飛ばすなど，活動性が高いかどうか？，4) 頸動脈病変が，リスクが高いといわれる低エコー輝度の病変でないかどうか？，などが危険度決定の参考になると思われる（図2）[4]．つまり，無症候性頸動脈病変と診断されていた場合でも，MRIなどで頸動脈病変由来を強く疑わせる脳梗塞病変が認められた際には，症候性頸動脈病変と同程度の危険度と考えるべきであろう．また，TCD（経頭蓋超音波ドプラ法）を用いた連続モニタにて微小塞栓子（HITS：high-intensity transient signal）が検出されたり，SPECTやPET検査において高度狭窄病変による脳内低還流が明らかになった場合には，当該病変を除去する必要性が高くなる．一方，近年，頸動脈エコーによるプラーク輝度定量が盛んになっており，低エコー輝度病変による脳卒中危険度が高いことが明らかになってきている．

これらの見地から検討すると，本症例は脳内に頸動脈病変由来の無症候性脳梗塞病変を認めず，本当の意味での無症候性頸動脈病変と考えられる．またHITSは認めないため，病変が活動的である証拠は得られていない．しかし，狭窄度は80％以上であり，病変内部に低エコー輝度の部分を有するheterogeneousなプラークであること，またSPECTによる脳循環評価にもわずかながら異常が認められることから，本人や家族と相談の結果，CEAを施行した．

まとめ

近年，本邦においても頭蓋外頸動脈の動脈硬化性病変を基盤とする脳梗塞の頻度が増えている．頸動脈病変に対する治療法の大きな戦略は徐々に確立してきているが，未確定の部分も多く，今後も多くの報告が期待される．特に，本邦における大規模研究や前述の脳に直接脅威を与える因子に関しての報告が多数待たれるところであろう．最近，CEAに加えて，血管内手術の有用性が検討され始めているが，それに関しては今後の報告を待たねばならない[8)9)]．

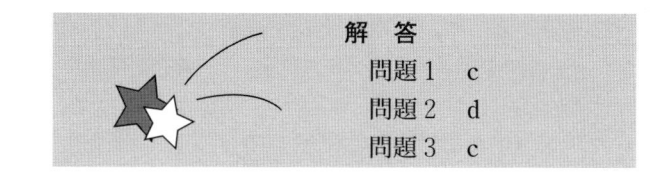

解 答

問題1　c
問題2　d
問題3　c

レベルアップをめざす方へ

頸動脈エコー検査

血管超音波検査は，血管の内腔性状と血流状態を実時間的に評価できることから，心，腎，脳および全身の血管を診療する医師にとって取得すべき必須の手段である．高解像度プローブを用いることにより，おもに体表から数cmの深さの血管を詳細に描出可能で，最も代表的な評価部位は頸動脈分岐部近辺である．同部位で測定されたIMT（内膜中膜複合体厚）などの指標は全身の動脈硬化度を反映し，重症頸動脈病変の存在は心・脳血管障害の重大なリスクになることが疫学的研究により証明されている．非侵襲的に繰り返し行えることから，抗動脈硬化薬の効果判定の指標としても非常に有用であり，大規模研究のエンド・ポイントとして使われる機会が増加した．近年，本検査は労災保険の二次検診項目にも採用され，日常の場での普及率も高まっている．IMTの測定場所や測定方法に，施設によって異なりがあったが，各種学会や研究会で標準化が進められている．

文　献

1) Handa N, Matsumoto M, Maeda H, et al : Ultrasonic evaluation of early carotid atherosclerosis. Stroke 21(11) : 1567-1572, 1990
2) Hougaku H, Matsumoto M, Kitagawa K, et al : Silent cerebral infarction as a form of hypertensive target organ damage in the brain. Hypertension 20(6) : 816-820, 1992
3) Hougaku H, Matsumoto M, Handa N, et al : Asymptomatic carotid lesions and silent cerebral infarction. Stroke 25(3) : 566-570, 1994
4) Hougaku H, Matsumoto M, Hashikawa K, et al : The role of brain imaging in the preoperative evaluation of carotid surgical patients. In Loftus C editor. Text book of carotid artery surgery, pp81-93, Thieme Publishers, New York, 1999
5) North American Symptomatic Carotid Endarterectomy Trial Collaborators : Beneficial effect of carotid endarterectomy in symptomatic patients with high-grade carotid stenosis. N Engl J Med 325(7) : 445-453, 1991
6) Barnett HJ, Taylor DW, Eliasziw M, et al : Benefit of carotid endarterectomy in patients with symptomatic moderate or severe stenosis. North American Symptomatic Carotid Endarterectomy Trial Collaborators. N Engl J Med 339(20) : 1415-1425, 1998
7) Executive Committee for the Asymptomatic Carotid Atherosclerosis Study. Endarterectomy for asymptomatic carotid artery stenosis. JAMA 273(18) : 1421-1428, 1995
8) CAVATAS investigators. Endovascular versus surgical treatment in patients with carotid stenosis in the Carotid and Vertebral Artery Transluminal Angioplasty Study (CAVATAS): a randomised trial. Lancet 357(9270) : 1729-1737, 2001
9) Hobson RW : 2nd. Status of carotid angioplasty and stenting trials. J Vasc Surg 27(4) : 791, 1998

［寶學　英隆／北川　一夫／堀　正二］

疾患 14 突然の記銘力障害はどうして起こる？

突然の記銘力障害はどうして起こる？

　記憶は，保持される期間からimmediate memory（数秒から1分程度），short-term memory（数分から30分程度），long-term memory（数ヵ月ないし数年にわたるものに分けられる[1]．一方，Tulving[2]は，記憶の性質により，言葉，記号および概念などの知識の記憶（意味記憶），日々の出来事といった時間的かつ空間的に定位された記憶（エピソード記憶），および訓練で得た技能や習慣的行為などの記憶（手続き記憶）に分類した．記銘および記憶の再生は，解剖学的に海馬，脳弓，乳頭体，視床前核，帯状回からなる内側辺縁系（Papez回路）が関与すると考えられており，記憶障害はこれらの回路に何らかの障害が生じている可能性を示唆する．

　健忘は，さまざまな疾患によって引き起こされる（表1）が，その内容は，発症以前に保持されていた記憶の喪失である逆向健忘（逆行性健忘）と新たな記憶の保持ができなくなる前向健忘（記銘力障害）であり，エピソード記憶の障害が中心である．以下に，突然の記銘力障害を示した具体例を提示する．

表1　健忘を生じる主な疾患

1．突発発症
TGA
脳血管障害（側頭葉内側，視床などの梗塞ないし出血）
脳外傷（脳震盪，脳挫傷，頭蓋内血腫）
てんかん（全般性発作後，精神運動発作など）
低酸素脳症（心肺蘇生後，低酸素血症，CO中毒など）

2．急性発症
Wernicke-Korsakoff症候群
脳炎（単純ヘルペス性など）
髄膜炎（細菌性，真菌性，結核性など）

3．亜急性ないし慢性発症
原発性および転移性脳腫瘍
変性疾患（Alzheimer病，Pick病，びまん性レビー小体病など）
脳血管性痴呆
Prion病（Croutzfeldt-Jacob病など）

問題編

症例呈示

症例：57歳女性
主訴：健忘
既往歴：特記すべきことなし
現病歴：当日日中は，いつも通り家事を行っていた．夕方夫より電話があり，その際，子供の教育のことで口論となった．夫の話では，泣きながら大声でわめき，感情的に高ぶっていた様子という．夫が夜帰宅してみると，そわそわして落ち着きがなく，何度も同じ質問を繰り返した．夫が問いただすと，電話のことはまったく覚えておらず，それ以前の記憶もあいまいであったため，当院を受診した．
身体所見：血圧120/70mmHg，脈拍66/分，その他明らかな異常を認めず．
神経所見：意識レベル清明，自分の名前および住所は答えられる．脳神経系，四肢の運動機能および感覚系に異常を認めない．失語，失認および失行なし．約1ヵ月前の子供の入学式のことは覚えているが，その

後の出来事はまったく思い出せない．また，"ここはどこですか？私はなぜここにいるのですか？"と質問し，病院であることを伝えると納得するが，数分後には同じ質問を繰り返す．目の前に物品を提示し，数分後に何を見せたかを尋ねると，まったく答えられない．精査のため入院した．

検査所見：頭部MRI上明らかな異常なし．脳波検査では，左半球優位に θ 波の混入を軽度に認めるが，棘波および鋭波は認めない．脳血流SPECTでは，両側の側頭葉内側の血流低下を認めた．

受診後経過：受診4時間後より，最近のエピソードが少しずつ思い出せるようになり，同じ質問を繰り返さなくなった．翌朝には，夫と電話で口論したことも思い出したが，口論の後から入院するまでの間の記憶は，その後も回復しなかった．

設　問

問題1　受診時の所見上可能性のある疾患はどれか？
(1) てんかん
(2) 頭部外傷
(3) 一過性全健忘
(4) 脳梗塞
a (1),(2)　b (2),(3)　c (1),(3),(4)　d 4のみ
e すべて

問題2　診断に役立つ検査は何か？
(1) 頭部MRI
(2) 脳脊髄液検査
(3) 脳波
(4) 脳血流SPECT
a (1),(2)　b (2),(3)　c (1),(3),(4)　d 4のみ
e すべて

問題3　患者およびその家族に対して，予後の説明として適切なものはどれか？
(1) 予後は良好である
(2) 稀に再発することがある
(3) これは脳梗塞の前兆である
(4) ときに痴呆に移行することがある
a (1),(2)　b (2),(3)　c (1),(3),(4)　d 4のみ
e すべて

解　説　編

テーマ疾患の概説

この項では，健忘を示す疾患のうち突然発症の健忘を示す一過性全健忘を中心に解説し，その後健忘を呈する類似疾患について概説する．

主要疾患の解説

1．疾患概念

FisherとAdams[3]は，意識障害によらない突発性の前向健忘と逆行性健忘を呈し，24時間以内に回復した例を一過性全健忘（transient global amnesia：TGA）として報告した．この疾患は，後に示すようにさまざまな原因で起こることが知られており，その疾患範疇を巡っては意見の一致をみていない．Caplan[4]は，TGAの診断基準として，
1) 発作の開始が目撃されていること
2) 発作中は同じ質問を繰り返すこと
3) 健忘以外の神経症候を認めないこと
4) 症状は一過性であること

を提唱し，いわば狭義のTGAと二次的な原因によるTGAとを区別しようと試みた．一方，篠原ら[5]，Meadorら[6]は，原因が異なっても臨床症候のうえでは区別できないことから，本疾患は単一の疾患ではなく，多くの原因によって起こる症候群であるとしている．現時点でTGAは，脳血管障害，頭部外傷やてんかんの一部分症状として出現した場合を除き，いくつかの原因により引き起こされる包括的な概念とみなすのが妥当であろう．

2．病　因

TGAの原因のうち，過去に因果関係が明らかにされた疾患をまとめたのが表2である．本疾患は，海馬を含む側頭葉内側領域の機能障害によって発症すると推定される．しかし，その主原因および病態については議論がある．健忘とともに同名性半盲など共通した血管支配領域の症候を示した例があること，後頭葉に脳梗塞を認めた例があること，および椎骨動脈の造影後に発症した例があることから，椎骨脳底動脈領域の一過性の血流障害がおもな原因とみなされてきた（Kushnerら，1985）[5]．しかし，脳循環障害が原因と

表2 一過性全健忘の原因として過去に報告されたもの

- 脳血管障害
    一過性脳虚血発作，脳梗塞，くも膜下出血，脳内出血
- 片頭痛
- てんかん
- 頭部外傷
    脳震盪，脳挫傷，頭蓋内血腫，むち打ち外傷
- 脳腫瘍
- 低血糖
- 薬物による副作用
    clioquinol, benzodiazepine系薬剤
- 心因性
- 医原性
    椎骨脳底動脈造影検査，心臓カテーテル検査など

しても，いわゆるthrombo-embolism以外の発症メカニズムを推測した報告も多い．TGA患者は，片頭痛の既往を有する例が多いことから，片頭痛に伴う脳血流動態の異常が原因とした報告がある（Crowellら，1984）．また，Caplan[4]は，椎骨脳底動脈系の血流障害は，血管緊張の調節機構の異常によるとした．

一方，てんかんがTGAの発症原因の一つとした報告（Hodgesら，1990）もあるが，脳波所見の検討（Jacomeら，1989）では，てんかん性異常波の出現は低頻度であり，TGAの主因とは考えがたい．また，動物実験で認められる大脳皮質の活動抑制が一定速度で周囲に波及する現象－LEAO's spreading depressionが海馬領域において発生したためとする仮説もある（Olesenら，1986）．椎骨脳底動脈系の一過性血流障害が主な原因とみなされるものの，その機序については未解決の部分が残されている．

3．臨床的特徴および症候

Millerらの277例の検討[7]によれば，発症は50～70歳に多く，平均年齢は62歳であった．発作時の状況として，激しい運動，性交，怒りや悲しみなどの感情の高揚を契機として発症した例が比較的多くみられた．

発作は，前駆症状なく突然発症する．視覚，聴覚，触覚を通して入力された情報および自身の思考が，記憶として新たに保持することができない．そのため，患者は自分の状況をいつまでも理解できず，同じ質問や行動を繰り返す．また，数日から数ヵ月さかのぼる逆行性健忘を伴い，最近の出来事を思い出すことができない．発作中意識障害はなく，注意力も保たれる．また局所神経症候は伴わないが，稀に同名性半盲を合併する例がある．前向健忘の改善とともに，逆行性健忘も古い記憶より徐々に再生できるようになるが，発作中および発作前数時間の記憶は発作終了後にも回復しない．発作は，2～12時間持続することが多く，平均6時間前後である[7]．

4．検査所見

TGA患者の非発作時におけるMRIの検討（高橋ら，1988）では，40％の例に穿通枝領域のラクナ梗塞や白質病変を認めたが，海馬，視床内側およびその近傍に病変を認めた例は10％にすぎず，その他に共通した病変部位も認めなかった．椎骨脳底動脈領域の梗塞や出血を認めたとの報告例があるものの，本疾患においては通常器質的な病変は生じないと考えられる．

脳波所見については，発作後平均2.7日後に施行した脳波の検討（Jacomeら，1989）では，36％に何らかの異常を認めたが，てんかん性異常波は11％のみであったという．したがって，一部の例を除いては，本疾患に特有な脳波所見はみられない．

一方，脳循環代謝は，特に発作の最中に局所性の異常を示すとした報告が多い．^{133}Xe吸入法を用いた脳血流の検討（福山ら，1980）では，TGAの非発作時においても一側もしくは両側の後頭葉の血流が低下していた．また，その後PETもしくはSPECTを用いた検討でも，可逆的な左ないし両側の側頭葉内側領域の血流低下が指摘されている[8]．われわれがTGA発作中にSPECTを施行し得た例では，両側の側頭葉内側領域の血流低下を認め，発作の3日後には改善していた（図1）．この所見は，TGAが海馬を含む側頭葉内側の一過性循環障害，もしくは機能低下によるとした説を裏づけるものと思われる．

5．診断

突発性の記銘力障害と逆行性健忘を呈する症例を診た場合には，本疾患を疑う．その原因として，また鑑別の対象として重要な疾患は，脳血管障害，てんかん，外傷などがあげられる．特に椎骨脳底動脈領域の梗塞および脳内出血，くも膜下出血，頭蓋内血腫および脳挫傷は，直ちに治療を要するため，絶対見逃してはならない．

6．治療

基礎疾患が明らかでない狭義のTGAにおいては，特別な治療を要さない．しかし，脳血管障害，外傷やてんかんなど原因疾患が明らかな場合には，それぞれの疾患に準じた治療を行う．

7．予後

一般に予後は良好である．発作中および発作前数時

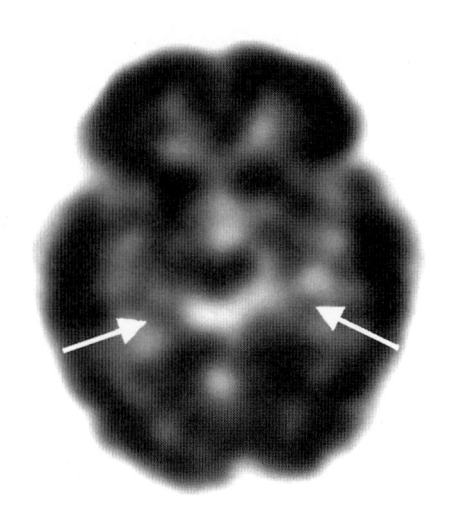

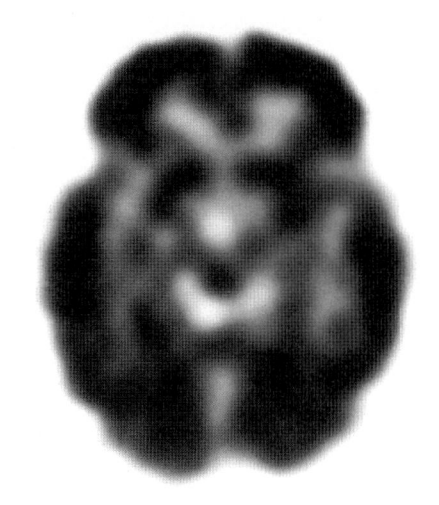

図1 TGA症例のTGA発作中および発作終了後の⁹⁹mTc-HMPAO SPECT所見
TGA発症3時間後の画像は，両側側頭葉内側の脳血流減少を認めた（図左，矢印）．
TGAの3日後に再検したところ，同部位の血流は改善していた（図右）．

間の記憶は回復しないが，その他に後遺症は残さない．TGA発作後3〜5年間経過を観察した検討（Shupingら，1980）[7]では，虚血性脳血管障害の発生率は4〜6％と低い．一方，再発は，20％前後の例にみられる（Shupingら，1980）[7]．

その他の類縁疾患

1. 脳血管障害

視床内側の梗塞は，健忘を伴う場合があることが知られている．この疾患は，記憶障害のみならず，傾眠傾向，自発性低下，眼球運動障害などを伴い，純粋な健忘のみを示すTGAとは異なっている．その他前脈絡叢動脈，後大脳動脈領域の血管障害においてもしばしば健忘をきたしうるが，記憶障害が長期間持続し，同名性半盲や他の側頭葉ないし後頭葉の症候を合併することが多い．また，前交通動脈瘤の破裂によるくも膜下出血においても健忘を示す場合があるため注意を要する．

2. てんかん

てんかんは，通常発作中の記憶はなく，発作後にも前向健忘を生じることがある．てんかん発作を目撃されていない場合，けいれんおよび意識消失を伴わない精神運動発作の一部はTGAと診断される可能性がある．てんかんによる健忘は，健忘の持続時間が短く，発作を繰り返すことが多い．また，脳波所見が参考となる．

3. 頭部外傷

軽微な頭部外傷もまた，一過性の記憶障害の原因となる（Haasら 1986）．受傷場面が目撃されていないとTGAと鑑別することが困難である．

4. 精神疾患

心因性健忘および解離性障害などの精神疾患においても健忘をきたしうる．しかし，これらの疾患では，自分の名前や生い立ちにまで至るほどの逆行性健忘を示し，多くは生活環境や対人関係に葛藤をかかえており，うつ状態を合併していることも稀ではない[9]．

生活指導，その他

いわゆる狭義のTGAにおいては特別な指導を要さない．患者の多くは，突然の健忘にショックを受けており，痴呆の始まりと誤解している場合もある．予後が良好であることを伝え，精神的なケアに心がける．また，一過性脳虚血発作やてんかんが否定できない場合には，再発の可能性を示唆し，可能な限り外来で経過観察することが望ましい．

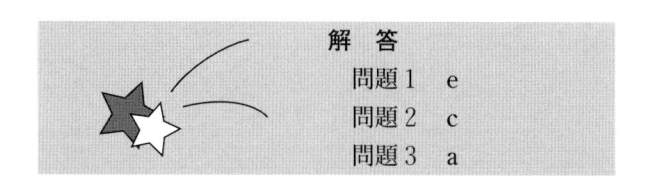

解 答	
問題1	e
問題2	c
問題3	a

【問題1】
エピソードからTGAが疑われるが，発症時の状況が確認できないため，外傷およびてんかんも否定でき

144 Ⅱ. 疾患編

ない．また，この時点では回復の兆候がなく，脳血管障害の可能性も残る．

【問題2】

脳血管障害および外傷を除外するため，頭部CTないしMRIは必須である．脳波検査は，てんかん性異常波の有無を確認するために必要である．SPECTは，TGAにおいて左ないし両側の側頭葉内側の血流減少を認める場合があり，補助診断として有用である．また，脳血管障害を原因とする場合においても，責任血管の同定に役立つ．

【問題3】

この症例は，強い情動反応を契機に発症したと思われるTGAである．脳血管障害，てんかん，外傷などの疾患は，臨床経過，画像所見および脳波所見より否定的であることから，予後は良好と思われる．20％前後の例が再発することは伝えておくべきであろう．

レベルアップをめざす方へ

視床梗塞と健忘

前内側視床梗塞および傍正中部視床梗塞は，それぞれ後交通動脈より分岐する前乳頭体枝，脳底動脈末端より分岐する傍正中枝が責任血管とされる[10]．これらの梗塞が高頻度に健忘を伴うことはすでに述べた．そのうち，前内側視床梗塞は，左側病変が多く，記銘力障害は言語性記憶に顕著であるという．また同時に，傾眠傾向，自発性低下，せん妄，Horner徴候などを伴いやすい．^{18}F-FDG PET（図2右）では，同側の前頭葉内側領域の代謝の低下を認めることから，本疾患の症候は前視床脚もしくは視床乳頭路の障害によると考えられている[11]．

一方，傍正中部視床梗塞は，両側対称性病変が多く，意識障害，過眠，垂直性眼球運動障害を呈し，慢性期に健忘を示す例がある[12]．この特徴的な病巣分布は，解剖学的に傍正中枝が脳底動脈より1本で分岐し，後に左右に分岐する場合が多いためと説明されている．^{18}F-FDG PETによる検討（Levesseurら，1992；寺尾ら，1993）によると，前頭葉内側のみならず，側頭葉および帯状回などに代謝の低下が認められ，前内側視床梗塞に比し，より広範な領域へ影響が及んでいる可能性がある．

両疾患とも病巣の大きさに対して臨床症候が重篤であり，特に後者は脳底動脈の閉塞が原因の場合があり，日常診療のうえで注意を要する疾患である．

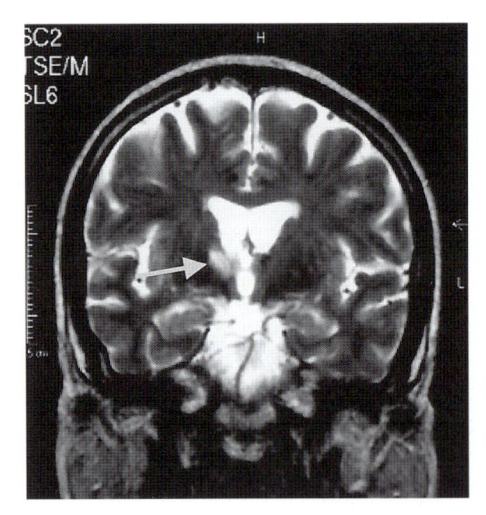

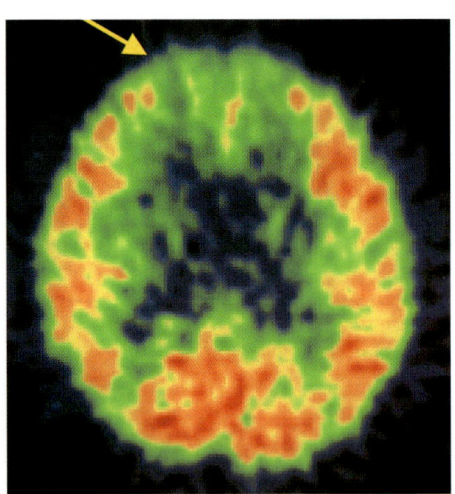

図2 前内側視床梗塞により健忘を呈した症例
MRI T$_2$強調画像では，右視床内側に梗塞を認めた（図左，矢印）．^{18}F-FDG PET画像では，両側前頭葉のブドウ糖代謝の減少を認めた（図右，矢印）．

文献

1) Shuttleworth EC, Morris CE : The transient global amnesia syndrome. A defect in the second stage of memory in man. Arch Neurol 15 : 515-520, 1966
2) Tulving E : How many memory systems are there? Am Psychologist 40 : 385-398, 1985
3) Fisher CM, Adams RD : Transient global amnesia. Trans. Am Neurol Asoc 83 : 143-146, 1958

4) Caplan LB : Transient global amnesia. "Handbook of Clinical Neurology 45 : Clinical Neuropsychology" ed by Frederiks JAM, p205, Elsevier Science Publishers, Amsterdam, 1985
5) 篠原幸人：一過性全健の成因. 医学のあゆみ 117：854-855, 1981
6) Meador KJ, Adams RJ, Flanigin HF : Transient global amnesia: criteria and classification. Neurology 36 : 441-442, 1986
7) Miller JW, Pertersen RC, Metter EJ, et al : Transient global amnesia. Clinical characteristics and prognosis. Neurology 37 : 733-737, 1987
8) 高橋若生，篠原幸人：一過性全健忘症候群. Clin Neurosci 14：1186-1187, 1996
9) 高橋祥友：全生活史健忘の臨床的研究. 精神経誌 91：260-293, 1989
10) 吉井文均：視床と疾患. 画像診断－MRIを中心に. Clin Neurosci 18：928-933, 2000
11) 秋口一郎，猪野正志，亀山正邦：脳血管障害と健忘. 神経進歩 32：646-657, 1988
12) Castaigne P, Lhermitte F, Buge A, et al : Paramedian thalamic and midbrain infarcts ; clinical and neuropathological study. Ann Neurol 10 : 127-148, 1981

［高橋　若生／吉井　文均］

疾患 15 発熱のある弁膜症性脳塞栓は要注意！

症例呈示

症例：56歳女性
主訴：発熱，思ったことが言えない
既往歴：特記事項なし
現病歴：幼少時から心雑音を指摘されていたが，無症状のため放置していた．平成4年1月頃から，腰痛や四肢の関節痛を自覚するようになった．また，手掌や指先，足背などに痛みを伴う赤色皮疹が急に出現し，数日で軽快することを繰り返すようになり，数日間持続する肉眼的血尿が時にみられるようになった．4月頃から38℃台の発熱，体重減少が明らかとなり，5月20日近医に入院した．6月2日14時，突然，思ったことがうまく言えなくなった．6月5日，精査加療目的で当院に転院した．

身体所見：血圧120/60 mmHg．脈拍90/分・整．体温37.9℃．皮膚は四肢末梢を主体に小出血斑を認め，右第1，2指の指尖部では暗赤色の有痛性皮膚硬化がみられた．眼瞼結膜は貧血を呈していた．右眼瞼結膜，左眼球結膜，口腔粘膜に点状出血がみられた．全収縮期雑音を心尖部に聴取した．肝を右季肋下に1.5横指触知した．下腿浮腫はみられなかった．

神経所見：意識清明だが，発語は乏しく単語レベルであり，錯語がみられ，復唱および理解の障害も認められた．脳神経に明らかな異常所見はなかった．右上肢にごく軽度の麻痺と病的反射を認めたが，明らかな感覚障害や協調運動障害はなかった．

入院時CT所見では，左頭頂葉に皮質を含む境界明瞭な梗塞巣を認めた（図1）．梗塞巣内部に，出血性変化を示す高吸収域がみられた．症候の突発完成，皮質症候の存在，およびCT上境界明瞭な皮質梗塞で出血性梗塞を来していることから，脳塞栓症が考えられた．

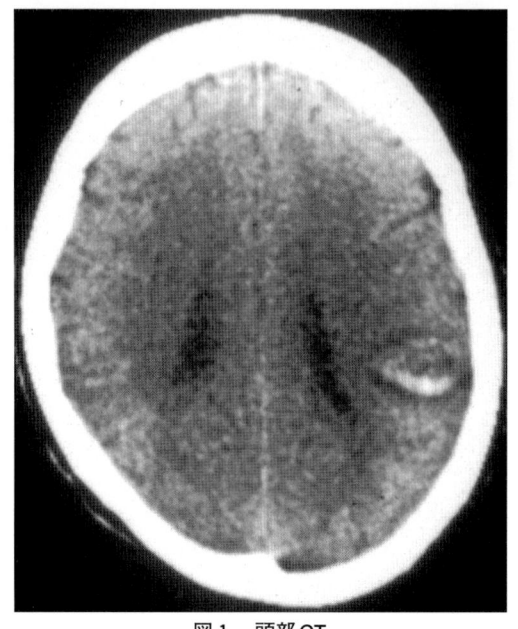

図1　頭部CT
左頭頂葉に，皮質を含む梗塞巣を認めた．梗塞巣内部に，出血性変化を示す高吸収域がみられた．

問題1　病歴，診察所見から，本例における脳塞栓症の原因として，何が最も疑われるか

a. 感染性心内膜炎
b. 卵円孔開存
c. 頸動脈閉塞性病変
d. 大動脈粥腫病変
e. 肺動静脈瘻

解説

脳塞栓症の塞栓源として，代表的な疾患を表1に示す．本例では，脳塞栓症に加えて，発熱，心雑音があり，関節痛，体重減少などの非特異的所見の他，Osler結節，Janeway病変と考えられる皮膚病変もみられており，感染性心内膜炎の存在が強く疑われる．ただし，他の塞栓源性疾患も否定できないため，塞栓源の同定には，種々の検査や，画像所見の組み合わせ

表1 塞栓源となりうる代表的な心・血管疾患

心疾患		
1. 弁疾患		リウマチ性心臓病（特に僧帽弁狭窄症）
		人工弁
		感染性心内膜炎
		非感染性血栓性心内膜炎
		僧帽弁逸脱症
		石灰化による大動脈弁狭窄
		僧帽弁の粘液腫様変化
		僧帽弁輪石灰化
2. 不整脈		心房細動
		洞不全症候群
3. 虚血性心疾患		急性心筋梗塞
		左心室無収縮，心室瘤を伴う陳旧性心筋梗塞
4. 非虚血性心筋症		拡張型心筋症
		その他の心筋症
5. 心臓腫瘍		心房粘液腫
		その他の心臓腫瘍
6. 右左シャント性疾患		心房中隔欠損症
		卵円孔開存
		心室中隔欠損症
		肺動静脈瘻
7. その他		心房中隔瘤

大動脈病変	
	大動脈粥状硬化
	大動脈瘤
	大動脈解離
	大動脈炎症候群

頭頸部動脈病変	
	粥状硬化（高度狭窄，潰瘍）
	動脈解離
	線維筋性異形成
	動脈瘤

によって，慎重に臨床診断を行う必要がある．

表2に感染性心内膜炎の診断基準を示す[1]．本例では，前医ですでに抗生剤が使用されており，血液培養は陰性であったが，心エコー図検査で僧帽弁逸脱および疣贅の付着が認められ，大基準の(2)，小基準の(1)〜(4)が確認されたため，感染性心内膜炎と診断した．

問題2　本例は脳塞栓症をきたした感染性心内膜炎症例と考えられたが，さらに検索が必要と考えられる神経系合併症はなにか

a. 動脈解離
b. 脳動静脈奇形
c. 脳動脈瘤
d. 脳静脈血栓症
e. 水頭症

解　説

感染性心内膜炎による神経系合併症として，脳塞栓症の他に，mycotic aneurysmによるくも膜下出血，脳出血の合併がみられることがある．これは，感染性栓子が動脈のvasa vasorumや内腔への塞栓を起こし，炎症が血管壁全体に波及して生じるとされている．動脈瘤の合併は感染性心内膜炎の数％程度とされるが，合併例の致死率は高く，転帰に重大な影響を及ぼしうる見過ごしてはならない病態である．

動脈瘤があっても症候を呈するとは限らず，特に本例のように脳局所神経症候を呈する例，頭痛や髄膜炎の所見のある例では，積極的な検索が必要である．造影CT，MRAや，脳血管造影検査がその評価に用いられている．しかし，画像所見で血管拡張の所見がない場合でも，化膿性血管炎による頭蓋内出血発症の可能

表2　感染性心内膜炎の診断基準

大基準
1．細菌学的所見 　　典型的な起因菌が，血液培養から2回検出 　　感染性心内膜炎に矛盾しない起因菌が血液培養から持続して検出 　　Coxiella burnetiiについて，血液培養が1度でも陽性，またはphase I IgG抗体価＞1：800 2．心内膜が侵されている所見 　　新たに出現した弁逆流 　　心エコー図所見陽性

小基準
1．感染性心内膜炎を発症しやすい素因 　　基礎心疾患，薬物注射 2．発熱 　　＞38℃ 3．血管現象 　　主要動脈塞栓，敗血症性肺梗塞，mycotic aneurysm，頭蓋内出血，結膜出血，Janeway病変 4．免疫学的現象 　　リウマチ因子，糸球体腎炎，Osler結節，Roth斑 5．細菌学的所見 　　血液培養陽性であるが大基準を満たさない場合，活動性の感染症を示す血清学的所見

診　断：下記①〜③のいずれかを満たす場合，感染性心内膜炎（確診）と診断する．
　　　　①大基準2つ　　②大基準1つと小基準3つ　　③小基準5つ

（Li SL, et al, 2000[1]）より，一部改変）

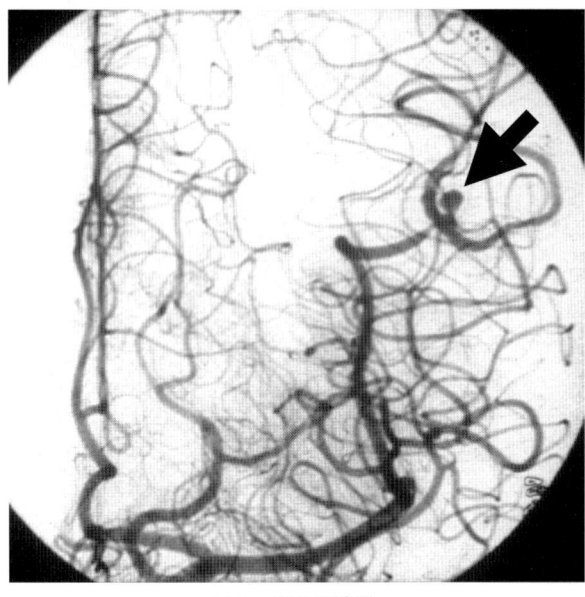

図2　脳血管造影．
左中大脳動脈皮質枝に，動脈瘤を認めた（矢印）．

問題3　本例の治療として，現時点では用いるべきでない薬剤は何か．

a．抗生剤
b．抗凝固薬（ヘパリン，ワルファリン）
c．抗脳浮腫薬（グリセロール）
d．抗消化性潰瘍薬
e．消炎解熱薬（NSAIDs）

解　説

　感染性心内膜炎の治療として，抗生剤の使用が基本となることはいうまでもない．感染性心内膜炎に対する抗凝固療法の使用は，塞栓症予防効果が証明されていないだけでなく，頭蓋内出血のリスクを増大させる可能性がある．本例のように，native valveに生じた感染性心内膜炎で，mycotic aneurysm，および頭蓋内出血を合併している場合，抗凝固療法は禁忌と考えられる．
　人工弁のため通常から抗凝固療法が必要とされる症例で，神経系合併症などを認めない場合，抗凝固療法を継続されることもあるが，その適応は個々の症例の特殊事情に応じて慎重に決定する必要がある．
　外科的治療は，うっ血性心不全例，弁周囲組織への浸潤例，抗生剤治療による感染コントロール不能例な

性は否定できない点に注意を要する．
　本例では，入院時の脳血管造影検査により，左中大脳動脈皮質枝に動脈瘤が確認された（図2）．また，頭部MRIでは，潜在的な小出血性巣が多発性に認められた（図3）．

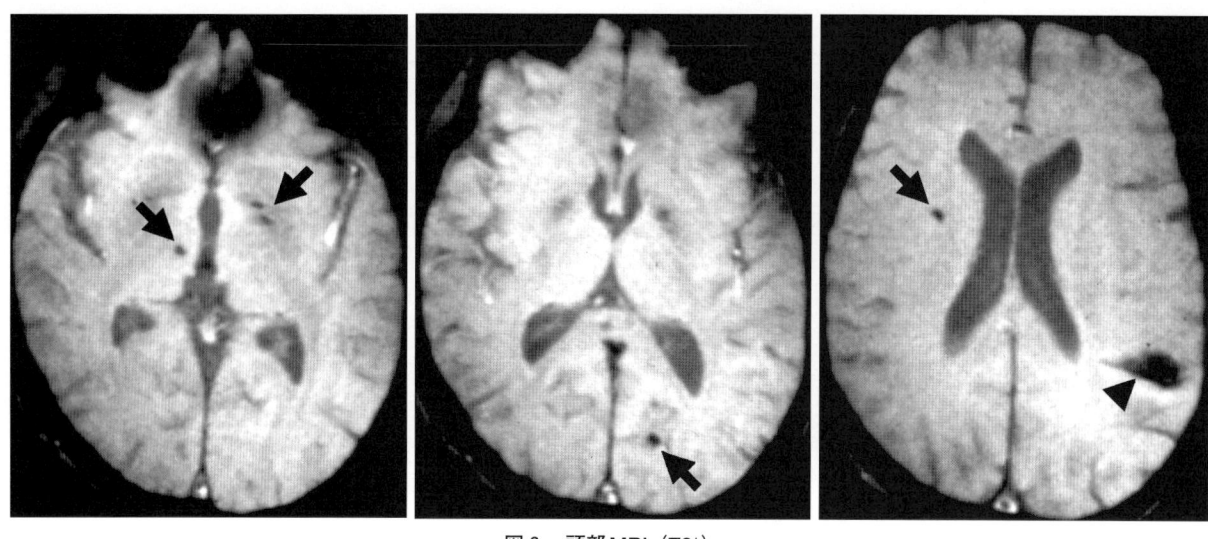

図3 頭部MRI（T2*）.
頭部CTでみられた出血性梗塞巣（矢頭）のほか，出血性病巣と考えられる，著明な低信号を呈する小病変（矢印）を多発性に認めた．

どの場合に考慮される．神経系合併症出現後早期の外科的治療は，神経症候悪化や死亡のリスクが高いため，できる限り待機的に（神経系合併症の発症から少なくとも2〜4週間後以降に）行うのがよいとされる．

治療および経過

本例では，入院後より抗生剤投与，グリセロールによる抗浮腫療法，脳血管障害に伴う消化性潰瘍予防のための抗潰瘍薬投与，発熱に対する消炎解熱薬の投与が行われた．脳塞栓症発症第9病日にはけいれん発作がみられ，抗けいれん薬も追加投与された．脳塞栓症の再発，頭蓋内出血発症はみられなかった．しかし，炎症所見は消失せず，僧帽弁の疣贅の残存，および高度の僧帽弁逆流を認めたため，第17病日に僧帽弁形成術が行われた．術中に得られた疣贅にグラム陽性球菌が観察されたが，培養では菌は同定されなかった．術後も抗生剤が投与され，第62病日に炎症反応は陰性化した．また，第73病日の脳血管造影検査では，動脈瘤も縮小していた．神経症候はほぼ消失し，第81病日に独歩退院した．

まとめ

本例は，脳塞栓症をきたした感染性心内膜炎の1例であった．感染性心内膜炎では神経系合併症として，脳塞栓症のみならずmycotic aneurysmやこれに起因するくも膜下出血，脳出血の合併が少なくない．

本例では，抗生剤の使用，弁置換術により炎症所見は陰性化し，入院経過中における脳血管障害の再発はなく，神経症候はほぼ消失し退院となったが，頭蓋内出血を合併していれば，不帰の転帰をとった可能性もあった．

心臓弁膜症のある脳塞栓症患者に発熱がみられる場合，感染性心内膜炎を念頭に置いた，積極的な検索が必要である．感染性心内膜炎では，潜在的な頭蓋内出血性病変が合併していることも少なくなく，安易な抗凝血薬の使用は重篤な転帰を招きかねない．その診療には集学的なアプローチが必要であり，専門的施設で行うのが望ましいと思われる．

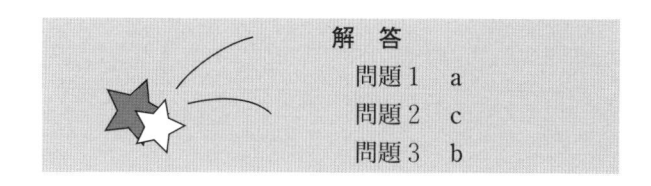

解 答
問題1　a
問題2　c
問題3　b

今回の症例呈示に関し，国立循環器病センター内科脳血管部門，成冨博章先生のご厚意に深謝致します．

レベルアップをめざす方へ

1. 比較的頻度が少ない疾患であっても重要なのはなぜか？

　急性期脳梗塞の治療法として抗血栓療法の有効性を示すエビデンスが集積され，本邦でもアルガトロバン，オザグレルなどの抗血栓薬が認可されており，入院早期から抗血栓療法を用いることが少なくない．感染性心内膜炎に起因する脳梗塞では，mycotic aneurysm をはじめとする出血性病変の合併が少なくなく，安易な抗血栓療法は重篤な頭蓋内出血の誘因になりかねない．

　また，感染性心内膜炎の場合，早期に適切な抗生剤を用いることで，その後の塞栓症の頻度を減少させることが示されており，できるだけ早く治療を開始することが重要である．

　虚血性脳血管障害患者の診療を行う際には，不適切な治療や治療開始の遅延を来さぬよう，本症の可能性を常に念頭に置いて，病歴聴取や診察，検査を行い，早期の病態把握に努める必要がある．

2. 専門的施設で集学的な診療が必要なのはなぜか？

　感染性心内膜炎は，感染症候のみならず，心臓合併症，神経合併症，全身塞栓，脾膿瘍など多彩な症候を呈し，その合併症も重篤なものとなりうる．起因菌に対する抗生剤投与の他に，これらの合併症の評価・モニタリングや薬物治療が必要となり，頭蓋内出血に対する脳外科手術，弁破壊に対する心臓外科手術などの外科治療が必要となる場合がある．

　また，本症に対して抗血栓療法や脳外科手術などの治療法を考慮する場合，至適な患者選択や治療の種類について，明確な基準が未だ明らかではないものがある．このため治療戦略は，経験を積んだ専門医師が個々の症例の特殊事情に応じて決定せざるを得ず，厳重な観察下に治療をすすめる場面が少なくない．

●文　献●

1) Li JS, Sexton DJ, Mick N, et al : Proposed modification to the Duke criteria for the diagnosis of infective endocarditis. Clin Infect Dis 30 : 633-638, 2000

［大坪　亮一］

疾患 16 頭痛を伴った失神はすぐ脳神経外科専門医へ

問題編

○ 症例呈示

症例：55歳男性
主訴：意識障害・構音障害

現病歴：2001年4月5日，一過性の失神と突然の頭痛・嘔気・嘔吐あり，その後食欲不振あったが，そのまま様子を見ていた．4月10日頃より呂律が回り難いなどの症状出現し，軽快しないため，4月13日当院を受診した．

神経学的所見：意識状態はJapan Coma Scaleで2，Glasgow Coma ScaleでE4，V5，M5計14，軽度の構音障害を認めたが，明らかな四肢の麻痺は認められなかった．また項部硬直は認められなかった．

理学的所見：血圧136/86mmHg，心拍数100bpm，体温37.0℃．中等度〜軽度の頭痛・嘔気を認めた．

画像所見：来院時の頭部CTでは脳槽，脳溝に異常なく，脳実質にも異常所見は認められなかった（図1）．

○ 設問

問題1 問診，現病歴，診察所見より本疾患として何が疑われるか，二つ選べ．
a. 脳梗塞
b. 脳出血
c. 一過性脳虚血発作
d. クモ膜下出血（Subarachnoid Hemorrhage：SAH）
e. 脳血管攣縮

問題2 次に行うべき検査は何か．
a. 造影CT
b. 脳血管撮影
c. 髄液検査
d. 脳波検査
e. 脳血流検査（脳SPECT）

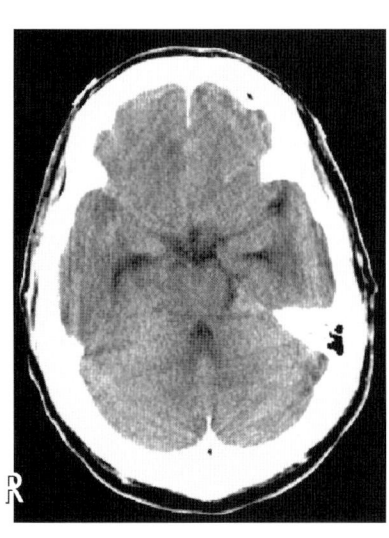

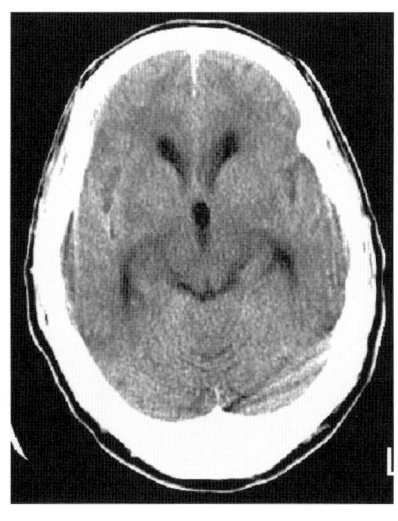

図 1
初診時頭部CTで脳槽，脳溝，脳実質に異常所見は認められなかった．

152　II. 疾患編

問題3　さらに行うべき検査を二つ選べ.
a. CTA
b. MRI
c. 超音波検査
d. 脳血流検査（脳SPECT）
e. 脳血管撮影

問題4　今後の治療方針はどうすべきか.
a. 緊急開頭クリッピング術
b. 待機後開頭クリッピング術
c. 経皮的血管拡張術（PTA）
d. 脳室ドレナージ術
e. 緊急動脈瘤内塞栓術

解　説　編

● 問題1, 2

　SAH特有の頭痛として突然の激しい頭痛があるが，特に失神などの一過性頭蓋内圧亢進，脳虚血症状や嘔気，嘔吐などの髄膜刺激症状を伴う場合は，必ずSAHを念頭に診察を行う必要がある．緊急頭部CTでSAHを否定することが重要であるが，初期診断が生命予後に関わるため脳槽，脳溝のわずかな異常も見逃してはならない．頭部CTでSAHと診断が得られなくとも，臨床的にSAHを否定する必要がある場合は，迷わず腰椎穿刺による髄液検査をすべきである．その場合，検査中に再破裂の危険性が0ではないこともインフォームドコンセントをする必要がある．髄液検査で水様透明であればSAHは否定的であるが，肉眼的には正常でも，髄液のspectrophotometryやRBC cell count，d-Dimer測定ではじめて診断されることもある．特に発症から6時間以内や発症後3週間以降経過した場合，血性髄液は証明されないことがある．なお，腰椎穿刺時traumatic tapとなった場合は遠沈し上澄み液で判定する．
　本例でも髄液検査により血性髄液が認められ，SAHと診断された．

● 問題3

　SAHと診断されれば，次はその原因検索を行う必要がある．最近の報告では脳血管撮影後拡散強調画像により約20％に高信号が認められており，無症候性疾患にはでき得る限り脳血管撮影は行われない方向性となってきている．しかし，SAHの原因検索においては，多発脳動脈瘤，脳動静脈奇形，硬膜動静脈奇形，もやもや病など多彩であり，術前検査としても有用であるため現在も脳血管撮影が行われており，その後に治療方針が決定される．本例では，SAHの原因としては前交通動脈瘤破裂が認められたが，同時に強い脳血管攣縮が認められた（図2 A, B）．
　脳虚血の超急性期診断として拡散強調画像が臨床的に利用され始めて久しいが，一般的には拡散強調画像はすでに虚血が完成された領域[1]と考えられており，

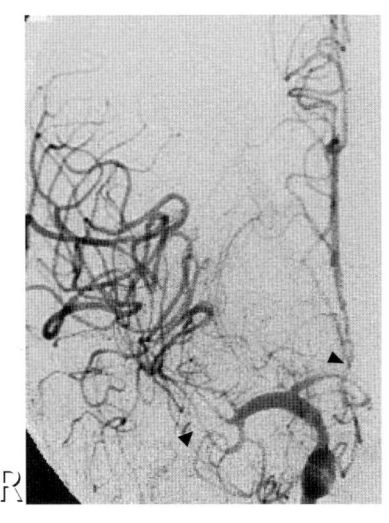

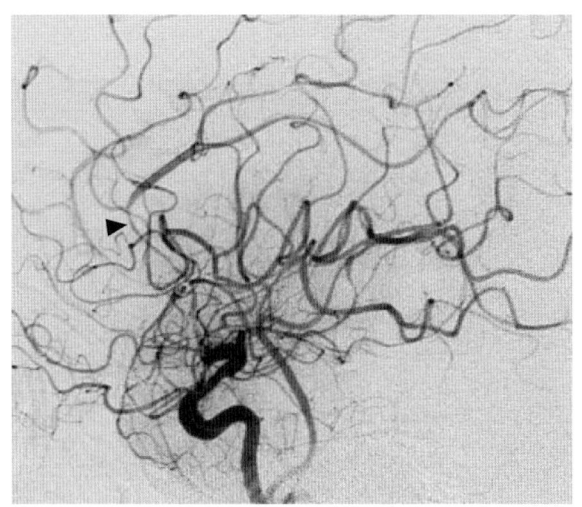

図2 A
右頸動脈撮影で前大脳動脈，中大脳動脈の脳血管攣縮（矢頭）が認められた．

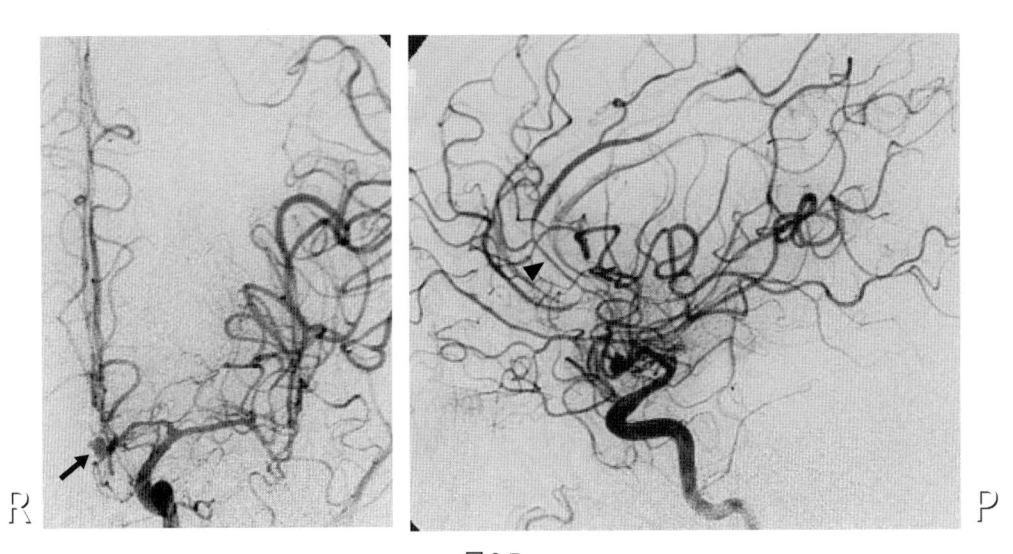

疾患16. 頭痛を伴った失神はすぐ脳神経外科専門医へ　153

図 2 B
MRAで前交通動脈瘤（矢印）と前大脳動脈の脳血管攣縮（矢頭）が認められた．

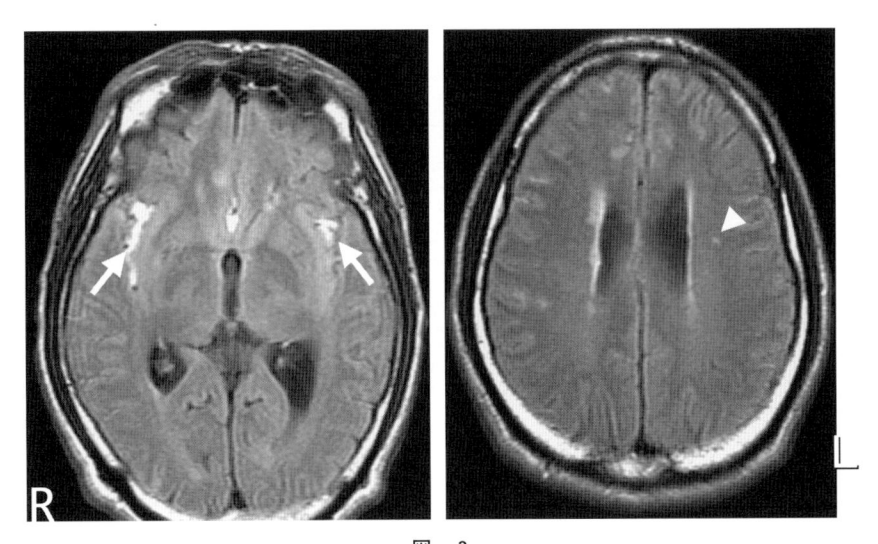

図　3
FLAIRではクモ膜下出血（矢印）と多発性高信号域（矢頭）が認められた．

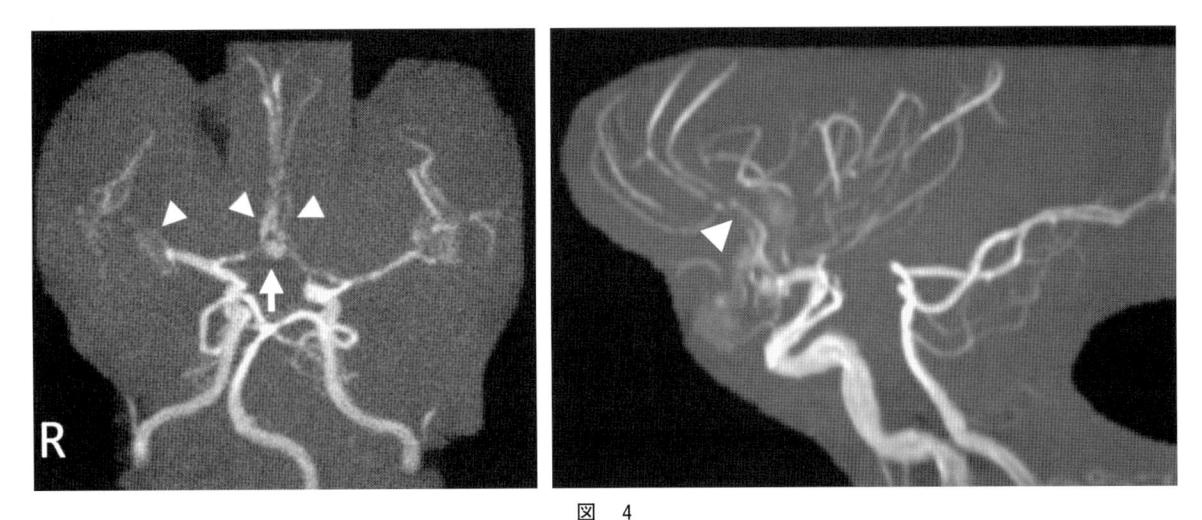

図　4
MRAで前交通動脈瘤（矢印）と両側前大脳動脈，右中大脳動脈の脳血管攣縮（矢頭）が認められた．

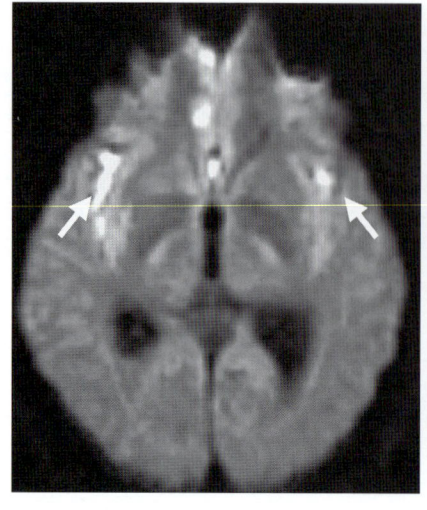

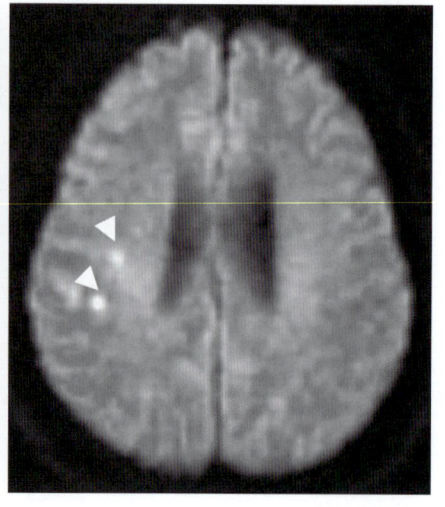

図 5
拡散強調画像でもクモ膜下出血（矢印）とFLAIRと一部異なる部位に多発性高信号域（矢頭）が認められた．

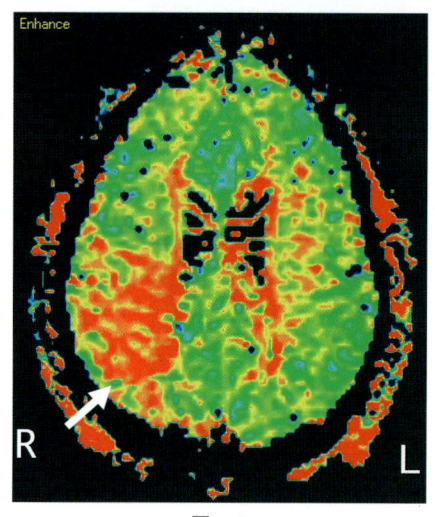

図 6
灌流強調画像MTT画像では，右頭頂後頭葉に循環時間の遅延（矢印）が認められ，脳血管攣縮による虚血と診断された．

脳虚血そのものを把握するには灌流強調画像などの脳血流検査が必要となる．MRIはこれらの検査が行われるため有用[2]であり，本例でもFLAIR（Fluid attenuated inversion recovery）によりSAHの診断と脳梗塞巣（図3），MRAにより前交通動脈瘤と脳血管攣縮（図4），拡散強調画像により急性期脳梗塞の範囲（図5），灌流強調画像により右頭頂後頭葉に脳虚血が証明された（図6）．

問題 4

破裂脳動脈瘤の初期治療の原則は，再破裂の防止であり，緊急開頭クリッピング術である．脳血管攣縮期である発症から4〜14日目は脳血管攣縮が増悪し手術成績が良くないため，14日目以降まで待機し手術することが一般的である．しかし，術前の血管撮影で脳血管攣縮が少ない場合はその限りではない．可能であれば，脳血管攣縮が発生する前に早期に再破裂を防止することが望ましいが，手術アプローチが困難な動脈瘤部位や，全身状態が不良で全身麻酔が困難な症例に対しては血管内手術により動脈瘤内コイル塞栓術が有用である．ただし動脈瘤内コイル塞栓術は長期成績がまだ確立されておらず，脳梗塞などの危険性も伴うため，開頭術同様十分なインフォームドコンセントが必要である．

本例は，強い脳血管攣縮と虚血が臨床上も画像上も確認されており，この時期の手術はかえって予後を悪化させると判断し，待機後脳血管攣縮の影響がない時期に開頭クリッピング術を施行した．術後経過は良好で神経脱落症状なく独歩退院した．

テーマ疾患の概説（総論）

くも膜下出血（SAH）は，原因の多くは破裂脳動脈瘤であり，発症1ヵ月の死亡率が33〜61％と高く，重篤な疾患である．治療の第一は動脈瘤の再破裂予防であり，緊急の治療を要する．したがって，初期診断が非常に重要であり，SAHと診断されれば緊急で脳神経外科専門医へ搬送する必要がある．SAHの初期診断の重要性，発生機序・病態などについて概説した．

主要疾患の解説

1. 疾患概念

脳髄膜の一つであるくも膜と軟膜との間のくも膜下腔に発生した出血で，原因の多くは破裂脳動脈瘤であり，動脈瘤はその形から嚢状，紡錘状，解離性動脈瘤に分けられる．その他の原因に脳動静脈奇形，もやもや病，動脈硬化などがある．高血圧のコントロールなどにより他の脳血管障害が発生率，死亡率とも減少しつつあるなかでSAHは減少しておらず，発症1ヵ月死亡率が33～61％と高いことが特徴である．その発生頻度は人口10万人あたり11～12人とされるが，出雲市の調査では人口10万人あたり29人[3]であった．好発年齢は，40～50歳台にピークがあるとされてきたが，発症率は年齢とともに上昇するという報告もあり，人口の高齢化，救急体制の充実とともに変化しうると考えられる．性差は女性に多く，男性の2～3倍で高齢になるほど顕著となる．脳動脈瘤の好発部位は脳底部血管分岐部であり，20％が多発例である．

2. 病因

破裂脳動脈瘤の発生機序は諸説あるが，多因子が関与しているとされる．嚢状動脈瘤は遺伝性結合織疾患，遺伝的素因，血管壁の中膜欠損と内弾性板の脆弱性，動脈硬化，高血圧，喫煙，血行力学的ストレスが関与している．紡錘状動脈瘤は動脈硬化や感染が関与し，解離性動脈瘤は軽微な外傷，高血圧，動脈硬化が関与しているとされる．

SAHの危険因子としては，喫煙，高血圧，飲酒が一般的で，経口避妊薬の報告もある．破裂脳動脈瘤は形が不整であることが多く，そのドームに小さな膨隆（bleb）があり，破裂部位であることが多い．動脈瘤が破裂する原因は排便などの緊張に伴う血圧変動が関与しているが，睡眠中でも6～11％に発症する．SAHの発症は天候や季節に関与するという報告が多いが，予防法の確立のためにはその機序の解明が待たれる．

3. 症候

頭蓋内くも膜下腔に突然動脈圧で出血するため，急激な頭蓋内圧上昇，髄膜刺激症状で発症する．その結果，突然激しい頭痛と嘔吐で発症し，項部硬直を伴うことが多く，一過性の意識障害を伴うことも多い．SAHの頭痛は特徴的で，一瞬の間に突然，過去に経験のないほどの激しい頭痛であるが，稀に軽度の頭痛で発症することもある．硬膜下血腫や脳内血腫を合併すると局所症状を呈することもあり，脳底部くも膜下腔に勢いよく出血した場合には，穿通枝の虚血をきたし，意識障害や視床下部症状をきたすこともある．血腫量が多い場合は急性閉塞性水頭症をきたし，さらに頭蓋内圧上昇をきたすため，脳室ドレナージが必要となる．SAHの重症例では，交感神経刺激により致命的不整脈や肺水腫をきたすことがあり，硝子体下出血のため失明することもある（Terson syndrome）．全体としてSAHの重症度と転帰は相関する．

SAH発症後4日から15日の慢性期に発生する問題点として脳血管攣縮があり，血管撮影上70％に認められる．脳血管攣縮と脳梗塞は関与しているが，必ずしも一致しない．その機序は今なお，完全には解明されておらず，したがって根本的治療法もない．

4. 診断

大部分は臨床症状よりその診断が疑われるが，軽症例もあり常に念頭に置き診察することが重要である．診断はCT scanが一般的で，脳槽が高吸収域であれば診断は容易であるが，等-軽度低吸収域であっても見逃してはならない．SAH発症急性期に施行したCTのうち2％は正常といわれ[4]，CTが正常であっても臨床的にSAHが疑われる場合は必ず腰椎穿刺で出血の有無を確認する必要がある．腰椎穿刺でも発症6時間以内，3週間以降では診断できないこともある．以前は，脳動脈瘤の診断は脳血管撮影が必須であったが，最近はMRAやCTAで動脈瘤の部位診断は可能である．多発性動脈瘤もあるため，SAHの原因検索には脳血管撮影による4 vessels studyが現在もなおGolden standardであり，血管奇形の有無，動脈瘤は破裂，未破裂を含め大きさ，形，親血管との位置関係，動脈硬化の程度と部位，静脈の発達程度，の情報は術前検査としても有用である．ただし，撮影回数に制限があるため，細かな動脈瘤の形や，親動脈の位置関係を把握するためには3D-DSA（3 dimentional digital subtraction angiography），surface or volume rendering MRA，CTAが有用である．

5. 治療

現在破裂脳動脈瘤の再破裂予防治療は開頭クリッピング術が第一選択であるが，アプローチの困難な部位の動脈瘤や高齢者，合併症を有する例には血管内手術による瘤内コイル塞栓術も有用である．手術時期は1980年頃までは脳血管攣縮期をすぎた14日以後に行われていたが，最近は脳血管攣縮が起こる前の発症4日までに行われるのが普通である．脳血管攣縮期の4日から14日は手術により脳血管攣縮の増悪があるため，手術は待機されるのが一般的である．

手術後も，脳血管攣縮が転帰に影響し，cerebral salt wasting，症候性正常圧水頭症など厳重な管理を要する．椎骨動脈系解離性動脈瘤ではSAHをきたすことが多く，早期に再破裂を繰り返すため，急性期治療を勧める報告もある．発症から1ヵ月経過すれば再破裂の危険性は少なく，最終的に寛解することが多い．

合併症の治療

1．脳血管攣縮の治療

脳血管攣縮は単なる脳動脈の一過性の収縮ではなく，病理学的に器質的変化も観察されている．破裂脳動脈瘤患者の約30％が神経脱落症状や意識障害などの脳虚血症状をきたし，重症例では死亡することもある．その治療はHypervolemia, Hypertension, Hemodilutionのtriple H療法や，血管拡張薬の投与などが一般的であるが，原因が完全には解明されておらず，決定的に効果的な治療法はいまだないのが現状である．

2．症候性正常圧水頭症

くも膜下出血後クリッピング手術後の約20％に起こる病態であり，くも膜顆粒の閉塞が原因と推測される髄液循環障害のために発症する．痴呆症状，歩行不安定，尿失禁が三主徴であり，特徴的画像所見を呈し，脳室腹腔短絡手術により劇的に症状が改善する．

3．予　後

SAHの予後は術前の神経学的重症度と相関するため，Hunt & HessやWFNSの神経学的重症度分類が予後を予想するうえで非常に重要である．全体としては発症1ヵ月の死亡率が33～61％で，社会復帰は25％程度とされる．

その他の疾患（類縁疾患）

SAH後脳血管撮影を行っても4～22％で原因不明なことがあり，特に中脳周囲に限局したSAHでは再発もなく予後良好とされる．

患者の生活指導―その他（インフォームドコンセント）

SAHと診断されれば，厳重な血圧管理と絶対安静が必要であり，不用意な言動や不安に陥れる説明は避けるべきである．通常インフォームドコンセントの相手は本人でなく家族が中心となり，救急の現場で端的に病態，検査，治療，今後の合併症などを説明する必要がある．

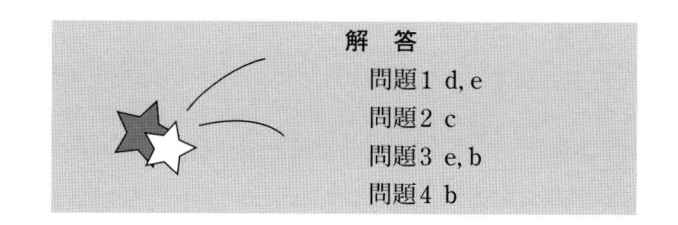

```
解　答
問題1　d, e
問題2　c
問題3　e, b
問題4　b
```

レベルアップをめざす方へ

くも膜下出血の原因は，破裂脳動脈瘤がもっとも多いが，それ以外もありうる．原因不明，硬膜動静脈奇形，脊髄硬膜動静脈奇形，動脈硬化，小脳梗塞，薬物などさまざまである．

破裂脳動脈瘤の治療の基本は，緊急開頭クリッピング術であるが，動脈瘤の種類や部位により，治療困難な場合もありうる．血栓化巨大動脈瘤は一般に血管内コイル塞栓術の適応でなく，クリッピングも困難であり，動脈瘤内血栓除去後にクリップが必要となり，脳虚血が問題となる．特に，後頭蓋窩の血栓化巨大動脈瘤では，部位により脳幹部への穿通枝も関与するため，治療が非常に困難である．一方，解離性脳動脈瘤によるくも膜下出血の報告も多く，椎骨動脈で後下小脳動脈が関与していない場合は，血管内手術でコイルにより動脈瘤と親動脈閉塞の良い適応である．解離が脳底動脈に及ぶと治療は非常に困難となり，後交通動脈の発達程度などにより治療は試行錯誤されている．最近，MRI, MRAの撮影頻度が多くなり，後頭部痛で発見される椎骨脳底動脈系の解離性動脈瘤の頻度が増加しており，発見後くも膜下出血をきたした報告も散見されるため，十分な急性期の対応や患者へのインフォームドコンセントが必要である．

●文　献

1）井川房夫，栗栖　薫，有田和徳ら：超急性期脳梗塞における拡散強調画像の意義と読影の注意点―全国アンケート調査より―．脳神経 61：515, 1999

2）Ikawa F, Kurisu K, Arita K, et al : Usefulness and limitation of diffusion weighted image and perfusion image by EPI in super acute

ischemic stroke and brain tumor (Naruse S and Watari H, edt), Ultrafast Magnetic Resonance Imaging in Medicine, pp213-221, Amsterdam Netherland, Elsevier, 1999
3) Inagawa T : What are the actual incidence and mortality rates of subarachnoid hemorrhage. Surg Neurol 47 : 47-53, 1997
4) van der Wee N, Rinkel GJ, Hasan D, et al : Detection of subarachnoid haemorrhage on early CT : is lumbar puncture still needed after a negative scan ? J Neurol Neurosurg Psychiatry 58 : 357-359, 1995

［井 川　房 夫］

疾患 17 高齢者の亜急性のぼけに要注意

問題編

症例呈示

症例：88歳男性
主訴：反応が鈍い，歩行障害，尿失禁
既往歴：10年前に脳梗塞あり（明らかな麻痺はなかった），右半盲が残っていた．その後，軽度の歩行困難があり，ときどき転倒することがある．
現病歴：数週間程前から物忘れがひどく，話の内容がはっきりしないように家人は思っていた．最近になってときどきわけの分からないことを言うようになってきていたので，家人はいよいよ「ボケ」が進んできたと思っていた．徐々に食欲もなく，よく眠るようになってきていたが，身の回りのことはいつもと同じようにしていた．平成13年7月27日に家人が帰宅したところ，ベッドの横で座り込んでいて，失禁していた．開眼しているが，呼びかけても「はい」というのみではっきりしない．手足は動かしているので立たせてトイレに連れて行こうとするが，右足が支えられない．反応が鈍く，症状持続するため救急車を要請し来院した．
身体所見：眼瞼結膜軽度貧血あり，脈拍60/分整，血圧150/80mmHg，胸腹部に異常なし．心雑音なし．
神経所見：意識は傾眠，JCS II-10，GCS E3，V4，M6，両眼瞼が下垂，瞳孔は正円同大，対光反射はゆっくりしている．眼位は正中で，偏倚はない．Slush testで右半盲，呼びかけに氏名のみ答える．発語は不明瞭で聞き取りがたい．明らかな四肢の麻痺はないが，立て膝にすると少し右下肢が倒れやすい．感覚障害は反応が乏しく明確ではない．深部腱反射は四肢で亢進するも，病的反射は認めない．

設問

問題1 問診，診察所見から本例の今回の神経所見をどうみるか．

(1) 意識障害
(2) 構音障害
(3) 不全片麻痺
(4) パーキンソニズム
(5) 痴呆

a (1),(2),(3)　b (1),(3),(4)　c (2),(3),(4)
d (1),(4),(5)　e (3),(4),(5)

問題2 本例は軽度の意識障害と右半身麻痺，視力障害が亜急性に出現している．診断のために最も必要な検査はどれか．

(1) 頭部単純CT
(2) 頭部造影CT
(3) 頭部MRI
(4) 頭部MRA
(5) 脳血管造影検査

a (1),(2)　b (2),(3)　c (3),(4)　d (4),(5)　e (1),(5)

本例の入院後の経過

本例では入院後急速に意識障害が進行した．また発熱も認められた．そのうちに眼球の偏倚と瞳孔不同が出現してきた．また血圧が180/100mHgまで上昇した．

問題3 この時点で考慮すべき治療は何か．

a．内科的抗脳浮腫療法
b．穿頭血腫洗浄術
c．開頭血腫除去術

d. 脳低体温療法

e. 抗生物質の点滴治療

解説編

問題 1

　明らかな麻痺もなく，失語症を思わせる言語障害もなく，記銘力の障害や，見当織の障害が前面に出る症状は一般に痴呆と呼ばれる．痴呆を来す代表的な疾患はアルツハイマー型老年期痴呆である．表1にDSM-IIIRの痴呆の診断基準を示す．このなかでは，記憶の障害，判断の障害などの他，失語症，失行症，失認症などの高次脳機能障害も痴呆と診断するとしている．さらに，痴呆の診断においては，せん妄状態などの意識障害がないことが必要である．さらに，これらの症状があって，社会生活に支障を来さなければ，痴呆とは診断されず，支障が出た場合のみが痴呆と診断される．本症例では，見当識の障害や記銘力の障害があり，日常生活に支障があるため痴呆と診断することが可能である．しかしながら来院時の意識レベルがJCS II-10であるため，厳密な意味での痴呆とは言えない．さらに，意識障害がある場合は，失語症の診断などの高次機能障害の診断も困難である．ここでの診断はa（1, 2, 3）である．

表1　DSM-IIIによる痴呆の診断基準

A. 短期記憶および長期記憶の障害が証明される．
　・短期記憶障害：新しいできごとを覚えることができない．
　・長期記憶障害：過去に知っていた事柄を想起できない．
B. 少なくとも次の一つがある．
　1）抽象的思考の障害
　2）判断の障害
　3）その他の高次大脳機能障害：失語，失行，失認，構成障害がある．
　4）性格変化
C. AおよびBの障害により職業，日常社会生活，対人関係が明らかに障害されている
D. A,B,Cの状態がせん妄状態の時だけに生じるのではない．
E. 　1）病歴，身体所見，臨床検査所見から障害の原因として関与しているとみられる特定の器質性因子の存在が証明される．
　　2）1）のような証明はないが，障害が非器質性精神障害によっては説明できず，病因となる器質性因子の障害が推測される．

痴呆の重症度の判定基準

軽　度　職業あるいは社会活動が明らかに障害されてはいるが，自立生活能力が残されており，身近の清潔を保ち，比較的正常な判断ができる．

中等度　自立した生活は困難で，ある程度の監督が必要

重　度　日常生活動作（ADL）が障害され，たえず監督が必要，たとえば身近の清潔が保てず，言語は支離滅裂あるいはまったくしゃべらない．

問題 2

　本例は亜急性の経過をたどり，意識障害と一見痴呆を思わせる見当識障害と，軽度ではあるが右半身運動麻痺が出現している．これらの所見から，左大脳の比較的大きな病変の存在が疑われる．亜急性から慢性の脳出血，比較的大きな血管のアテローム血栓性梗塞などの血管障害や脳腫瘍も考慮に入れる必要がある．このような場合には，確実に早く撮影できる頭部単純CT検査が必須になる．単純CTで診断が困難な場合でも，すぐに造影CTを追加することで，ほぼ80％以上診断をつけることが可能である．頭部MRIやMRAは診断的価値はきわめて高く，もし可能であれば検査をすることは有用であるが，軽度の意識障害のある高齢者では安静を遵守させることが難しく，検査のための鎮静が必要となる場合も少なくない．検査の利便性から考えてもまず頭部単純CT，ついで造影CTとなる．血管造影が必要となる場合は少ないと考えられる．

　実際の頭部CTを図1aに示す．左大脳半球に三日月状の大きな占拠性病変があり，大脳が大きく反対側にシフトしている．画像診断は硬膜下血腫で，外傷の既往がはっきりしない亜急性から慢性の経過をたどっているため，慢性硬膜下血腫と診断された．参考に発症前の頭部CTを図1bに示す．

　はじめにも述べた通り，明らかな麻痺や失語症を含む言語障害が前面に出ない場合，脳障害の診断は比較的困難なことが多い．見当識や記銘力の障害を来す痴呆性疾患の場合，その障害の部位が脳皮質にあるか，皮質下にあるかで分類することもある．皮質性痴呆は頭頂葉，側頭葉を広範に障害するアルツハイマー型老年期痴呆がその代表である．一方，高血圧と脳細動脈硬化を基盤とする白質病変のために，四肢の痙性麻痺と構音障害と

160　Ⅱ. 疾患編

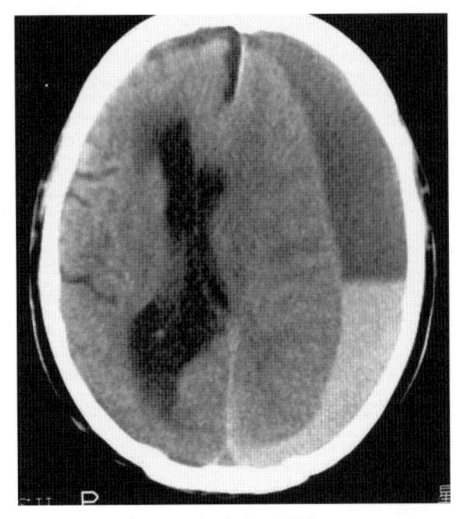

図1a　来院時の頭部CT
左前頭から側頭部にかけて液面形成を伴った占拠性病変を認め、大脳・脳室が右側へ大きく偏位している．

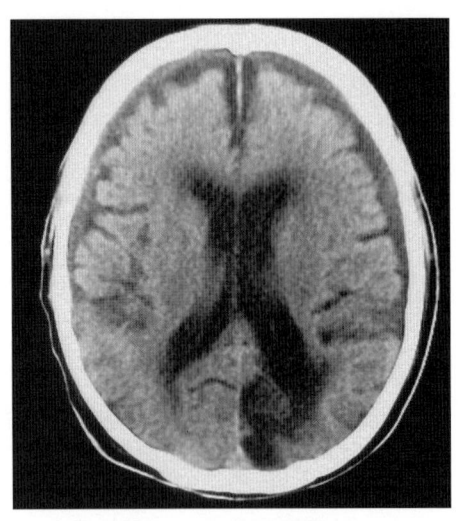

図1b　発症前の頭部CT
左後頭葉にLDAを認める．

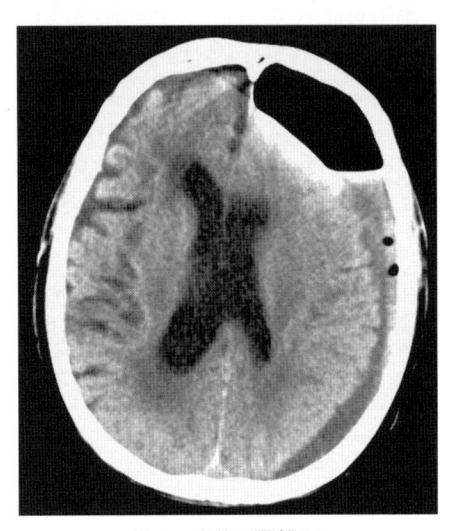

図2　術後の頭部CT
血腫が除去されて、大脳・脳室の偏位が改善している．一部に術後の空気の残存が認められる．

知的機能障害を示すビンスワンガー病が皮質下痴呆の代表とされている．多発性ラクナ梗塞でも同じような障害を来すことがあり，これも皮質下痴呆の例と考えられる．側頭葉が記憶の中枢であり，頭頂葉が統合野であるために，この部位の障害で痴呆が起こることは理解しやすい．しかし，記銘力は汎性注意と意識状態に密接に関与していて，軽度でも注意障害があると記銘力の低下を来すことが知られている．このために，脳幹網様体から視床，大脳辺縁系の障害によっても痴呆様症状が出現することが知られていて，視床内側梗塞や尾状核梗塞などがこの例に入る．これらは痴呆の概念のなかでも特に記憶障害を中心とするため，健忘症候群と呼ばれる．

問題　3

入院後の経過は脳圧亢進状態を表す．意識障害，中枢性過高熱，瞳孔不同，高血圧などはすべて頭蓋内圧亢進症状である．このような症状から呼吸リズムの障害へと進み呼吸停止となるため，緊急的に対応する必要がある．慢性硬膜下血腫の治療は脳外科的に血腫の除去をすることである．本症例では血腫量が多く，生命の危機も予測されたため，当日に脳外科にて穿頭血腫洗浄術を行い，治癒に導くことができた（図2）．

その後の経過は良好で，1週間後には身の回りのことが自分でできるようになり，独歩にて退院した．この例のように，治療により改善する痴呆様疾患のことを治療可能痴呆（treatable dementia）と呼ぶ（表2）．表2に代表的な疾患を示した．

表2　治療可能な痴呆（treatable dementia）

1. 脳血管性痴呆
2. 慢性硬膜下血腫
3. 正常圧水頭症
4. 甲状腺機能低下症
5. ビタミン欠乏性脳障害：ウェルニッケ脳症，ビタミンB₁₂欠乏症
6. 進行麻痺：中枢神経梅毒
7. その他

まとめ

本例は痴呆様症状で発症した慢性硬膜下血腫の一例であった．一般に高齢者の痴呆は介護の対象ではある

が，治療の対象として扱われることは少ない．麻痺や明らかな神経症状がなくても，1ヵ月以内の経過で進行する痴呆様症状の場合はアルツハイマー型老年期痴呆よりは，脳血管障害や頭部外傷，正常圧水頭症，ウェルニッケ脳症などの疾患の可能性が高い．また，これらの疾患の多くは治療可能痴呆であるため見逃してはならない．特に本例のような慢性硬膜下血腫の場合，比較的新しい出血では脳実質と同じCT値となり，血腫の描出が難しく，単純CTだけでは診断が困難な場合もある．その際には，すぐに造影CTを追加する必要がある．また，慢性硬膜下血腫では症状が発現してからの経過は以外と速く，救急疾患になることが多い．くれぐれも慢性の名前に振り回されてはいけない．

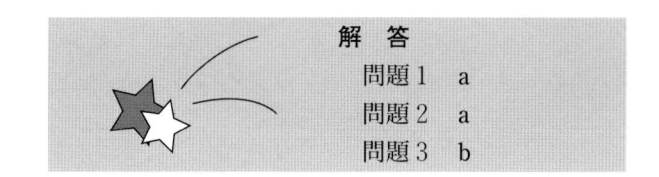

解　答	
問題1	a
問題2	a
問題3	b

レベルアップをめざす方へ

　意識障害の患者を見た場合，基礎疾患があるかないか，外傷歴はあるかどうかなどを詳細に問診することが大事である．意識障害のなかで専門医でなくても鑑別のできるものは，睡眠剤の大量服用が明らかな眠剤中毒，経過の明らかな肝性脳症，経過の明らかな低血糖などである．これらの極少数例を除き，意識障害の場合はすべて専門医を受診させたほうが良い．ワシントンマニュアルによれば，昏睡患者の場合には呼吸循環の救急救命処置を行い，ビタミンB_1 100mgとブドウ糖1g/kgの静脈内投与を行う．さらにナロキソン0.01mg/kg，フルマゼニル0.2mgを静注するとある．つまり，診断を遅らせないように，さらに意識障害を遷延させることによる後遺症状をできるだけ軽減するために，診断的治療としてウェルニッケ脳症，低血糖，薬物中毒の鑑別を速やかに行うべきであると記載されている．また，この項でも示しているごとく，慢性硬膜下血腫などの診断には頭部CT検査が必須である．このために，これらの薬剤，設備のない施設では，早い段階で専門施設に送ることが望ましい．

　診療過程としては，ここで述べてあるごとく，意識障害や知的面での障害のある例に遭遇した場合，まず第一に治療可能な意識障害，痴呆様症状ではないかを考え，すでにその治療内容を考えながら診察に望むことが大切である．

●参 考 文 献●
1）長谷川和夫監修：日本医師会雑誌 臨時増刊号「老年期痴呆診療マニュアル」（上田慶二，大塚俊男，平井俊策，本間　昭編），p337，日本医師会，東京，1995
2）水野美邦編集：神経内科ハンドブック「鑑別診断と治療」，第2版，p887，医学書院，東京，2000
3）石合純夫：高次機能障害，p229，新興医学出版社，東京，1997

[半 田　伸 夫]

疾患 18　MRIは脳梗塞発症直後に検出可能？

問題編

症例呈示

症例：82歳女性

主訴：左上下肢脱力，嘔吐

既往歴：20年前にめまい発作．10年前より心房細動にて内服治療中．

生活歴：飲酒歴なし．喫煙歴なし．

家族歴：父　胃癌，弟　肝臓癌．

現病歴：平成13年5月7日午前6時頃，尿便失禁があり，家人がトイレへ連れて行こうとした際に左上下肢が動かないのに気づく．2～3回の嘔吐も生じたため，午前7時30分，救急車にて当院救急外来受診となる．

身体所見：血圧158/100mmHg．脈拍106/分，不整．眼瞼結膜に貧血なし．肺野整．心雑音なし．腹部異常なし．下腿浮腫なし．

神経所見：意識傾眠（JCS II-10）．精神正常．見当識正常．構語障害あり．右への共同偏視，右向き眼振あり．瞳孔は左右同大で対光反射正常．左中枢性顔面神経麻痺あり．左半身完全麻痺（痙性）あり．左深部腱反射亢進あり．左病的反射陽性．左半側無視あり．

心電図検査：Af pattern

当日頭部単純CT（発症約2時間後）：図1供覧

当日頭部MRI，MRA（発症約2.5時間後）：図2供覧

follow up頭部MRIおよび頭部単純CT（発症10日後）：図3供覧

設問

問題1　本例において診断確定のために最も有用な画像検査は次のうちどれか．

(1) 頭部単純X線写真検査
(2) 頭部単純CT検査
(3) 頭部MRI検査
(4) 脳血流SPECT検査
(5) 脳波検査

a (1),(2)　b (1),(5)　c (2),(3)　d (3),(4)　e (4),(5)

問題2　救急外来受診直後の頭部CT（図1）と頭部MRI（図2）を呈示する．得られる所見として正しい組み合わせは次のうちどれか．

(1) 頭部単純CT－脳梗塞病巣の描出
(2) MRI拡散強調画像－脳梗塞病巣の描出
(3) MRI FLAIR画像－閉塞動脈および血流の遅滞した動脈の描出
(4) MR angiography－閉塞動脈の同定
(5) MRI灌流画像－MRI拡散強調像よりも狭い血流障害域の描出

a (1),(2),(3)　b (1),(2),(5)　c (1),(4),(5)
d (2),(3),(4)　e (3),(4),(5)

問題3　発症10日目に撮像した頭部MRIと頭部単純CTを呈示する（図3）．得られる所見として誤っているのは次のうちどれか．

a. 梗塞範囲の拡大
b. 閉塞動脈の再開通
c. 出血性梗塞
d. 遠隔路二次変性
e. 脳幹梗塞の出現

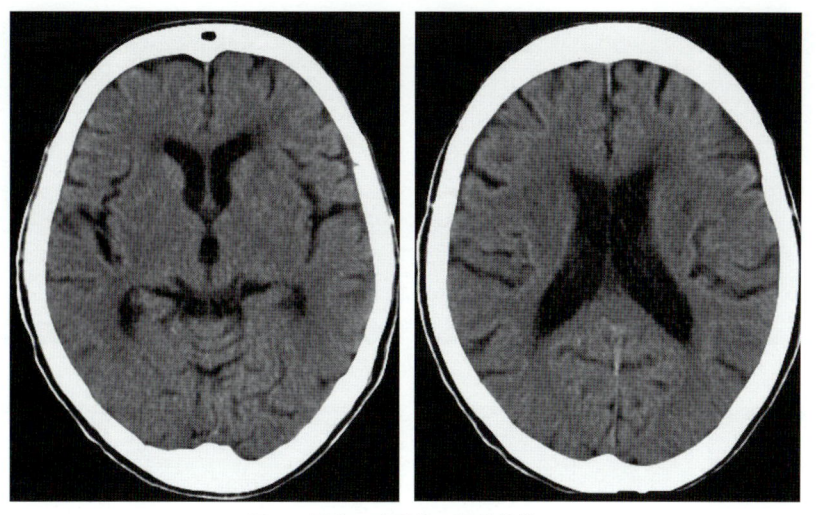

図1　発症2時間後の頭部単純CT

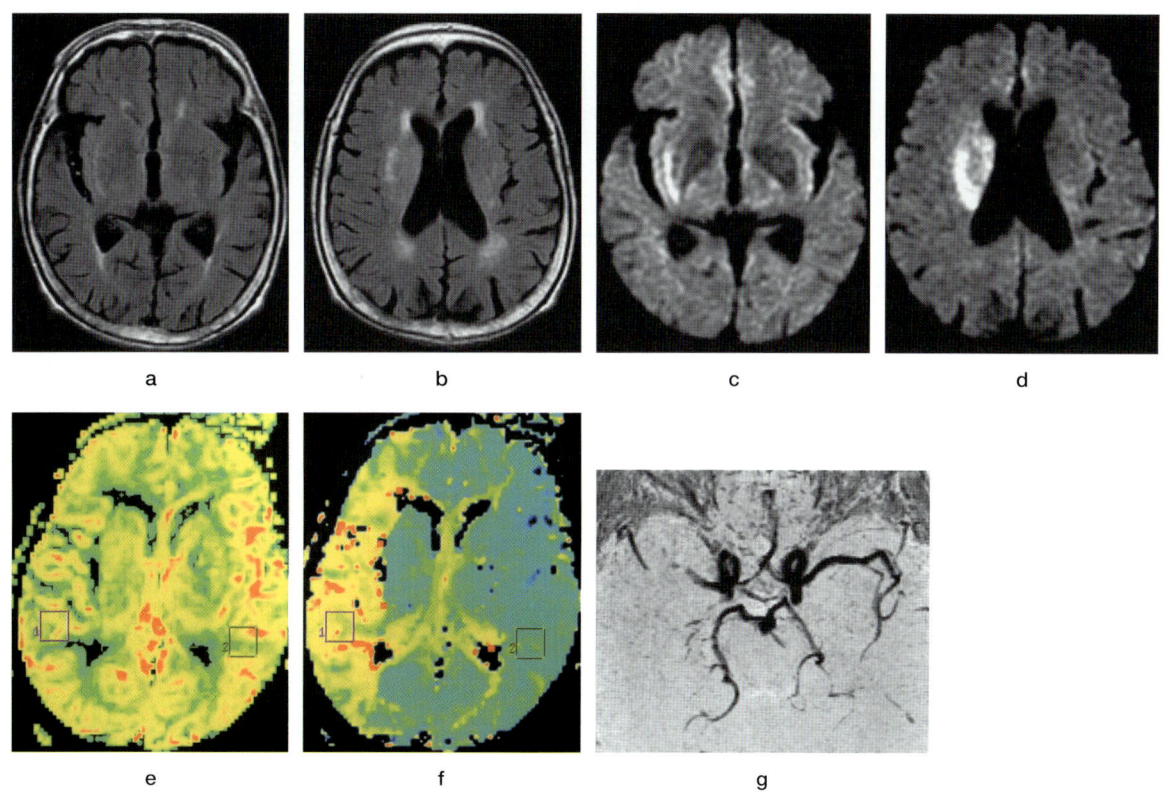

図2　発症2.5時間後のMRI
a, b：拡散強調像（b=1,000s/mm²）
c, d：FLAIR像
　e：灌流画像（rCBF : relative cerebral blood flow）
　f：灌流画像（MTT : mean transit time）
　g：MRA

164　Ⅱ．疾患編

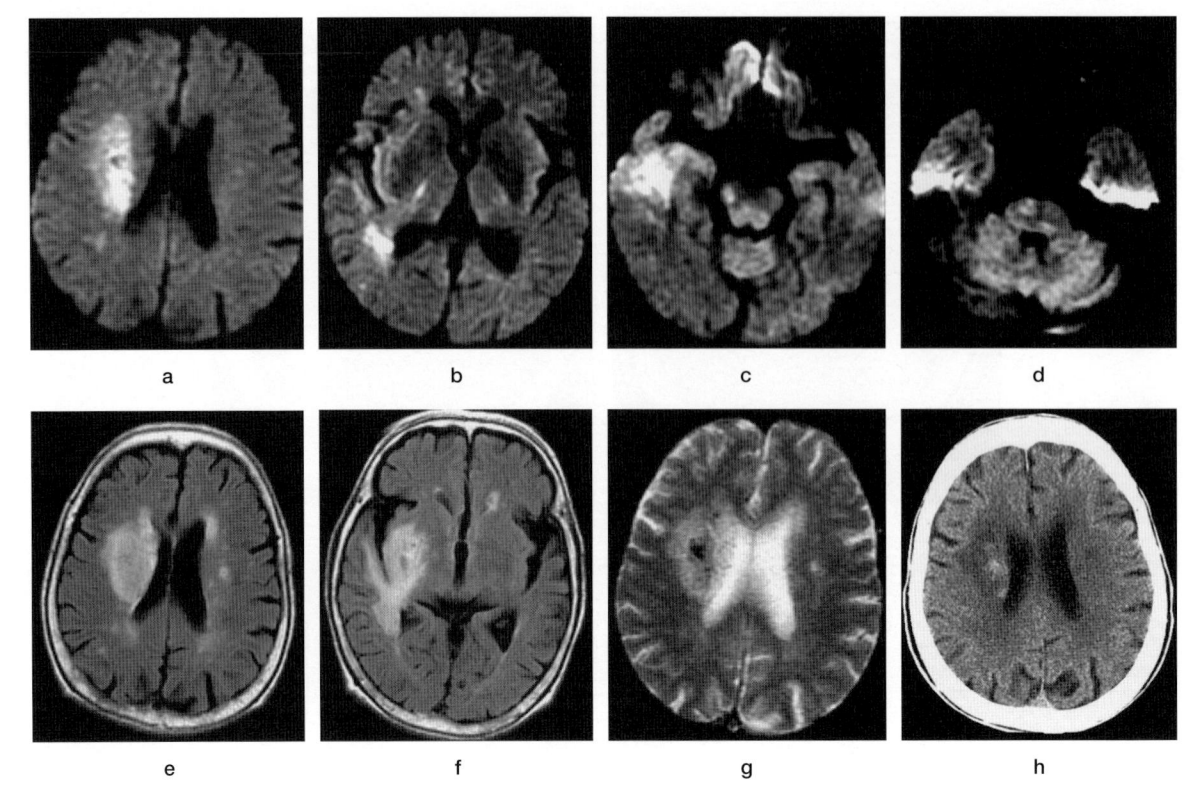

図3　発症10日後の頭部MRIおよび頭部単純CT
a, b, c, d：拡散強調像（b=1,000s/mm²）
e, f：FLAIR像
g：T₂*強調像
h：単純CT

解　説　編

問題　1

　中枢神経症状を主訴として救急外来を受診した患者に迅速な治療を行ううえで、画像検査・診断の占める役割は大きい．担当医は多数のモダリティーから責任病巣を診断するのに適切な画像検査を迅速に決定しなければならない．また、導入されているモダリティーの種類・性能に施設間で差異があるため、自施設ではどの検査が可能でどんな撮像法が行えるか熟知しておく必要がある．

　本症例では高齢で心房細動の既往歴のある患者に麻痺、嘔吐および意識障害が急に発症している．先ずは、脳血管障害（脳塞栓症）を念頭において検査を進める必要がある．

　(1)×：容易に施行可能な検査法であるが、頭部外傷の既往はなく骨折の評価が主な役割で、脳実質内病変の評価には無意味な単純X線写真は不適当である．

　(2)○：脳血管障害を疑った際にまず行うべき画像検査法である．急性期の出血の検出にはMRIをしのぐ．急性期梗塞の検出に関してはMRI拡散強調像の感度が最も高いものの、所謂虚血性病巣のearly CT signやhyperdense middle cerebral artery sign（後述）といった所見を注意深く読影することが重要である（図4）．

　(3)○：MRI拡散強調像は超急性期脳梗塞の検出に関して、最も感度の高い検査法である．撮像が可能な場合、選択すべき検査法である（後述）．区域枝レベルの広範な梗塞巣のみならず、微小梗塞や慢性虚血性病巣に混在した急性期病巣（図5）を評価することも可能である．出血巣検出に対して感度の高いCTと相補的な役割を果たす．

　(4)△：虚血性脳血管障害における脳血流の評価には有用である．しかし、MRIよりも導入している施設が限られていることや、使用核種供給の問題、煩雑な撮像手技などの理由から救急受診時に可能な検査と

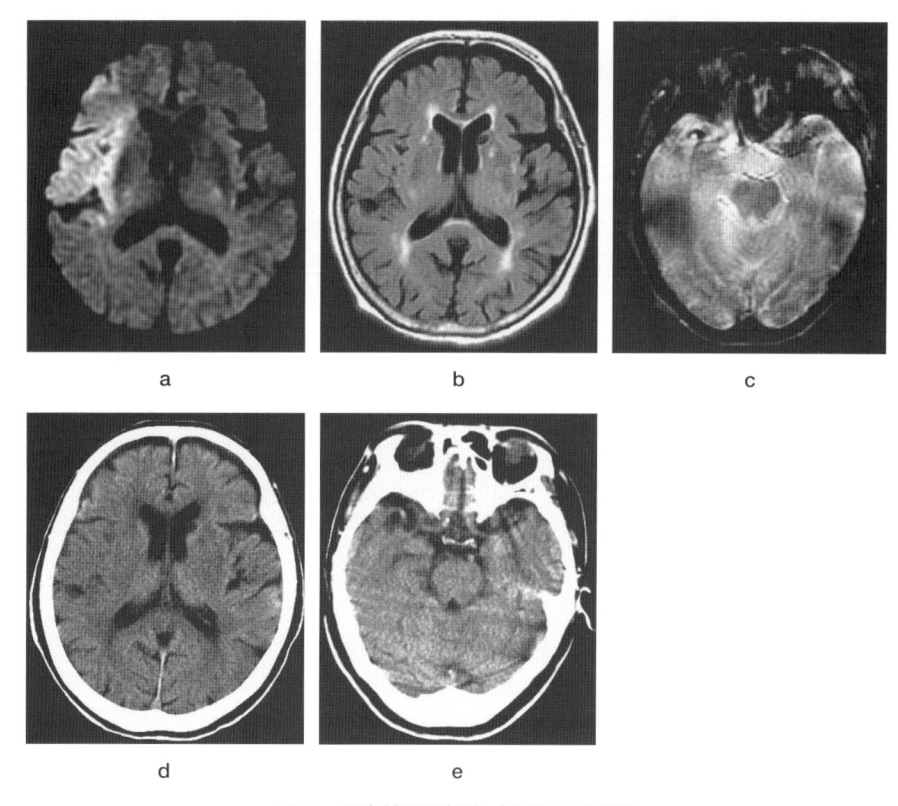

図4 超急性期脳梗塞（発症2時間後）

a：拡散強調像（b=1,000s/mm²），b：FLAIR像
c：T₂*強調像，d, e：単純CT

拡散強調横断像にて右MCA領域に著明な高信号域がみられる．FLAIR横断像では同部に明らかな異常信号域はみられないが，右MCA末梢はflow voidが消失し，高信号を呈している．超急性期の塞栓性梗塞を示唆する所見である．

ほぼ同時期に撮像したCTでは島皮質の不明瞭化，脳溝の狭小化といったearly CT signが認められる．鞍上槽レベルのsliceでは，右MCA水平部にhyperdense MCA signが認められる．同部はT₂*横断像にて著明な低信号として描出されている．

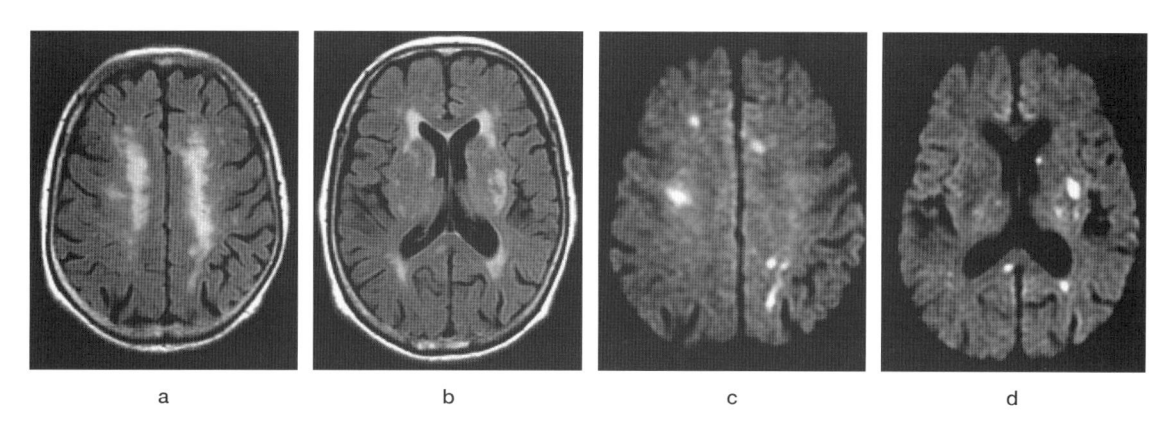

図5 急性期脳梗塞（発症3日後）

a, b：FLAIR像
c, d：拡散強調像（b=1,000s/mm²）

FLAIR横断像にて両側基底核や半卵円中心などに高信号病巣が多発しているが，新旧病巣の区別は困難である．拡散強調横断像では，急性期の梗塞巣が高信号に描出されており，慢性虚血性変化に混在した急性期の梗塞巣を明瞭に区別できる．

166　Ⅱ．疾　患　編

は言えない．
　(5) ×：急性期脳血管障害の診断には役立つとは言えない．緊急時に施行できる検査法とも言い難い．

問題　2

　問題1の解説で前述したように，頭部単純CTと頭部MRIを緊急で撮像した．緊急MRIの有用性を認識しうる症例であり，撮像したおのおののシーケンスの所見を正確に読影することが肝要である．
　(1) ×：early CT signをはじめとする脳実質内の低吸収域や脳溝の左右差は指摘できない．出血巣を示唆する高吸収域もみられない．
　(2) ○：右外包や右放線冠に著明な高信号域がみられる．超急性期の梗塞巣と考えられる．臨床所見を加味すると，右MCA領域の塞栓性梗塞が最も疑われる．拡散強調像で超急性期脳梗塞が高信号を呈する理由については後述するが，病態を最も鋭敏にとらえることができる撮像法である．かつ，single shot EPI法を用いれば撮像時間は1分未満であり，緊急時のプロトコールという観点からみても有用な撮像法といえる．このため，われわれの施設では脳血管障害における緊急MRプロトコール最初の撮像法としている．
　(3) ○：FLAIR像では前述した梗塞巣の一部が淡い高信号を呈しているが不明瞭であり，有意に病巣を描出しているとは言い難い．しかし，右MCA末梢のflow voidは消失し，高信号を呈している．これはFLAIR intraarterial signal[1]と呼ばれる（後述）．この所見は3D-TOF法を用いたMR angiographyの信号消失部位とほぼ一致し，灌流異常域を推定可能である．緊急時に重要な時間分解能もMR angiographyより短いため，われわれは緊急MRプロトコール第2番目の撮像法としている．
　(4) ○：右MCA水平部中途より末梢が描出されていない．塞栓による閉塞が示唆される．3D-TOF法を用いたMR angiographyは，閉塞部位より末梢動脈のTOF効果が消失することで閉塞部位を信号欠損部として描出する．ほぼ動脈の走行のみを描出でき，任意の角度で観察できるため，脳血管造影検査とほぼ同等の所見が非侵襲的に得られる．
　(5) ×：Gd造影剤bolus静注によるMR灌流画像から計算したrCBFとMTTは右MCA領域に一致してrCBFの維持～軽度低下とMTTの延長が見られる．拡散強調像の所見と対比すると，灌流異常域はより広範に見られる．これらのmiss match領域にischemic penumbraが存在すると考えられる．MR灌流画像による脳血流量の評価は有用であるが，核医学による脳血流量とは概念が異なることに注意が必要である．前者は単位時間あたりに灌流するすべての血液量を反映しており，後者は単位組織を灌流し，脳組織と物質交換をする血液量を見ている．両者の相関はあるもののおのおのを混同して評価してはならない．
　即日入院にて，経静脈的血栓溶解療法を施行した．意識障害や共同偏視は改善したが，左片麻痺は改善しなかった．

問題　3

　梗塞の経時的変化および合併症をみるうえでfollow up MRIおよびCTが施行される．本症例では経時的変化として梗塞の範囲，閉塞動脈の再開通および遠隔路二次変性（皮質脊髄路のWaller変性）と，合併症の一つとして重要な出血性梗塞の所見がみられ，それら所見パターンを認識することが必要である．
　a. ○：右MCA領域の梗塞巣は右側頭葉白質にも及び，FLAIR横断像でより広範に高信号を呈している．右側脳室体部はmass effectにより軽度圧排されている．右側脳室近傍ではFLAIR横断像では高信号を呈しているが，拡散強調横断像では等信号化している領域があり，拡散強調像におけるpseudonormalizationと考えられる．
　b. ○：FLAIR横断像のintraarterial signalが消失し，flow voidとして描出されている．閉塞動脈の再開通と考えられる．MR angiography（非呈示）では同部の血流信号が確認された．
　c. ○：頭部単純CTにて，右放線冠の低信号域（梗塞巣）内に境界不明瞭な高信号域が出現している．出血性梗塞と考えられる．再開通による合併症として重要な所見である．$T_2{}^*$強調横断像では同部にほぼ一致して著明な低信号域がみられる．出血の検出に関してはCTが鋭敏であるが，磁化率の変化に鋭敏な$T_2{}^*$強調像を用いると出血内のヘモグロビン変性に伴う磁化率変化によって出血部が低信号に描出されることがある．付加的な撮像法として有用である．
　d. ○：多スライスの拡散強調横断像で右皮質脊髄路に沿った高信号域が出現している．遠隔路二次変性（皮質脊髄路のWaller変性）と考えられる．文献的には拡散強調像を用いると早期にWaller変性を指摘できるといった報告がいくつかみられる[2)3)]．
　e. ×：拡散強調横断像でみられる右中大脳脚，橋底部の高信号域は連続性をみると新たな梗塞巣ではなく，前述した皮質脊髄路のWaller変性と考えられる．急性期の梗塞巣以外にも拡散強調像で高信号を呈する病巣が多数あることは言うまでもない．

```
    解　答
    問題 1    c
    問題 2    d
    問題 3    e
```

まとめ

　虚血性脳血管障害は救急の場で遭遇する頻度の高い疾患の一つである．本項では超急性期塞栓性脳梗塞の症例を挙げ，画像の典型像を示すとともにその有用性を解説した．問題の解説をするうえで説明が不十分であった画像所見用語について，以下に追記するため参照されたい．また，画像上類似の所見を呈する多数の疾患のなかから静脈性梗塞の画像所見を例に挙げ，解説を加える．

1．early CT sign
1）レンズ核境界不鮮明化
　神経細胞が密な灰白質に細胞性浮腫を生じてレンズ核の吸収値が低下し，レンズ核辺縁が不鮮明になる[4]．レンズ核線条体動脈領域の梗塞で発症 1～3 時間後からみられることがある．
2）島皮質の不鮮明化
　1 と同様の変化で島の皮髄境界が不鮮明になる（図 4）．Reil 島，外包，前障を含む部分は insular ribbon と呼ばれ，この部分が不鮮明化するため insular ribbon の消失と表現される[5]．中大脳動脈領域の梗塞で早期よりみられる．
3）脳溝の不明瞭化
　脳実質の腫脹に伴い脳溝が狭小化，消失し，健側と左右差がみられる[5]．

2．hyperdense middle cerebral artery sign（hyperdense MCA sign）
　early CT sign と同様に超急性期脳梗塞の所見として重要で，early CT sign に先行してみられることが多い[6)7]．中大脳動脈を閉塞した赤色血栓（ヘモグロビン濃度の高い血栓）が単純 CT で高吸収を示す所見をいう（図 5）．その他の動脈でも生じるが，中大脳動脈水平部で観察されることが多いため，この sign が有名である．動脈硬化に伴う石灰化との鑑別が必要であるが，通常は石灰化の吸収値ほど高くない．しかし，部分容積効果によって石灰化の吸収値が同様に描出されることもあるため，注意が必要である．

3．FLAIR intraarterial signal
　FLAIR 像にて，閉塞動脈が低信号の脳脊髄液の中の高信号として描出される所見である[1]．脳脊髄液の信号を抑制した FLAIR 像では，通常 flow void を呈する正常血管は認識できないが，閉塞によって flow void が消失すると相対的な高信号として描出される．閉塞部のみならず，末梢の遅延～停滞した血流や流速の低下した側副路も高信号に描出される．

4．拡散強調画像（diffusion weighted image：DWI）
　近年の MR 装置の進歩により，超高速撮像法である EPI（echo planner imaging）を用いた拡散強調像が臨床でも使用できるようになってきた．かつ多数の施設に MRI 装置が導入されてきており，その特殊性は次第に薄れてきつつある．しかし，装置の性能からあらゆる装置で拡散強調像が撮像できるわけではないことや，煩雑な撮像手技による緊急対応の困難さが障害となり，CT のようにルーチンで撮像することは困難な現状である．ここでは紙面の都合上，超急性期脳梗塞が拡散強調像で高信号を呈する理由と画像上の経時的変化について解説する．拡散強調画像の撮像原理については，本書の総論や成書を参照されたい．
1）超急性期脳梗塞が拡散強調画像で高信号を呈する理由
　脳虚血（灌流圧の低下）によって神経細胞内の ATP 産生が低下すると，細胞膜における Na-K 能動輸

表　1

	病　態	拡散強調画像	ADC[*1]値	T2強調画像
超急性期	代償期	等信号	正　常	等信号
	細胞性浮腫	高信号	低　下	等信号
急性期～亜急性期	細胞性浮腫＞血管性浮腫	高信号	低　下	高信号
	細胞性浮腫＜血管性浮腫	高信号→等信号[*2]	徐々に上昇→正常値[*2]	高信号
慢　性　期	gliosis，囊胞変性	低信号	上　昇	著明な高信号

*1：apparent diffusion coefficient の略．計算によって求められた見かけ上の拡散係数のこと
*2：拡散強調像あるいは ADC 値が経時的変化の一過程で一時的に正常に回帰することを pseudonormalization という．通常 ADC 値が拡散強調像に先んじて変化する．

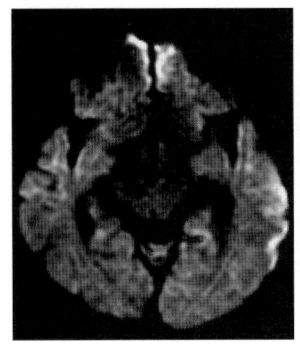

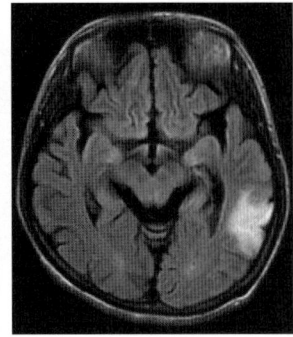

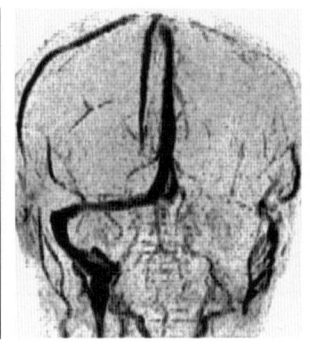

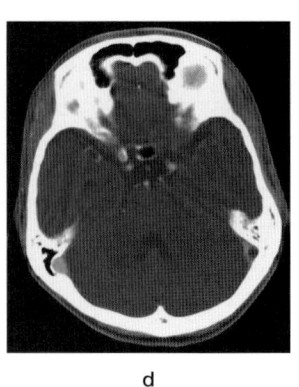

図6 静脈性梗塞（発症3時間後）
a：拡散強調像（b=1,000s/mm²）　b：FLAIR像　c：MR venography　d：造影CT

拡散強調横断像にて，左側頭葉皮質に沿った著明な高信号域が描出されている．細胞性浮腫を反映した所見と考えられる．皮質下白質には明らかな異常を指摘できないが，FLAIR横断像，T₂胸像横断像では皮質下白質に高信号域が描出されている．血管性浮腫を反映した所見と考えられる．
MR venographyでは，左横静脈洞〜内頸静脈の信号が消失し，著明な側副路が形成されている．同日の頭部造影CTでは静脈洞内の血栓が描出されている．

送ポンプが破綻し，Naと水の細胞内への受動輸送による細胞性浮腫をきたす．このように，おもに細胞内環境の変化が原因で拡散能が低下することが拡散強調画像で高信号をきたす理由であると考えられている．

2）脳梗塞の臨床経過におけるMRIによる経時的変化（表1）

5．静脈性梗塞（図6）

静脈内の血栓とそれに伴う静脈性うっ血を静脈性血栓症といい，その結果生じた梗塞を静脈性梗塞という．上矢状洞，横静脈洞に多い．動脈性梗塞とは病態が違うため，症状や画像所見も異なる．頑固な頭痛や痙攣，局在性の神経脱落症状を呈し，臨床的には脳腫瘍との鑑別が問題となることが多い．画像的には静脈内の血栓を反映した所見（造影効果の欠如やflow voidの消失）を指摘することが鑑別のポイントとなる．脳実質内では動脈支配領域に一致しない病巣として描出される．うっ血に伴う血管性浮腫を反映して，MRI拡散強調像では等〜低信号，T₂強調像，FLAIR像では高信号に描出される領域と細胞性浮腫を反映して，拡散強調像で高信号に描出される領域が混在し，発症直後から多様なpatternを呈することも動脈性梗塞とは異なる[8)9)]．

● レベルアップをめざす方へ

本稿では急性期脳血管障害におけるMRIの有用性について述べたが，これはあくまでもMRI撮像の24時間緊急体制をとることの可能な施設での話である．一方で全国的に緊急体制をとることが可能な施設が限られていることを把握しなければならない．急性期脳血管障害の治療には時間が最優先されることは言うまでもない．夜間帯に救急外来を受診された患者さんに対し，翌朝までMRIの撮像を待っていては治療のタイミングを逃してしまう．今後保健適応となる可能性の高いt-PA製剤による血栓溶解療法には特にいえることである．したがって，多施設で緊急検査が可能なCTでの診断能を高めることが肝要である．すなわち，前述したearly CT signやhyperdense MCA signの読影を習熟することが不可欠であると考える．

●文　献●

1) Toyoda K, Ida M, Fukuda K : Fluid-attenuated inversion recovery intraarterial signal ; an early sign of hyperacute cerebral ischemia. Am J Neuroradiol 22 : 1021-1029, 2001
2) Castillo M, Mukherji SK : Early abnormalities related to postinfarction Wallerian degeneration ; evaluation with MR diffusion-weighted imaging. J Comput Assist Tomogr 23 : 1004-1007, 1999
3) Kang DW, Chu K, Yoon BW, et al : Diffusion-weighted imaging in Wallerian degeneration. J Neurol Sci 178 : 167-169, 2000
4) Tomura N, Uemuka K, Inugami A, et al : Early CT finding in cerebral infarction ; obscuration of the lentiform nucleus. Radiology 168

: 463-467, 1988
5) Truwit CL, Barkovich AJ, Gean-Marton A, et al : Loss of the insular ribbon ; another early CT sign of acute middle cerebral artery infarction. Radiology 176 : 801-806, 1990
6) Kummer R, et al : Detectability of cerebral hemisphere ischemic infarcts by CT within 6 th of stroke. Neuroradiology 38 : 31-33, 1996
7) Tomsick T, Brott T, Barsan W, et al : Prognostic value of the hyperdense middle cerebral artery sign and stroke scale score before ultraearly thrombolytic therapy. Am J Neuroradiol 17 : 79-85, 1996
8) Ducreux D, Oppenheim C, Yandamme X, et al : Diffusion-weightedimaging patterns of brain damage associated with cerebral venous thrombosis. Am J Neuroradiol 22 : 261-268, 2001
9) Forbes KP, Pipe JG, Heiserman JE : Evidence for cytotoxic edema in the pathogenesis of cerebral venous infarction. Am J Neuroradiol 22 : 450-455, 2001

[小田 一成]

疾患 19 脳梗塞の再発リスクは予測できるか？

問題編

症例呈示

症例：60歳女性
主訴：歩行時のふらつき．
既往歴：50歳頃からの高血圧．
現病歴：平成13年2月頃より歩行時の浮遊感を感じていた．同4月には右眼視力の低下の他に，ときどき右眼前暗黒感が出現するようになったが，30秒ほどで軽快するため様子をみていた．同5月12日朝，孫を抱いていて左腕の脱力感を感じた．その後，歩行時の浮遊感はあったが，本人は血圧が高いせいと考えて，あまり異常と感じてはいなかった．歩行時に左下肢を引きずるように歩いていることに家人が気づき，6月13日に当院外来を受診し，脳梗塞の疑いにて入院となった．
身体所見：眼瞼結膜貧血なし，血圧170/100mmHg，脈拍70/分・整，甲状腺腫なし，右頸部に血管雑音聴取，胸腹部に異常なし，下腿浮腫を認めず．
神経学的所見：意識清明，応答正常．歩行正常．瞳孔は正円同大で対光反射正常．眼球運動正常．視野欠損なし．眼振なし．口角下垂なし．舌，口蓋垂の偏位なし．構音障害なし．上肢Barre's sign軽度陽性（左上肢の回内を認める）．下肢Barre's sign陰性．握力；右30kg，左10kg．深部腱反射は左上肢でやや亢進．病的反射を認めず．感覚障害認めず．小脳失調なし．失見当識なし．読字・書字正常．失行，失認なし．

設問

問題1 現病歴，診察所見より本例の脳梗塞のタイプとして最も考えられるものはどれか．

a. 心原性脳塞栓症
b. アテローム血栓性脳梗塞
c. ラクナ梗塞
d. その他

問題2 この患者の入院直後からの治療として不適切なものの組み合わせを選択せよ．

(1) アルガトロバン
(2) オザグレル
(3) ワーファリン
(4) エダラボン

a (1),(3),(4)　b (1),(2)　c (2),(3)　d (3)
e (1)〜(4)のすべて

問題3 この症例で右大脳半球に血流を供給している血管はどれか（図4,5参照）．

a. 右眼動脈
b. 前交通動脈
c. 後交通動脈
d. 脳軟膜動脈
e. 外頸動脈系の分枝

解説編

表1 脳梗塞の分類
米国のNational Institute of Neurological disorders and Stroke (NINDS-III, 1990) の分類

a) 機　序	血栓性（thrombotic） 塞栓性（embolic） 血行力学性（hemodynamic）
b) 臨床的カテゴリー	アテローム血栓性（atherothrombotic） 心原性塞栓性（cardioembolic） ラクナ性（lacunar） その他（others）
c) 部位による症候	内頸動脈 中大脳動脈 前大脳動脈 椎骨脳底動脈系 椎骨動脈 脳底動脈 後大脳動脈

問題　1

　脳梗塞の治療において，脳梗塞のタイプを決定することは非常に重要である．このタイプ分けによって急性期の治療方針から予後，再発予防までを視野に入れた慢性期の治療までが選択される．表1に脳梗塞の分類を示す．この症例では黒内障（amaurosis fugax）の一過性脳虚血発作（TIA）が先行し，本人もほとんど気づかないうちに発症し，緩徐に進行していたと考えられることから，自ずと解答は明らかである．アテローム血栓性脳梗塞では，大血管に生成した粥状硬化性病変による血管閉塞機転の他に，粥腫の崩壊や表面での血小板血栓の遊離に伴う動脈原性塞栓などを引き起こし，典型的にはTIAが先行したり，比較的緩やかな発症で症状が動揺したりするのが特徴である．

問題　2

　アテローム血栓性脳梗塞の急性期に使用可能な薬剤を挙げてある．このうち，ワーファリンは一般的にアテローム血栓性脳梗塞の治療には使用せず，おもに心原性脳塞栓症の再発予防に用いる．他の3者はいずれもアテローム血栓性脳梗塞の急性期治療に用いることができる．アルガトロバンは抗トロンビン作用に基づく抗凝固作用を有するが，ラクナ梗塞には適応がない．オザグレルはトロンボキサンA2（TXA2）の生合成に関与するトロンボキサン合成酵素を選択的に阻害し，血小板でアラキドン酸およびコラーゲンによる凝集を抑制する．エダラボンは初のフリーラジカルスカベンジャーで虚血性penumbra領域のいわゆるtherapeutic time windowが広がると期待されている薬剤である．しかし，いずれも本来急性期に使用する薬剤であり，本例のように発症から日数が経っていると思われる場合には適応とならない．

1．本例の入院後の経過

　入院時の頭部MRI画像にて右前頭葉を中心とする脳梗塞を認め（図1），MRA，頸部超音波B-mode（図2）にて右内頸動脈の高度狭窄を認めた．神経症状が比較的軽度であったため，入院数日後よりリハビリテーションを開始した．脳梗塞の再発予防のため，チクロピジン200mg/日の投与を開始した．右内頸動脈の狭窄は高度であり，acetazolamide負荷脳血流SPECTにて脳循環予備能の軽度の低下が認められたが，頸動脈プラークに潰瘍形成はなく，脳PETでも明らかな酸素摂取率の増加はなかったため，血行再建術の適応はないと判定された．血行力学的な脳循環低下のリスクを軽減するため，血圧は正常上限付近までの緩い降圧を目標とした．上肢の軽度の脱力も急速に改善し，日常生活動作になんら支障のないレベルまで回復したため，7月4日退院となった．

2．本例2回目の入院

　退院後，月に1回のペースで外来受診し，チクロピジン200mg/日の服用を継続し，問題なく過ごしてい

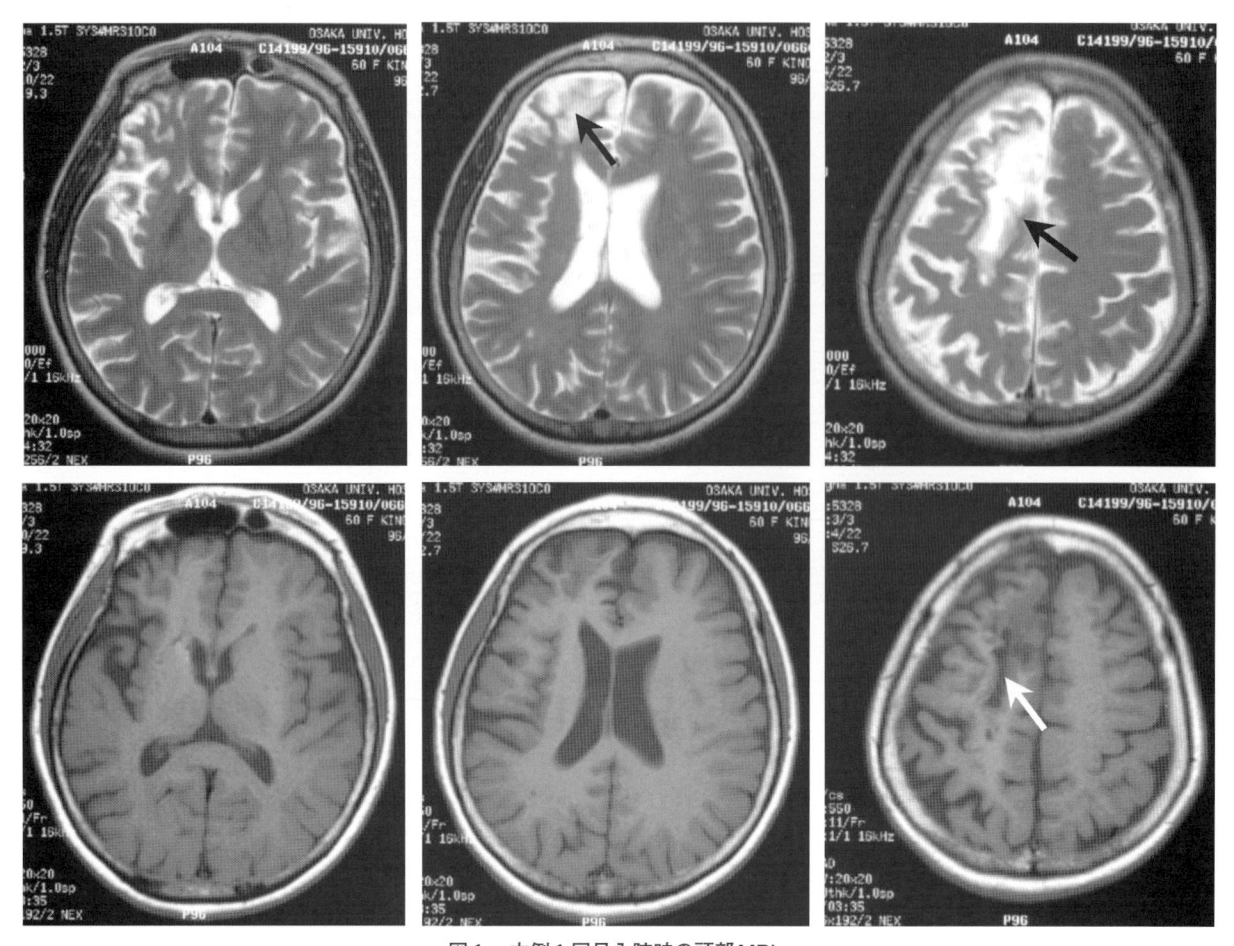

図1 本例1回目入院時の頭部MRI
右前頭葉にT₁強調画像（下段）で低信号，T₂強調画像（上段）で高信号を示す梗塞巣（矢印）を認める．

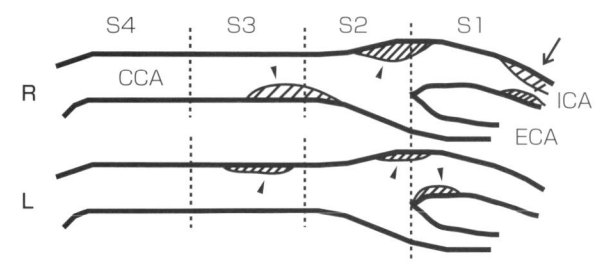

図2 本例1回目入院時の頸部超音波B-mode画像のスケッチ
両側総頸動脈（CCA）から内頸動脈（ICA）にかけて多発性にプラーク（矢頭）を認める．右内頸動脈には高度の狭窄（矢印）が認められた．プラークには明らかな潰瘍形成は認められない．ECA：外頸動脈

た．平成13年10月27日起床時に左半身の脱力感，呂律困難を感じ，当日の外来を受診し，そのまま入院となった．

身体所見：血圧144/88mmHg，脈拍72/分，頸部血管雑音聴取せず．

神経学的所見：意識清明，応答正常，歩行正常．瞳孔は正円同大で対光反射正常．眼球運動正常，視野欠損なし．眼振なし．口角下垂なし．舌，口蓋垂の偏位なし．左上下肢Barre's sign陽性．握力：右32kg，左5kg．深部腱反射は左上下肢で亢進．左Babinski反射陽性．感覚障害認めず．小脳失調なし．失見当識なし．読字・書字正常．失行，失認なし．

3．2回目の入院後経過

2回目の入院時の頭部MRI画像（図3）にて，前回の右前頭葉梗塞に加え，新たに右基底核部に小梗塞巣が多発していた．脳血管造影検査（図4，5）を施行したところ，右内頸動脈は完全に閉塞していた．脳血流SPECTならびに脳PETでは，前回に比較して大きな変化は認められなかったため，保存的治療を継続することになり，リハビリテーションを行い，神経症状も著明に回復したため，同年12月24日に退院となった．

● 問題 3

内頸動脈閉塞の場合に側副血行路として働く血管は出題された血管のいずれかである．右総頸動脈造影で

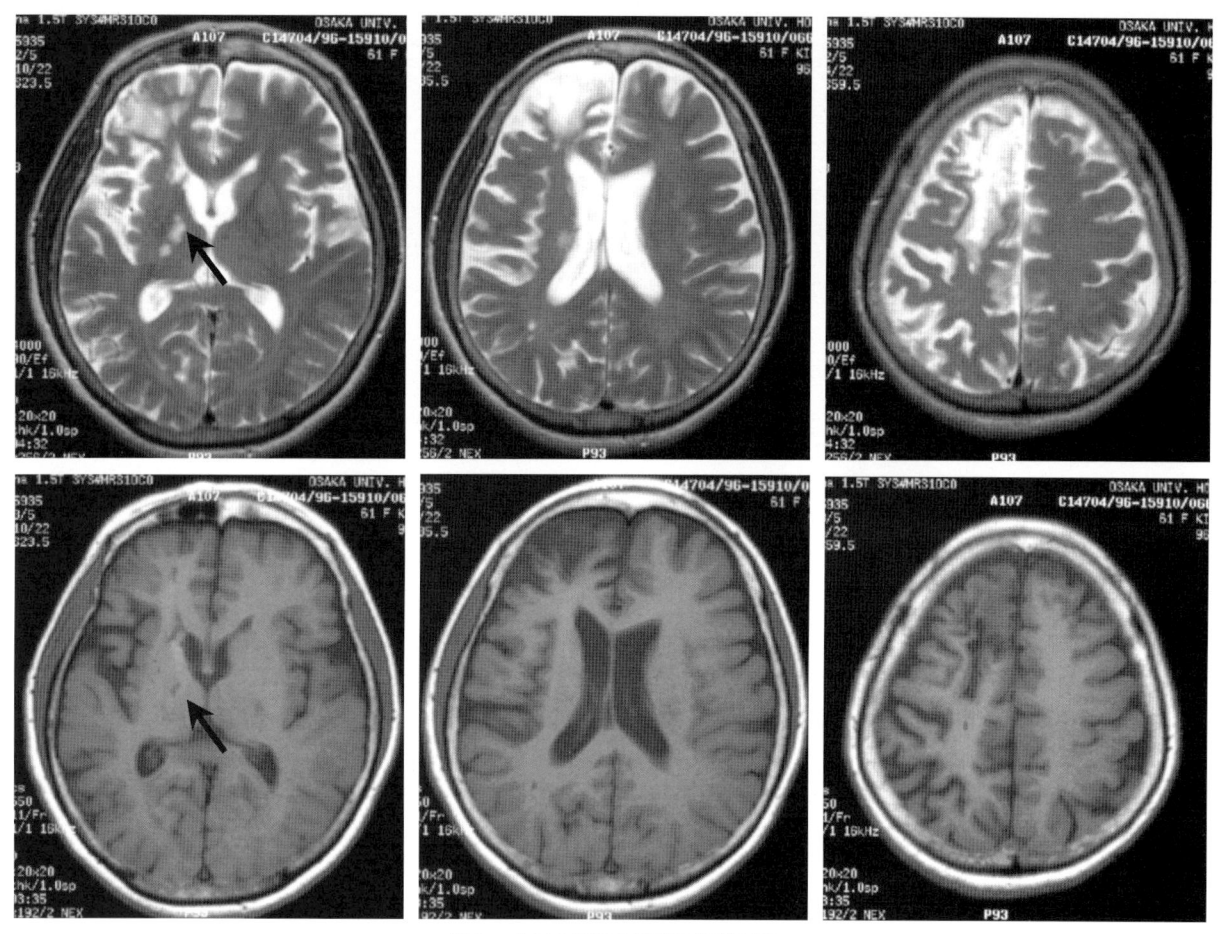

図3 本例2回目入院時の頭部MRI
右基底核部にT_2強調画像（上段）で目立つ高信号領域（矢印）が認められ，T_1強調画像（下段）ではわずかに低信号領域（矢印）として新たな梗塞巣が出現している．

図4 本例の右総頸動脈造影（DSA）
頸部側面像（左）にて内頸動脈分岐後に完全閉塞がみられる（矢印）．頭部側面像（中）および頭部正面像（右）では外頸動脈の分枝しか描出されない．

174　II. 疾患編

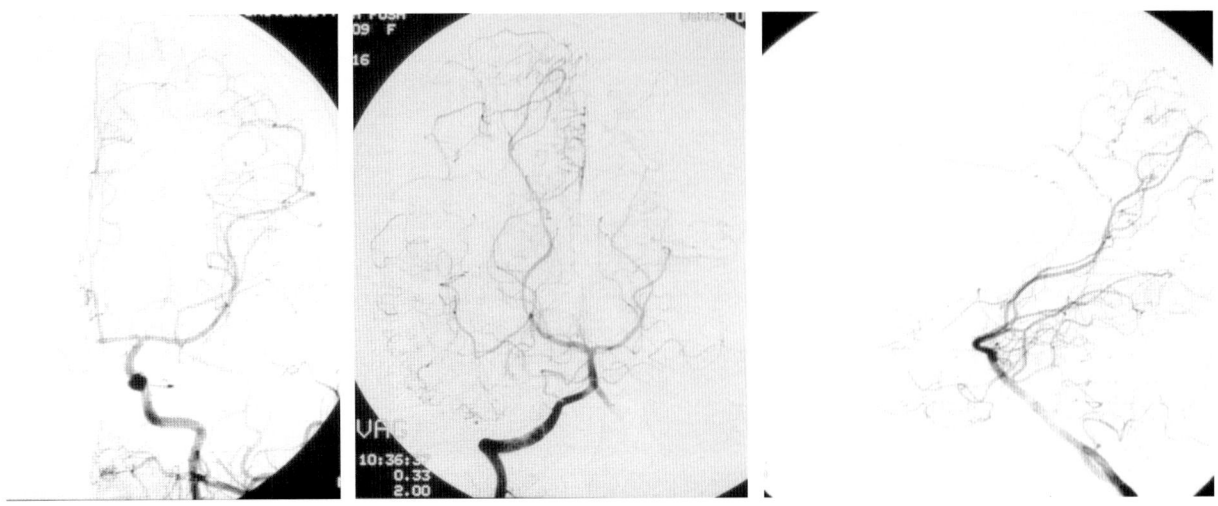

図5　本例の左総頸動脈造影（左）および右椎骨動脈造影（中, 右）

は頭蓋内に一切造影剤が入っておらず（図4中, 右），眼動脈の逆流も外頸動脈の枝による流入もないことが分かる．左総頸動脈造影では左前大脳動脈までは追えるが，右前大脳動脈はまったく見えない（図5左）ことから，前交通動脈もバイパスとして機能していないことが分かる．右椎骨動脈造影ではやはり右大脳半球前半部の血管は見えず，後大脳動脈の枝や末梢の皮質枝から逆行性に右大脳半球の後半部が造影されていることが分かる（図5中, 右）．この結果から，後交通動脈もバイパスとしては機能しておらず，脳軟膜動脈を介した側副血行路のみが右大脳半球に血液を送っていることが分かる．この症例のように，交通動脈が先天的に低または無形成の場合は比較的よくみられる．

まとめ

本例は右内頸動脈に高度狭窄があり，抗血小板療法にもかかわらず比較的短期間に閉塞へと進展し，脳梗塞を再発した一例である．一般に脳梗塞の再発率は比較的高く，未治療の場合，本例のようなアテローム血栓性脳梗塞では年間5％程度と言われている．一方，未治療の心原性脳塞栓症では再発率は年間10％以上とも言われており，脳梗塞の二次予防はきわめて重要な関心事項である．再発率は脳梗塞の危険因子に依存しており，高血圧，高脂血症，糖尿病，心房細動などに対する適切な治療が必須である．また，頸動脈病変の存在は，他の因子と独立した脳梗塞発症の危険因子である．Handaらは頸動脈病変と虚血性脳血管障害の前向き研究（OSACA study）を行い，頸部超音波法で頸動脈病変を評価した214名の患者を平均16ヵ月追跡している．全体では高度の狭窄とプラークの潰瘍形成が大きな危険因子で，潰瘍形成群では非形成群の7倍，高度狭窄に潰瘍を伴った群では，11倍の脳梗塞発症危険率であった．この症例のように，高度狭窄病変があり，脳梗塞の既往がある群では，年間再発率は12％にも及び，頸動脈病変の評価が再発リスクマネージメントに有効であることが示されている．

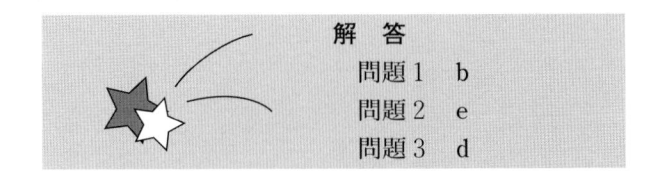

```
解　答
問題1　b
問題2　e
問題3　d
```

レベルアップをめざす方へ

内頸動脈狭窄・閉塞症に出会ったら

内頸動脈狭窄・閉塞症は外来でも比較的頻度の高い疾患であり，しかも無症候の場合が多い．このため，脳神経兆候の有無にかかわらず，頸部血管雑音の有無については診察時に必ずチェックしておくべきである．ついでに，眼動脈の血管雑音も聴取しておく（閉眼でまぶたの上に聴診器をあてる）とよい．内頸動脈病変に対する治療方針の決定については，

1) 末梢への塞栓源となりうるか？
2) 末梢の灌流圧が下がって脳循環予備能を低下させていないか？

が重要なポイントとなる．脳CTまたはMRI＋MRAは必須の検査として，1）の検討のためには，さらに高解像度頸動脈エコーによる狭窄度の測定，プラークの性状の観察や経頭蓋超音波ドプラ法による栓子シグナルの検出などが有用である．また2）の検討のためには，チルトテーブル負荷試験やacetazolamide負荷脳血流SPECT検査，脳PET検査などが有用である．狭窄度，プラーク性状，動脈硬化リスクファクターの有無，有症候か無症候か，脳循環予備能の程度などによって脳虚血のリスクに差が出てくるので注意したい．

●文　献●
Handa N, Matsumoto M, Maeda H, et al：Ischemic stroke events and carotid atherosclerosis. Stroke 26：1781-1786, 1995

［奥　　直彦／北川　一夫／松本　昌泰］

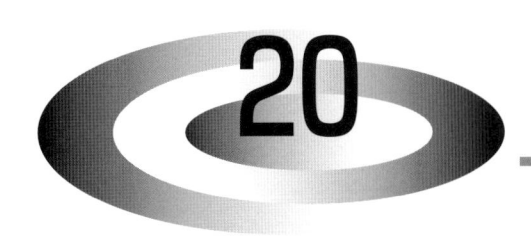

疾患 20 脳梗塞再発予防では血圧をどこまで下げるべきか？

問題編

症例呈示

症例：72歳男性
主訴：右片麻痺，記銘力障害
既往歴：心筋梗塞
病歴：1994年，心臓のバイパス術後，物忘れが目立つようになり，MRI検査を受けた．軽度の白質病変と無症候性脳梗塞がみられた．その後，心臓外科外来にて加療されていたが，1997年9月，トイレに行こうとして転倒，歩行困難となった．入院後，右片麻痺と感覚障害が明らかとなった．また，この間に認知機能障害がかなり進行した（図1）．

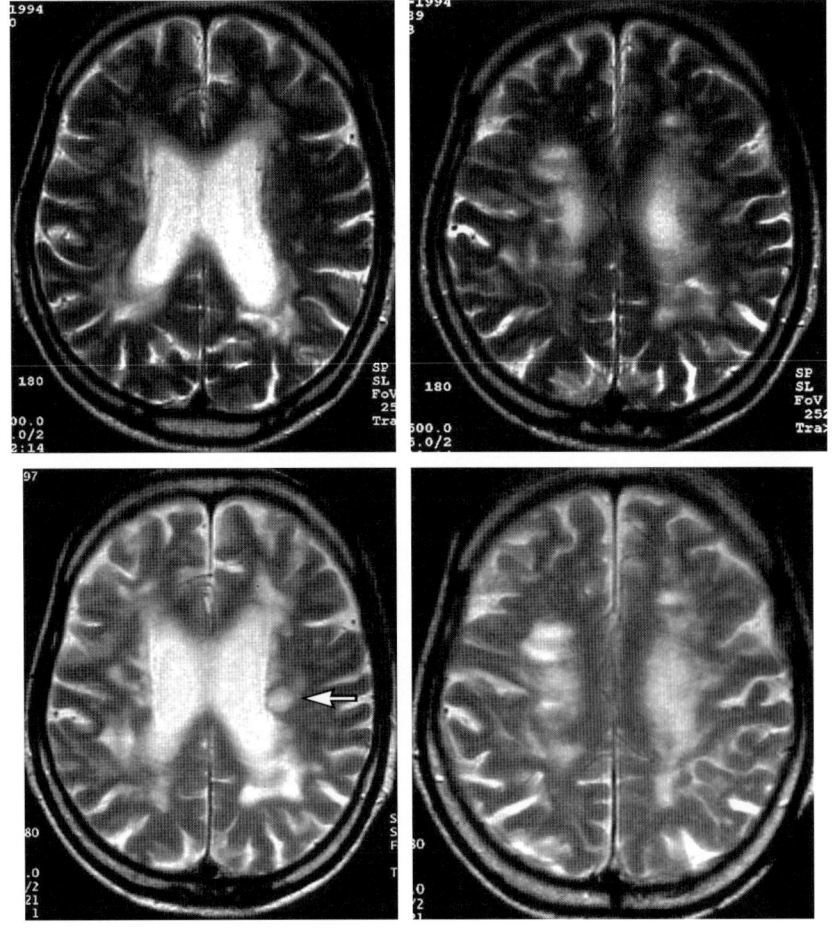

図 1
上段：1994年MRI
下段：1997年MRI

設問

問題1 本患者のMRI画像所見は，第1回目（1994年）から第2回目（1997年）の間に約3年間が経過しているが，どのような病変の進展がみられるか．
a. 皮質梗塞
b. ラクナ梗塞
c. 脳室周囲白質病変
d. 境界領域梗塞
e. 線条体内包梗塞

問題2 図2は，第1回目から第2回目の間に施行された24時間血圧測定の記録である．この血圧日内変動について適切なものはどれか．
a. 日中上昇，夜間下降する正常な日内リズムを持っており，血圧値も正常範囲である．
b. 夜間血圧が過剰に下降するextreme dipperタイプで，降圧治療は行わないほうが良い．
c. 夜間血圧の下降が不充分であるnon-dipperタイプで，24時間血圧はやや高い．
d. 夜間血圧が日中血圧に比べ上昇する夜間上昇型で強力な治療を行うべきである．
e. 一日を通しての血圧変動が大きい短期変動性亢進型であるが，血圧値は治療対象とならない．

問題3 この患者の血圧管理はどのような考えが望ましいか．
a. 日中・夜間とももう少し下降させ，24時間血圧平均値を135/80mmHg以下にする．
b. 就寝前に作用時間の短い降圧薬を服用させ，夜間血圧のみを下降させる．
c. あくまで日中血圧を指標に，140/90mmHg以下にする．
d. このままで管理する．

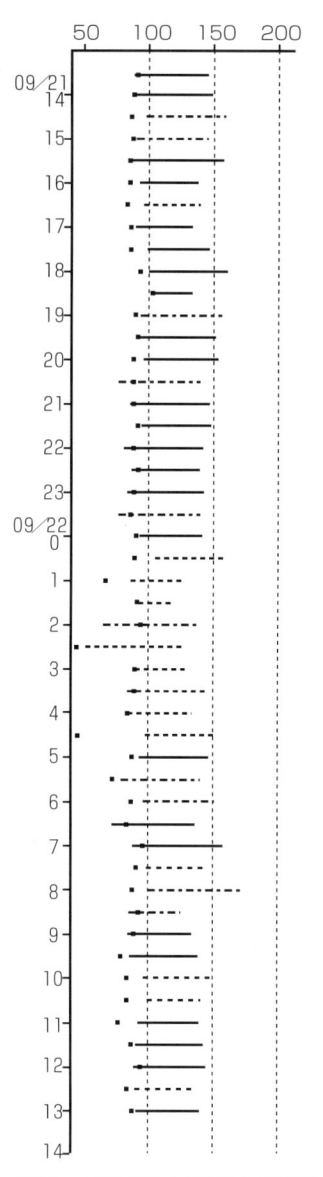

図2　1995年の24時間血圧測定

解説編

問題 1

　ラクナ梗塞と大脳びまん性白質病変は共に高血圧と関連の深い脳の小動脈（脳内を穿通するという意味で穿通枝と呼ばれる：図3）の硬化を基盤として生じる病変である．ラクナ梗塞はその穿通枝が1本閉塞したために生じる梗塞であり，びまん性白質病変は，髄質動脈と呼ばれる脳表より深部に向かう細い径の穿通枝（図3）の硬化性変化と，そのための慢性低灌流により生じる不完全な虚血性病変が主体をなす．脳室周囲は穿通枝の終末領域に相当し（図3），血流供給の最も遠位端であるため，穿通枝や髄質動脈が高血圧性細小動脈硬化をきたしていれば，脳室周囲にびまん性白質病変が生じやすい．

　本例では，第2回目のMRIで第1回目にはみられ

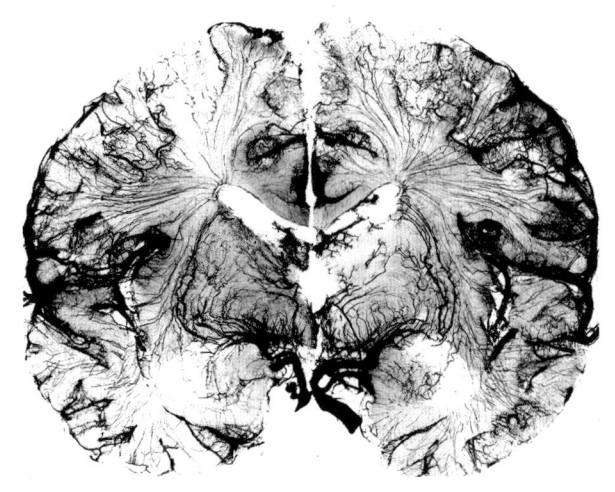

図3　脳内の穿通枝

なかった左放線冠のラクナ梗塞が認められる(→)．このために，右片麻痺が生じたと考えられる．また，脳室周囲の白質病変も増加しており，認知機能障害が進行しているのもこのためと考えられる．

問題　2

健常者の血圧日内変動は，日中上昇，夜間就眠中は下降する日内リズムを有するが(夜間が低下・沈み込むという意味でdipperと呼ばれる)，心肥大や腎障害，多発ラクナ梗塞などの高血圧性臓器障害が進展したようなケースでは夜間が下降しないnon-dipperと呼ばれるタイプが多くみられる．Non-dipperは高血圧性臓器障害の結果生じたものか，あるいはそのようなタイプが高血圧性臓器障害をきたしやすいのかはまだ明らかになっていない．しかし，通常日中血圧を基準にして血圧コントロールが行われているが，高血圧性臓器障害の進展に重要な指標となるのは24時間血圧平均値で代表される一日全体の血圧である．もしnon-dipperであると，日中血圧が至適血圧域にあっても24時間血圧平均値はdipperの場合に比べて当然高い．

このケースは，日中血圧は140〜150mmHgでそう高くはないが，24時間血圧平均値は144.6/90.5mmHgである．疫学的縦断的調査によると，24時間血圧平均値は135/80mmHg以上が治療対象となっていることを考慮すると，これはかなり高い値ということになる．このケースでは，この間に症候性ラクナ梗塞が生じ，脳室周囲白質病変が増加しているわけで，日中血圧は適切にコントロールされていたが，24時間血圧は高値を持続していたため，このような病変が進展したと考えられる．

問題　3

Non-dipperタイプの血圧自体，再発が多いこと，脳血管性痴呆の進展につながることが指摘されている．Non-dipperであるために，夜間血圧高値が悪影響を及ぼすのか，non-dipperというパターンが悪いのかは現在のところ十分に明らかでない．このケースでは，まず24時間血圧平均値を135/80mmHg以下にすることを考える．この場合，夜間血圧をより厳密に下降させるべきか否かは難しいところである．しかし，短時間型の降圧薬は禁忌であり，必ず長時間型で24時間を通した降圧を心がける．ただ，薬剤によっては一日一回の投与でnon-dipperからdipperに変化したとの報告があり，このような薬剤は望ましいのではないかと考えられる．まず，24時間血圧平均値を一定基準以下に下げること，次にdipperパターンでの降圧が望ましいといえるであろう．

高血圧は脳血管障害の最大の危険因子で，血圧レベルが高いほど脳血管障害発症率が高くなり，その関連は直線的であることが知られている．そして，降圧療法により著明な脳卒中リスクの低下が得られることが示されている．しかし，一方で，脳血流自動調節能の下限域を超えて血圧が過剰に下降すると，脳血流低下や脳梗塞再発が起こりやすいことが指摘されてきた．いわゆる過剰降圧の危険性で，Jカーブ現象と呼ばれている．それでは，脳梗塞の再発にはどのような血圧レベルが適切なのかという疑問が長くもたれてきたが，2001年に発表されたペリンドプリルというACE阻害薬を使用した脳卒中の二次予防の大規模試験であるPROGRESS研究の結果は，降圧により有意に再発が抑制されたというもので，140/90mmHg以下の血圧を示す例であっても更なる降圧により予防効果が認められたことは注目すべきことである(表1)．すなわち，従来であれば過剰降圧となるようなレベルでも脳卒中再発の予防効果が認められたのである．

24時間血圧測定による検討では，一日の生活の約1/3の時間を占める夜間の血圧が評価できる利点がある．予後調査によれば，夜間血圧は日中血圧より予後により密接に関連している．図4はわれわれのラクナ梗塞を24時間血圧測定により追跡したときの成績であるが，夜間血圧が脳卒中再発および痴呆進展に重要であることが分かる．例えば，図5のように，夜間血圧のほうが日中血圧より上昇しているパターンもある．このような血圧パターンはびまん性白質病変を促進しやすいのであるが，日中血圧を基準にしたのでは

表1 PROGRESS研究の結果

	脳卒中再発例数		ペリンドプリル群で減少	プラセボ群で減少	ハザード比(95%信頼区間)
	ペリンドプリル群	プラセボ群			
SBP≧160	57	106			0.53(0.38〜0.73)
SBP140〜159	54	87			0.59(0.42〜0.84)
SBP<140	39	62			0.61(0.41〜0.91)
DBP≧95	27	68			0.38(0.24〜0.59)
DBP85〜94	65	99			0.64(0.47〜0.88)
DBP<85	58	88			0.63(0.45〜0.88)
合計	150	255			0.57(0.46〜0.70)

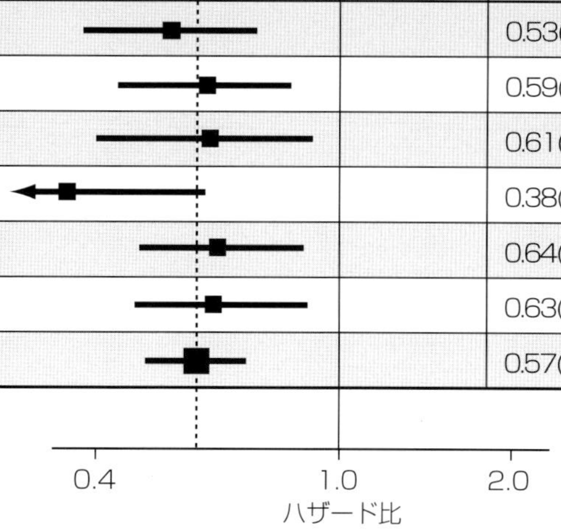

PROGRESS－試験開始時血圧血別脳卒中再発リスク
(ペリンドプリル・インダパミド併用)
SBP<140mmHg, DBP<85mmHgでも降圧効果がみられた.

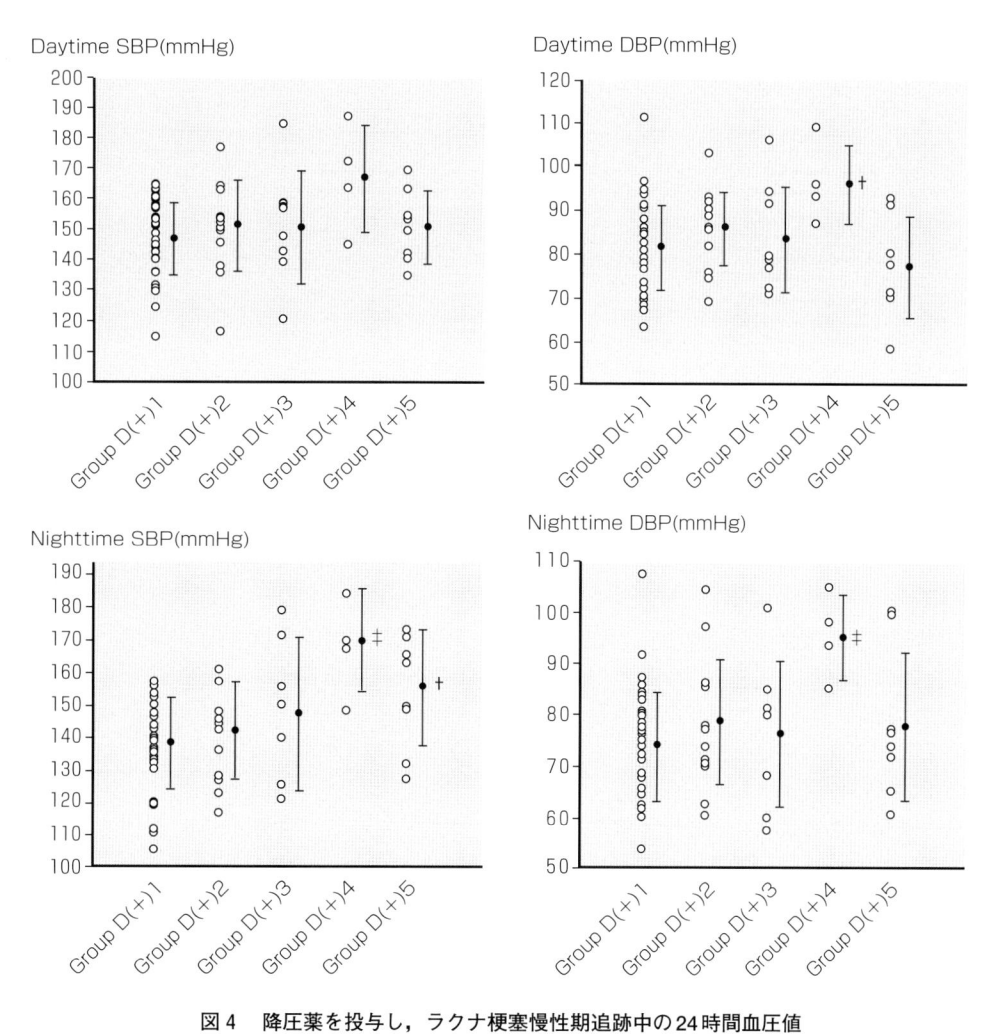

図4 降圧薬を投与し，ラクナ梗塞慢性期追跡中の24時間血圧値
Group D (+) 1：病変進展なし，Group D (+) 2：無症候性ラクナ梗塞増加，Group D (+) 3：無症候性白質病変増加，Group D (+) 4：脳血管性痴呆進展，Group D (+) 5：症候性ラクナ梗塞再発

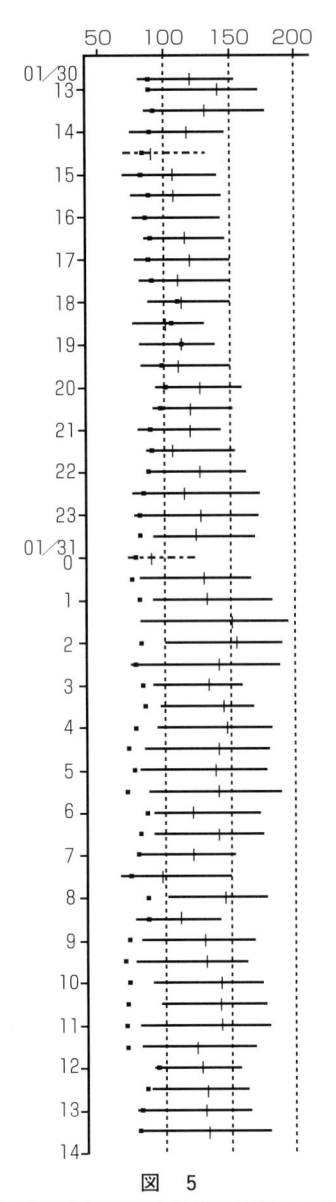

図 5
広範な白質病変を有し，24時間血圧変動は夜間上昇を示す．

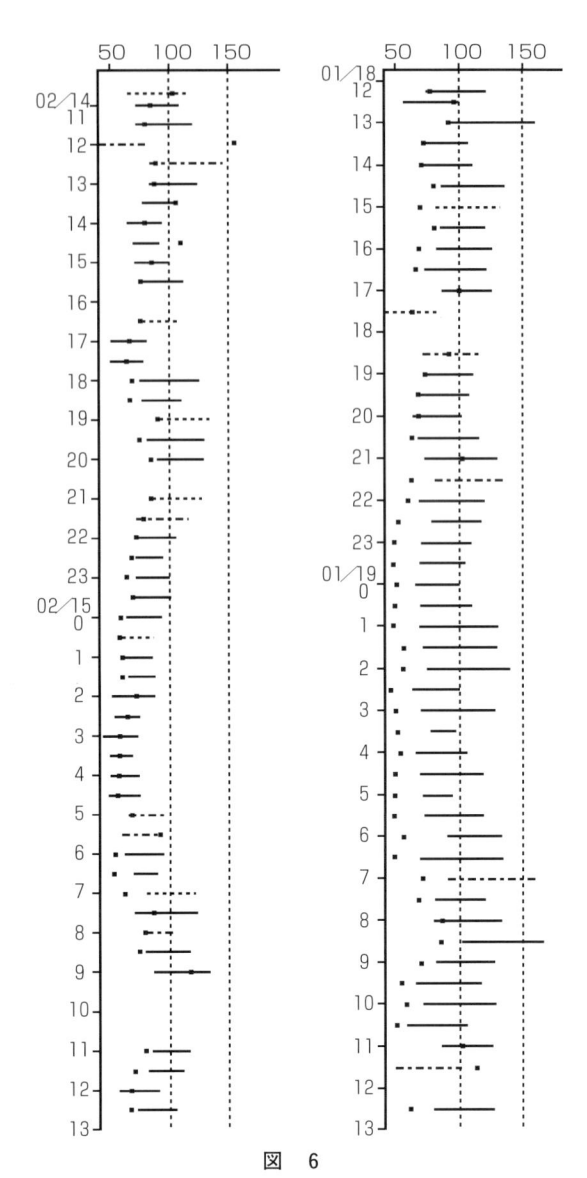

図 6
左：就寝前に短時間作用型のCa拮抗薬を服用中，就寝中に手掌・口症候群を呈したときの24時間血圧測定
右：Ca拮抗薬を中止したときの24時間血圧測定

不十分なことは明らかであろう．したがって，血圧管理は日中を基準として行うことには限界があり，いかにして夜間血圧の情報を得るかという点が問題であり，いろんな方法が工夫されている．現時点では，家庭血圧計を用いて就寝前の血圧と起床後の血圧を測定することが一日の変動を知ることの一助となるが，夜間就寝中の血圧測定は今後の課題である．これらの家庭血圧の基準値も，24時間血圧と同様に，135/80mmHg以下に降圧することが求められる．

以上述べたように，血圧管理は低ければ低いほど良いという考えになりつつあるが，頸動脈や中大脳動脈などに高度の狭窄病変がある場合は過剰降圧により容易に血行力学的虚血を生じうる．すなわち，アテローム血栓性梗塞の場合は，頸動脈エコーやMRAでよく血管病変をチェックしてから慎重に行うべきである．また，血圧管理は低ければ低いほど良いという傾向にあるにせよ，一定以上に血圧を下げると梗塞が起こりやすくなることも確かである．図6は，早朝に胸心痛があるため，夜間就寝前に強力なCa拮抗薬を服用しており，起床時に手と口にしびれ感を覚えたケースである．左が服用中で夜間血圧は著明に低下しており，服用を停止するとほぼ正常の血圧変動パターンに戻っている．このようなケースは，夜間過剰降圧によりラクナ梗塞が生じた可能性があるであろう．

まとめ

　脳梗塞再発の血圧管理は，基本的に"The lower the better"である．しかも夜間血圧が重要で，常に血圧日内変動パターンを念頭に置きながら降圧を考える．脳梗塞における血圧管理の重要性は，脳卒中再発のみならず，脳血管性痴呆進展を防ぐことにもあり，この場合，特に夜間血圧の上昇が危険因子となる．24時間全体を通しての降圧をはかり，結果としてnon-dipperからdipperに変化してくるようであれば望ましい．

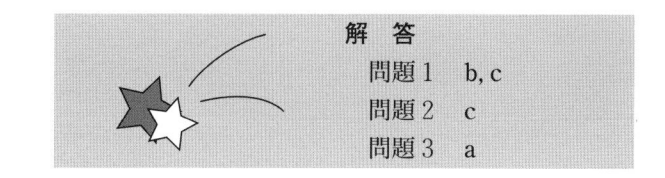

解　答	
問題1	b, c
問題2	c
問題3	a

レベルアップをめざす方へ

1．ラクナ梗塞，白質病変，24時間血圧の関係は？

　ラクナ梗塞，白質病変ともに高血圧との関連が強いsmall vessel diseaseであるが，とくに白質病変は，髄質動脈といわれる100μ前後レベルの細い血管の硬化性変化に起因するため，200～700μの径のレンズ核線状体動脈などの閉塞による基底核部のラクナ梗塞より血圧との相関がより強い．24時間血圧，なかでも夜間血圧レベルやnon-dipperなど血圧日内変動異常と強い相関がある．

2．認知機能障害と血圧の関係は

　中年期に高血圧を示す患者は高齢になったときに認知機能障害を示すものが多いことは一致して報告されている．しかし，高齢者の血管性認知機能障害と血圧レベルの関係は，正の相関，負の相関，関係のないとするもので一定しない．典型的には，ビンスワンガー病などでは高血圧を示さないものが多い．一つの可能性は，本来高かった血圧が認知機能障害の進展とともに自律神経障害などで経年的に低下していることが推察される．

　最近，認知機能障害を示すものではnon-dipperのものが多いことが報告され，われわれも連続200例のラクナ梗塞で認知機能障害を示すものはnon-dipperが多いことを示した．さらに，認知機能障害には，前頭葉，頭頂葉の脳室周囲の白質病変との関連が強く，これらの白質病変には24時間血圧でとくに夜間上昇型のものが多い．Non-dipperと認知機能障害の関連は，結果か原因かが明らかでないが，夜間血圧をコントロールすることで，脳室周囲の白質病変ひいては認知機能障害の進展を防ぐことができるか否か検討が必要である．またNon-dipperは食塩感受性高血圧と関連が深いことが知られており，このようなタイプの高血圧が，原因として，ビンスワンガー型血管性痴呆の背景となっている可能性もある．

［山本　康正］

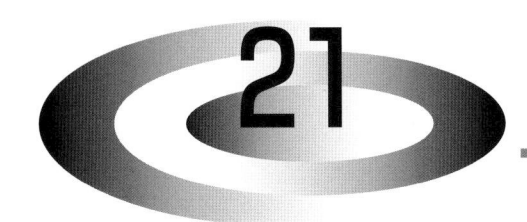

疾患 21 無症候性脳血管障害は本当に脳卒中の高危険群か？

問題編

症例と設問

症例：78歳男性
主訴：右半身不全麻痺，構音障害，嚥下障害
既往歴：70歳より，高血圧，虚血性心疾患にて治療中．
現病歴：77歳時に脳ドック受診し，無症候性脳梗塞と白質病変が指摘されていた（図1A）．88歳時に右半身不全麻痺，構音障害，嚥下障害にて入院．図1Bに緊急MRIでの拡散強調画像を示す．

問題1 本例で指摘された無症候性脳梗塞についての記述で正しいものはどれか．
(1) 無症候性脳梗塞の頻度は，50歳以上の脳ドック受診者では約14〜15％である．
(2) 無症候性脳梗塞の大半はラクナ梗塞である．
(3) 無症候性脳梗塞は血栓症よりも塞栓症が多い．
(4) 症候性脳梗塞と無症候性脳梗塞の危険因子には明らかな差がある．
(5) 無症候性の小梗塞とetat crible の鑑別が重要となる．

a (1), (2), (3)　　b (1), (2), (5)　　c (1), (4), (5)
d (2), (3), (4)　　e (3), (4), (5)

症例：74歳，男性
主訴：左半身不全麻痺
既往歴：60歳頃より，高血圧を指摘されるも放置していた．
現病歴：73歳時に，頭部MRI（図2A）にて，無

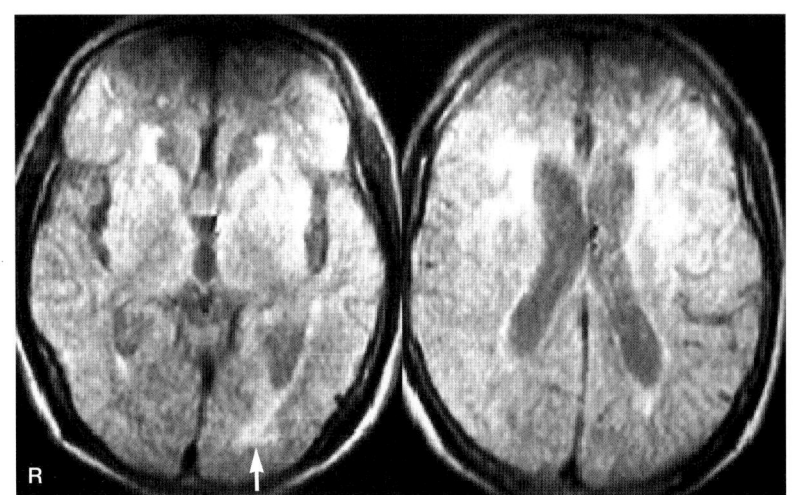

図1A 脳ドック受診時MRI
左後頭葉に無症候性脳梗塞と白質障害が指摘されていた（矢印）．

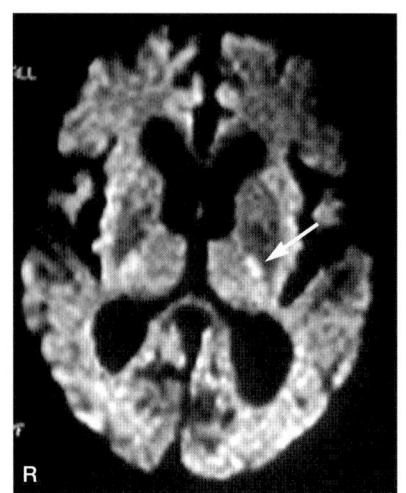

図1B 脳梗塞発症時の拡散強調画像
左内包後脚に虚血巣が境界明瞭な高信号域としてみられる（矢印）．

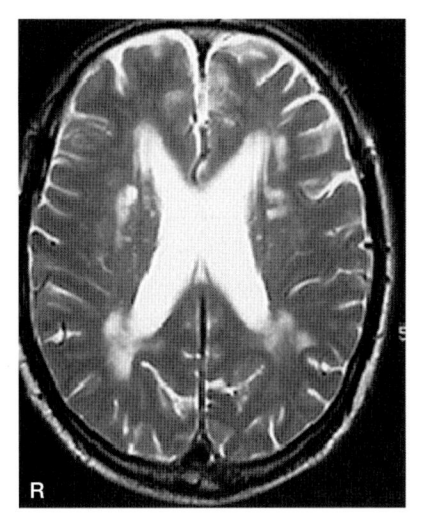

図2A
右放線冠に無症候性脳梗塞と白質障害を認めた．

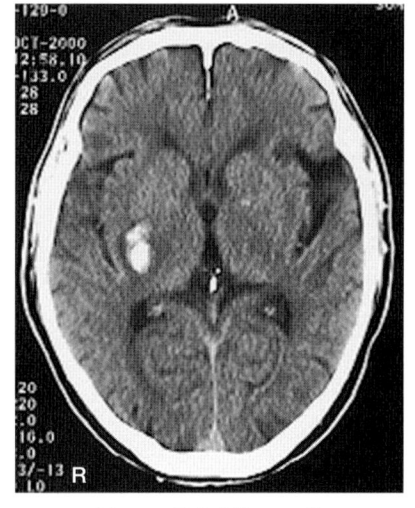

図2B　発症直後のCT像
右被殻出血を認めた．

症候性脳梗塞を指摘されるも，神経学的には異常なかった．その後，血圧のコントロール不良のままでいた．74歳時突然左半身不全麻痺にて入院．図2BにCTを示す．

問題2　本例の無症候性脳梗塞の治療，対策として正しいものはどれか．
(1) 無症候性脳梗塞には，予防的に抗凝固療法を積極的に施行する．
(2) 無症候性脳梗塞には，予防的に抗血小板療法を積極的に施行する．
(3) 無症候性脳梗塞の治療としては，危険因子のコントロールが重要である．
(4) 無症候性脳梗塞には，MR-angiographyや頸部超音波検査を行う．
(5) 無症候性脳梗塞の脳卒中発症危険度を，背景因子を加味して判断する．

a (1), (2), (3)　　b (1), (2), (5)　　c (1), (4), (5)
d (2), (3), (4)　　e (3), (4), (5)

解説編

問題 1

　本例は77歳時に脳ドックにて，無症候性脳梗塞と白質病変が指摘されている．このように，近年のMRIによるコホート研究により健常高齢者においてもかなりの頻度に無症候性脳梗塞・白質病変が発見されることが判明し，脳卒中の有力な予知因子として注目を集めている．
　まず，厚生省研究班による無症候性脳血管障害の定義を表1に示す．無症候性脳血管障害とは，脳血管性病変による神経症候を有さず，一過性脳虚血発作を含む脳卒中の既往がなく，画像診断上血管性の脳実質病変（梗塞巣，出血巣）の存在が確認されるものをいう．

　しかし，MRIを用いた梗塞病変の診断をする際には，血管周囲腔の拡大との鑑別が必要であり，overdiagnosisを避けなければならない．これに関しての剖検例との対比の報告[1]によると，血管周囲腔（etat crible）と無症候性ラクナ様梗塞をT2病変の鑑別は，白質癒合性病変を除いたラクナ様T2高信号は，その最大径を2×2 mm以下と3×2 mm以上で分類した場合に両者の鑑別の特異度，感度はおのおの91％，86％と最大であり，最大径が3 mm以上のものは無症候性脳梗塞の可能性が高いとされている．
　また，わが国における無症候性脳梗塞の大部分はラクナ梗塞であり，中大脳動脈，後大脳動脈，脳底動脈から分岐する穿通枝の細動脈硬化病変を基盤に血栓性に発症する．

表1 厚生省循環器病委託研究「無症候性脳血管障害の病態と対策に関する研究」班による無症候性脳血管障害の診断基準

無症候性脳血管障害は，無症候性の血管性実質病変ならびに無症候性の脳血管病変を含む包括的な概念である．このうち，無症候性の血管性実質病変を有するものを「無症候性脳血管障害」とし，無症候性の脳血管の器質的病変は「無症候性脳血管病変」とする．

I. 無症候性脳血管障害

定 義

「無症候性脳血管障害」とは次の条件を満たすものをいう：
1) 脳血管性病変による神経症候（反射の左右差，脳血管性痴呆を含む）の存在が確認される．
2) 一過性脳虚血発作を含む脳卒中の既往がない．
3) 画像診断上（CT，MRIなど）で血管性の脳実質病変（梗塞巣，出血巣）の存在が確認される．

付 記：症候性で脳血管障害患者などで責任病巣以外に対応する巣症状を示さない病変が併存する場合は「無症候性病巣」とし，無症候性脳血管障害とはしない．

分 類

「無症候性脳血管障害」における血管性実質病変としては，以下のものが含まれる：
1) 出血性病変（無症候性脳出血）
2) 虚血性病変（無症候性脳梗塞）

付 記：Leukoaraiosis等のびまん性の白質病変は現時点では脳血管性病変とする根拠に乏しいため，無症候性脳血管障害の血管実質病変には含めない．また，局所性の脳実質病変を欠く脳萎縮の場合も無症候性脳血管障害に含めない．

画像診断基準

1. 梗塞巣
   1) 原則として径が3mmを超える不整形の不均質の病変でT2強調画像で高信号域，T1強調画像で低信号域．
   2) プロトン密度画像，FLAIRで病巣中心部が低信号（髄液と同等）で，主意に高信号域を伴うことが多い．
   3) 血管周囲腔の拡大との鑑別を要するが，一般にこの場合は穿通枝動脈，髄質動静脈のそうこうに沿い，大脳基底核の下3分の1にしばしばみられ，左右対称性のことが多い．全体として［CT］上記基準は原則としてCT所見にも適応できる（この場合MRI T2強調画像の高信号域は低吸収域となる）．

2. 出血巣
   ［MRI］
   1) 病気によって所見が異なるが，梗塞巣との鑑別には急性期はCTが優れ，慢性期はMRIが優れる．
   2) 発症後数日間は，T1強調画像で高信号の枠で囲まれた等または軽度の低信号域，T2強調画像で中心部低信号で周囲がやや高信号を呈する．
   3) 亜急性期では，病巣全体がいずれの場合も高信号域となるが，中心部は等信号域となることもある．
   4) 慢性期では，不整形の病変で，中心部が高信号となるが，T1強調画像では，周囲にhemosiderinによる低信号のring状陰影がみられる．
   ［CT］
   1) 急性期には限局した高吸収域として描出される．
   2) 血腫吸収後の慢性期には，不整形の低吸収域となる．

3. びまん性白質病変（Leukoaraiosis）
   現時点では脳血管病変とは特定できず，無症候性脳血管病変には含めないが，虚血性変化も重要な要因と考えられており，その診断基準は以下のとおりである．
   ［MRI］
   1) 側脳室周囲に認められるいわゆる"cap"ないし"rim"状のT2強調画像の高信号域は血管性の病的変化とは認めない．
   2) 側脳室から深部白質に進展するT2強調画像の不規則な高信号域のうち，その中に斑状の著しい高信号域を認める場合や，病変分布が明らかに非対称である場合は血管性病変の可能性が否定できない．
   ［CT］
   上記基準は原則としてCT所見にも適応できる（この場合はMRI T2強調画像の高信号域は低吸収となる）．

II. 無症候性脳血管病変

定 義

「無症候性脳血管病変」とは，次の条件をみたすものをいう：
1) 器質的な脳血管病変（頭蓋内もしくは頸部の脳灌流動脈）を有するが，その病変に起因する症候を過去にも現在にも示していない．
2) 画像診断（脳血管撮影，超音波法，MR angiography，らせんCTなど）で該当する血管病変が確認できる．

分 類

上画像所見から以下のように分類する：
1) 血管の形態的異常：a) 狭窄または閉塞，b) 脳動脈瘤，c) 無形性，d) 拡張，e) その他
2) 異常血管の出現：a) 動静脈奇形，b) 血管腫，c) 鰓弓動脈の遺残，d) その他
3) 走行異常：a) ねじれ（kinkingなど），b) その他
4) その他

脳ドックにおける無症候性脳梗塞の頻度は施設によりばらつきが多い．この要因として最も大きいのは，対象者の背景因子である．すなわち，受診者に高血圧患者が多ければ，当然その頻度は増加する．たとえば，Shimadaら[2]は，健常高齢者における無症候性ラクナ梗塞の頻度は47％であったとしているが，対象者のうち55％が高血圧を有していた．筆者らの脳ドックでは，無症候性脳梗塞の頻度は15.4％[3]であり，高血

表2A 無症候性脳梗塞の危険因子
●無症候性脳梗塞あり群対なし群

項　目	オッズ比	95%信頼限界	p値
高血圧既往	4.099	3.07～5.47	<0.0001
眼底KW2以上	3.591	2.47～5.23	<0.0001
年齢60歳以上	3.386	2.53～4.53	<0.0001
心電図虚血変化	2.271	1.54～3.35	<0.0001
脳卒中家族歴	1.468	1.1 ～1.95	0.0085
喫煙歴	1.376	1.02～1.85	0.0359

表2B 白質障害の危険因子
●白質病変（PVH3～4度群対PVH0～1度群）

項　目	オッズ比	95%信頼限界	p値
年齢60歳以上	10.472	4.92～22.3	<0.0001
高血圧既往	4.797	2.74～8.39	<0.0001
眼底KW2以上	3.796	2.04～7.06	<0.0003
心電図虚血変化	3.229	1.72～6.06	0.0003
脳卒中家族歴	1.687	0.96～2.92	0.0685

圧既往は28.9％と一般人口並であり，久山町の剖検による12.9％[4]にほぼ近い数字であり，最も偏りのない結果と思われる．無症候性脳梗塞は年齢とともに増加し，40歳未満0％，40歳台5.0％，50歳台9.8％，60歳台23.6％，70歳以降では30％近くに達する．無症候性脳梗塞の危険因子としては，表2Aに示すように高血圧が最も有意な危険因子であり，その他眼底動脈硬化，年齢（60歳以上），心電図虚血性変化，脳卒中家族歴などであった．一方，白質障害の危険因子としては，表2Bに示すように年齢（60歳以上）が最も有意な危険因子であり，その他高血圧，眼底動脈硬化，心電図虚血性変化，脳卒中家族歴であった．

◎ 問題　2

本例では，高血圧のコントロール不良のままであり，無症候性脳梗塞を指摘されていた．このように，外来時に無症候性脳梗塞を偶然発見された場合には，本例のように高血圧性脳出血をきたす可能性があることに留意する必要がある．

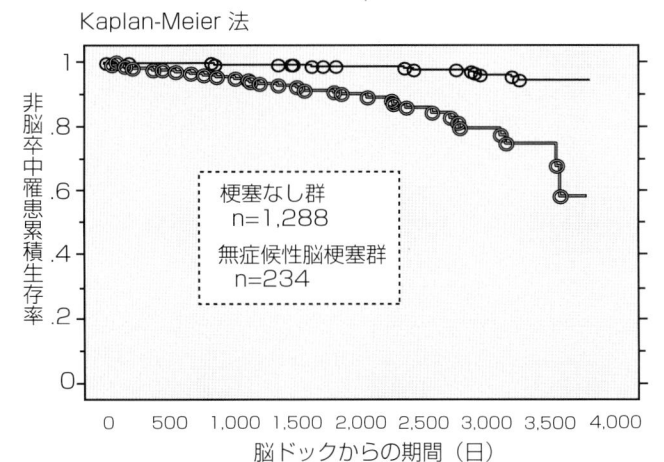

脳ドックでの長期追跡調査を，無症候性脳梗塞の有無でみた比較を図3に示す．無症候性脳梗塞を有している人は有さない人に比べて，脳卒中発症率が高く，無症候性脳梗塞を有する例は脳卒中発症の高危険群であることが分かる．すなわち，無症候性脳梗塞は長期追跡で症候性になる可能性が高く，脳卒中の予備軍として取り扱うべきである．そしてさらに，注意すべき点として，無症候性脳梗塞から症例2のように，脳出血を発症する症例が脳卒中発症の約20％にあり，すべての症例に一様に予防的に抗凝固療法や抗血小板療法をするのは適当ではないということである．ただ，主幹動脈にアテローム硬化性病変があれば，小梗塞であっても抗血小板療法によって脳梗塞の発症を予防できる可能性もある．したがって，そのために無症候

図3 脳ドック追跡調査による無症候性脳梗塞の有無でみた脳卒中発症頻度
無症候性脳梗塞群で脳卒中発症が有意に多い
(Log rank test：P＜0.0001)．

表3 脳卒中発症に対する危険因子一覧

項　目	オッズ比	95%信頼限界	p値
PVH3度以上	10.615	5.04〜22.34	<0.0001
無症候性脳梗塞	8.819	4.75〜16.37	<0.0001
高血圧既往	4.151	2.24〜7.7	<0.0001
年齢60歳以上	4.012	2.08〜7.73	<0.0001
脳卒中家族歴	2.973	1.46〜6.06	0.0027
眼底KW2以上	2.204	1.00〜4.85	0.0493

脳梗塞に対する対策としてMR-angiographyや頸部超音波検査を行い血管病変の確認が必要となる．

脳ドックでの長期追跡調査で，脳卒中発症の危険因子を表3に示す．危険因子としては，白質病変（脳室周囲高信号域（PVH 3度以上））のオッズ比が10.615と最も高く，無症候性脳梗塞のオッズ比は8.819でそれに次いでいる．その他，無症候性脳梗塞の脳卒中発症に対する危険因子としての基礎疾患（高血圧など）遺伝素因も指摘されており，脳卒中発症危険度を単に無症候性脳梗塞の有無だけで判断するのではなく，背景因子を加味して判断することが臨床的意義を考えるうえで重要である．

1．無症候性脳梗塞の治療とその対策

高血圧が脳卒中発症の最大の危険因子であり，最近の欧米での大規模な疫学調査によると，脳卒中の発症率は血圧の上昇に比例して直線的に上昇することが明らかにされている．

われわれの脳ドック受診者の脳卒中発症追跡調査では上記のように，高度な白質障害と無症候性脳梗塞の存在が最大の脳卒中発症の危険因子であったが，いわゆる脳卒中の危険因子のなかでは高血圧が最も大きく関連していた．高血圧既往群では，脳卒中発症率が4.56％と非高血圧群の0.9％に比し有意に高率であった（オッズ比は4.2倍）．

高血圧の薬物治療介入によって，脳梗塞の初回発作の発生率が42％も減少することが大規模臨床試験によって証明されている．さらに，至適降圧レベルに関してHOT研究では，60歳以上の高血圧患者では拡張期血圧が83mmHgが至適とされ，比較的低いレベルでのコントロールが望ましいとされた．無症候性脳梗塞の降圧治療は一次予防と二次予防の中間に位置する問題であり非常に重要であるが，至適血圧値に関してはまだはっきりとした結論は出てはいない．一般に下げすぎの危険性がよく言われているが，脳卒中の血圧管理に関していうなら，血圧管理不良のほうが圧倒的に多いとされている．したがって，高血圧を有する無症候性脳梗塞の対処の原則はまず血圧を正常範囲に管理することであり，高血圧患者を対象にした最近のJNC-VIおよび1999WHO/ISH高血圧治療ガイドラインでは降圧目標は一段と厳しく設定されてきている．

一方，白質病変についての検討でも，高血圧管理未治療群に比して高血圧管理群で有意に軽度であったとしており，同様に早期からの高血圧管理が重要であると思われる．

2．無症候性脳出血

脳ドックにおける無症候性脳出血に関する報告は非常に少ないが，無症候性脳出血の頻度は少ないとされ，脳ドックにおける無症候性脳出血は受診者1077例中2例（0.2％）であったと報告されている[5]．最近，MRIT2＊での陳旧性脳出血の検出が指摘されており，脳ドック受診者での脳血管障害既往のない健常者を対象に無症候性脳出血についてMRIT2＊を施行し検討したところ，MRIT2＊低信号域は0.9％と低率であった[6]．脳ドック受診者における無症候性脳出血自体の頻度は無症候性脳梗塞に比して非常に少ないが，通常のMRIやCTのみでは陳旧性ラクナ梗塞と間違われることもあることを念頭に入れておく必要がある．

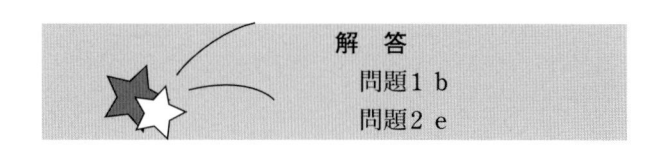

解　答
問題1　b
問題2　e

レベルアップをめざす方へ

1. 無症候性脳血管障害は認知機能とは関係しないか？

脳MRI検査と認知機能を6年間追跡した調査では，白質病変の悪化が，特に高齢者の認知機能低下と関連がみられている．一方，無症候性脳梗塞と認知機能の関連については，対象の取り方によって必ずしも有意な関連があるわけではない．特に脳ドックでみられる程度の無症候性脳血管障害は認知機能とあまり関与していないものと思われる．

2. 無症候性脳血管障害は自覚症状とは関係しないか？

種々の自覚症状のなかでは，意欲低下が最も関連するといわれており，また，高齢発症の大うつ病では無症候性脳梗塞が高率に合併するとの報告もある．したがって，高齢者で危険因子を有する意欲低下やうつ症状を呈する例では，MRI検査を施行し，無症候性脳血管障害の有無を確認して，早期発見による予防治療を行うことが臨床上重要である．

●文　献●

1) Bokura H, Kobayashi S, Yamaguchi S : Discrimination of silent lacunar infarction from enlarged Virchow-Robin spaces on brain magnetic resonance imaging － clinicopathological study －. J Neurology 245 : 116-122, 1998
2) Shimada K, Kawamoto A, Matsubayashi K, et al : Silent cerebrovascular disease in the elderly : Correlation with ambulatoy pressure. Hypernsion 16 : 692-699, 1990
3) Kobayashi S, Okada K, Yamashita K : Incidence of silent lacunar lesion in normal adults and its relationship to cerebral blood flow and risk factors. Stroke 22 : 1379-1383, 1991
4) Shinkawa A, Ueda K, Kiyohara Y, et al : Silent cerebral inflaction in a community-based autopsy series in Japan ; The Hisayama study. Stroke 26 : 380-385, 1995
5) 篠原幸人：脳検診（脳ドック）の意義と現状．日内会誌 86：787-791, 1997
6) 小林祥泰：無症候性脳梗塞は脳卒中の危険因子といえるか．EBMジャーナル 2：326-331, 2001

[山下　一也]

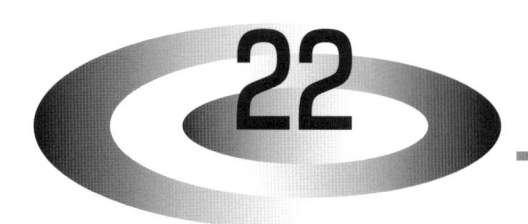

疾患 22 脳塞栓ではいつから再発予防の抗凝固療法を始めるか？

問題編

症例呈示

症例：66歳男性
主訴：言語障害，ふらつき．
既往歴：高血圧，糖尿病，心房細動にて加療中．
現病歴：平成14年1月20日の夜，突然吐き気を催し，同時にろれつが回りにくくなった．また，ふらつきがひどく，歩行が困難で，右側の物にぶつかるようになった．翌朝まで様子をみるも改善がみられないため，1月21日当院内科外来を受診，頭部CTにて脳梗塞が疑われて緊急入院となった．
身体所見：血圧180/94mmHg，脈拍86/分・不整，体温36.0℃，貧血，黄疸なし，胸腹部異常所見なし．
神経所見：意識レベルI-3．時間，場所に対する見当識障害，近時記憶の障害を認めるが，失語なし．構音障害あり．右同名半盲以外，その他の脳神経に異常なし．バレー徴候が右で軽度陽性．明らかな感覚障害なし．歩行は不安定で，継ぎ足歩行不能．深部腱反射は全般に低下しているが左右差なし．病的反射なし．
画像所見（図1）：入院時のMRIでは，陳旧性梗塞巣の他に拡散強調画像で左後大脳動脈領域に高信号域がみられた．MRAでは左後大脳動脈分枝に閉塞所見を認めたが，その他の頭蓋内動脈には明らかな異常はみられず，また頸部血管超音波検査でも頸動脈，椎骨動脈に異常はみられなかった．

設問

問題1 本例の入院時における暫定診断として最も妥当なものはどれか．

a．ラクナ梗塞
b．アテローム血栓性梗塞
c．心原性脳塞栓症
d．その他の原因による脳梗塞
e．単純ヘルペス脳炎

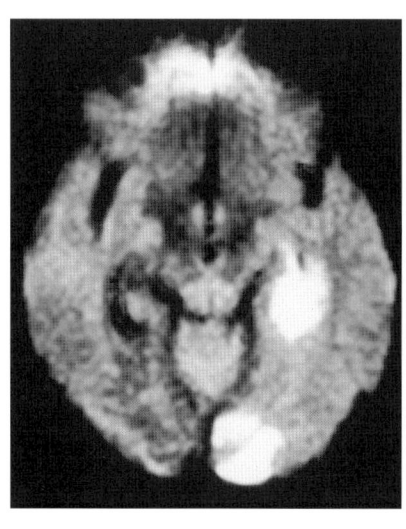

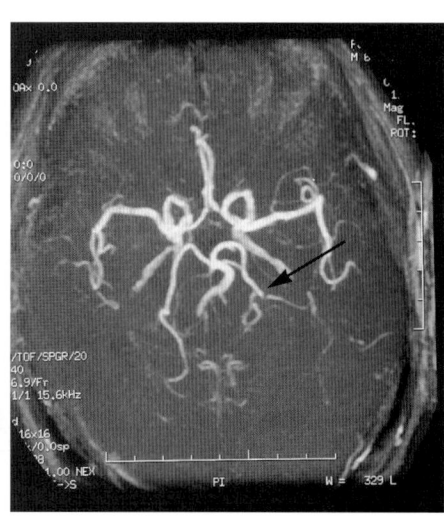

図1 入院時（1月21日）のMR画像
左：MRI拡散強調画像
右：MRA
拡散強調画像では，左後大脳動脈領域の側頭葉および後頭葉内側面の高信号域を認め，MRAでは左後大脳動脈分枝に閉塞所見を認める（矢印）．

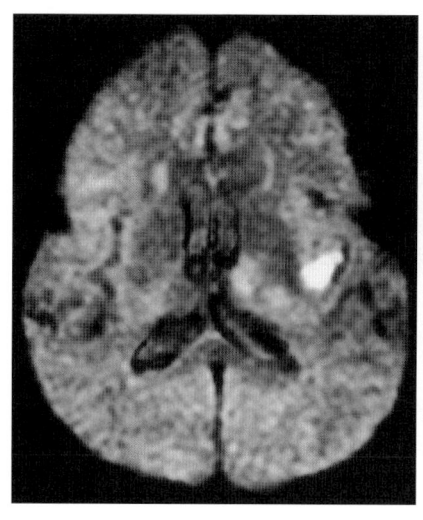

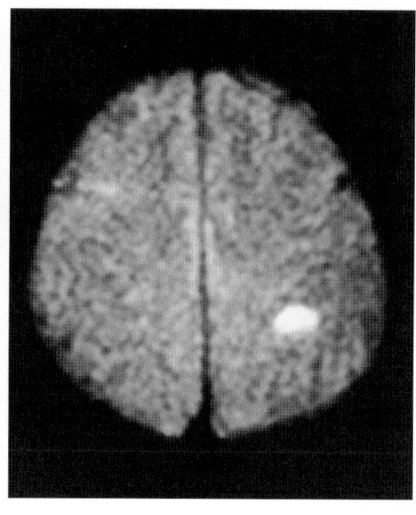

図2　入院6日目（1月26日）のMRI拡散強調画像
　入院時はみられなかった左中大脳動脈領域の島回（左図），半卵円中心（右図）に新たな高信号域を認める．

問題2　本例の入院時に適応となる治療薬剤として妥当なものを2つ選べ．
a. グリセロール
b. ヘパリン
c. アスピリン
d. エダラボン
e. アシクロビル

本例の入院後の経過

　入院後の経過は順調で，入院翌日には意識は清明となり，その後，失見当識，構音障害も改善傾向がみられた．しかし，1月26日の午後7時，急に構音障害が悪化し，右不全片麻痺も増悪した．緊急に行った頭部CTでは，新たな異常所見は認められなかったが，MRI拡散強調画像では左中大脳動脈領域に入院時にはみられなかった新たな高信号域が出現した（図2）．

問題3　本例の症状の増悪の原因として最も妥当なものはどれか．
a. 脳ヘルニア
b. 出血性梗塞
c. 脳梗塞の再発
d. てんかん発作
e. 低血糖

問題4　本例の脳梗塞の再発予防薬として最も妥当なものはどれか．
a. ワルファリン
b. アスピリン
c. チクロピジン
d. ジゴキシン
e. ベラパミル

解説編

脳塞栓とは

　脳塞栓とは，他の血管や臓器から流れてきた栓子が脳血管を閉塞する現象で，脳血栓と並び，脳梗塞の主要な発症機序の一つである．脳塞栓は塞栓源により心原性，動脈原性，奇異性の3つに分けることができる．
　心原性脳塞栓は心臓内にできた血栓が栓子となるもので，塞栓源となる心疾患のうち，最も頻度が高いものは高齢者に多い非弁膜症性心房細動（NVAF）である．その他，急性心筋梗塞，弁膜症，心筋症，感染性心内膜炎なども塞栓源となりうる．
　動脈原性脳塞栓（artery-to-artery embolism）は脳を灌流する動脈内にできた血栓やアテロームプラークの一部が塞栓を起こすもので，アテローム硬化の好発部位である大動脈（上行大動脈または大動脈弓部），頸動脈（総頸動脈分岐部から内頸動脈起始部），椎骨動脈（椎骨動脈起始部または遠位部）などの主幹動脈が塞栓源となることが多い．
　奇異性脳塞栓とは，右心系や静脈系にできた血栓が，本来起こり得ない脳塞栓を起こすことで，卵円孔開存（PFO）や肺動静脈瘻などの右左シャントの存在下に

限って起こる現象である．近年，原因不明の若年性脳梗塞の原因疾患としてPFOと奇異性脳塞栓が注目されている．

◎ 心原性脳塞栓症[1]

1．疾患概念

NINDSによる脳血管障害の分類第3版によれば，脳梗塞はアテローム血栓性梗塞，心原性脳塞栓症，ラクナ梗塞，その他の脳梗塞の4つの臨床病型に分けられる．心原性脳塞栓症は，上述したように心内血栓を塞栓源とする塞栓性脳梗塞で，急性期脳梗塞全体の約20％を占める．心原性脳塞栓症は脳梗塞のなかでも最も重症なタイプで，現在でも10％近い死亡率があることから，その予防，診断，治療は，脳卒中の臨床において，重要なテーマの一つである．

2．病因

上述したように，近年，塞栓源として最も重要なものはNVAFである．NVAFでは拡張した左心房（左心耳）内に凝固系の活性化によりフィブリン血栓が生じ，これが栓子になって塞栓を起こす．塞栓症の既往，65歳以上の高齢者，高血圧，糖尿病，冠動脈疾患，左室機能の低下などはNVAFによる塞栓症発症のハイリスク要因である[2][3]．

3．症候

突発完成型の発症様式が重要な特徴である．内頸動脈や中大脳動脈などの主幹動脈が閉塞することが多いので，虚血領域が広く，また皮質に及ぶため，当初から意識障害や失語，失行，失認などの大脳皮質症候を伴いやすい．ときには発症時の重篤な神経症候が，その後24時間以内に急速に回復することがあり（spectacular shrinking deficit（SSD））[4]，心原性脳塞栓症の特徴の一つとされている．

4．診断

表1に米国のCerebral Embolism Task Force[5][6]による心原性脳塞栓症の臨床像の特徴を示す．CTやMRIなどの画像上の梗塞巣の特徴は，territorial infarctionといわれる，ある動脈の支配領域に一致した境界明瞭な梗塞巣で，皮質を含むことが多い．

5．治療

1）抗血栓療法
（1）超急性期の血栓溶解療法

1995年に米国から組織プラスミノーゲンアクチベータ（t-PA）による発症3時間以内の脳梗塞に対する経静脈性血栓溶解療法の有効性が報告されて以来[7]，脳梗塞超急性期の血栓溶解療法が注目されているが，この療法の最も良い適応として期待されているのが心原性脳塞栓症である．その理由は，上述したように心原性脳塞栓症は，脳梗塞のなかでも最も重篤で，他の病型に比べ有効な治療薬に乏しいこと，また同時に，心原性脳塞栓症は脳梗塞のなかで病院に来院するまでの時間が最も短く，発症3時間以内という血栓溶解療法のtherapeutic time windowを満足することが多いためである．最近行われた厚生労働省の研究班による脳梗塞急性期医療の実態に関する全国調査では，発症3時間以内の来院患者の比率は，心原性脳塞栓症は62％で，アテローム血栓性梗塞（33％），ラクナ梗塞（22％）よりも明らかに高かった[8]．

現在のところ，t-PAによる血栓溶解療法はわが国では未承認であるが，現在治験が進行中であり，近い将来使用可能となることが期待されている．

表1　心原性脳塞栓症が示唆される臨床像

Primary features
1. 突発完成型の発症
2. 塞栓源となりうる心疾患の存在
3. 複数の血管領域に渡り，大脳皮質または小脳を含む多発性の梗塞巣

Secondary features
4. CT上の出血性梗塞
5. 脳血管造影にてアテローム硬化性血管病変を認めない
6. 脳血管造影における閉塞血管の再開通（vanishing occlusion）
7. 他臓器塞栓症の証拠
8. 心エコー，心カテ，心CT・MRIによる心内血栓の証明

（Cerebral Embolism Task Force, 1986 [5]）

(2) 再発予防のための抗血栓療法

一般にNVAFからの脳梗塞の発症率は年間約5％である．しかし，ひとたび塞栓症を発症した例では，その後の再発率は年間約12％と高率であることがEuropean Atrial Fibrillation Trial（EAFT）[9]により明らかとなっている．したがって，心原性脳塞栓症の患者では再発予防のための何らかの抗血栓療法が必須である．しかし，問題は，いつから再発予防を始めるべきかという点と，抗血栓薬として何を選択するべきかという点である．これらの問題は現在のところ，必ずしも明快な解答が得られているわけではないが，本稿のテーマでもあるので，少し詳しく解説する．

a．いつから再発予防を始めるべきか：上述のEAFTは，塞栓症の発症3ヵ月以内のNVAF患者を対象に，再発予防に対する抗血栓療法の有効性を検討した無作為化対照試験（RCT）で，プラセボ群からの心原性脳塞栓症の再発率は年間約12％という結果であった．しかし，発症から2週間以内にエントリーされた症例は約40％にすぎず，この年間12％という再発率には，発症後間もない急性期（特に2週間以内）の再発率は十分に含まれていない．上述の1986年に発表されたCerebral Embolism Task Forceによるreview[5]では，心原性脳塞栓症の発症後2週間以内の再発率は約12％と高率であるとされていた．しかし，その後に発表されたいくつかの疫学研究や脳梗塞急性期の抗血栓療法についてのRCTの成績をみると，報告によりばらつきはあるものの[10]，主としてNVAFを塞栓源とする心原性脳塞栓症の急性期（発症2〜4週間以内）の再発率は従来指摘されていたほど高くはなく，約5％程度と考えるのが妥当である[11]．

一方，心原性脳塞栓症では，急性期のこの時期（特に発症3〜5日以内）に，閉塞血管の再開通により出血性梗塞を高率に生じることが明らかにされている．画像上の出血性梗塞は約40％と高率にみられるが[12]，このうち症状を悪化させる重篤な例は1〜2％で，特に大梗塞例で重篤な出血性梗塞を生じやすい[13]．また，この時期に抗凝固療法を行っていると重篤な出血性脳卒中の発生率が増加すること，頭蓋内以外の他臓器の出血性合併症の頻度も高くなることが報告されている．

表2は急性期脳梗塞に対するヘパリンとアスピリンの有効性を検討したRCTであるInternational Stroke Trial（IST）[11]のNVAF例についての成績である．ヘパリン治療群では非ヘパリン治療群に比し，急性期の虚血性脳卒中の再発率は有意に減少したが，逆に出血性脳卒中の頻度が有意に増加したため，急性期の全脳卒中再発率や死亡率については両群間に差はみられなかった（表2-1）．アスピリン治療群でも同様の傾向がみられるが，非アスピリン群との間に明らかな有意差はみられなかった（表2-2）．

以上をまとめると，心原性脳塞栓による脳梗塞例に対する抗血栓療法は，出血性梗塞を生じやすい発症後の約1週間（少なくとも3〜5日）を過ぎてから開始するのが妥当である．また開始にあたっては，CTに

表2-1 心房細動患者の発症2週間以内の脳卒中再発に及ぼすヘパリンの効果

	ヘパリン N=1,557	非ヘパリン N=1,612	1,000人あたりの事象の予防効果（SD）
虚血性脳卒中の再発	2.8%	4.9%	21 (7)**
出血性脳卒中	2.1%	0.4%	-16 (4)***
虚血性脳卒中の再発または出血性脳卒中	4.9%	5.3%	5 (8)
死亡または非致死的脳卒中	19.1%	20.7%	16 (14)

**2P<0.01　***2P<0.001
(International Stroke Trial Collaborative Group, 1997 [11])

表2-2 心房細動患者の発症2週間以内の脳卒中再発に及ぼすアスピリンの効果

	アスピリン N=1,622	非アスピリン N=1,547	1,000人あたりの事象の予防効果（SD）
虚血性脳卒中の再発	3.3%	4.5%	13 (7)
出血性脳卒中	1.4%	1.1%	-3 (4)
虚血性脳卒中の再発または出血性脳卒中	4.6%	5.6%	10 (8)
死亡または非致死的脳卒中	19.8%	19.9%	-2 (3)

(International Stroke Trial Collaborative Group, 1997 [11])

より出血性梗塞の合併を否定しておくべきであろう．ただし，TIAやSSDの症例で大きな梗塞巣を生じていない場合は，出血性梗塞の危険性は少ないので，再発予防のために直ちに抗血栓療法を開始すべきであると考えられる．

b．抗血栓薬として何を選択するのか：心原性脳塞栓症の再発予防には抗血小板療法（アスピリン）よりも抗凝固療法（ワルファリン）のほうが有効であることはすでに確立されている．EAFTにおける脳卒中の年間発症率は，プラセボ群；12％，アスピリン群（300mg/日）；10％（ハザード比0.86），ワルファリン群（平均INR 2.9）；4％（ハザード比0.34）で，ワルファリン群で明らかに低く，また重大な出血性合併症の発生頻度も低かったことから，ワルファリンの有効性が証明された[9]．

急性期には非経口薬のほうが使いやすいので，抗凝固薬としてヘパリンないしその類似薬が用いられることが多い．しかし，上述したISTの結果と同様に，心原性脳塞栓症を含めて，これまで脳梗塞急性期にヘパリンないしその類似薬が有効であることを明確に証明したRCTはない[10]．最近のいくつかの大きなRCTの結果も，いずれもnegativeな結果に終わっている．Heparin in Acute Stroke Trial（HAEST）[14]は，心房細動を合併する急性期脳梗塞に対する低分子量ヘパリンとアスピリンの有効性を比較検討したRCTであるが，両薬剤の効果に差はみられなかった．

以上をまとめると，心原性脳塞栓症の再発予防の第一選択薬はワルファリン（INR 2.0〜3.0）ということになる．筆者は原則として発症後1週間を目途にワルファリンによる抗凝固療法を開始している．抗凝固作用の速やかな発現が必要な場合（TIA, SSDなど）は，ワルファリンの効果発現までの期間（約5〜7日）は，ヘパリンを併用すべきであろう．急性期など，経口投与が困難または好ましくない場合はヘパリンで代用せざるを得ないが，この場合も経口投与が可能となり次第，速やかにワルファリンに移行すべきである．特別な理由がない限り，NVAF例では抗凝固療法は生涯にわたって続ける必要がある．ワルファリンは，投与に際して継続的なモニタリングを要するなど煩雑な点が多いのが欠点であるが，最近，経口用の選択的抗トロンビン薬が開発され，現在ワルファリンとの比較試験が進行中である[2]．この薬剤は煩雑なモニタリングを必要としないため，ワルファリンと同等の有効性を持つことが証明されれば，ワルファリンに代わりNVAF例に対する第一選択の抗血栓薬となる可能性がある．

2）その他の治療

心原性脳塞栓症では強い脳浮腫を伴うことが多いので，軽症例を除き，原則として抗脳浮腫薬（グリセロール）を使用する．

最近，わが国ではラジカル消去薬のエダラボンが脳保護薬として発症24時間以内の急性期脳梗塞に認可されたが，大量のラジカルを発生する再灌流現象を伴いやすい心原性脳塞栓症はエダラボンの良い適応と考えられる．

6．予　　後

すでに述べたように，脳梗塞のなかでも心原性脳塞栓症の予後は最も不良である．当院の最近の成績では，平均在院日数42日，急性期死亡率10％，退院時ADL自立（修正Rankin scale II以下）63％，施設退院率（転院）30％であった．

● 鑑別すべき疾患

最も鑑別すべきは，動脈原性塞栓を発症機序とするアテローム血栓性梗塞である．血管超音波検査やMRAなどで，脳主幹動脈に50％以上の狭窄性または閉塞性病変が認められるかどうかがポイントとなる．臨床的に脳塞栓症が疑われるが，心臓に明らかな塞栓源がなく，また脳主幹動脈にも明らかな病変がない場合は，大動脈由来の脳塞栓症，卵円孔開存を介する奇異性脳塞栓症などを考えて，経食道心エコーなどによる検索を行うべきである．

● 患者への説明

心原性脳塞栓症の急性期には，患者およびその家族に想定される病態や合併症（脳浮腫や脳ヘルニアの進展，出血性梗塞，塞栓の再発など）によって病状が悪化する可能性について話しておかなければならない．入院時には意識障害が軽度でも，その後2〜3日にわたって脳浮腫の進行に伴い，意識レベルが悪化していくことは稀ではない．

また，抗凝固療法を行う場合には，そのリスク，投与中の注意点についても話しておく．特にワルファリン投与中の食事内容や併用薬についての注意は重要である．

● 問題の解説

問題　1

心房細動の合併，突発する神経症候，意識障害や大脳皮質症候，画像所見の特徴（territorial infarction, 無症候性陳旧性皮質梗塞，MRAにおける後大脳動脈

分枝閉塞）より心原性脳塞栓症が考えやすい．最も鑑別を要するのは，高血圧や糖尿病などの危険因子があることから，アテローム血栓性梗塞，特に椎骨脳底動脈からの動脈原性脳塞栓であろう．後大脳動脈の分枝閉塞は血栓性（アテローム硬化）より塞栓性機序に多くみられることから，心原性脳塞栓症以外に動脈原性脳塞栓の可能性も否定できない．しかし，MRAや頸部血管超音波検査にて椎骨脳底動脈系の上流に明らかな主幹動脈病変がないことから，本例ではアテローム血栓性梗塞は否定的である．単純ヘルペス脳炎も，画像上，側頭葉内側面に病変を呈することが多く，本症例でも一応鑑別診断の一つには入れておくべきであるが，発症様式の点から，まず脳卒中を考えるべき症例である．

問題 2

この問題の解答は議論が多いと思われる．aとdを選択することには異論は少ないであろう．問題はヘパリンとアスピリンの適応である．筆者は上述したような理由から，現在は心原性脳塞栓症の急性期における積極的な抗凝固療法（ヘパリン）の適応には否定的な立場である．アスピリンの有用性に関しては決着がついていないが，少なくとも心房細動例については急性期脳梗塞例における有効性を証明したRCTはない．実際に本例でも入院時に抗血栓療法は行われなかった．

問題 3

心原性脳塞栓症における急性期の症状の増悪要因としては，まず脳ヘルニア（脳浮腫の進展による），出血性梗塞，脳塞栓の再発のいずれかを考えるべきである．本症例では，画像所見から脳ヘルニアと出血性梗塞は否定でき，MRIにて新たな梗塞巣が出現していることから，脳塞栓の再発と診断した．本例では，不幸にも上述した5％の急性期再発例に相当した症例であるが，幸い再発梗塞は軽症で，その後ほぼADLは自立するまでに回復した．

脳塞栓急性期にてんかん発作を合併することは稀であるが，本例では陳旧性の皮質にかかる梗塞巣があることから，てんかん発作による一時的な神経症候の増悪（Toddの麻痺）も考慮に入れておく必要がある．また，低血糖も稀に局所神経症候を呈することがあるが，血糖値を迅速に測定することにより容易に鑑別できる．

問題 4

これは本稿のメインテーマの問題であるが，解説のなかで述べたようにワルファリンを選択すべきことは明らかである．抗血小板薬はワルファリンが使用できない場合の二次選択薬である．ジゴキシン，ベラパミルは心拍数のコントロールに使われることが多いが，再発予防には無効である．

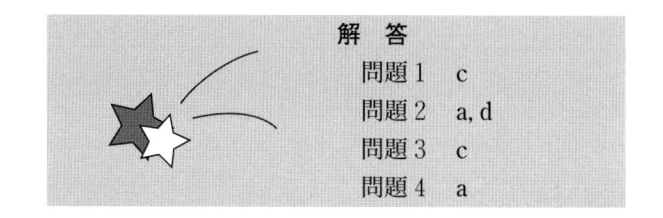

```
解 答
問題1  c
問題2  a, d
問題3  c
問題4  a
```

レベルアップをめざす方へ

心原性脳塞栓症のヘパリンによる急性期抗凝固療法（immediate anticoagulation）に対して，以前は肯定的な考えが強かったが[13]，最近はそれを実証する証拠に乏しいことから，否定的な立場をとる専門家が多くなっている[10]．筆者もその立場である．本症例は急性期の再発例であるが，再発後ワルファリンによる抗凝固療法を導入し，現在まで3度目の再発はみられていない．

心原性脳塞栓症の診断，治療に関して，さらにレベルアップをめざす方は，以下の文献を参照して頂きたい．

文献

1) 高木　誠：心房細動による脳塞栓の診断と予後．循環器Today 1：678-684, 1997
2) 内山真一郎：非弁膜症性心房細動患者の脳卒中予防における抗凝血薬と抗血小板薬の優劣．Clin Neurosci 20：182-185, 2002
3) Hart RG, Halperin JL：Atrial fibrillation and stroke. Concepts and controversies. Stroke 32：803-808, 2001
4) Minematsu K, Yamaguchi T, Omae T：Spectacular shrinking deficit：Rapid recovery from a major hemispheric syndrome by migration of an embolus. Neurology 42：157-162, 1992
5) Cerebral Embolism Task Force：Cardiogenic brain embolism. Arch Neurol 43：71-84, 1986
6) Cerebral Embolism Task Force：Cardiogenic brain embolism. The second report of the cerebral embolism task force. Arch Neurol 46：727-743, 1989
7) The National Institute of Neurological Disorders and Stroke rt-PA Stroke Study Group：Tissue plasminogen activator for acute

ischemic stroke. N Engl J Med 333 : 1581-1587, 1995
8) 山口武典：脳梗塞急性期医療の実態に関する研究．平成12年度厚生科学研究費補助金，健康科学総合研究事業研究報告書，2001
9) European Atrial Fibrillation Trial Study Group : Secondary prevention in non-rheumatic atrial fibrillation after transient ischaemic attack or minor stroke. Lancet 342 : 1255-1262, 1993
10) Adams HP : Emergent use of anticoagulation for treatment of patients with ischemic stroke. Stroke 33 : 856-861, 2002
11) International Stroke Trial Collaborative Group : The International Stroke Trial (IST) : a randomized trial of aspirin, subcutaneous heparin, both, or neither among 19435 patients with acute ischaemic stroke. Lancet 349 : 1569-1581, 1997
12) Toni D, Fiorelli M, Bastianello S, et al : Hemorrhagic transformation of brain infarct : Predictability in the first 5 hours from stroke onset and influence on clinical outcome. Neurology 46 : 341-345, 1996
13) Yatsu FM, Hart RG, Mohr JP, et al : Anticoagulation of embolic strokes of cardiac origin : An update. Neurology 38 : 314-316, 1988
14) Berge E, Abdeinoor M, Nakstad PH, et al : Low Molecular-weight heparin versus aspirin in patients with acute ischaemic stroke and atrial fibrillation : a double-blinded randomized study. Lancet 355 : 1205-1210, 2000

［高木　誠］

疾患 23 失語と構音障害をどう鑑別するか？

問題編

症例呈示

症例：84歳男性，右利き
主訴：言葉がでない
既往歴：高血圧，不整脈
現病歴：○○年4月2日，起床時に言葉がまったくでないことに気づいた．意識清明，四肢の麻痺はなかった．近医でCTスキャンにより脳梗塞と診断された．4月19日，言語障害のリハビリテーションの目的で著者らのもとに転院した．
神経学的所見：意識は清明，高度の発語障害あり（後述）．脳神経領域では，舌提出で右方に偏位がみられた以外に異常はなかった．四肢に脱力はなく，反射および感覚に異常はみられなかった．

設問

問題1 本症例は病歴，神経学的所見，画像所見より脳梗塞と診断された．脳血管障害のなかで，本症例のように発症時に無言状態がみられる場合，どのような病巣が考えられるか？
(1) 中脳
(2) Broca野
(3) 左補足運動野
(4) 左中心前回
(5) 左視床
a (2), (3)　b (3), (4)　c (1), (4)　d (1)〜(5)のすべて

問題2 本症例の言語症状は以下のどれか？
a. Broca失語
b. 構音障害
c. 失構音
d. Broca失語と構音障害
e. いずれでもない

解説編

問題 1

1．無言症，声量低下の病態

「ことばが正常でない」場合，大脳皮質から筋までの，すべてのレベルの疾患（脳，神経，筋系）の可能性をまず考えねばならない．病歴聴取，理学的検査，神経学的検査から鑑別をすすめるが，ここでは脳血管障害を中心に考察をすすめる．

本例の発症時の症状は，発語が消失した状態であった．発語の消失はmutism（無言症）と称する．これに関連した病態として，声量の低下した状態とhypophonia（声量低下）と称し，無言症の不全型としてみられる場合や，無言症からの回復期に残遺症状としてみられることがある．両者はまとめて病態を論じられることが多い．

無言症や声量低下は，構音器官の病変（咽頭炎や腫

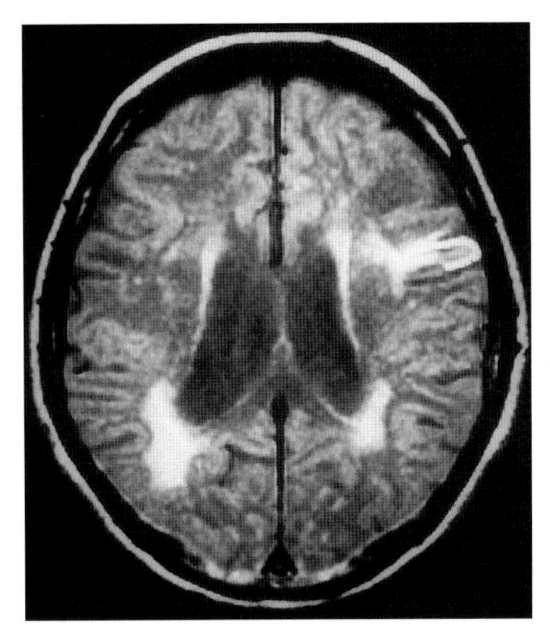

図1　MRI, T2強調画像

瘍), 脳神経 (反回神経) 麻痺, 心因性寡黙によっても生じる.

脳血管障害 (急性期) で無言症や声量の低下を来す病巣には以下のものがある.
1) Broca野
2) 左中心前回
3) 左補足運動野
4) 左視床
5) 中脳
6) 両側病巣

2. 本症例の言語・脳画像所見

発話は努力性で, 速度は遅く, 吃様であった. 単語レベルから誤りがみられ, 一語文レベルの発話であった. 発語の誤りは, 「シンブン→チンブン (置換), ヒコウキ→コウキ (省略), ヤマ→ケチヤマ (付加)」などと, 一貫性がないものであった. 自発語, 呼称, 復唱, 音読ともに障害はみられた. 書字は自発書字, 書き取りともに問題なく, したがって意志伝達は筆談で可能であった. 聴覚的言語理解, 文字理解 (読解) はともに正常であった.

MRI, T2強調画像では, 左中心前回に高信号域がみられた (図1).

● 問題　2

1. 本症例の言語症状

発語 (構音) の誤りには一貫性がなく, 努力性, 非流暢であり, 言語理解は正常. 読み書きに障害はみられなかった.

非流暢な発語であるため, 失語タイプのなかでは, 全失語, Broca失語, 超皮質性運動失語が鑑別の対象となる. 言語理解や読み書きが保たれ, 全失語はまず除外される. 一方, Broca失語は, 非流暢な発語, 復唱障害を特徴とするが, 言語理解や書字言語にもなんらかの障害を有するため, 本症例の言語症状とは異なる. また, 本例では復唱にも障害がみられ, 超皮質性運動失語も除外される.

一方, 構音障害は, 麻痺, 失調, 寡動により発語が不明瞭化した状態であるが, 障害が発語に限定される点, 本例とも一致する点がある. 本例では鑑別の対象となり後述する.

2. その言語症状は失語か否か？

失語か否かの鑑別の要点は, 発語のみならず, 言語のすべての側面 (話す・聞く・読む・書く) の特徴をみることである.

言語の全様式に障害があれば, 失語の存在が明らかであり, 失語症に特徴的な発語の異常がみられると, さらに確実である (表1). ただし, この場合にも失語と非失語の合併はある. 失語 (言語の全様式の障害)

表1　失語症例にみられる発語の異常

構音障害*
失構音*
再帰性発話
偶発性発話
錯語 (音韻性, 語性, 新造語, ジャルゴン)
迂言
決まり文句
反響言語, 補完現象*
言語保続*

*失語症状固有のものとはされていない

表2　非・失語性発語障害

無言症・声量低下
失構音
構音障害
・麻痺性構音障害
・失調性構音障害
・運動低下性構音障害
・運動過多性構音障害
・混合性構音障害
反復性発語障害
・吃
・反復言語
・語間代
・反響言語

疾患23. 失語と構音障害をどう鑑別するか？

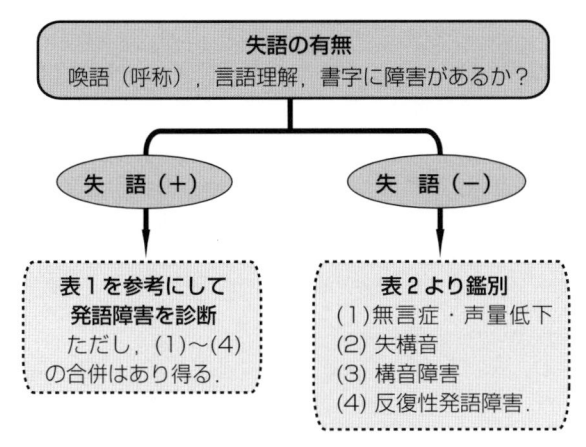

図2 失語と構音障害の鑑別

がない場合，発語の特徴から，失構音，構音障害，反復性言語障害のいずれにあたるかを鑑別する（表2）.

3. 失語と構音障害の鑑別

図2に示す．チャートによる比較対照より，むしろそれぞれの症状特徴を捉えることが重要である．簡単な鑑別点は，強いて言えば，呼称や言語理解，書字の検査を行い，まず失語の有無をチェックすることである．

まとめ（本症例の言語症状[失構音]について）

障害は，4言語様式のなかで発語の側面に限られている．構音の誤りを呈するが一貫性がない．書字障害はない（または軽微），聴理解，読解は正常．構音の誤りに一貫性がないことが構音障害との鑑別点である．本症例では，音の置換・省略・付加などと，発語ごとに誤りのパターンが異なる．

失語と同様に自動的・反応性発話（"1, 2, 3…"などの語系列や「おはよう」などの習慣的な発話）が容易な症例もあるが，全例にみられる特徴ではない．

責任病巣は，左・中心前回の下半部の皮質および皮質下と考えられている．血管支配からみると，この領域は左ローランド動脈の灌流域である．

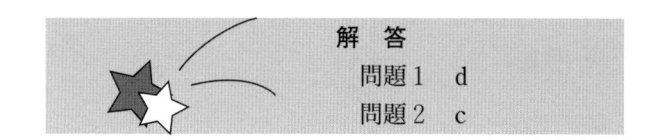

解 答
問題1　d
問題2　c

●文 献●
1) Benson DF : Aphasia, Alexia, and Agraphia, Churchill Livingstone, New York, 1979
2) Benson DF, Ardila A : Aphasia-a clinical perspective, Oxford University Press, New York, 1996
3) 石合純夫：高次神経機能障害，新興医学出版社，東京，1997

レベルアップをめざす方へ

構音の神経機構と病態

本文では失語と構音障害の境界にあたる失構音（aphemia）を中心に述べたが，ここで補論として構音のメカニズムと病態について記しておこう．

構音を司る神経系は，大脳皮質，小脳，錐体路，錐体外路，脳脊髄神経核，末梢神経系という6個のレベルからなる．構音にはさらに，神経筋接合部，筋が関与する．

構音の機能システムは，
1) 呼吸（respiration：言語音の源となる呼気流産生），
2) 発生（phonation：喉頭による音産生），
3) 共鳴（resonance：鼻咽頭・口腔の動きによる共鳴特性，すなわち声の特徴の調節），
4) 構音（articulation：口唇・舌・咽頭で呼気流を停止・狭窄し，分節した言語音を産生する），
5) 韻律（prosody），

という5つの機能系から成り立っている．神経支配のレベルについては表にまとめた．

機能システム	神経支配（随節・末梢レベル）
●呼 吸	横隔神経（C3, 4, 5） 肋間神経（T1-12）
●発 声	迷走神経
●共 鳴	迷走神経 舌咽神経 三叉神経（第2枝）
●構 音	三叉神経 顔面神経 舌下神経 迷走神経 舌咽神経
●韻 律	………

構音障害はまず，弛緩性構音障害（flaccid dysarthria）と中枢性構音障害（central dysarthria）に二分され，さらに後者は，1）痙性（spastic），2）失調性（ataxic），3）運動減少性（hypokinetic），4）運動過多性（hyperkinetic），5）混合性（mixed），に下位分類される．

運動減少性構音障害はパーキンソン病など，運動過多性構音障害は舞踏病やジストニアなどの錐体外路疾患で代表的にみられる．脳血管障害では，病変部位に応じて痙性，失調性，混合性の構音障害が出現する．

1) Metter EJ : Motor speech production and assessment-neurologic perspective. in Speech and Language Evaluation in Neurology-Adult Disorders (ed, Darby JK), New York, Grune and Stratton, 1995
2) 本村　暁：構音障害に対する言語治療－現状と問題点－．神経治療学 14：216-223, 1997

［本村　暁］

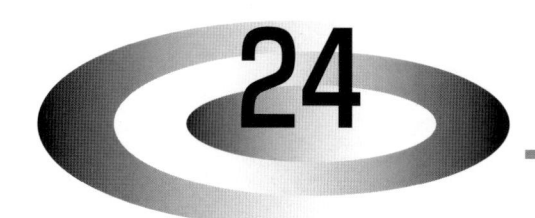

疾患 24 脳血管性痴呆とアルツハイマー病はどう違う？

症例と設問

症例：78歳男性

主訴：不穏　幻覚

家族歴：父親が脳卒中

既往歴：50歳頃から高血圧（180/100mmHg）を指摘され，降圧剤服用中．飲酒，日本酒3合/日，喫煙20本/日．

現病歴：4年前から物忘れが目立ち，同じことを何度も尋ねることが多くなった．2年前からろれつが回りにくく，水物でむせやすくなった．また，この頃から意欲が低下し，これまで好んで見ていたテレビのスポーツ番組も見なくなった．1年ほど前から，テレビのスイッチの入れ方が分からない，着衣がうまくできないなどの症状も出現した．8ヵ月前，一過性に左上下肢の脱力が出現したが，その日のうちに改善した．半年ほど前から，歩行が小刻みであることを指摘されている．

2週間前から，頻尿出現．7日前から39℃の熱発があり，近医を受診，膿尿を指摘され入院した．抗生剤を開始し，3日後には37℃まで解熱したが，両上肢に細かい姿勢時の振戦があるため，抗コリン剤を処方された．昨日，夕方の検温までは体温36℃で落ち着いていたが，夜間に看護婦が巡回中，ベッド上に座って，亡くなった妻が横にいると大声で叫び，興奮しているのを発見され，主治医から電話で受診，転院希望の相談があった．

問題1　不穏・幻覚の原因として，最も考えられるのはどれか．
a．夜間せん妄
b．細菌性髄膜炎
c．ヘルペス脳炎
d．側頭葉てんかん
e．脳塞栓症

解説

本例では，痴呆症状を有する高齢者に，頻尿に引き続いて尿路感染（腎盂腎炎）を疑わせる熱発が出現し，抗生剤投与で解熱してきたにもかかわらず，抗コリン剤投与後に幻視，不穏が出現している．新たに脳梗塞を発症した可能性や，腎盂腎炎から敗血症を併発し細菌性髄膜炎を発症した可能性も完全には否定できないが，抗生剤投与により解熱し，前日の夕方までは体温36℃であった患者に，夜間，不穏・幻覚が出現したことを考え合わせると，抗コリン剤投与を契機に発症した夜間せん妄が第一に疑われる．

せん妄は，基礎疾患を背景に，比較的急性に発症する意識混濁である．軽度から中等度の覚醒水準の低下，注意・集中力の低下がある一方，不穏，興奮，幻覚など，一見活発な精神活動を伴う．症状は，一日の間でも動揺し，夜間に生じやすい．日中はむしろぼんやりしておとなしい患者が，夜間に意識混濁が深まるとともに，そわそわして，不安げに周囲を見回し，歩き回る．幻視におびえ，介護者に対し大声で騒ぐ．基礎疾患として，器質的脳疾患，アルコール中毒，重篤な肝機能障害などが代表的であるが，高齢者では，重篤な基礎疾患がない例でも，軽症の脱水，発熱，環境の変化など，ちょっとした誘因で発症する．本例のように抗コリン剤，抗うつ薬など薬剤の影響や手術の侵襲などにより，病院内でせん妄が発症することも少なくない．

明らかな神経学的欠落症状なく，見当識障害，記憶障害，不穏，興奮，幻覚などが急性に出現した例では，脳炎や海馬，視床，帯状回など認知機能全般に影響を及ぼす部位の血管障害を除外する．さらに，せん妄を含めた意識障害を念頭に，適切な臨床検査を施行し，基礎疾患および誘因の有無を検索する．せん妄の診断がついたならば，日中はベットから起こし覚醒させて，夜間は十分な睡眠が得られるようにして，睡眠と覚醒のリズム，昼夜のリズムを作ることが重要である．脱水や，感染症，電解質異常，薬剤の中止など，一般的

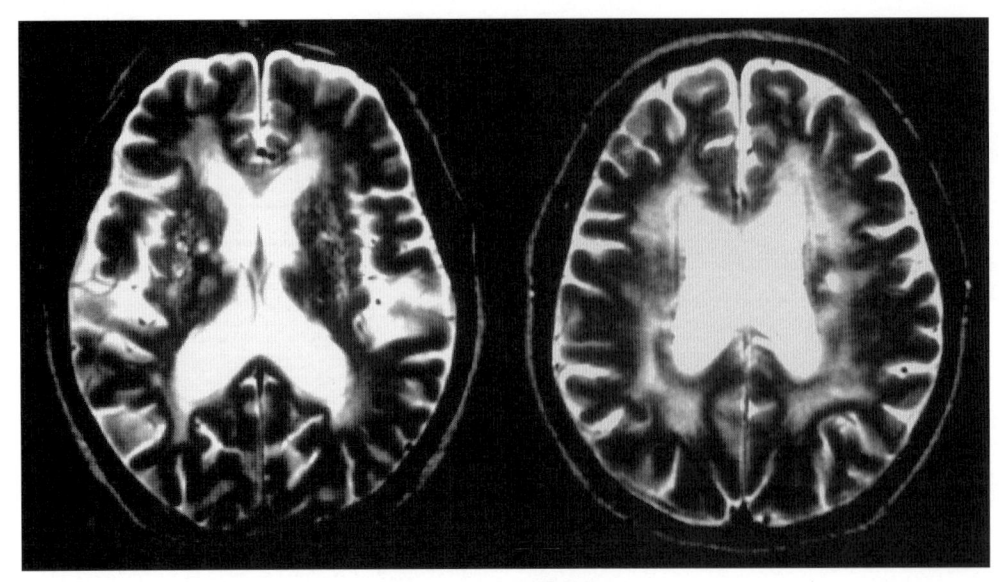

図1　MRI T₂強調画像

本例の入院後の経過

前医より，救急車で受診，転院となる．

身体所見：体温36.8℃，血圧160/100mmHg，脈拍84/分・整，収縮期雑音あり，眼瞼結膜に貧血なし．

神経所見：日中は落ち着いており，不穏・幻覚は夜間に強い．神経学的には意識清明で痴呆を認める．見当識，記憶，計算力いずれも障害され，自発性の低下を認めた．着衣失行あり．言語が不明瞭．ごく軽度の左不全麻痺を認め，腱反射は両側とも亢進（右＜左）していた．

検査所見：血液一般，肝・腎機能，電解質正常．尿蛋白（＋），糖（－），沈渣に赤血球10〜20/1視野，白血球7〜8/1視野を認める．心電図で左室肥大．

転院後，抗コリン剤を中止し，日中はベットから起こしてリハビリを行うことにより，夜間は十分な睡眠が得られるようになり，不穏は，数日で消退した．

MRI T₂強調画像を示す（図1）．

問題2　本例の痴呆の原因として最も適切なものはどれか．

a．Huntington病
b．アルツハイマー病
c．Creutzfeldt-Jakob病
d．Binswanger型脳血管性痴呆
e．正常圧水頭症

な対処を行ったうえで，症状が持続する例では，塩酸チアプリドやリスペリドンなどの薬剤を少量使用する．数日ないし1週間程度で症状が消退する例が多い．

解　説

Huntington病は，中年以降に，進行性の舞踏運動，人格変化，痴呆を主徴として発症する常染色体優性遺伝疾患である．第4染色体上の原因遺伝子，huntingtin内のCAGの繰り返し配列（CAGリピート）の伸長によるトリプレットリピート病で，有病率は欧米で人口10万人に対し3〜8人であるが，わが国ではその約10分の1と少ない．舞踏運動出現の前に精神症状で初発する例が意外に多い．初期における最も一般的な精神症状はうつ状態である．舞踏運動は瞬間的なしかめ面，手指の屈指運動や肩をすくめる運動などから始まり，病期が進むにつれ不随意運動は，顔，体幹，四肢におよび，起立，歩行も障害され特徴的な踊るような歩行となる．病期が進行するとほとんどの例に痴呆が認められる．MRIでは，尾状核の萎縮を認める．本例は家族歴に特記事項がなく，不随意運動も認めないことなどから，Huntington病は否定的である．

Creutzfeldt-Jakob病は，初老期に急速に進行する痴呆，錐体路症状および錐体外路症状などを呈し，亜急性に進行し死の転帰をとる稀な疾患である．正常型の蛋白質性感染粒子（プリオン）が，プロテアーゼ抵抗性の異常プリオン蛋白に変わることにより発病する．ミオクローヌスが特徴的で四肢や顔面に出現し刺激により誘発され，ときにけいれん発作に進展する．発症後数ヵ月から1年で植物状態に至り，2年以内に死亡することが多い．MRIでは病中期以後にびまん性脳萎縮を認める．拡散強調画像が早期診断に有効であると報告されている．本例における痴呆は記憶障害の発症から4年以上の経過で進行しており，不随意運動も認めないことなどから，Creutzfeldt-Jakob病は，否定

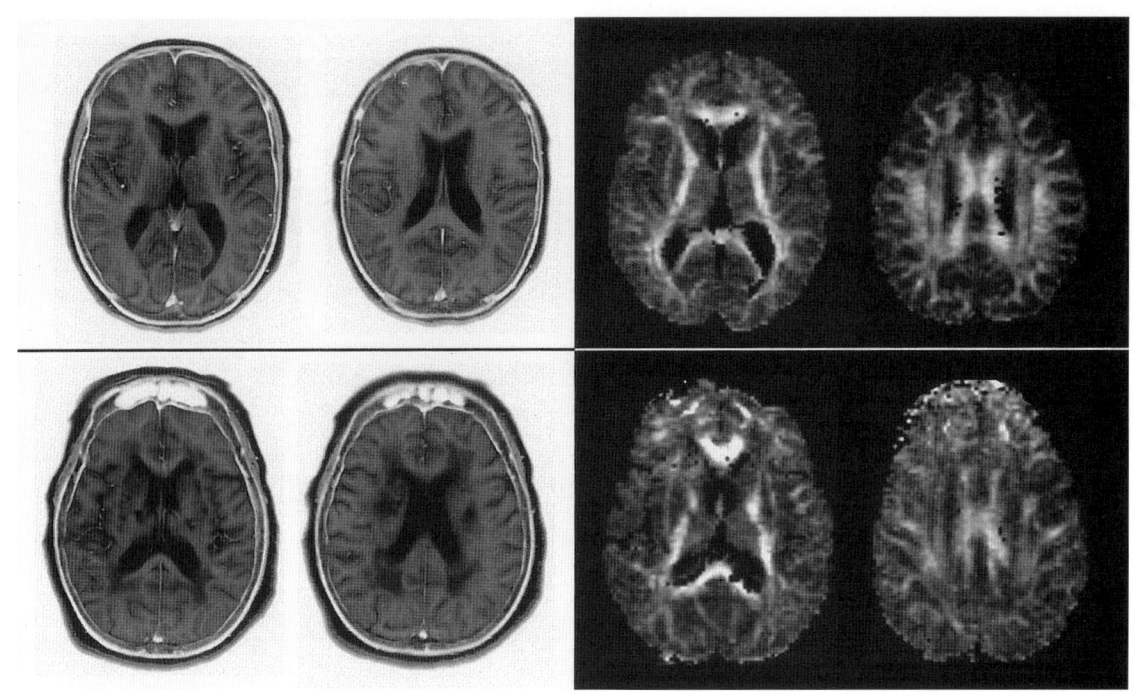

図2 Binswanger型脳血管性痴呆（上段）とアルツハイマー病（下段）のプロトン密度強調反転画像（左）とFractional anisotropy (FA) 画像（右）
Binswanger型脳血管性痴呆のFA画像では，深部白質の拡散異方性成分が著明に低下している．

的である．

　正常圧水頭症は，痴呆，歩行障害，尿失禁を3徴候とする．脳室拡大があるにもかかわらず髄液圧が正常範囲内で，脳室-腹腔（あるいは心房内）シャント（短絡）手術が有効である．MRIでは，脳室が前角部を中心に左右対称に拡大し，前角周囲にT₂強調像で高信号域を認める．本例は，痴呆および歩行障害を認めるが，その他に構音障害，嚥下障害，片麻痺などの症状を認め，MRIでは基底核および大脳白質のラクナ梗塞と広範な白質病変（leukoaraiosis）を認め，Binswanger型脳血管性痴呆が考えられる．Binswanger型脳血管性痴呆は，大脳白質の広範な変性を特徴とする脳血管性痴呆の一型である（図2）．臨床的には，脳血管性痴呆としての一般的特徴を有し，初期には，記憶障害や意欲低下は目立つが，判断力や抽象的思考などは比較的保たれ，まだら痴呆と称される知的障害の不均衡が目立つ．神経学的には，仮性球麻痺，片麻痺，腱反射亢進や病的反射などの錐体路症状，パーキンソニズムや前頭葉徴候を高頻度に認める．症状は緩徐進行性で，階段状の増悪を呈する例が多いが，運動障害を初めとする神経症状が目立たず，緩徐進行性の全般性痴呆が前景にたつ例は，臨床症状のみでは，アルツハイマー病との鑑別が難しい例もある．

　代表的な老年期痴呆の原因疾患を表1に示す．従来，わが国では，脳血管性痴呆の頻度が高かったが，高齢化に伴う人口構成の変化と脳血管障害の一次予防，二次予防の普及に伴い，アルツハイマー病の相対的頻度が増加している．しかし，いずれにしても，アルツハイマー病と脳血管性痴呆およびその混合型で全体の70〜90％が占められる．典型例では両者の鑑別は難しくない．Hachinskiの虚血スコアー[1]は，痴呆例において，脳血管性痴呆とアルツハイマー病の鑑別に用いられる．脳血管性痴呆，なかでも多発梗塞性痴呆で認められることが多い特徴13項目に1点または2点の重み付けをして，合計点が7点以上のものを脳血管性痴呆，4点以下の例をアルツハイマー病と判定する（表2）．病歴と臨床症候から診断できる簡便な基準であるが，混合性痴呆，あるいは脳梗塞を伴うアルツハイマー病では点数が高くなり，しばしば脳血管性痴呆と誤判定してしまうこと，Binswanger型脳血管性痴呆など緩徐進行性の病態では点数が低く評価され，アルツハイマー病と誤判定してしまう可能性がある．画像上の梗塞巣と痴呆との因果関係を十分検討し，診断する必要がある．

問題3　今後，この患者の経過中，発生する可能性が高い病態の組み合わせはどれか．

(1) 徘徊
(2) 強制泣き
(3) 尿失禁

202 II. 疾患編

表1 老年期痴呆のおもな原因疾患

1. 変性疾患	アルツハイマー病，前頭側頭葉型痴呆，レビー小体型痴呆，ハンチントン病，パーキンソン病など
2. 脳血管障害	大梗塞，認知機能を障害しうる部位の梗塞（視床，海馬，帯状回など），多発梗塞性痴呆，Binswanger型脳血管性痴呆，脳出血，慢性硬膜下血腫など
3. 内科疾患に伴う痴呆	甲状腺機能低下症，肝疾患・肺疾患・腎疾患・血液疾患など
4. 薬剤による認知機能障害	精神神経用薬（抗てんかん薬，向精神薬，抗コリン薬など）消化器用薬，抗悪性腫瘍薬など
5. その他	脳腫瘍，正常圧水頭症，外傷，クロイツフェルトヤコブ病など

表2 Hachinski の 虚血スコア

特徴		点数
abrupt onset	急速に起こる	2
stepwise deterioration	階段的悪化	1
fluctuating course	動揺性の経過	2
nocturnal confusion	夜間せん妄	1
relative preservation of personality	人格保持	1
depression	抑うつ	1
somatic complaints	身体的訴え	1
emotional incontinence	感情失禁	1
history of hypertension	高血圧の既往	1
history of strokes	脳卒中の既往	2
evidence of associated atherosclerosis	動脈硬化合併の証拠	1
focal neurological symptoms	局所神経症状	2
focal neurological signs	局所神経徴候	2

(Hachinski VC, et al, 1974[1])

(4) ミオクローヌス
(5) てんかん発作
a (1),(2)　b (1),(5)　c (2),(3)　d (3),(4)　e (4),(5)

解　説

　大脳白質を病変の主座とするBinswanger型脳血管性痴呆では，てんかん発作やミオクローヌスなどの大脳皮質性の症状が出現することは少ない．徘徊は，地誌的見当識障害・記銘力障害が前景にたち，運動機能が保たれるアルツハイマー病に特徴的であり，脳血管性痴呆で出現することは多くない．強制泣き，尿失禁は，Binswanger型脳血管性痴呆，多発梗塞性痴呆をはじめ脳血管性痴呆の経過中，高頻度に認め，NINDS-AIRENによるprobable vascular dementiaの診断基準[2]では，臨床的にprobable vascular dementiaを支持する所見として，1）初期から歩行障害があること，2）歩行時の動揺および転倒傾向があること，3）初期から排尿障害がみられること，4）仮性球麻痺，5）人格変化や感情の変化があげられている．

脳血管性痴呆の治療とケア

　Binswanger型脳血管性痴呆を含め，脳血管性痴呆

の治療は，危険因子を治療し卒中発作の再発と痴呆の増悪を防ぐ二次予防と，痴呆そのものに対する治療に分けられる．二次予防は降圧療法が重要で，主幹動脈の評価，脳血流の評価を行い，それぞれの症例に適した降圧を行うことが望ましい．一般的には，少し高めに目標を設定し，緩徐に降圧する．脳血管性痴呆では，痴呆の中核症状に有効な薬剤はなく，周辺症状に対する対症療法が中心になる．

脳血管性痴呆では，痴呆に加えて身体的ハンディキャップを伴うことが多い．片麻痺，パーキンソニズムの運動障害を伴う患者では，移動や排泄の介助において転倒の危険が高く，嚥下障害を伴う例では誤嚥から誤嚥性肺炎を引き起こす危険が高い．運動障害が強い脳血管性痴呆の患者に，患者の希望通りに排泄介助を行いトイレでの排泄を試みようとすると，転倒やそれに伴う骨折の原因となる．患者の自尊心を損ねないよう配慮しながら危険性を説明し，早めにポータブル便器やオムツに移行していく．また，脳血管性痴呆では，前頭葉症状が前景に出て意欲低下が目立ち，レクレーションに参加したがらなかったり，身体的ハンディキャップを伴うため参加したくてもできない場合もある．したがって，同程度のアルツハイマー病患者と比較して，一人一人に，リハビリテーションを含め，より適切なケアを考慮する必要がある．

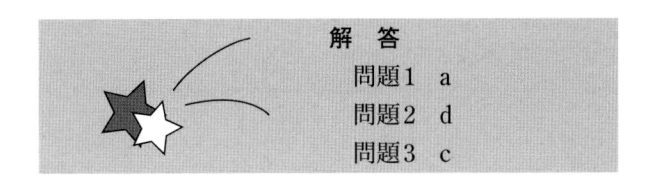

解　答
問題1　a
問題2　d
問題3　c

レベルアップをめざす方へ

1．痴呆の定義，および診断の要点は？

痴呆の定義の要点は二つある．第一は，記憶障害だけの例は痴呆と診断しないことである．記憶障害は，痴呆の診断に必須であるが，それに加えて，物事を計画したり，組織したり，順序立てる，抽象化するといった実行機能の障害や，失語，失行など，記憶障害以外のカテゴリーの認知機能障害を合わせた複数の認知機能障害が存在して，はじめて痴呆の診断の必要条件を満たす．第二は，その認知機能障害により病前と比較して，著しい機能低下が出現し，社会生活に支障を生じていることである．いかに物忘れがひどくても，メモをとれば社会生活，日常生活に適応できるという例は痴呆と診断しない．年齢相応の範囲を超えた記憶障害が存在するが，他の認知機能は正常で，痴呆の診断基準を満たさない例について，軽度認知障害（Mild Cognitive Impairment, MCI）という概念が提唱されている．MCI例は，健常高齢者に比較して高率にアルツハイマー病に移行することが報告されている．

2．混合性痴呆について

近年，増加している高齢者の軽症痴呆例では，脳血管性障害とアルツハイマー病の病理所見の両者がその痴呆の発症に関与していると考えられる例が少なくない．剖検による検討では，臨床的にアルツハイマー病と診断されている例のなかに混合性痴呆が意外に多く含まれていることが指摘されている．健常者を対象にprospectiveに経過を観察し，アルツハイマー病の発症と血管障害との関連を検討した病理学的研究では，神経病理学的にアルツハイマー病の診断基準に合致した例のうち脳梗塞を伴う例では，伴わない例よりも知的機能がより低下しており，痴呆に至った症例の頻度が高く，とくに大脳基底核，視床，深部白質のラクナ梗塞を有する例で痴呆の有病率が高かったとして，アルツハイマー病に伴う脳梗塞は，その臨床症状の顕在化と重症度に重要な役割を演じていることを示唆している．

●文　献●
1) Hachinski VC, Lassen NA, Marshall J : Multi-infarct dementia. A cause of mental deterioration in the elderly. Lancet ii : 207, 1974
2) Roman GC, Tatemichi TK, Erkinjuntti T, et al : Vascular dementia : diagnostic criteria for research studies. Report of the NINDS-AIREN International Workshop. Neurology 43 : 250-260, 1993

［高　橋　　智］

疾患 25 脳血管障害になりやすい体質（遺伝子多型）とは？

問題編

◯ 症例呈示

症例：50歳男性
主訴：脳卒中遺伝子検査の希望
既往歴：5年前より高血圧にて加療中．喫煙40本/日．
家族歴：父親；脳卒中で死亡（60代），父方の祖父；脳卒中？
現病歴：体調など，特に異常は認めないが，新聞にて脳卒中にも遺伝子がかかわっており，最近では遺伝子検査でなりやすい体質かどうか分かるようになった，との記事を読み，血縁者に脳卒中患者がいることから，自分にそのような体質があるかどうか検査することを希望して来院した．
身体所見：身長170cm，体重85kgと肥満あり．血圧150/95mmHg（降圧剤服用中）．
神経学的検査，画像検査にて脳血管障害の所見なし．

◯ 設問

問題1 脳血管障害の危険因子と考えられているものはどれか．
(1) 低ヘマトクリット
(2) 女性
(3) 高ホモシスチン血症
(4) 糖尿病
(5) 心房細動

a (1),(2),(3)　b (1),(2),(5)　c (1),(4),(5)
d (2),(3),(4)　e (3),(4),(5)

問題2 脳血管障害を起こす遺伝性疾患をあげよ．
(1) CADASIL
(2) MELAS
(3) Huntington's disease
(4) Myotonic dystrophy
(5) Hereditary cerebral amyloid angiopathy

a (1),(2),(3)　b (1),(2),(5)　c (1),(4),(5)
d (2),(3),(4)　e (3),(4),(5)

問題3 この症例で患者にどのような説明をするか．
(1) 脳卒中には遺伝がある程度関与する可能性が考えられているが，単独で明らかな影響を与える遺伝因子は特定されていない．
(2) 脳卒中に遺伝は関与しない．
(3) 脳卒中の予防はできないので，心配しても仕方がない．
(4) 遺伝子検査で脳卒中になりやすいかどうかを知ることは，現時点ではできない．
(5) 脳卒中の誘因となる基礎疾患のコントロールのため，健診などでの定期的なフォローアップが欠かせない．

a (1),(2),(3)　b (1),(2),(5)　c (1),(4),(5)
d (2),(3),(4)　e (3),(4),(5)

解説編

問題 1

　脳血管障害は，その成因面から分類すると，脳出血，脳梗塞，脳塞栓の大きく3つに分けられる．脳梗塞はさらに皮質領域に起こりやすいアテローム血栓性脳梗塞と，基底核や白質などの脳深部に起こるラクナ梗塞に分けられる．

　脳出血には高血圧が，脳塞栓には心房細動や心弁膜症などの心疾患が危険因子になることが知られている．脳梗塞のなかでは，アテローム血栓性脳梗塞の危険因子としては当然，アテローム硬化の誘因となる糖尿病や高脂血症，喫煙などが危険因子となるが，近年，高ホモシスチン血症が注目されている．その詳細な機序は明らかになっていないが，稀な遺伝性疾患であるホモシスチン尿症の研究を端緒にしてホモシスチンが動脈硬化や血栓形成を促進することが示唆されている．ラクナ梗塞の危険因子としては，加齢と高血圧が指摘されているほか，喫煙や糖尿病の関与も指摘されている．

問題 2

　表1に脳血管障害の原因となりうる遺伝性疾患をあげる．遺伝性疾患として確立しているもの（hereditary cerebral amyloid angiopathy，CADASIL，homocystinuiraなど）の他に，家族性発症などから遺伝因子の関与が疑われている段階のもの（moyamoya diseaseなど）までいろいろである．MELAS（mitochondrial

表1　脳血管障害を起こす遺伝性疾患

動脈硬化の原因となるもの
Homocystinuria
血管壁の変性，脆弱性の原因となるもの（動脈瘤を作るものも含む）
MELAS
Fabry disease
Ehlers-Danlos syndrome
Marfan syndrome
Menkes syndrome
Fibromuscular dysplasia
Hereditary cerebral amyloid angiopathy
CADASIL
Tuberous sclerosis complex
Fibromuscular dysplasia
Pseudoxanthoma elasticum
凝固線溶系の異常
Protein C deficiency
Protein S deficiency
Antithrombin III deficiency
Heparin cofactor II deficiency
Factor XIII deficiency
Homocystinuria
血管構築の異常（AVM, hemangiomaなど）
Sturge-Weber syndrome
von Hippel-Lindau syndrome
Angiodysgenetic myelomalacia of Foix-Alajounine
Wyburn-Mason syndrome
Krippel-Trenaunay-Weber syndrome
Bannayan-Zonana syndrome
Moyamoya disease
Hereditary hemorrhagic teleangiectasia

（Garcia JH, Ho K-L, Pantoni L. Pathology. In Stroke : Pathophysiology, Diagnosis, and Management. eds Barnett HJM, Mohr JP, Stein BM, Yatsu FM, pp139-157, Churchill Livinstone, Philadelphia, 1998 をもとに改変）

myopathy, encephalopathy, lactic acidosis, and stroke-like episodes)はミトコンドリア遺伝子の異常で起こる疾患であり，母系遺伝をすることに注意．CADASIL (cerebral autosomal dominant arteriopathy with subcortical infarcts and leukoencephalopathy)はビンスワンガー病類似の白質病変やラクナ梗塞様の病変をきたすことから注目されている．日本でも，1997年の症例報告以来数家系が発見されており，以前に考えられていたほど少なくないのではないかと推定されている（CADASILについては文献[1)3)]参照）．これらの単因子遺伝性疾患では，一般に，家族内集積，若年発症，急速な進行，多発，などの特徴があり，そのような症例の場合には通常の脳梗塞との鑑別を慎重に進める必要がある．

では，遺伝性であることが確定している疾患について，遺伝子診断は可能であろうか．原理的には可能であるはずであるが，現実的には難しい．唯一現実的に可能であるのは，被験者が特定の遺伝性疾患の家系であることが分かっており，その家系内で疾患の原因となっている変異（遺伝子のみならず，その遺伝子内のどこにどのような変異があるのか）がすでに明らかになっている場合である．それが不明の場合，原因遺伝子の全領域にわたってその配列を検索する必要があり，しかもそれで変異が見つからなかったときには，遺伝的変異を持たないといいきれないため，確定診断とはならない．この点が，現実に遺伝子診断を困難にしている要因である．

では，遺伝子診断が可能な場合はどうするべきであろうか．このことに関して最近，遺伝関連8学会がまとめたガイドライン（「遺伝学的検査に関するガイドライン（案）」），日本衛生検査所協会がまとめた指針（「ヒト遺伝子検査受託に関する倫理指針」）があり，そちらを参照していただきたい（これらの文書は「いでんネット」www.kuhp.kyoto-u.ac.jp/idennetから見ることができる）．遺伝子診断の場合，発症前に診断を試みる場合が想定され，また，他の検査と異なり，被験者本人のみならずその血縁者全体に関わることであるため，慎重な対応が必要となる．このようなことから，遺伝カウンセリングの体制を整えることが急務となっている．研究レベルでの遺伝子解析については，国のガイドラインが発表されている（「ヒトゲノム・遺伝子解析研究に関する倫理指針」）．

現実には，提示症例のような場合，いきなり遺伝子検査をすることはあり得ない．表1のような遺伝性疾患の場合，臨床像，通常の検査，家族歴などから診断が推定できることがほとんどであろう．すでに発症しており，臨床的に特定の遺伝性疾患であることが疑われる場合は，確定診断のために遺伝子検査を実施することもある．しかし，その際にも，インフォームドコンセントを得ることは無論のこと，得られた遺伝的情報を血縁者と共有するべきかどうか，検査を施行する前に，本人の意志を尊重しつつ慎重に検討することが必要であろう（遺伝カウンセリングについては文献[2)]参照）．

では，一般の脳梗塞，脳出血を起こしやすくする遺伝子変異は存在するのであろうか．表2に，近年脳血管障害との関連が示唆されている遺伝子をあげる．これらは主として動脈硬化や凝固異常を起こす可能性のあるもの，高血圧や血管機能への関与が考えられているものである．これらの研究はほとんどの場合，すでに明らかにされている生理機能の観点から，脳血管障害への関与が推定される遺伝子を対象として選び，その影響を患者対照研究にて評価したものである．この方法論はスクリーニングとしての有効性はあるが，ある遺伝子を真の危険因子として臨床現場に導入するには根拠が不十分で，実際，検討されたどの遺伝子多型においても，関与を肯定する研究と否定する研究が混在する状況である．

また，これらの遺伝子がたとえ真の危険因子だとしても，それは表1の多くの疾患と異なり，多因子遺伝の形式をとる．つまり，ほかの遺伝因子や環境因子の影響が大きく，ひとつの遺伝子を調べただけでは個々人が脳血管障害を起こしやすいかどうか判断するのは困難である．これは高血圧や糖尿病のような他の

表2 脳血管障害での関与が検討されている遺伝子

動脈硬化に関与すると考えられるもの
Methylenetetrahydrofolate reductase (MTHFR)
Endothelial NO synthase (eNOS)
Apoprotein (a)
Paraoxonase 1 (PON1)
Platelet activating factor acetylhydrolase (PAF-AH)

血管機能に関与するもの
Angiotensin converting enzyme
Angiotensinogen
Angiotensin receptor type I
Angiotensin receptor type II
eNOS
PON1

凝固線溶系異常に関与するもの
Plasminogen activator inhibitor -1
Thrombomodulin
MTHFR
Prothrombin
Fibinogen
Glycoprotein Ibα
Factor XIII

多因子遺伝性疾患にも共通することだが，これらの疾患のリスクを，集団ではなく個々人のレベルで遺伝子検査によって調べることは，現段階ではできないと考えるほうが無難である．

このように，遺伝子多型を脳血管障害の危険因子として予防に役立てるには，まだ多くのことを調べる必要がある．しかし，研究段階では多くの興味深い知見が得られ始めている．その一つは，酵素活性や遺伝子発現など，機能的な意味を持つ多型が数多く見つかってきていることである．たとえば，paraoxonase1やPAF-AHは酸化ストレスの制御に重要な役割をする酵素だが，その遺伝子内のある多型は，酵素活性に影響を与えることが知られている．このような遺伝子多型に基づく酵素活性のわずかな変化が長期的に働いて，徐々に血管のintegrityを損なう可能性は十分に考えられる．今後の研究の進展が待たれる[4]．

問題 3

脳血管障害の多くは，ほかの生活習慣病同様，多因子遺伝性疾患と考えられる．このような疾患の場合，複数の遺伝因子が関与するが，個々の遺伝因子の影響は小さいと予想される．したがって，複雑で高価な遺伝子検査は現段階では有用でなく，一般的な環境因子，基礎疾患を取り除くことに努力するほうがよい．ありきたりではあるが，本症例では，高血圧，喫煙が危険因子となるため，これらを改善するよう勧めることが妥当といえる．

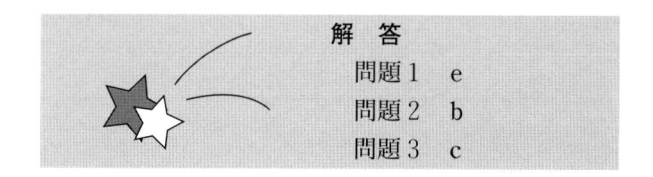

解 答
問題1　e
問題2　b
問題3　c

レベルアップをめざす方へ

脳血管障害のなかで単因子遺伝性疾患を原因とするものは少ないが，多くの場合，特徴的な症状，症候を示す．常にそのような疾患の存在を念頭に置いておく必要がある．

単因子遺伝性疾患の場合，次の2点で他の疾患と大きく異なる．
1) 診断の結果は患者本人のみならず，血縁者全員にかかわる問題となる．
2) いくつかの条件を満たせば，発症前診断が可能となる．

この点を十分理解して診療にあたることが必要である．

多因子遺伝性（と考えられている）疾患の場合は，逆に，遺伝子情報に基づく発症前診断，予後判定は現時点では不可能なものがほとんどである．

文 献
1) Barnett HJM, et al : Stroke. Pathophysiology, diagnosis and management. Churchill Livingstone, Philadelphia, 1998.
2) 千代豪昭：遺伝カウンセリング，東京，医学書院，2000
3) 内野　誠ら：CADASIL．本邦におけるCADASILならびに類似疾患の臨床解析．臨床神経40：1247-1250, 2000
4) Dhalla NS, Temsah RM, Netticadan T : Role of oxidative stress in cardiovascular diseases. J Hypertens 18 : 655-673, 2000

[並河　徹／益田　順一]

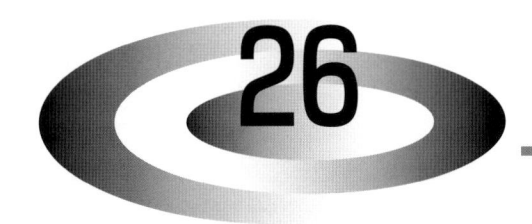

疾患 26 急性の譫妄・錯乱状態も局所神経症状

問題編

症例呈示

症例：72歳男性，右利き，そろばん塾経営

主訴：落ち着きがなくなった，いらいらしている，話が通じにくい．

既往歴：40歳頃より高血圧があり60歳頃より治療を受けている．67歳時左大腿動脈の閉塞性動脈硬化症のためバイパス術を受けた．半年前より左上肢の冷感がありsubclavian steel syndromeが疑われている．喫煙20本/日，飲酒2合/日．

現病歴：他院に狭心症の疑いで検査入院したところ，入院当日からベッド上で放尿する，他の病室に入り込む，隣の患者の点滴を止めてしまうなどの行動異常がみられるようになった．検査を行うこともできず，また強く帰宅したいと訴えるため数日で退院した．自宅に戻ってからも焦燥感が強く，一カ所に10分もじっとしていられない．夜間は不眠で廊下や室内を歩き回る．ときに攻撃的となり，妻に離婚届けを書けと要求したり，宗教的な言動がみられる．ときに目が見えにくいと訴え，言葉が出にくく，物忘れもみられる．紹介により来院した．

身体所見：脈拍73/分，整，左橈骨動脈拍動触知しない．血圧 右上腕121/75mmHg，左上腕 測定不可．頸動脈雑音なし．

神経所見：右同名半盲を認める以外異常を認めない．asterixis，myoclonus，振戦なし．覚醒しているが，ときどき反応が鈍くなる．時・場所に関する見当識障害，注意障害，記憶障害があり，MMSE=14/30．会話は可能で，自発言語は流暢，構音障害はなく，言語理解もほぼ保たれている．しかし語健忘が目立ち，物品呼称障害がみられる．書字，読字にも障害がみられ，また立方体の模写は不能である．

設問

問題1 病歴，診察所見から本例の行動異常や精神症状は何と考えられるか．

a. 痴呆
b. 譫妄
c. ウェルニッケ失語
d. うつ状態
e. コルサコフ症候群

問題2 本例の行動異常や精神症状は譫妄であると考えられたが，最も疑われる疾患はどれか．

a. ICU症候群
b. 振戦譫妄
c. ウェルニッケ脳症
d. 左中大脳動脈領域梗塞
e. 左後大脳動脈領域梗塞

問題3 譫妄で興奮を示す場合の考慮すべきものはどれか．

a. 経過観察
b. 説得や精神療法
c. 身体的拘束
d. ハロペリドール内服
e. ジアゼパム内服

解説編

問題 1

　本例にみられた行動異常や精神症状は譫妄（delirium）あるいは急性錯乱状態（acute confusional state）の特徴と一致している．譫妄および急性錯乱状態は日常臨床上きわめて遭遇する機会の多い病態であるが，しばしば痴呆や精神病と間違われている[1]．Geschwind[2]は，急性錯乱状態の特徴として，1）脳損傷患者の中で最もよくみられる高次脳機能障害であること，2）健常人にも起こる高次脳機能障害であること，3）特徴的な臨床症状があること，4）痴呆，失語，記憶障害，精神病としばしば誤診されること，5）患者が冗談をいうようになる唯一の高次脳機能障害であり，これも患者の行動が故意にからかっているかのような態度のように誤解させるものであること，6）簡単に実験的に起こすことができること，7）疾病に対する無関知や否認の最も大きな原因であること，を挙げている．

　急性錯乱状態という術語は譫妄とまったく同義に用いられることが多く[3,4]，International Classification of Diseases, 10th edition：（ICD 10）などでは譫妄が意識や注意を冒す急性一過性器質性全般的高次脳機能障害を表す唯一の術語となっている．しかし，譫妄と急性錯乱状態とを異なった意味で用い，発現機序が異なっている可能性もあるとして区別する立場もある[1]．すなわち，覚醒水準が低下し不活発で情動も平坦化し，hypoactive/hypoalertの状態を示すものを急性錯乱状態と呼び，不眠，過動，激しい焦燥，興奮，攻撃性，幻覚妄想などが目立ち，hyperactive/hyperalertとなっているものを譫妄と呼ぶ．

　譫妄および急性錯乱状態において基本的に障害されているのは注意機能である．正常な注意機構は，選択性（selectivity），持続性（coherence），転導性（distractibility），多方向性（universality），感受性（sensitivity）という特性を持っている[2]．選択性とは多くの刺激のなかから生体にとって重要なものに注意を向けることで，持続性とは向けられた注意をそこに保ち続けることであり，有効な行動や思考にとって絶対的に必要なものである．また転導性とは，より重要な刺激が生じてきた場合にはそこへ注意を転ずる機能をいい，多方向性とは，そのために周囲全体にわたってモニターしている機能であり，さらに感受性とはそのモニターされているもののなかで生体にとって重要である刺激には感度が高まっていることをいう．譫妄および急性錯乱状態では注意は選択性を失い，過剰に転導し，無関係な刺激に不適切に向くようになり，思考や行動は干渉や保続に脆弱となり，一貫性を欠き崩壊していく．

　譫妄における一般障害として，行動や会話の一貫性の喪失，気分の障害，疾病に向けられる関心の欠如，反応の遅さ，傾眠傾向，従順で暗示にかかりやすいこと，保続，Witzelsucht，疾病否認があげられる[4]．見当識障害は特に時間に関して強い．場所に関しては他の場所，特に患者にとって身近な場所と誤る．人物に関しても同様に患者にとって身近な人物と誤る．場所や人物に関して重複現象（reduplication phenomenon）を呈することもある．気分の変化として，焦燥感，被刺激性亢進，攻撃性，不安，抑鬱，猜疑心，多幸，無感，困惑などがみられる[2]．患者はときにきわめてひょうきんになり，場合によっては検者をからかっているかのようにみえることもある．疾病に対する態度の異常は頻繁にみられる．疾病に対する否認や無関心が生じる．思考は多少なりとも一貫性を失う．認知・洞察・判断力の異常から錯覚・誤認などが生じ，また幻覚・妄想が生じることもある．これらは組織化することはなく，状況により変化しやすい．錯覚や幻覚は視覚性のものが多い．運動維持困難もしばしばみられる症状であり，患者は一定の姿位，例えば閉眼，開口，視線，上肢の挙上などを維持することができない．言語障害として，喚語障害，復唱や読字の際の語性錯語の傾向，語想起の低下，自発話を組織化することの障害，著明な失書がみられる．発話量は減少する場合と増加する場合がある．自発話は正常に近いが，語性あるいは音節性の言い誤りが比較的多く，躊躇，反復，迂遠を伴う喚語困難はかなり顕著にみられる．話の途中にしばしば他の考えが割り込み，話の構成は崩れてくる．話される文の構成は文法的には正しいが，文意に注意を払うことなくしばしば意味をなさなくなっている．言語理解はおおむね保たれている．書字はほとんどの例で多くの点で障害されていて，書字速度は遅く，空間的配置は乱れ，誤字は多くなっている．また軽度の左右失見当，手指認知障害，計算障害はしばしばみられ，これらに書字障害を加えたゲルストマン症候群の4徴候を示すことがあり，頭頂葉障害と誤られることもありうる．構成障害もほとんどの例で伴われる．記憶障害はほぼ全例に生じ，一次的には即時記憶

の障害であり，記銘の段階がまず障害され，近時記憶もほとんどの例で冒されている．遠隔記憶は比較的保たれている．しかし記憶錯誤が特徴的で，記憶は失われるというより記憶にひずみが生じている状態がみられる．

◯ 問題 2

譫妄や急性錯乱状態は代謝性脳症，中毒，禁断状態，感染，頭部外傷，postictal stateなどの瀰慢性脳障害でみられることが多いが，脳幹部や視床下部，視床の網様賦活系，前大脳動脈領域（帯状回），後大脳動脈領域（海馬），右中大脳動脈領域，などの急性局所性損傷でも生じることがある（表1）．麻痺などの明らかな神経徴候を伴っていない場合，瀰慢性脳障害や精神疾患と誤られがちである．また本例のように右同名半盲が唯一の神経所見である場合，それ自体が見落とされていることもある[5]．

本例では右同名半盲があったことから左側頭後頭領域の病巣が疑われる．虚血性脳血管障害の危険因子を多く有し，中大脳動脈後方領域あるいは左後大脳動脈領域の梗塞が疑われる．左鎖骨下動脈の閉塞性病変の存在を考慮すると特に後者が最も疑われよう．MRIでは左後頭葉から側頭葉にかけて後大脳動脈領域にほぼに一致した梗塞巣が認められた．MR angiography (MRA)では左後大脳動脈が起始部の閉塞が示された．次に譫妄や急性錯乱状態をきたし得る部位について特徴をまとめておく．

表1　譫妄と急性錯乱状態の分類

I．譫　　妄

A．内科的・外科的異常（非局所性あるいは左右差のない神経学的徴候，脳脊髄液は正常）
 1．チフス
 2．肺　炎
 3．菌血症
 4．外科手術後，脳振盪後
 5．甲状腺機能亢進，ACTH中毒

B．局所性あるいは左右差のある神経学的徴候あるいは脳脊髄液異常を来す神経系疾患
 1．特に右側頭葉を冒す，血管性，腫瘍性あるいはその他の疾患
 2．脳挫傷
 3．脳　炎

C．禁断状態，薬物中毒，痙攣後
 1．アルコール（振戦譫妄），バルビタール類，非バルビタール系鎮静剤の慢性中毒状態におけるそれらの禁断
 2．薬物中毒（例えば，スコポラミンやアトロピン，アンフェタミン，コカイン）
 3．痙攣後譫妄

II．精神運動低下を伴う急性錯乱状態

A．内科的・外科的異常（非局所性あるいは左右差のない神経学的徴候，脳脊髄液は正常）
 1．代謝障害；肝性脳症，尿毒症，低酸素，高炭酸ガス，低血糖，ポルフィリン症
 2．感染症に伴う発熱（特にチフス）
 3．うっ血性心不全
 4．外科手術後，外傷後，産褥精神病

B．薬物中毒（非局所性あるいは左右差のない神経学的徴候，脳脊髄液は正常）：例えば麻薬，バルタール類，他の鎮静剤，トリヘキシフェニジールなど

C．神経系疾患に伴う急性混乱状態（局所性あるいは左右差のある神経学的徴候あるいは脳脊髄液異常）
 1．特に右頭頂葉あるいは線条体前頭葉を冒す，脳血管障害，腫瘍，膿瘍
 2．硬膜下血腫
 3．髄膜炎
 4．脳　炎
 5．くも膜下出血

III．痴呆に伴うもの

痴呆に感染，薬物の影響，心不全あるいはその他の内科的・外科的異常を伴った時

(Adams RD, 1997[1]）より改変引用）

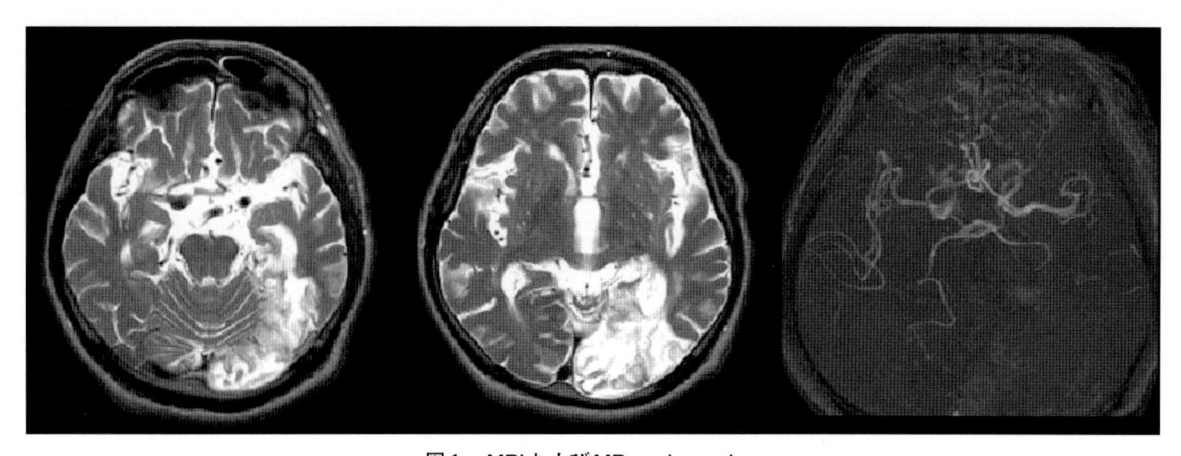

図1　MRIおよびMR angiography
左側頭後頭葉に脳梗塞を認める．左後大脳動脈は閉塞し，左中大脳動脈下行枝の血流も低下している．

1．中脳と視床

中脳網様体が損傷されたときさまざまな程度の意識障害が生じる[5]．障害が強ければ昏睡やakinetic mutismとなるが，比較的軽いときには譫妄や急性錯乱状態を呈する．ほとんどの場合眼球運動障害や瞳孔異常を合併している．また中脳の損傷では脳脚幻覚症として知られている特徴的な幻視がみられることがある．色のついた動きのある，風景，動植物，人物，あるいは模様など生き生きとした明瞭な幻視（幻聴は伴わない）で，夕方から夜に多い．一般に患者は幻視であることを自覚している．脳脚幻覚症の発現機序は明らかではないが，軽い意識障害，すなわち急性錯乱状態の関与も考えられている．

両側性に視床内側核群の梗塞をきたした場合，障害が強いときにはakinetic mutismや痴呆をきたすが，障害が比較的軽い場合は急性期に急性錯乱状態をきたし，意欲低下，感情鈍麻，記憶障害，言語障害を伴う[6]．一側性の視床損傷でも急性期には生じることがある．左視床梗塞では言語性の記憶障害，超皮質性失語を伴い，右視床梗塞では左半側無視や非言語性の記憶障害を伴うことがある．また右視床内側核群の梗塞で多弁，作話，多幸傾向を伴う躁状態に似た譫妄をきたした例の報告がある．

2．尾状核

尾状核頭部の背外側部の損傷では感情鈍麻，意欲低下を伴う急性錯乱状態を示し，腹内側の損傷は多弁，興奮，多幸症を示し，両方を含む大きな損傷は感情障害や幻覚妄想を伴い譫妄をきたす[7]．いずれの場合にも注意障害，記憶障害，問題解決能力の低下など前頭葉障害時にみられるのと同様の神経心理症状を伴い，精神症状の発現には尾状核と前頭葉および大脳辺縁系との結びつきが関係していると考えられている．

3．中大脳動脈領域

右中大脳動脈領域の梗塞では一側性の注意障害（左半側無視など）が生じるが，それとともに全般性の注意障害すなわち急性錯乱状態をきたしてくる[8]．情動は平坦化するか多幸的になり，欠損（片麻痺）に対して無関心であったり否認したりする．ときには幻視や妄想も現われるが，その場限りで体系化することはなく，作話，失見当，疾病否認，人物誤認などとの関連が深い．急性錯乱状態は右中大脳動脈の上行枝の領域または全領域の梗塞，すなわち前頭葉弓隆面を含む病巣で生じやすい．また，右中大脳動脈領域の梗塞で急性に注意障害とともに激しい精神運動興奮，すなわち譫妄を示すことがある[9][10]．これは中大脳動脈の下行枝領域，すなわち側頭頭頂葉の損傷で生じる．特に中側頭回の損傷と関係深い[9]．この部位は大脳辺縁系と密な線維連絡を有し，この領域の損傷は大脳辺縁系の一部である側頭葉底面と多の領域との離断を生じさせ，情動面での強い変化をもたらすと考えられている．譫妄をきたす病巣は急性錯乱状態のそれとは異なっていることは，両者の独立性を示しているとも考えられる．

4．前大脳動脈領域

前大脳動脈はおもに前頭葉内側面を灌流している．この領域には前頭葉眼窩面，帯状回，補足運動野，脳梁が含まれる．この領域の損傷で急性期に急性錯乱状態をきたすことがある[11][12]．帯状回は大脳辺縁系の一部でこの部位の損傷により強い情動異常，すなわち静隠状態や感情の平坦化あるいは逆に興奮状態や攻撃的傾向をきたすといわれている．

5．後大脳動脈領域

後大脳動脈は後頭葉内側面と海馬・海馬傍回を含む側頭葉底面，および脳梁膨大部を灌流している．後大脳動脈領域の梗塞の急性期に譫妄をきたすことがあり，特に左側または両側の病巣で生じることが多いようである[13)14)]．責任病巣として紡錘状回，および鳥距溝周辺，あるいは海馬，海馬傍回があげられている．左側であれば純粋失読，右側であれば地誌的失見当，両側であれば皮質盲やAnton徴候を伴うことがある．また記憶障害を残すことが多い．

問題 3

本例では興奮が強く本人および周囲に危険があり，また安静が保てないためハロペリドール2.25～6.75mg/日の投与を行った．それによってようやく静隠が得られた．しかし，副作用として錐体外路徴候が出現するため，できるだけ少量にとどめるとともに抗ヒスタミン剤を併用した．抗コリン剤を併用するとかえって譫妄が増強した．譫妄は徐々に軽減したものの遷延し，4ヵ月後になってようやく消失した．

一般的に急性期の譫妄や急性錯乱状態は改善傾向を示し，多くは1～2週間で消失することが多い．しかし，局所損傷による譫妄や錯乱は遷延することもあり，慢性期になっても種々の程度に注意障害や情動異常は残存し，リハビリテーションや社会的生活のうえで障害となる[15)]．長期間続き痴呆と鑑別が困難であることもある．感情鈍麻，意欲の欠如はほとんど常に回復し難い．また軽微な再発作や，脱水や感染などの全身状態の悪化にともない譫妄や急性錯乱状態が容易に生じてくる．

譫妄で興奮を示す場合，安静が守れず，呼吸循環系にも悪影響を及ぼし，転倒や転落事故の原因ともなり，治療手段もとりにくくするため速やかに鎮静をはかる必要がある．身体的拘束はかえって患者の興奮を引き起こしたりさらに強めることともなりかねず，尿の貯留は興奮の原因となるが，カテーテルの留置がまた興奮を引き起こし，説得などはよけいに興奮させることともなるというように対処は容易ではない．鎮静の方法としては，呼吸循環系に及ぼす影響が少なく，効果の確実な薬剤を確実な方法で投与することである．ハロペリドールやクロルプロマジン，あるいはリスペリドンやチアプリドなどの向精神病薬，ミアンセリンや塩酸トラゾドンなどの抗うつ薬は多くの場合有効である．ベンゾジアゼピン系薬剤は注意障害をもたらし，またかえって逆説的興奮をきたすことがあるので用いないほうがよい．譫妄の持続は多くは2週間ほどなので徐々に減量する．

レベルアップをめざす方へ

Mental status examination

脳卒中では運動・感覚障害とともに，急性錯乱状態以外に認知障害や精神症状がしばしば生じる．それらは局所症状として，意識障害の部分症状として，代謝性脳症や薬剤の副作用，また心因的反応として起こりえる．いずれの場合でも急性期・慢性期を問わず神経症状の把握とともに認知障害や精神症状の評価（mental status examination）が不可欠である．

mental status examinationには意識レベル，注意，見当識，言語・行為・認知・記憶などの高次脳機能の他，感情や気分，意欲などの検査も含まれる．まず検査中どの程度に開眼を維持できているのか，傾眠傾向はないかなどによって覚醒水準を判断し，刺激に対してどの程度に注意が集中できるかなどを患者の行動や表情から判断する．注意集中の程度は数唱テスト（digit span）である程度知ることができる．すなわち，1秒に一つずつ単調に数系列を唱え，患者に復唱させる．正常であれば6から7桁は可能である．言語を介してなされる検査は失語があるときは当然異常となりうるので，結果の判断には注意を要する．感情，気分，あるいは情動の障害として脳損傷でよくみられるのはうつ状態（depression），多幸症（euphoria），ふざけ症（Witzelsucht），感情鈍麻（apathy），情動不安定（emotional lability）である．脳損傷で真の躁状態がみられることは少ない．また，強迫泣きと強迫笑いは仮性球麻痺でしばしばみられるが，これらには感情の動きは伴わず真の情動変化ではなく，情動不安定とは区別される．mental stateを簡単かつ客観的に評価できるように考案されたテストの一つとしてMini-Mental State Examination（MMSE）がある．それは見当識，記銘，注意と計算，記憶再生，言語，3段階命令の遂行，図形模写のサブテストから構成され，結果は30点満点の得点で表される．患者の年齢や教育歴によって変動はあるが，一般に23点以下は異常とされていて，われわれの基準でも23点以下を異常値であると考えている．約10分で施行できるが，その感度や信頼性はかなり高い．しか

し，感情や意欲を測ることはできないし，痴呆との鑑別もできない．当然，失語や記憶障害がある場合などにはその結果の解釈には留保が必要である．

●文　献●
1) Adams RD, Victor M, Ropper AH : Principles of Neurology, ed 6, New York, McGraw-Hill, 1997
2) Geschwind N : Disorders of attention: a frontier in neuropsychology. Phil Trans R Soc Lond B298 : 173-185, 1982
3) Lipowski ZJ : Derilium (acute confusional states). JAMA 258 : 1789-1792, 1987
4) 森　悦朗：Confusional stateの神経心理. 脳と精神の医学 4 : 425-430, 1993
5) Mori E : Acute behavioral derangement: impairments of awareness, attention, emotion, and motivation : Cerebrovascular Disease : Pathophysiology, Diagnosis, and Management (Ginsberg M, Bogousslavsky J, eds), Chapter 79, Vol 2, pp1145-1148, Blackwell, Cambridge, 1998
6) Bogousslavsky J, Ferrazzini M, Regli F, et al : Manic delirium and frontal-like syndrome with paramedian infarction of the right thalamus. J Neurol Neurosurg Psychiatry 51 : 116-119, 1988
7) Mendez MF, Adams NL, Lewandowski KS : Neurobehavioral changes associated with caudate lesions. Neurology 39 : 349-354, 1989
8) Mesulam M-M, Waxman SG, Geshwind N, et al : Acute confusional atates with right middle cerebral infarction. J Neurol Neurosurg Psychiatry 39 : 84-89, 1976
9) Mori E, Yamadori A : Acute confusional state and acute agitated delirium. Occurrence after infarction in the right middle cerebral artery territory. Arch Neurol 44 : 1139-1143, 1987
10) Caplan LR, Kelly M, Kase CS, et al : Infarcts of the inferior division of the right middle cerebral artery: mirror image of Wernicke's aphasia. Neurology 36 : 1015-1020, 1986
11) Amyes EW, Nielsen JM : Clinicopathological study of vascular lesions of the anterior cingulate region. Bull Los Angeles Neurol Soc 20 : 112-130, 1955
12) Bogousslavsky J, Regli F : Anterior cerebral artery territory infarction in the Lausanne Stroke Registry. Clinical and etiologic patterns. Arch Neurol 47 : 144-150, 1990
13) Medina JL, Rubino FA, Ross A : Agitated delirium caused by infarction of the hippocampal formation and fusiform gyri: A case report. Neurology 24 : 1181-1183, 1974
14) Devinsky O, Bear D, Volpe BT : Confusional states following posterior cerebral artery infarction. Arch Neurol 45 : 160-163, 1988
15) Mullally WJ, Ronthal M, Huff K, et al : Chronic confusional state. N J Med 86 : 541-544, 1989

［森　悦朗］

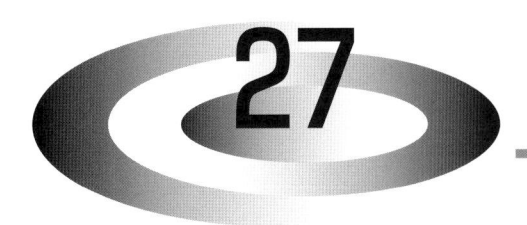

疾患 27 血管性うつ病と内因性うつ病はどう違う？

問題編

症例呈示

症例：66歳女性

主訴：睡眠障害，食欲低下，抑うつ気分，意欲低下

既往歴：55歳頃より高血圧を指摘されていたが，降圧薬の服用は不規則であった．

現病歴：X年9月10日，右片麻痺を生じ，A病院脳外科に入院となった．意識は正常で，頭痛や嘔気なし．頭部CTにて，左中大脳動脈領域の脳梗塞を指摘された．

10月中旬頃より，気分が優れず，リハビリテーションに対する意欲が低下し，終日臥床するようになった．人と話をするのも億劫で，テレビや新聞などへの興味もなくなった．睡眠障害も出現したため睡眠導入剤を処方されたが，中途覚醒，熟眠障害，早朝覚醒は改善しなかった．食欲低下も認め，頑張って食べようとするも砂を噛むようで味気なく，体重はその後1ヵ月で3kg減少した．

設問

問題1 本症例の診断は何が考えられるか．
a. 全般性不安障害
b. パニック障害
c. 内因性うつ病
d. MRI-defined vascular depression
e. post-stroke depression

問題2 本症例の治療に第一選択として用いられる薬物は何か．
a. 三環系抗うつ薬
b. スルピリド
c. SSRI, SNRI
d. ベンゾジアゼピン系抗不安薬
e. 非ベンゾジアゼピン系抗不安薬

問題3 今後，3ヵ月間に予想される経過はどれか．
(1) 抑うつ症状がさらに改善し，抗うつ薬治療が終了
(2) 抑うつ症状が不完全寛解のまま推移
(3) 抑うつ症状がふたたび再燃
(4) 躁状態
(5) 幻覚妄想状態
a (1),(2)　b (2),(3)　c (3),(4)　d (4),(5)　e (1),(5)

問題4 今後3～5年間に予想される経過で誤っているのはどれか．
a. 躁状態
b. 血管性パーキンソニスムス
c. せん妄
d. 痴呆
e. 脳卒中発作

解 説 編

問題 1

　脳梗塞後1ヵ月頃から，抑うつ気分，意欲低下，思考制止，睡眠障害，食欲低下を呈し，うつ病（depression）の診断基準を満たしている．

　うつ病は気分（抑うつ気分）・意欲（精神運動抑制）・欲動（食欲低下，睡眠障害）の障害を呈する病態であり，青年期以降の各年代に発症しうる．脳器質疾患などによる器質性うつ病と遺伝子素因による内因性うつ病の両者をうつ病と呼び，これらを心因性に生じる二次的な抑うつ反応と鑑別する必要がある．青年期・壮年期のうつ病の多くは内因性うつ病であるが，老年期のうつ病では脳血管障害などの脳器質疾患の合併が多い．老年期のうつ病においては脳梗塞を基盤として発症するものが多く，血管性うつ病（vascular depression：VD）と呼ばれる．

　VDは，1）脳卒中後にうつ病を発症したpost-stroke depressionと，2）うつ病患者においてMRIにて脳梗塞が発見されるMRI-defined VDに分類される．post-stroke depressionは臨床所見（脳卒中発作の既往，局所神経徴候）と検査所見（CT，MRI）の両方で脳梗塞の存在が確認されるが，MRI-defined VDは，MRIにて脳梗塞が発見されるが臨床所見では脳梗塞の存在が確認できない（脳卒中発作の既往，局所神経徴候が存在しない）ものを指す．

問題 2

　VDの治療においては，内因性うつ病と同様に抗うつ薬が治療の中心となるが，三環系抗うつ薬の抗アセチルコリン作用（抗コリン作用）によるせん妄を生じやすいため，抗コリン作用を持たないパロキセチン（パキシル）などのセロトニン選択的取り込み阻害薬（selective serotonin reuptake inhibitor：SSRI），もしくはセロトニン・ノルアドレナリン取り込み阻害薬（serotonin noradrenalin reuptake inhibitor：SNRI）であるミルナシプラム（トレドミン）を第一選択薬として使用する．SNRIはSSRIと比べると，抗うつ効果の発現が早く，有効率が高いといわれている．一方，SSRIは不安焦燥感強い症例により有効であるといわれている．抗うつ薬治療に補助的に用いられることが多いスルピリド（ドグマチール）は，VDにおいてはパーキンソニスムスを生じやすいため少量（100mg/day）にとどめる．

　うつ病の治療において，不安焦燥感が強い場合にはベンゾジアゼピン系抗不安薬を併用することが多いが，VD患者においては筋弛緩作用によるふらつき・転倒，せん妄誘発の危険性があるため，併用は極力避ける．どうしても抗不安薬の併用が必要な場合には，副作用の少ない非ベンゾジアゼピン系抗不安薬あるタンドスピロン（セディール）を用いる．

　VDの睡眠障害に対しては，四環系抗うつ薬で催眠作用のあるトラゾドン（デジレル）50～75mg/day，ミアンセリン（テトラミド）10～30mg/dayを用いる．

> **処方例**
> 1）トレドミン（25mg）2～3錠
> 　（分2～3　朝，夕食後，もしくは毎食後）
> 2）ドグマチール（50mg）2錠
> 　（分2　朝，夕食後）
> 3）デジレル（25mg）2錠
> 　（分1　就寝前）

本例のその後の経過

　4週間のミルナシプラム（50～75mg/day）投与にて抑うつ気分，食欲低下，睡眠障害などの症状は改善したが，意欲の回復は不十分で80％程度の回復であった．しかし，リハビリテーションも進み，杖歩行が可能となった．

問題 3

　VDでは内因性うつ病に比べ，抗うつ薬への反応性が悪く，不完全寛解にとどまる場合も多い．いったん，寛解状態となっても抑うつ症状が再発する危険性が高いため，年単位の長期間の抗うつ薬投与が必要となる．また，抗うつ薬治療を継続していても，抑うつ症状が再発する場合も多く，その場合には通常の薬物療法で改善するのは困難なため専門医への紹介が必要となる．

　右前頭葉に脳梗塞病変を有する患者においては躁状態を呈することがあるが，うつ状態と比較すると頻度はきわめて低い．経過中にせん妄状態を呈することはあるが，せん妄に伴わない幻覚妄想状態を呈することは稀である．

問題 4

　VDでは内因性うつ病に比べ，3年間の経過中に血管性パーキンソニスムス，せん妄，脳卒中発作を生じる危険性が高い．さらに長い経過を追えば，VDでは痴呆になりやすいとも考えられている．そのため，VDでは中長期的には脳梗塞進展予防を行い，脳卒中・脳血管性痴呆への進展を予防する必要があり，高血圧，糖尿病などの脳梗塞危険因子の治療が重要である．一方，躁状態を呈することは稀であり，その頻度はVDと内因性うつ病とでは差がない．

まとめ

　本症例は脳卒中後に発症したpost-stroke depressionの一例である．post-stroke depressionと，depression患者においてMRIにて脳梗塞が発見されるMRI-defined vascular depressionは，VDと呼ばれ内因性うつ病とは病態が異なる．VDは内因性うつ病とは発症機序，抗うつ薬への反応性，臨床経過，長期予後が異なるため，その病態を理解したうえで治療を行うことが必要である．

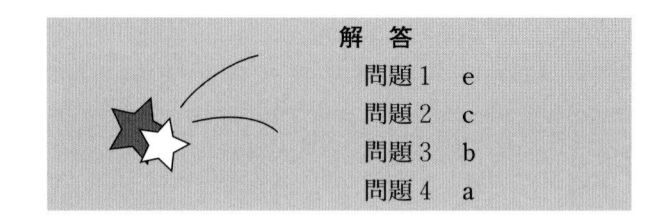

```
解　答
問題 1　　e
問題 2　　c
問題 3　　b
問題 4　　a
```

［藤川　徳美］

疾患 28 半身の激しいしびれ痛みの外科療法

問題編

症例呈示

症例：58歳男性

主訴：左半身のしびれと疼痛

既往症：高血圧で降圧剤を服用している．1年前に帯状疱疹の治療でアシクロビルを投与されている．

現病歴：約半年前に左半身の知覚低下と不全麻痺が出現し，脳出血の診断で近医に入院した．左上下肢の不全麻痺は回復し，1ヵ月で退院した．その後，左手のしびれが強くなり，耐え難い痛みとなった．また，痛みの範囲が下肢と顔面まで広がり，左半身全体の痛みを訴えるようになった．

身体所見：眼瞼結膜に貧血なし．脈拍75/分，整．血圧150/90mmHg．胸腹部異常なし．皮膚に異常を認めない．

神経所見：意識清明，瞳孔は正円同大で対光反射は正常．左上下肢の粗大力が軽度低下しているが，明らかな麻痺は認めない．左半身のhypoaesthesia（触圧覚や深部知覚の域値の上昇），dysaesthesia（不快な異常感覚を伴った疼痛），allodynia（触圧覚や深部知覚などによって誘発される疼痛）を認める．深部腱反射は左側で亢進しているが，病的反射は認めない．

問題1 問診，診察所見にて本例の痛みの診断として考えられるのはどれか．
a. ワレンベルグ症候群
b. 視床痛
c. 反射性交感神経性ジストロフィー
d. 幻肢痛
e. 帯状疱疹後神経痛

問題2 視床痛などの求心路遮断痛に有効なNMDAレセプターのブロッカーはどれか．
a. カルバマゼピン
b. モルフィン
c. ケタミン
d. 抗うつ薬
e. 抗不安薬

問題3 視床痛に対して最も多くの有効例が報告されている治療法（刺激方法）はどれか．
a. 脊髄刺激療法
b. 視床刺激療法
c. 淡蒼球内節刺激療法
d. 視床下核刺激療法
e. 大脳皮質運動領刺激療法

解説編

問題 1

図1に，この症例のMRIを示す．本例では右側視床に出血の跡を認める．脳血管障害の回復期に，手が燃えるようだ，引きちぎられるようだ，などと表現される疼痛を訴える症例が存在する．視床痛の責任病巣は，1906年のDejerineとRoussyの報告以来，視床後

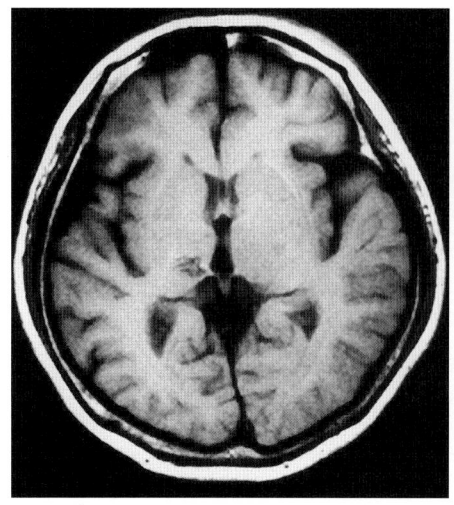

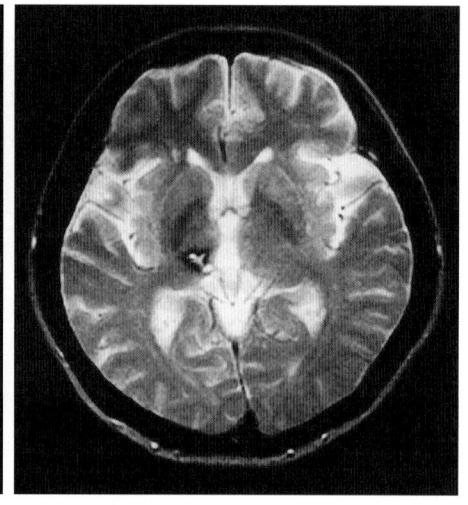

図1 MRIのT₁強調像（左）とT₂強調像（右）
右側視床に出血の跡を認める．

外側で腹側尾側部が注目されてきた．しかし，脳卒中後に出現する半側四肢と顔面を含む疼痛の原因病巣が，視床のみならず内包や視床皮質間線維などの障害でも出現することが明らかとなった．病変の部位によってthalamic painとsuprathalamic painに分類する報告と，両者を含めて視床痛と呼ぶ報告が混在している．そこで損傷部位に関係なく，post-stroke painと総称されることもある．

一般に疼痛は，1）癌性疼痛など，痛覚伝達系に過剰な信号が送られることによって出現する侵害受容性疼痛（nociceptive pain），2）視床痛，幻肢痛，腕神経叢の引き抜き損傷など，体性感覚系の求心路が損傷を受けた後に二次的に出現する求心路遮断痛（deafferentation pain），3）心因性疼痛，に分類される．知覚求心路の切断後に中枢側ニューロンに過剰放電が出現することは，脊髄後根切断後に脊髄後角内でニューロンの過剰活動を記録したLoeserら（1967年）の報告以来，脊髄後角，三叉神経核，視床，大脳皮質知覚領など多くの部位で確認されている．視床痛などの中枢神経損傷後疼痛の出現には，1）このニューロンの過剰活動が重要な役割を担っていること，2）このニューロンの過剰活動の発現に興奮性アミノ酸が関与していること，3）特に知覚求心路の遮断後に著明であること，などが報告されている．臨床的にも興奮性アミノ酸のシナプス伝達を抑制するバルビタール剤や興奮性アミノ酸のNMDAレセプターのブロッカーの有効性が確認されている．

問題 2

実験のみならず臨床的な検討でも，興奮性アミノ酸のNMDAレセプターのブロッカーであるケタミンの求心路遮断痛に対する効果が確認されている．しかし，私どもが視床痛症例に行った薬理学的評価の結果では，thiamylal-sensitive が56.4％，ketamine-sensitive が47.8％ で，morphine-sensitive な症例も20.5％ 存在した[2]．幻肢痛などの末梢神経に損傷を有する求心路遮断痛症例では全例がketamine/thiamylal-sensitiveであった結果と明らかに異なっていることから，視床痛発生のメカニズムの複雑さを意味しているものと考えられる．

三環系抗うつ薬はNAと5-HTの再取り込みを抑制し，四環系抗うつ剤はシナプス前膜受容体，α2レセプター（自己受容体：オートレセプターとして自らNAの遊離を調整している）との結合を遮断してNAの遊離を促進することが報告されている．また，抗不安薬として使用されているベンゾジアゼピン系薬物は，GABA_A受容体のGABA（代表的な抑制性神経伝達物質）親和性を高めることが報告されている．また，バルビツール酸系薬物も同様の効果が報告されている．テグレトールは抗てんかん薬であるが，三叉神経痛や求心路遮断痛に対する効果が認められている．視床痛に対する薬物療法としては，カルバマゼピン，抗うつ薬，抗不安薬の内服投与にケタラールの点滴投与を加える方法が有効である．

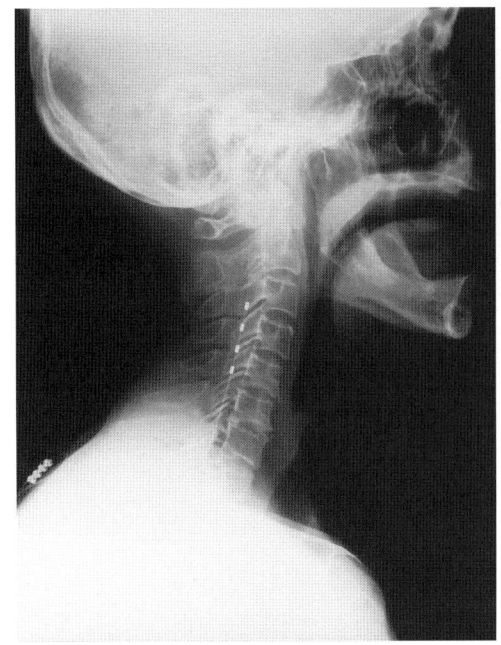

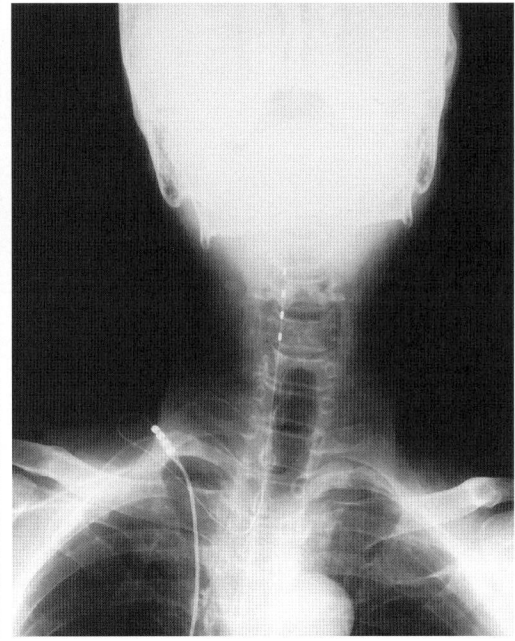

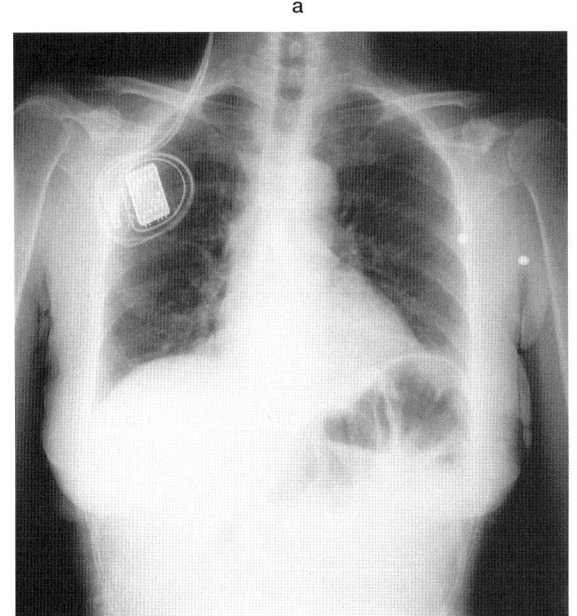

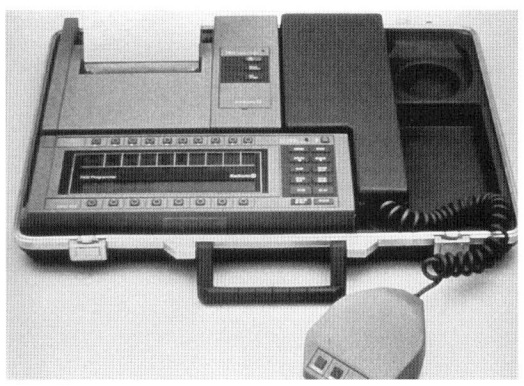

図2 脊髄刺激療法
頸椎X-P側面像（a）と前後像（b）．この刺激電極を前胸部皮下に植え込んだ刺激装置（c）と結線し，刺激を行う．皮膚の上からコンソールプログラマー（d）を用いることによって，刺激強度，周波数，刺激幅を適時調節することができる．また，4箇所ある刺激点から最適の刺激部位を適時選択するとともに，単極刺激，双極刺激の選択もできる．

問題 3

視床痛の治療として，痛みの求心路を遮断するさまざまな治療法が古くから工夫されてきた．しかしこのような治療には大きな問題がつきまとってきた．その効果が長続きせず，さらに再発したときにはさらに激烈な痛みとなることが多く，痛みの求心路を遮断するという治療法は，それ自体が求心路遮断痛をつくることにもなりかねない．そこで，このような心配のない脳脊髄刺激による除痛法が臨床応用されている．

1. 脊髄刺激療法

視床痛でも激しい疼痛の部位が片側四肢に限局している症例では，脊髄硬膜外刺激（図2）を用いて疼痛部にparestesiaを誘発することにより，疼痛を軽減す

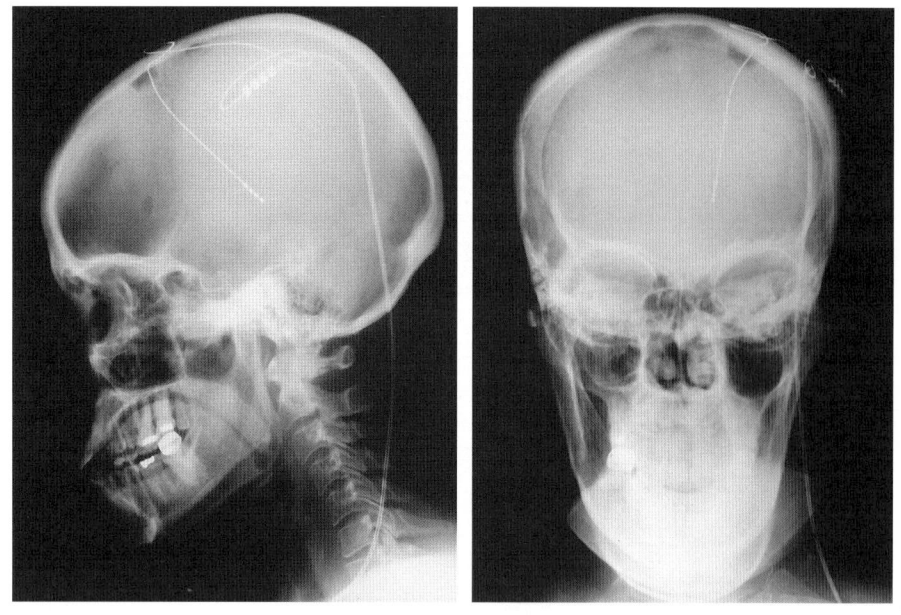

図3　視床Vc核刺激
頭部単純X-Pの側面像（左）と前後像（右）．

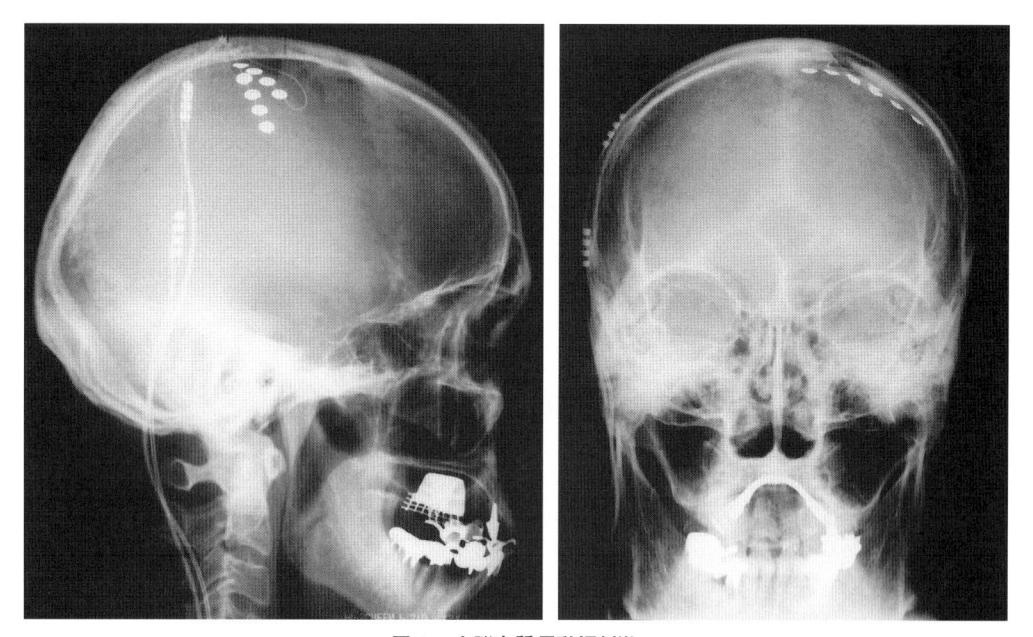

図4　大脳皮質運動領刺激
頭部単純X-Pの側面像（左）と前後像（右）．2本の多連円板電極で，足の領域と手の領域を別々に刺激している．

ることのできる症例が存在するが，無効例が多いのが現状である．1998年のKumarらの脊髄刺激を施行した235例の報告では，テスト刺激後189例に慢性脊髄刺激を行い，平均66ヵ月のfollow-up期間で111例（59％）に満足できる除痛効果が得られている．比較的満足できる除痛効果が得られたのは，failed back syndrome, reflex sympathetic dystrophy, peripheral vascular disease, multiple sclerosis, peripheral neuropathyであり，paraplegic pain, cauda equina syndrome, stump pain, phantom limb pain, primary bone and joint disease painでは，圧倒的に無効例が多かったと報告している．

2．脳深部刺激療法

定位脳手術を用いて，視床知覚中継核（Vc核）の刺激を行う（図3）．視床痛ではすでに刺激部位が損

傷されていることが多いので，一般に手術の適応とはならない．視床知覚中継核刺激は幻肢痛，断端痛など末梢神経の求心路遮断痛に著効例が多く，このような疾患には第一選択の刺激部位となっている．

3．大脳皮質運動領刺激療法

視床痛に対する刺激療法で，明らかな効果の報告されているのは大脳皮質運動領刺激[1]である（図4）．多くの報告者の結果では約50％の有効率であるが，他の有効な治療法がないことを考慮すると，外科的治療法の第一選択と考えられる．手術の手技では，疼痛部にmotor twitchを誘発するように正確にmotor cortex上に電極を留置することが重要で，残存する運動機能が徒手筋力テストのIV-Vの症例で，運動機能が比較的保たれている症例に有効例が多い[3]．また，疼痛の薬理学的評価法の一つであるバルビツレートテストによって，入眠する直前まで疼痛を訴えるような症例が存在するが，このような症例は無効例が圧倒的に多いので注意が必要である．さらに，刺激とケタミンの点滴療法，あるいはMSコンチンとの併用により，疼痛のコントロールが可能となる症例も存在するので，各種の治療法を組み合わせることも複雑なメカニズムを有する視床痛の治療には重要である．

まとめ

多彩な薬理学的背景を有する視床痛に対しては，各種の方法を組み合わせた治療が必要となる症例が数多く存在する．また，中枢神経の求心路遮断痛の症例では，情動の激しい変動や心因性の反応を呈する症例が多く認められることから，抗けいれん剤や抗うつ剤の投与などを行いつつ，心因性の反応にも対応可能となる親密なdoctor-patient relationshipの確立が重要である．

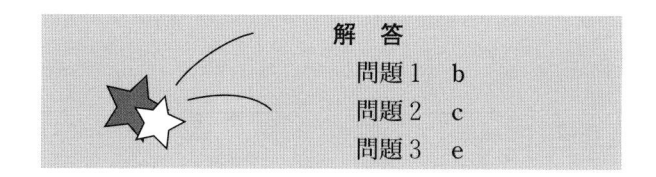

解　答
問題1　b
問題2　c
問題3　e

レベルアップをめざす方へ

1．post-stroke painに対する薬理学的評価の目的はなにか？

一般的には，モルフィンテストは侵害受容性疼痛（nociceptive pain）にsensitiveであるが，求心路遮断痛（deafferentation pain）にはnon-sensitiveのことが多い．また，サイアミラールテストやケタミンテストは求心路遮断痛にsensitiveな症例が多く，侵害受容性疼痛ではnon-sensitiveなことが多い．post-stroke painの症例では，前述のように各テストにresistantな症例が数多く存在する．また，極端な例ではサイアミラールテストによって入眠する直前までVASが低下しない症例も存在し，痛みの治療に先行して心療内科や精神科での治療を必要とする症例をあらかじめ選択するために利用することもできる．

2．post-stroke painに対する薬理学的評価の方法は？

施設によって方法が異なっていることがあるので注意が必要．われわれの方法を紹介する．モルフィンテストは，5分間隔で塩酸モルフィンを3mg，合計15mgまで静脈内投与し，その後ナロキソン0.2mgを2回投与している．サイアミラール（ラボナール）テストは，同様に50mgのthiamylal sodium（現在はthiopental sodium）を，5分間隔で合計250mgまで静脈内投与している．また，途中で入眠した場合はその時点で中止する．ケタミンテストは，ketamine hydrochloride 5mgを5分間隔で合計25mg投与する．いずれのテストもプラセボとして，薬剤投与に先行して2回の生食投与を行う．また，われわれは薬物投与前と比較して，VASが40％以上減少したものをsensitive caseとしている．

●文　献●

1) Tsubokawa T, Katayama Y, Yamamoto T, et al : Chronic motor cortex stimulation in patients with thalamic pain. J Neurosurg 78 : 393-401, 1993
2) Yamamoto T, Katayama Y, Hirayama T, et al : Pharmacological classification of central post-stroke pain ; comparison with the results of chronic motor cortex stimulation therapy. Pain 72 : 5-12, 1997
3) Katayama Y, Fukaya C, Yamamoto T : Poststroke pain control by chronic motor cortex stimulation ; neurological characteristics predicting a favorable response. J Neurosurg 89 : 585-591, 1998

［片山　容一／山本　隆充］

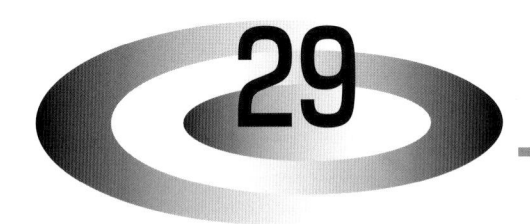

疾患 29　リハビリテーションはいつ始める？

問題編

症例呈示

症例：68歳男性
主訴：左片麻痺

現病歴：左上下肢に脱力を認め症状が改善しないため，翌日A病院を受診し，脳梗塞と診断され入院した．第4病日の時点で左片麻痺は残存していたが，神経学的所見に増悪は見られず血圧も安定していた．第8病日より関節可動域訓練と起座訓練を開始し，第21病

表1　脳卒中機能障害評価法
　　　下肢運動機能テスト

1. 下肢近位（股）(hip-flexion test)
椅子座位にて股関節を90度より最大屈曲させる．3回行う．

0：全く動かない．
1：大腿にわずかな動きがあるが足部は床から離れない．
2：股関節の屈曲運動があり，足部は床から離れるが十分ではない．
3：課題可能．中等度あるいは著明なぎこちなさあり．
4：課題可能．軽度のぎこちなさあり．
5：健側とかわらない．正常．

2. 下肢近位（膝）(knee-extension test)
椅子座位にて膝関節を90度から十分伸展（−10度）させる．3回行う．

0：全く動かない．
1：下腿にわずかな動きがあるが足部は床から離れない．
2：膝関節の伸展運動があり，足部は床から離れるが十分ではない．
3：課題可能．中等度あるいは著明なぎこちなさあり．
4：課題可能：軽度のぎこちなさあり．
5：健側とかわらない．正常．

3. 下肢遠位(foot-pat test)
椅子座位または臥位．踵を床につけたまま，足部の背屈運動を協調しながら背屈・底屈を3回繰り返し，その後なるべく速く背屈・底屈を繰り返す．

0：全く動かない．
1：わずかな背屈運動があるが前足部は床から離れない．
2：背屈運動があり，足部は床から離れるが十分ではない．
3：課題可能．中等度あるいは著明なぎこちなさあり．
4：課題可能：軽度のぎこちなさあり．
5：健側とかわらない．正常．

日にリハビリテーション専門病院へ転院した．

転院時身体所見：眼瞼に貧血，黄疸なし．血圧140/80mmHg，心拍数80/分・整．胸腹部に異常なし．

転院時神経学的所見：意識清明．Mini-Mental State Examination 24/30．動作持続困難，左半側空間無視，構成失行あり．脳卒中機能障害評価法（表1：SIAS）[1]：Knee-mouth test 2/5，Finger function test 1/5，Hip-flexion test 3/5，Knee-extension test 3/5，Foot-pat test 1/5．徒手筋力テスト：右大腿四頭筋4，左大腿四頭筋3．関節可動域：左肩関節屈曲90度，左手関節背屈－10度，左膝関節伸展－20，左足関節背屈0度．左半身の感覚低下あり．左上下肢の深部腱反射亢進．歩行は平行棒内で短下肢装具を装着して介助歩行可能．日常生活動作（ADL）は産医大版Barthel Index（表2：産医大版Barthel Index）[2] 75/100．頭部CTにて右中大脳動脈領域に低吸収域あり．

既往歴：高血圧
生活歴：飲酒4合/日，タバコ50本/日
職業歴：元会社員（定年後）
住環境：1階建て平屋，妻と同居，上がり框に段差あり．

臨床経過：この患者のリハビリテーション課題は，1）脳梗塞後左片麻痺，2）高次脳機能障害，3）関節可動域制限，4）筋力低下，5）歩行障害，6）日常生活動作制限，7）自宅復帰であった．最も問題であるのは麻痺側膝の屈曲伸展は可能であるが，歩行時に膝折れを生じることであった．そのため，短下肢装具を作製して歩行訓練を行い，さらに椅子から立ち上がる訓練を50～100回繰り返し，下肢筋の筋力強化を行った．左片麻痺重症度に改善はなかったが，麻痺側下肢筋の筋力増加に伴い膝折れは消失した（図1：筋力と膝折れ）．さらに階段昇降訓練，ADLを実施して，自宅のトイレ・風呂に手すりを取り付け上がり框を改修して自宅へ退院した．

設　　　問

問題1　ベッドサイド訓練は何時から開始するか？
a. 第2病日（入院初日）
b. 第4病日
c. 第8病日
d. 第16病日

問題2　起座・起立はいつから開始するか？
a. 第2病日（入院初日）
b. 第4病日

表2　産医大版 Barthel Index

日常生活動作項目	できる	少しできる	できない
身辺動作			
食事	10	5	0
整容	5	3	0
入浴	5	3	0
上半身更衣	7	3	0
下半身更衣	7	3	0
装具義足使用者の装着（該当者のみ評価）	0	－	－2
トイレ動作	5	3	0
排尿管理	10	5	0
排便管理	10	5	0
移動動作			
椅子移乗	5	3	0
便器移乗	5	3	0
浴槽の出入り	5	3	0
平地歩行	15	10	0
歩行不能者の車椅子駆動（該当者のみ評価）	5	－	0
階段昇降	10	5	0
合計点		0～100	

224　II. 疾　患　編

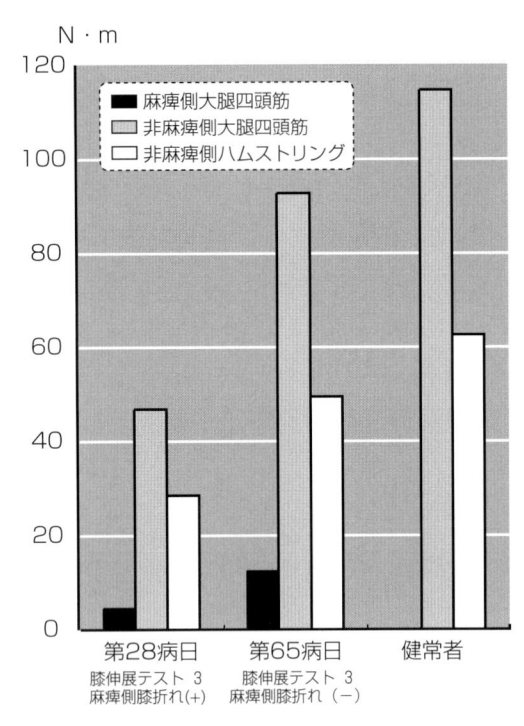

図1　筋力と膝折れ
　下肢筋力は等運動性筋力計（30deg/sec）で測定した．絶対値を非麻痺側や健常者と直接比較することはできないが，筋力増加の状況が確認できる．麻痺の重症度は変わらないが，筋力増加に伴い麻痺側下肢の膝折れが消失した．

c．第8病日
d．第16病日

問題3　歩行時に麻痺側に膝折れを生じた原因は何か？
（1）運動麻痺の重症度
（2）痙性亢進
（3）下肢筋力低下
（4）膝伸展制限

a（1），（2）　b（2），（3）　c（3），（4）　d（1），（3），（4）
e（1）から（4）のすべて

解　説　編

問題　1

　脳卒中急性期のベッドサイド訓練は関節可動域訓練や筋力維持訓練から開始する．患者は背臥位のままで理学療法士が上下肢を他動的に動かして関節可動域の維持を図る．もし，患者の協力が得られ随意的に麻痺側上下肢を動かせる状態であれば，患者に自力で上下肢を動かしてもらい，理学療法士がその動きを手伝う自動介助運動の適応がある．非麻痺側上下肢は随意的な屈伸に理学療法士が徒手的な負荷を加え，徒手抵抗による筋力維持訓練を行う[3]．

　これらのベッドサイド訓練は患者の状態にかかわらず実施可能であり，本症例でも入院時（第2病日）から開始しても差し支えない．

問題　2

　脳卒中急性期の患者は脳循環の自己調節能が破綻しており，主幹動脈閉塞で血圧管理が不適切な症例で起立性低血圧により症状が悪化したとの指摘もあり[4]，起座・起立開始には十分な注意が必要である．一方，安静臥床期間は急性期病院の入院期間短縮の社会情勢とリハビリテーション医療の普及にあいまって短くなりつつある．脳梗塞の場合，1）48時間以上にわたり神経症状の進行がない，2）意識障害がないか軽度である，3）重篤な合併症を発症しておらず，全身状態が安定している，4）血圧管理が適切である[3,5]ことが確認できれば起座・起立の開始を検討する．本症例では入院後2日間病態を観察して神経症状の進行が

なく，意識清明で合併症もなく血圧管理も良好であるので，第4病日よりギャッジアップや座位保持を開始して良い．

まず，45度程度ギャッジアップして血圧や脈拍をチェックし，20mmHg以上の血圧低下や気分不良がないことを確認する．問題がなければ80度程度にギャッジアップをして座位バランスや耐久性を見る．起立性低血圧を生じる場合は直ちにベッドを元の状態に戻す．30分間程度の座位が可能となればベッド端座位を行い，さらに介助の下で非麻痺側下肢に体重を掛けながら起立と立位保持を試みる．血圧と脈拍をチェックして起立性低血圧や気分不良を訴える場合は直ちに元に戻す必要がある．

問題 3

一般に，片麻痺患者で膝の屈伸ができれば多くは装具の使用，もしくは装具なしで歩行が自立する．膝のコントロールが不良であっても立脚期に陽性支持反応により膝を伸展位で固定できる患者は，実用的な歩行レベルに到達することが多い．すなわち，歩行を規定する要因として片麻痺重症度が最も重要である．

本症例では，脳卒中機能障害評価でKnee extension test 3で膝の屈曲伸展は可能であるので，片麻痺重症度からは歩行可能なレベルにある．臨床経過より運動麻痺は改善していないのに歩行時の膝折れが消失したので，運動麻痺が原因で膝折れを生じたとは考えられない．

立脚期の膝安定性には膝関節伸筋である大腿四頭筋が重要な働きをしており，股関節伸筋の大臀筋と足関節底屈筋の下腿三頭筋も補助的に関与している．したがって，大腿四頭筋に筋力低下があると立脚期の膝安定性は著しく損なわれる．本症例も立脚期の膝折れは麻痺側大腿四頭筋を中心とする下肢筋の筋力低下が主要な原因である．

一方，大腿四頭筋の筋力が低下しても膝折れを生じない場合もある．例えば，多発性筋炎の患者で著しい大腿四頭筋の筋力低下があるが膝を過伸展させて膝折れを防止している．しかし，膝関節に伸展制限があれば膝折れを防止するには多大な大腿四頭筋の筋力を要し，立脚期の膝関節安定性は著明に低下する．本症例では，膝伸展制限があるので，大腿四頭筋の筋力低下に加えて膝折れを生じやすくなっていると解釈できる．

一般に，痙性麻痺では弛緩性麻痺と比して筋萎縮は無いか軽度である．脳卒中患者の外側広筋の筋組織所見ではタイプ2線維の萎縮が著明であり，非麻痺側にもタイプ2B線維の萎縮を認め，この萎縮の程度は身体活動量と有意な相関がある[6)7)]．これらの事実は麻痺側および非麻痺側下肢筋に廃用性筋萎縮があることを示しており，筋力強化訓練によりある程度の機能向上が期待できる．訓練方法としては，椅子からゆっくり立ち上がりふたたびゆっくり座る起立訓練を50～100回繰り返すこと，階段昇降訓練など十分な筋活動を誘発する訓練を実施することが大切である．

膝の屈曲拘縮を予防するには，ベッド上安静時に膝窩に枕を入れて下肢を軽度屈曲位にしない，安静臥床の期間を可能な限り短くして速やかに座位・立位へと進めることであり，膝関節屈曲拘縮に対しては患者を椅子座位にして前に置いたもう一つの椅子の上に足を乗せて膝を持続的に伸張する．

痙性の亢進は動作をぎこちなくする反面，立脚による足底刺激で陽性支持反応が誘発され，膝は伸展位で保持される傾向にあり膝折れ防止に関しては有利な面がある．

したがって，本症例の膝折れは下肢筋の廃用性筋筋力低下と膝関節伸展制限が原因である．

解　答
問題1　a
問題2　b
問題3　c

● 文　献 ●

1) Chino N, Sonoda S, Domen K, et al : Stroke impairment assessment set (SIAS) a new evaluation instrument for stroke patients. リハ医学 31 : 119-125, 1994
2) Hachisuka K, Okazaki T, Ogata H : Self-rating Barthel index compatible with the original Barthel index and the Functional Independence Measure motor score. J UOEH 19 : 107-121, 1997
3) 蜂須賀研二 : 脳卒中急性期のリハビリテーション．Medicina 34 : 2388-2389, 1997
4) 山口武則, 寺井　敏 : 脳卒中早期治療のリスク管理．理・作・療法 20 : 85-88, 1986
5) Anderson TP : Management of completed stroke. J Okla State Med Assoc 63 : 403-411, 1970
6) Hachisuka K, Umezu U, Ogata H : Disuse muscle atrophy of lower limb in hemiplegic patients. Arch Phys Med Rehabil 78 : 13-18, 1997
7) 奈良聡一郎, 蜂須賀研二, 緒方　甫 : 廃用性筋萎縮の病態と予防．日本医事新報 3901 : 8-13, 1999

[奈良聡一郎／渡邉　哲郎／蜂須賀研二]

疾患 30 急性期でも脳循環自動調節能は保たれている？

問題編

はじめに

脳循環自動調節能（Autoregulation of cerebral blood flow：ACBF）は広い意味では，脳の需要に応じて必要な血液供給を調節する機構であるが，一般にはもっと狭い意味で，血圧変動に対して脳血流を一定に保とうとする機序であると定義されている．脳血管障害の急性期にはACBFの障害が報告されているが，早期離床という観点から臨床的意義を追求したものは少ない．

以下に正常例と障害例を呈示する．

症例呈示

症例1：71歳男性
主訴：右上下肢脱力
既往歴：特記すべきこと無し　脳卒中の家族歴あり
生活歴：アルコール　2合/日　タバコ　10本/日　右利き
現病歴：平成14年2月5日朝起床後食事中右手で箸が使いにくいのに気づいた．2月6日朝からは右下肢の軽い脱力も自覚し引きずり歩行となったため入院．
現症：血圧 116/78mmHg，脈拍 69/分・整，頸部血管雑音なし，意識清明，顔面を含む右不全片麻痺，知覚障害なし，皮質症状なし．
検査所見：T-Cho 220mg/dl, BS 91mg/dl, HbA1c 5.2％，心電図正常．
頭部MRI：左放線冠から内包後脚に病巣あり．両側基底核に無症候性脳梗塞1ヶずつあり，深部白質に虚血性変化散在．MRAは有意な狭窄部位は認められず．
脳SPECT：明らかな血流低下なし．
経過：入院後症状の進行なく，第2病日には右不全麻痺ほぼ改善．

症例2：55歳　女性
主訴：右上下肢脱力
既往歴：特記すべきことなし．脳卒中の家族歴なし．
生活歴：アルコール（－），タバコ（－），右利き．
現病歴：平成12年7月18日朝起床時より右手に力が入らず，箸も使いにくかった．歩行時も右に傾くためうまく歩けず，昼になっても症状改善しないため入院．
現症：血圧 168/80mmHg，脈拍 66/分整，頸部血管雑音なし，意識清明，脳神経異常なし，右不全片麻痺，右半身の軽度知覚障害あり，皮質症状なし．
検査所見：T-Cho 250mg/dl, BS 110mg/dl, HbA1c 5.4％，心電図正常．
頭部MRI：左放線冠から内包後脚に病巣あり．MRAでは左MCA水平部に高度狭窄あり．
脳SPECT：左MCA領域で血流低下．
経過：入院後ウロキナーゼ42万単位，アルガトロバンの持続点滴を行ったが症状は7月20日まで進行．その後は徐々に回復し，自力歩行可能となった．

症例3：69歳　男性
主訴：右眼視力低下，一過性左不全麻痺．
既往歴：平成10年高血圧，脳卒中の家族歴なし．
生活歴：アルコール2合/日，タバコ15本/日，右利き．
現病歴：高血圧にて内服加療中，平成14年4月17日，午前3時頃にトイレへ行こうとしたところ左半身に力が入らないことを自覚．かろうじて寝室まで戻り

様子をみていた．その後午前5時に起床するが，この時より右眼がまったく見えないことに気づき近医受診．症状改善しないため，4月22日当院紹介入院．
現症：血圧124/90mmHg，脈拍90/分不整，頸部血管雑音なし，意識清明，右眼視力低下（光覚弁），脳神経異常なし，運動麻痺なし，知覚障害なし，皮質症状なし．
検査所見：T-Cho 173mg/dl，BS 95mg/dl，HbA1c 4.6%，心電図　正常
頭部MRI：右頭頂側頭部，右側頭後頭葉境界領域に病巣あり．MRAにて右内頸動脈の描出なし，右MCA末梢の描出も不良．
脳SPECT：右頭頂葉背側部で血流低下．
経過：入院後アルガトロバン点滴投与を行い，その後ワーファリンによる治療とした．入院後も明らかな脱力症状は見られず，また右眼の視力は入院時光覚弁程度であったがものが，手動弁程度まで改善した．

症例4：76歳　男性
主訴：意識障害
既往歴：平成13年8月一過性意識消失発作，脳卒中の家族歴あり．
生活歴：アルコール2合/日，タバコ20本/日，右利き．
現病歴：健診にて高血圧を指摘されたことがあるが，特に医療機関を受診せず放置していた．平成13年10月21日，旅行の疲労から夕食を食べずに就寝．22日の午前2時30分ごろ，台所で倒れているのを妻が発見し，呼名に反応しないため救急車にて緊急受診し入院．
現症：血圧232/130mmHg，脈拍69/分不整，心尖部に全収縮期雑音聴取，意識半昏睡，瞳孔不同（右＜左），人形の眼現象陽性，四肢麻痺（右＞左）．
検査所見：T-Cho 144mg/dl，BS 168mg/dl，HbA1c 5.0%，心電図　心房細動
頭部MRI：両側後頭葉，両側視床，左中脳に病巣あり．MRAでは脳底動脈遠位から左後大脳動脈起始部が描出されず．
経過：入院後エダラボン，グリセオールにより治療を開始し，症状の進行はくい止められたようであったが，嘔吐による誤嚥性肺炎を合併し10月27日死亡．

症例5：75歳　男性
主訴：左上下肢脱力
既往歴：昭和32年頃不整脈出現，昭和63年脳梗塞（右放線冠，左ataxic hemiparesis），平成2年高血圧，平成5年脳出血（左前頭葉皮質下出血，右上下肢不全片麻痺，超皮質性運動失語）．脳卒中の家族歴あり．
生活歴：アルコール2合/日，タバコ（－），右利き．
現病歴：脳梗塞・脳出血後遺症にて外来通院加療中，後遺症はほとんどなく，ADLは自立，車の運転もできていた．平成12年7月15日午前11時頃散歩の最中に，左口唇手指のしびれ出現，左手で帽子を取ろうする際に脱力自覚，ふらふらして歩きにくくなった．翌朝になっても症状持続するため入院．
現症：血圧162/100mmHg，脈拍66/分整，頸部血管雑音なし，意識清明，軽度の構音障害，左口唇から頬部にかけてしびれと軽度の知覚低下あり，左手指軽度の知覚低下，左指鼻指，かかと膝試験拙劣，起立歩行可能も失調性歩行で軽度の左跛行あり，皮質症状なし．
検査所見：T-Cho 146mg/dl，BS 117mg/dl，HbA1c 5.6%，心電図Ⅰ度の房室ブロック
頭部MRI：右内包後脚から視床にかけて病巣あり．MRAは狭窄病変認めず．
脳SPECT：明らかな血流低下なし．
経過：入院後オザグレル投与開始したところ症状の悪化は認めず，翌朝には口唇のしびれは軽減し，左半身の失調も軽減，軽度の不安定歩行であったが，第7病日には左跛行も消失し症状ほぼ軽快した．

設　問

問題1　脳循環測定法としてベッドサイドでも容易に施行できるものはどれか．

(1) MRI（灌流画像）
(2) SPECT
(3) PET
(4) 経頭蓋超音波ドプラ検査（TCD）
(5) 近赤外線スペクトロスコピー法（NIRS）
a (1),(2)　b (2),(3)　c (3),(4)　d (4),(5)　e (5),(1)

問題2　各症例の急性期のhead up tilt試験の成績を示す（図1-1～5）．ACBFが障害されているのはどれか．

(1) 症例1
(2) 症例2
(3) 症例3
(4) 症例4
(5) 症例5
a (1),(2)　b (2),(3)　c (3),(4)　d (4),(5)　e (5),(1)

228　II. 疾患編

Head up tilt試験

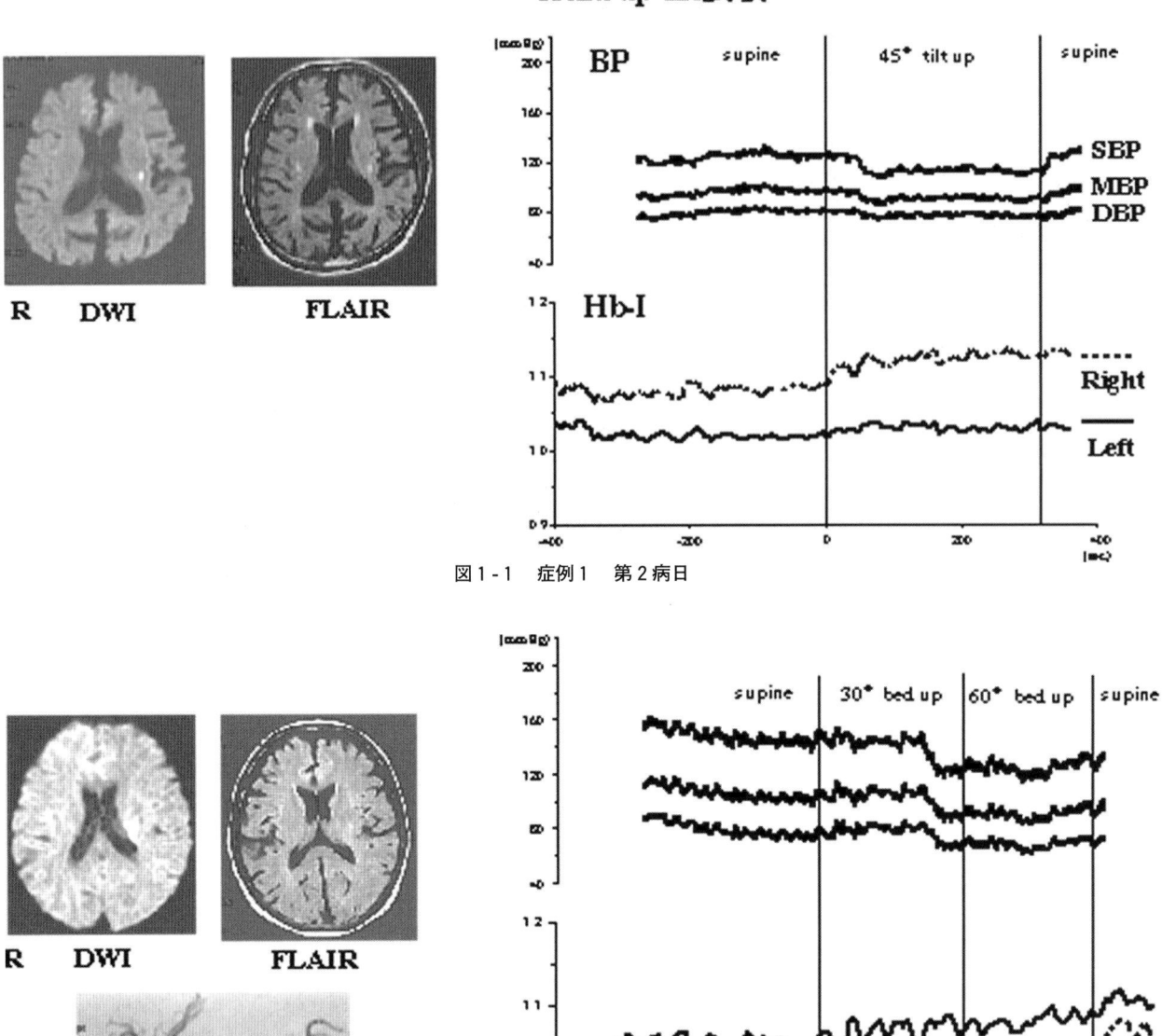

図1-1　症例1　第2病日

図1-2　症例2　第3病日

解説編

問題 1

　MRI（灌流画像）は毛細管レベルの微小循環動態を画像化する方法で，脳血流や脳血管床を非侵襲的に測定できる．SPECT，PETはそれぞれ放射性同位元素であるシングルフォトントレーサとポジトロントレーサを用いて，局所脳血流を測定する方法である．TCDは頭蓋内主幹動脈の血管狭窄病変の検出ばかりでなく，血流速度についてもリアルタイムの測定が可

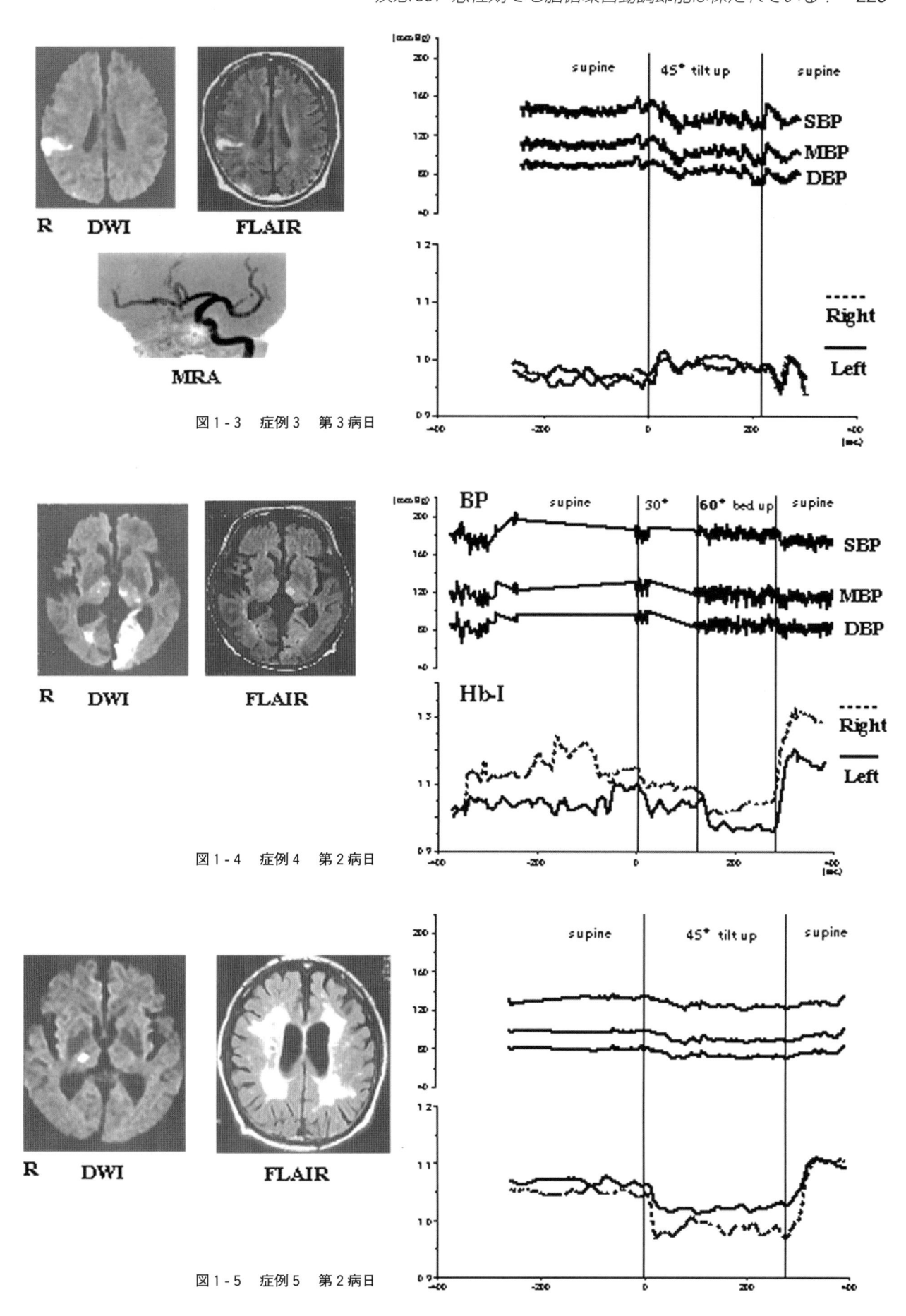

疾患30. 急性期でも脳循環自動調節能は保たれている？　229

図1-3　症例3　第3病日

図1-4　症例4　第2病日

図1-5　症例5　第2病日

能となる．NIRSは近赤外線を用いて吸光に関わるヘモグロビン量を検出することにより，脳内の血管床の情報を検出できる．TCDとNIRSはベッドサイドにおける非侵襲的で簡便な脳循環動態の評価法としてさまざまな工夫や応用がすすめられている．NIRSの測定原理を以下に示す．発光部より750nm，850nm，810nmの3つの近赤外線が頭蓋骨を経由して脳内に投射される．酸化ヘモグロビン（OxyHb）は750nmに，還元ヘモグロビン（DeoxyHb）は850nmに反応し，810nmはOxyHbとDeoxyHbのクロスポイントとして反応するので，受光部で検出される．Beer-Lambertの法則に従いOxyHbとDeoxyHbの吸光度を測定することによりその比率から局所酸素飽和度rSO2（％），OxyHbとDeoxyHbのクロスポイントの波長と他の2波長の吸光度を利用してヘモグロビンの量の変化を捉えて，脳内血液量hemoglobin index；Hb-Iとして評価できる．

問題 2

症例1はラクナ梗塞で，臥位血圧正常でhead up tilt負荷にて軽度の血圧低下を認めるがHb-Iの低下はなく，ACBFは保たれていると考えられる．

症例2はアテローム血栓性梗塞で，臥位血圧やや高値で60°ベッドアップ負荷にて血圧低下が認められたがHb-Iの低下はなく，ACBFは保たれていると考えられる．

症例3は右内頸動脈閉塞症で，側副血行路の発達により症状は軽度であったと考えられる．臥位血圧やや高値でhead up tilt負荷にて軽度の血圧低下を認めるがHb-Iの低下はなく，ACBFは保たれていると考えられる．

症例4は脳底動脈塞栓症で，臥位血圧高値でhead up tilt負荷にて血圧の低下は認められないが，Hb-Iは両側とも低下しており，ACBFが障害されていると考えられる．

症例5は高度白質障害を伴ったラクナ梗塞で，臥位血圧正常でhead up tilt負荷にて血圧の低下は軽度であるが，Hb-Iは両側とも低下（特に病巣側の右で低下）しており，ACBFが障害されていると考えられる．

われわれは，急性期脳梗塞患者にNIRSを用いてhead up tilt試験を行い，ACBFの障害の有無をベッドサイドで評価して，早期離床，早期リハビリの適応につき検討した．対象は急性期脳梗塞患者76例（平均70歳），I群；発症3日以内：25例，II群；1週間以内：23例とIII群；2週間以内：28例．方法はトノメトリー式非観血的血圧測定装置を用いて，患者の右手を心臓と同じ高さに固定し，右上腕動脈にカフを装着しオシロメトリック血圧を測定してキャリブレーションを行い，右橈骨動脈圧を連続測定して一拍毎のトノメトリー血圧を測定した．同時にNIRSを用いて脳内血液量の変化Hb-Iと局所酸素飽和度rSO2を測定した．被験者前額部にセンサーを装着し連続的にモニターし，ベッドサイドで安静臥位から，30度，60度にベッドアップ，あるいはチルトテーブルを用いて安静臥位から45度にhead up tiltを行い，head up tilt前後での有効平均血圧（EMBP）比，HbI比（立位/臥位）を求め，対照群の平均の2SD以下を障害群として評価し，HbI障害群を脳循環自動調節能障害群とみなした．

今回の検討の結果は，収縮期血圧20mmHg以下の低下を示す起立性低血圧を76例中21例（28％）に認めた．EMBP障害群は76例中10例（13％）に認め，I群で5例を占めたが30°bed-up負荷では1例のみであった．HbI障害群は右5例（8％）左4例（5％）に認め，I群で右3例左2例を占めた．30°bed-up負荷ではHbI障害群はI群の2例のみで，1例は意識障害を伴う脳底動脈閉塞症，もう1例は高度白質障害を認める脳幹梗塞であった．急性期脳梗塞患者では発症3日以内でも脳循環自動調節能障害を認めた例は10％以下であり血圧下降の程度とは必ずしも平行しなかった．発症3日以内の急性期でも意識障害がなく，高度な白質障害を伴わない例では，脳循環自動調節能障害はほとんどなく，早期リハビリテーションに支障はないと思われた．

まとめ

急性期脳梗塞患者の脳循環自動調節能障害の機序を理解し評価することは，早期離床，早期リハビリに向けて重要であり，NIRSはその評価法として非常に有用であると思われる．急性期でも臨床的には脳循環自動調節能障害を認める頻度は低く，早期より離床を行い，積極的にリハビリテーションを開始してよいと考えられる．

解 答
問題1　d
問題2　d

［飯島献一］

疾患 31 脳卒中で痙攣を起こすのはどういうタイプ？

問題編

はじめに

本章では痙攣を伴う脳卒中の診療方針について解説する．また脳梗塞症例について痙攣を伴う病型について自験例を元に考察した．まず症例を呈示する．

症例呈示

症例：62歳女性
主訴：痙攣発作
既往歴：痙攣，脳卒中を疑わせる病歴を含め特になし．
現病歴：平成12年10月29日起床時より頭痛・悪心があった．同日夕方近医を受診し，緊張型頭痛の診断で抗不安薬の筋注を受けた．帰りのタクシー中で突然全身性痙攣発作をきたした．発作は1分ほどで消失した．直ちに当院救急外来に搬送された．
来院時現症：意識JCS 300．血圧，脈拍，呼吸数正常．瞳孔は正中固定であるが脳幹反射はすべて正常．痙攣なし．弛緩性四肢麻痺，腱反射減弱，病的反射なし．

設問

問題1 この来院直後の時点で不適切な治療はどれか．

a. 痙攣発作が再発したので直ちにジアゼパムの静注を施行した．
b. 採血・静脈ライン確保前にフェノバルビタールの筋注を行った．
c. 静脈ライン確保後，採血前に直ちに1号液の輸液を開始した．
d. 第一発見者であるタクシー運転手には話を聞かずに帰ってもらった．
e. 意識回復し，神経学的所見，頭部CTに異常がないなら帰宅とした．

入院後経過：搬入直後にも左顔面に始まり，二次性全般化する強直間代性痙攣発作が出現した．痙攣は速やかに消失したため，アレビアチンの静注を開始した．これを最後に痙攣発作は消失し，翌朝までには意識清明となり，一切神経脱落症候は残さなかった．
補助検査所見：血液・生化学検査異常なし．髄液検査異常なし．入院時頭部CT（図1）では右頭頂葉皮質下に線状の低吸収域を認めた．翌朝意識清明時の脳波では異常なし．
第3病日の頭部MRI拡散強調画像（DWI）では右側頭葉，左後角後方白質に高信号を呈する病変を認め（図2），FLAIRでも右側頭葉に病巣が確認された（図3）．梗塞巣がDWI上高信号を呈するのは発症2週間までとされており，本症例ではDWI上高信号を呈した左後角後方のものは新病巣であると考えるが，右側頭葉の病巣については旧病巣との境界同定が困難であり議論の余地がある．MRAは異常なし．頸部血管エコーでは異常なし．24時間ホルター心電図でも異常なし．経胸壁心エコーでは左房の拡大を認めた．

問題2 次のうち，さらに追加すべき検査を1つだけを選択するとすればどれか．

a. SPECT
b. 脳血管造影
c. 経食道心エコー
d. 肺血流シンチグラム
e. 胸腹部CT

232　Ⅱ. 疾患編

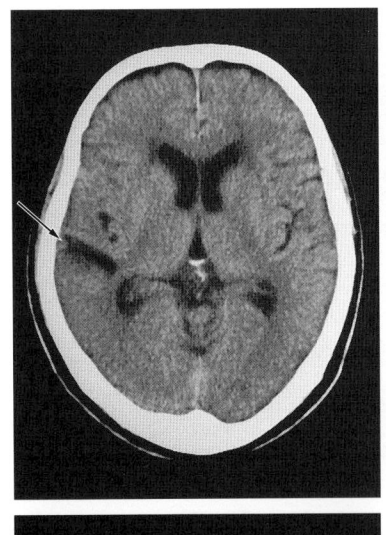

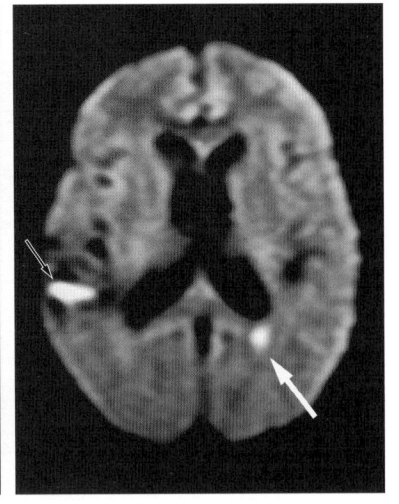

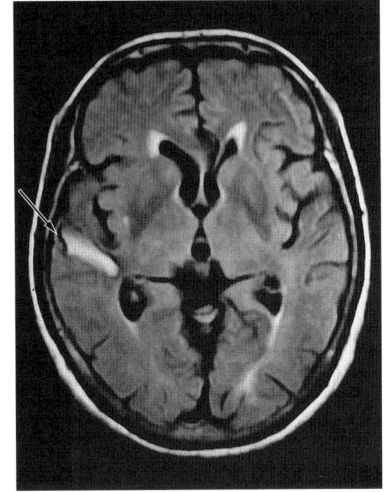

図1　入院時頭部CT
　右側頭葉に低吸収域を認める（矢印）．第3病日の頭部MRI．
図2　拡散強調画像
　右側頭葉（黒矢印），左後角後方周囲白質（白矢印）に高信号を呈する病変を認める．
図3　FLAIR画像
　右側頭葉に陳旧性梗塞と考えられる高信号域を認める（矢印）．

問題3　本例の退院時処方として適切なの組み合わせはどれか．
a. アスピリン，バルプロ酸ナトリウム
b. アスピリン，フェニトイン
c. チクロピジン，フェニトイン
d. ワルファリン，バルプロ酸ナトリウム
e. ワルファリン，フェニトイン

解説編

問題 1

　患者は成人発症初発の痙攣発作である．したがって，何らかの基礎疾患を有する症候性てんかんである可能性が高い．表1に症候性てんかんの鑑別疾患を呈示する．神経疾患に固執せず失神やショックの可能性も念頭に入れる．救急外来搬入時はまずバイタルサイン異常，低血糖（ブドウ糖液静注前の採血が必要）の確認が最優先課題である．発症時の状況（意識消失前の患者の訴え，随伴症候）などを第一発見者から詳細に聴取する．服薬歴などが分からない時は必ず治療前血清を保存しておき，服薬歴確認後に抗てんかん薬の血中濃度を測定する．もちろん血液ガス，電解質等血液検査，髄液検査，頭部X線CTは必須である．また可能な限り発作後早い時期に脳波を行うほうが異常所見が発見されやすい[1]．

　てんかん発作の多くは1〜2分で消失する．てんかん発作がすでに消失しているならジアゼパムの静注は不要である．それ以上続く場合にはジアゼパムを使用

表1　症候性てんかんの鑑別疾患

血 管 性	→	脳梗塞，脳内出血，くも膜下出血，動静脈奇形，もやもや病，脳静脈血栓症
炎 症 性	→	脳炎，髄膜炎，脳膿瘍，クロイツフェルト-ヤコブ病
変 性	→	アルツハイマー病，ピック病
脱 髄 性	→	多発性硬化症，急性散在性脳脊髄炎
代 謝 性	→	アミノ酸代謝異常，リピドーシス，ポルフィリア，ミトコンドリア脳筋症
全 身 性	→	低酸素血症，低血糖，高血糖，低Na,Ca,Mg血症，水中毒，尿毒症，肝性脳症
中 毒 性	→	一酸化炭素，鉛，砒素，抗生物質，抗精神病薬，破傷風，ボツリヌス，アルコール・フェノバルビタール禁断症状，Reye症候群
外 傷 性	→	頭部外傷
先 天 性	→	母斑病等各種奇形，周産期損傷
機 能 性	→	真性てんかん，ヒステリー
腫 瘍 性	→	脳腫瘍

する．高齢者では1/4A（2.5mg）程度の少量でも奏功し，かつ呼吸停止が来ることもあり得るので少量から慎重投与すること．また，もし使用するなら呼吸抑制に備え，アンビューマスク，気管内挿管の準備をしておく．

　ジアゼパムは即効性の抗てんかん作用がある唯一の薬剤であるが血中半減期がきわめて短く，さらに長期作動性のてんかん予防薬の追加が必要である．しばしば使用されるフェノバルビタールの筋注は有効血中濃度に達する時間を考慮すると速効作用，急性期の予防効果の双方において第一選択薬とはならない．むしろ，再発予防を目的とするならフェニトインナトリウム250～500mgを50mlの生理食塩水に溶解し，必ず単独のルートで30分かけて投与する（生理食塩水以外のほとんどの薬剤との混和で混濁する）．以後は内服可能となるまで250～500mg/日で投与する．フェニトインナトリウムのみで痙攣を抑えられないなら抗てんかん作用がある1％キシロカインを4ml/時で追加する（保険適応はない）．さらに，これによっても痙攣を繰り返すようであれば，プロポフォールを体重50kg換算で2→15ml/時で使用する．従来使用されてきたチアミラールナトリウムよりも安全性に優れるとされている．本剤の保険適用は人工呼吸管理下の鎮静であり，実際に呼吸抑制をきたすので気管内挿管，人工呼吸管理下に使用する．

　前述のように，脳炎，脳卒中などの初発症状としての症候性てんかんである可能性があり，原疾患増悪，発作再発の可能性も高い．痙攣消失後にToddの麻痺に代表される一過性の神経脱落症候が残ることがあるが，脳卒中に伴う神経症候の可能性は常に考慮しておくこと，殊に初回発作の患者は，例え痙攣が消失し神経学的に異常なかったとしても入院治療が必要である．痙攣発作が鎮静化し神経症候が回復してくるなら，プロポフォールなどから中止し，静注のフェニトインを内服の抗てんかん薬に切り替える．

◎ 問題　2

　脳卒中後のてんかん発作は発症2週間以内のearly seizureと2週間以後のlate seizureに分けられる．発作の機序としてearly seizureは大脳皮質への刺激症状，late seizureは皮質の瘢痕化などによって生じると推定されている[2]．

　Burnらは初回脳卒中後のてんかん発作について前向きコホート（調査期間2～6.5年）の結果を報告している[3]．これに拠ればonset seizure（脳卒中初発時に痙攣合併）は脳梗塞の2％，脳内出血3％，くも膜下出血6％，全体では5％であった．脳卒中後5年内の累計発症率は脳梗塞9.7％，脳内出血26.1％，くも膜下出血34.3％，全体では11.5％であった．本邦の報告では平田らが発症1週間内入院（earlyかlateの別は言及なし）を対象として脳梗塞3.0％，脳内出血3.2％，くも膜下出血8.3％，AVM24.4％，計4.0％に認めたとしている[2]．

　前述のBurnらの報告のなかでは，調査期間内の脳梗塞の病型別痙攣発症頻度についても検討している[3]．total anterior circulation infarction（内頚・中大脳動脈主幹部閉塞による広範な梗塞）16％，partial anterior circulation infarction（前・中大脳動脈分枝閉塞による比較的小さな皮質梗塞）4％，lacunar infarction 3％，posterior circulation infarction 5％であった．

　当院に2000年4月から2001年12月までに入院した発症7日以内の脳梗塞883例のうち，発症時ないし入院中に痙攣発作が確認されたearly seizureの症例は11例（1.2％）であった．その内訳を表2に示した（呈示症例は症例1にあたる）．onset seizureであった症

234　II. 疾 患 編

表2　early seizureを伴った脳梗塞の自験例

	年, 性	病 型	入院時 NIHSS	痙攣発症 病日	新病巣の 責任血管	多発病巣	出血性 梗塞	陳旧性 病巣	発症時合併症 その他
1	62, F	unknown	39	1	両MCA	+	−	+	
2	85, F	AT	11	6	左MCA	−	−	+	
3	79, F	unknown	22	1	左PCA	−	−	+	
4	83, M	CE	18	1	左MCA	−	−	+	
5	63, M	CE	12	5	右ACA	−	−	+	筋ジストロフィー
6	67, M	AE	7	1	左ICA	+	−	−	
7	82, F	CE	15	1	両MCA	+	−	−	尿路感染症
8	63, M	unknown	29	1	右MCA	+	−	−	真性てんかん, 肺炎
9	77, M	CE	14	6	右MCA	−	+	−	喘息重積後
10	17, M	CE	23	1	右MCA	−	−	−	
11	46, M	unknown	23	1	右ICA	−	−	−	肺結核, 低栄養

AT：アテローム血栓性（血栓性）　　AE：アテローム血栓性（塞栓性）　　CE：心原塞栓性
unknown：病型未同定（すべて塞栓性）　　MCA：中大脳動脈　　PCA：後大脳動脈
ACA：前大脳動脈　　ICA：内頸動脈

例が多くを占める．ペースメーカーのためMRI施行できなかった症例5，重症肺炎のため経食道心エコーが施行できなかった症例8，11を除き，全例でMRI，MRA，頸部血管エコー，24時間Holter心電図，および経食道心エコーを施行している．11例中10例までが塞栓性の機序で発症している．また新病巣の責任血管には明らかな特徴はない．もう一つ注目すべきは何らかの陳旧性病巣を持っているか，多発性の病巣を有する症例の比率が高いことである．また，初発かつ孤発脳梗塞の症例についても何らかの全身性急性疾患を有している場合が多い．このことから脳梗塞でearly seizureが発症するのは以上のいくつかの条件が重なって初めて生じるのかもしれない．本例ではもともと無症候性に脳梗塞を起こしており，その後今回再度脳塞栓症をきたし，てんかん発作を起こした．新病巣と陳旧性病巣のどちらが今回のてんかん発作の焦点であったのかは不明である．

いずれにせよearly seizureを伴う脳梗塞では全身疾患も念頭においた十分な検討が必要となる．本問でも原因不明の発熱などを伴うなら胸腹部CTは必要であろう．しかし，本例では塞栓源の精査ができておらず，経食道エコーが最重要である．なお本例ではこの後同検査を施行したが左心耳拡大の他は異常は認めなかった．

問題 3

本例は塞栓源は未同定であるが心房細動などの潜在が推定される．そこで消化管出血などの合併症や退院後の服薬管理の問題がないのであれば脳梗塞の二次予防としてワルファリン（PTINR1.5〜2.5で調節）が望ましい．ただし，心原性脳塞栓症以外の病型（未同定含む）に対してアスピリンとワーファリンの効果は差がなかった報告も出てきており，なお議論の余地がある．また，発作は2回とも全般性てんかん発作であったが，梗塞巣を焦点とする部分発作の二次性全般化が推測され，バルプロ酸ナトリウムよりもフェニトインかカルバマゼピンが第一選択薬となろう．高齢者のみの家族構成である場合も多く，適切な服薬管理者を選び，確実な服薬を行うべく指導が必要である．入浴時，発作時対応についての諸注意も行う．外来においては身体副作用（精神症候，運動失調，皮膚症候など）は常に確認し，血算，肝腎機能は半年おきには確認することが望ましい．また，発作頻発時は血中濃度を測定し，以下のごとく処置する．

・血中濃度治療域以下→増量，服薬コンプライアンス確認
・血中濃度治療域範囲→増量，副作用出現するなら変更
・血中濃度治療域以上→他剤へ変更，単剤投与が原則
　ただし抗てんかん薬の治療域，中毒域は個人差が大きいため，発作と副作用のコントロールが良好であるなら厳密に推奨有効血中濃度の範囲内に合わせる必要はない．

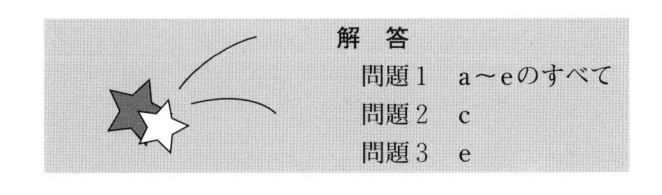

解　答
問題1　a〜eのすべて
問題2　c
問題3　e

レベルアップをめざす方へ

脳卒中以外で留意すべき疾患，脳炎

　成人後に初発したけいれん発作で，脳卒中とともに重要な鑑別疾患は脳炎である．脳炎ではてんかんが初発症状となることも少なくない．多くはウイルス性であり，起炎菌のなかでも単純ヘルペスウイルスが頻度も高く，重症度も高い．けいれんの他に頭痛・発熱を伴い，髄液検査で細胞増多を認める脳炎典型例はもちろん，完全に否定できないならば，抗体価やPCRの結果を待たずに，抗ウイルス剤をfull doseで開始すべきである．また，病歴，胸部X線写真などで結核性髄膜脳炎の可能性が疑われるなら，抗結核薬も躊躇なく開始する必要がある．

●文　　献●

1) King MA, Newton MR, Jackson GD, et al : Epileptology of the first-seizure presentation ; aclinical, electroencephalographic, and magnetic resionance imaging study of 300 consecutive patients. Lancet 352 : 1007-1011, 1998
2) 平田　温：脳卒中とてんかん発作．田川皓一，藤井清孝編，脳卒中治療学，pp228-231，西村書店，新潟，1999
3) Burn J, Dennis M, Bamford J, et al : Epileptic seizures after a first stroke: the Oxfordshire community stroke project. Brit Med J 315 : 1582-1587, 1997
4) Mohr JP : A comparison of warfarin and aspirin for the prevention of recurrent ischemic stroke. N Engl J Med 345 : 1444-1451, 2001

［稲富　雄一郎／米原　敏郎］

疾患 32 摂食・嚥下障害のリハビリテーションは有効か？

　摂食・嚥下障害のリハビリテーション（以下，リハと略す）は摂食・嚥下機能の評価から，間接訓練，直接訓練，外科的治療に至る幅広い分野に及んでいる．リハ治療の目的としては，摂食・嚥下障害を完治させることではなく，代償的な手段を獲得することによって，摂食を安全かつ容易に遂行させることにある．このことは筋骨格系障害に対するリハ治療と共通する概念である．さらに重要な問題は，疾病の急性期に生じる廃用症候群（安静によって生じる二次的障害）をいかに予防するかにある．摂食・嚥下機能は麻痺や形態学的異常だけでなく，安静でも悪化する．廃用症候群を未然に防止するためには，可能な限り早期にリハ治療が開始されることが望ましい．ここではリハ治療によって摂食可能となった症例を提示し，Q＆A方式にて説明する．

問題編

症例と設問

症例1：75歳男性
主訴：意識障害，右片麻痺
既往歴：高血圧
現病歴：平成13年5月29日，右片麻痺が出現し，徐々に意識障害が進行したため救急搬送された．頭部CT検査で脳室穿破を伴う左視床出血を指摘され，同日入院となった．
身体所見：意識状態JCS 2，脈拍72/分・整，血圧158/78mmHg，胸腹部に異常所見なし．
神経所見：瞳孔は正円同大で対光反射あり，言語は全失語の状態，中等度右片麻痺あり，深部腱反射は右側で亢進，病的反射は陽性，感覚障害は不明．

問題1　この時点で摂食・嚥下障害が存在すると判断できるか．また原因となる機序は何か．

問題2　この時期のリハアプローチはどうあるべきか．

症例2：68歳男性
主訴：摂食・嚥下障害，右片麻痺
現病歴：平成14年1月5日，散歩中に呂律が回りにくくなり，唾液が飲み込みにくくなりむせ症状を認めるようになった．徐々に右上下肢の脱力感を自覚し，頭部MRI拡散強調画像で延髄左側外側部に高信号域を認めたため，延髄梗塞と診断され入院となった．
身体所見：意識清明，脈拍64/分（整），血圧148/88mmHg，胸腹部異常所見なし．
神経所見：瞳孔は正円同大で対光反射あり，極軽度の構音障害あり，極軽度の麻痺（BRS：すべてVIレベル）あり，口腔内・咽頭に軽度感覚障害あり，喉頭挙上不良，右側深部腱反射亢進，右側病的反射あり．

問題3　摂食・嚥下障害の原因としては，何が考えられるか．

問題4　ベッドサイドの摂食・嚥下機能検査にはどのようなものがあるか

問題5　簡易検査で異常を呈した場合，次に行う検査にはどのようなものがあるか

問題6 経口摂取可能となるにはどのような訓練を施行すればよいか．

解　説　編

● 問題　1

摂食・嚥下障害とは，食物を口腔内に取り込み，さらに飲み込む過程のいずれかが損なわれた状態を示している．本症例のように急性発症した脳血管障害では，数日間の禁食が余儀なくされる．摂食・嚥下障害は当然存在するものとして扱われる．摂食・嚥下障害は原因疾患もさることながら，障害の発現様式（どの時期でどの程度起こるか）はきわめて多彩で複雑である．治療の選択には，その状態を把握する必要がある．

摂食・嚥下機能は，継続した一連の流れとして5つの期に分類されている[1)～4)8)]（表1）[9)]．すなわち認知期（先行期）；anticipatory stage，準備期；preparatory stage，口腔期（舌期）；oral stage，咽頭期；pharyngeal stage，食道期；esophageal stage の5期である．

本症例ではJCS 2の意識障害が存在しており，認知期の障害が主体である．準備期以降の過程については，障害が存在する可能性は否定できない．唾液誤嚥に伴う誤嚥性肺炎を発症しなければ，意識の改善を待って評価する．摂食における第1段階は，実際に食物が口腔内に入る前に始まっている．この時期には，視覚・触覚・嗅覚などの感覚と，過去の食経験から眼前にある食物の性質（味，匂い，温度，物性）を感知する．それによって口腔内に運ぶ食物の種類や量を決定し，口腔内での処理方法を予測して，それに必要な動きを準備する．

この時期は覚醒していることと，食物に反応することが重要となる．意識レベルに問題がある，呼びかけても開眼しない，食物を見ただけでは口を開かず口唇にスプーンが接触しないと開口しないというような状態のときには，食物の認識障害が存在すると判断する．

● 問題　2

この時期でのリハ的アプローチとしては，直接訓練（摂食訓練）は行わず，食物の認識障害のある患者には，アイスマッサージなどの間接訓練（基礎訓練）を中心に行う．冷たいスプーンや少量のレモンなどを口唇や舌にあて，触覚や味覚に刺激を与える．口頭による刺激，口唇や頬部のストレッチ，座位訓練，散歩など全身へのアプローチで覚醒を促すことも重要である．

さらに，不用意な経鼻腔カテーテル留置を回避し，口腔ケアを推進することが誤嚥性肺炎を予防する観点から重要である．

本症例の経過

本症例は入院後直ちに，CTガイド下血腫吸引術および脳室ドレナージを施行した．術後6日目で自発開眼を認め，同日より機能回復訓練を開始した．座位訓練および会話の促進などのアプローチを行い，徐々に意識レベルの改善を認めた．意識レベル改善後は嚥下機能の特別な配慮は必要なく，常食摂食可能となった．

● 問題　3

脳血管障害は，わが国では三大死亡原因の一つに挙げられる高頻度の疾患である．本疾患における摂食嚥下障害が基となり，誤嚥性肺炎や脱水症状・低栄養状態・寝たきりによる廃用症候群が惹起され，これが直

表1　摂食・嚥下機能の一連の流れ

認知期	視覚，触覚，嗅覚などの感覚と過去の食体験によって食物を認知し，食物が口腔内に運びこまれる準備
準備期	食物の捕食，咀嚼運動と舌の随意運動などにより嚥下に適した状態に加工処理し，食塊を形成
口腔期	舌による咽頭への食塊の送り込み
咽頭期	延髄の嚥下中枢からの嚥下関連群の協調運動により食塊は中咽頭から食道入口部に送り込まれる鼻咽腔と咽頭腔の閉鎖
食道期	蠕動運動と重力により食道内通過

表2　改訂水飲みテスト

手　技
冷水3mlを口腔底に注ぎ，嚥下を命じる．もし可能ならば追加して2回嚥下運動をさせ，最も悪い嚥下運動を評価する． 評価基準が4点以上なら最大2回施行（計3回施行）を繰り返し，最も悪い場合を評価として記載する

判定基準
[評　点] 1点　嚥下なし，むせる and/or 呼吸促迫 2点　嚥下あり，呼吸切迫（silent aspirationの疑い） 3点　嚥下あり，呼吸良好，むせる and/or 湿性嗄声 4点　嚥下あり，呼吸良好，むせない 5点　4点の症状プラス空嚥下が30秒以内に2回可能

表3　フードテスト

手　技
茶さじ1杯（約4g）のプリンを舌背前部に置き食べさせる．もし可能ならば追加して2回嚥下運動をさせる．最も悪い嚥下運動を評価． もし評価基準が4点以上なら最大2回施行（合計3回施行）を繰り返し，最も悪い場合を評価として記載

判定基準
[評　点] 1点　嚥下なし，むせる and/or 呼吸促迫 2点　嚥下あり，呼吸切迫（silent aspirationの疑い） 3点　嚥下あり，呼吸良好，むせる and/or 湿性嗄声 4点　嚥下あり，呼吸良好，むせない 5点　4点の症状プラス空嚥下が30秒以内に2回可能

接の死亡原因となる場合も少なくない．誤嚥性肺炎や脱水症状・低栄養状態が存在した場合，まずこれらの治療が優先される．必要に応じて，経静脈栄養・間歇的経管栄養法も検討される．

摂食・嚥下障害の病態を考える際には，疾患の種類のみではなく，1）脳の病変部位とその程度，2）初回発作か多発性かを考えることが重要である．病変の部位に関しては，大脳病変よりも脳神経核が直接障害される脳幹部病変のほうが，摂食・嚥下障害は重症である[10]．

また，多発性の脳病変のほうが摂食・嚥下障害の回復は困難である．本症例は脳幹部（延髄）病変であり，それによる球麻痺である．

問題　4

嚥下は外部からは観察が困難な運動であり，特にその障害が神経疾患の場合，患者自身の訴えが少ないという特徴がある．また，silent aspiration（むせ症状のない誤嚥）は，日常の食事場面での誤嚥の指摘を困難にする．そのため，摂食・嚥下障害の診断・評価には，後に述べる嚥下造影検査（videofluoroscopy：以下VF）が行われる．しかし，設備や放射線被曝などの問題があり，スクリーニング法としては必ずしも適切ではない．特殊な器具や設備を必要としない嚥下機能検査として，「水飲みテスト」（water swallow test：WST）と「反復唾液嚥下テスト」（repetitive salivaswallowing test：RSST），と「食物テスト」（food test：FT）がある．

水飲みテスト（表2）[12]は，水を飲ませて，飲みかた・むせ症状の有無・声の変化などのプロフィールを観察するものである．少量（1～5ml）を用いる方法が一般的であるが，silent aspirationを同定できないという欠点がある．

RSST[1]は，喉頭隆起を触診しながら，3回続けて空嚥下させ，嚥下運動に伴う喉頭挙上を観察する．原則として座位で施行するが，ICUなどベッド上の場合にはリクライニング位でもよい．口腔が乾燥し嚥下できない場合には，水1mlまたは，サリベートなどの人工唾液を舌上に与えてもよい．30秒以内に3回以上できれば摂食可能と判断を下す[14]．この方法は，嚥下反射惹起性のスクリーニング法として重要である．

FT（表3）[3]は約4gのゼラチン加プリン系を口腔内に入れ，摂食させるテストである．WSTと同様に，むせ症状や声の変化，口腔内残留を観察する．silent aspirationを見分けることは理学所見のみからでは困難であり，声の変化および呼吸音の変化を参考にする．

問題　5

機能を詳細に評価する検査にはビデオ内視鏡検査（videoendoscopy：VE）とVFがある．

VEは，軟性内視鏡を用いて検査を行い，同時に記録したビデオ撮影を再生して摂食嚥下障害を評価するものである．意識障害がある急性期においても評価が可能である．解剖的構造の観察や口蓋・声帯の可動性および閉鎖の観察には優れているが，嚥下時間の計測や誤嚥の程度の評価，嚥下時の喉頭挙上の観察はできない[7]．実際には後鼻腔，軟口蓋，咽頭，喉頭蓋，披裂部，声帯，梨状陥凹の順に観察する．意識障害がなければ，発声させて披裂部や声帯の動きを観察する．さらに唾液やゼリーなどを嚥下させ，嚥下の状態・喉頭内流入についても評価する．

VFは，非イオン性造影剤を混入したゼラチンゼリ

表4　VFのおもな評価項目

側面像	正面像
口　腔	
・取り込み ・口腔内保持 ・咀嚼 ・食塊形成 ・奥舌・咽頭への送り込み ・口腔通過時間	・左右対称性 ・残存部位 ・咀嚼 ・食塊形成
咽　頭	
・嚥下反射 　軟口蓋の動き 　舌根の動き 　舌骨の動き 　喉頭挙上 　喉頭蓋の動き 　咽頭の蠕動 　輪状咽頭筋の開大 ・残留 　梨状陥凹 　喉頭蓋谷 ・誤嚥（喉頭流入） ・咽頭通過時間	・声門，声門前庭の閉鎖 ・咽頭壁の蠕動 ・輪状咽頭筋開大（左右差） ・咽頭通過（左右差） ・残留 　梨状陥凹 　喉頭蓋谷
食　道	
・食道内残留 ・食道下部狭窄・拡張 ・胃・食道逆流	・蠕動 ・食道内残留 ・蛇行，狭窄，憩室 ・食道通過時間

ー（ゼラチン1.5％，造影剤25％）および飲料（造影剤20％）を嚥下させて，X線透視装置を用いて造影する検査である．ビデオに記録し，再生して摂食・嚥下障害を評価する．

　本検査は摂食させることが前提であり，患者の状態に合わせて体位や食物形態を調節する．検査時の姿勢に関しては，体幹と頸部の角度や頸部回旋の影響を変化させて，安全に摂食可能な姿勢を探し出すことが重要である．

　VFのおもな評価項目を表4に示す[7]．

　VFは口腔期および咽頭期に障害がある場合の検査法としては，確実な検査法である．ただし，患者の覚醒状態や疲労などの影響を受けやすく，検査の再現性や信頼性に欠ける面がある．また急性期には施行できないという問題点がある．

　本症例では，RSST 2回/30秒，改訂水飲みテスト3点であった．

問題　6

　摂食・嚥下障害の治療は多岐にわたり，分類もさまざまである．機能評価から得られた情報をもとに，最終的なゴールを正確に予測したうえで適切な訓練を行うことが重要である．

　訓練は大きく分けると間接訓練・直接訓練・呼吸訓練がある．直接訓練とは食物を利用した訓練であり，体位や食物形態の調節など，代償的手段を併用しての摂食訓練である．

　間接訓練とは食物を利用しない，機能障害に対する特異的な訓練を指す．

　間接訓練は重篤な誤嚥が疑われたり，意識状態の不安定など経口摂取が困難な時期からの遂行可能である．経口摂取開始後も，摂食中の誤嚥を減少させる意味で間接訓練を継続することが望ましい．

　おもな間接訓練の方法には，1）頸部のリラクゼーション，2）口腔周囲および舌周囲筋群の運動訓練，3）構音訓練，4）発声訓練，5）メンデルゾーン手技，6）寒冷刺激法（Thermal stimulation），7）シャキア訓練（Shaker exercise），8）間歇的バルーン拡張法などがある[1)2)5)]．

　呼吸訓練は，嚥下障害が原因となる呼吸器合併症（窒息・誤嚥性肺炎）の対策にもなる．

　健常者において，呼吸中枢と嚥下中枢は密接な関わりを持って協調運動を行っている．呼吸訓練は嚥下障害患者に対して次のような意義がある．1）全身のリラクゼーション（全身緊張緩和），2）摂食・嚥下動作中の呼吸動作のコントロール，3）気道侵入物を排除するための咳嗽の獲得，4）声門閉鎖強化，5）誤嚥性肺炎の治癒促進のための肺理学療法，6）呼吸パターンの指導（腹式呼吸や口すぼめ呼吸）などである．基礎的な訓練としての呼吸訓練は，表6に示すとおりである[1)2)]．

　検査にて摂食が開始できると判断されれば，直接訓練が行われる．直接訓練の特色は，表7のとおりである[1)]．直接訓練は食物を利用するため，誤嚥の危険性が高い場合には施行できない．脳血管障害急性期の経口摂取開始基準は表8に示したとおりである[11)]．経鼻胃管および気管内挿管抜管直後は避けることが好ましい．

　直接訓練では各時期の障害において，それぞれポイントがある．そのポイントは，表9[1)～3)6)13)15)～17)]のとおりである．

本症例の経過

　本症例では，VFにて水分の誤嚥を若干認め，ゼリー形態も喉頭蓋谷・梨状陥凹に残留を認めた．訓練としては，摂食中の誤嚥を減少させるため，間接訓練（バルーン拡張法は除く）と呼吸訓練を併用しながら直接訓練を施行した．直接訓練では一口量（ペーシング）と食形態の調節，段階的摂食訓練および複数回嚥

表5 おもな間接訓練の方法

● 1. 頸部のリラクゼーション
　頸部の筋緊張亢進（前頸筋群の過緊張）や可動域制限は、呼吸のコントロールや舌運動・喉頭運動の阻害となる。間接訓練導入時や直接訓練前に頸部をリラックスさせ、誤嚥を防止するのが目的である。特に頸部屈曲位は嚥下反射の惹起の補助となり、喉頭挙上の起こりやすい姿勢である。頸部可動域制限のある場合は、リラクゼーション後に関節可動域拡大運動（ROM excercise）を施行する。

● 2. 口腔周囲および舌周囲筋群の運動訓練
　口腔・舌・下顎・軟口蓋の可動域拡大、筋力増強、協調性向上の訓練は、食塊の送り込み、咀嚼に関与する。

● 3. 構音訓練
　嚥下障害と構音障害は必ずしも合併するとは限らないが、多くの場合、合併することが多い。課題を与え、自宅でも簡単に施行することができる。

● 4. 発声訓練
　嗄声は声帯の閉鎖不全を疑い、湿性嗄声は喉頭への流入を疑う。発声継続時間と音の強弱は、喉頭閉鎖機能・呼吸機能を反映する。

● 5. メンデルゾーン手技
　喉頭挙上の不十分な咽頭期嚥下障害の患者に、喉頭最大挙上位で徒手的に保持する手技であり、優位に上部食道括約筋開放時間の延長が得られる。

● 6. 寒冷刺激法（Thermal stimulation）
　凍らせた綿棒などで前口蓋弓や咽頭後壁を刺激し、嚥下運動を誘発する。冷却刺激は軟口蓋や咽頭の感受性を上げ、嚥下反射惹起の閾値を低下させる。

● 7. シャキア訓練（Shaker exercise）
　舌骨周囲筋群の強化と上食道括約筋の開大に効果があると考えられる。
　硬いマット上などに仰臥位になり、頸部を屈曲させ後頭部を持ち上げ、5秒程度保持させる。

● 8. 間歇的バルーン拡張法
　輪状咽頭筋の弛緩障害が主である咽頭相嚥下障害患者に、食道入口部をバルーンを用いて機械的に押し広げ、その伸縮性を改善させる訓練である。ＶＦで食道入口部の開大障害が認められた場合に適応となる。
　手順としては
　1）バルーンカテーテルを経口的に食道内に挿入する。
　2）バルーンが食道に到達したところで、シリンジで4～6ｍｌの空気を注入してバルーンを拡張させる。
　3）入口部の狭窄部までカテーテルを引き抜いて3ｍｌの空気を抜き、5mm程度引き上げる。
　4）その位置で再度4～6ｍｌの空気を注入しバルーンを膨らませる。
　5）そのまま20秒程度保持する。
　6）この工程を繰り返す。
　訓練に際しては、迷走神経反射や狭窄部穿孔の危険性もあるため、緊急時の対応が速やかに行える場所（病棟など）で行うなどの配慮が必要である。可能ならカテーテル挿入位置を、あらかじめ造影下で確認し決定しておくことが望ましい。ただし、適応や効果判定の時期、施行方法はさらに検討を要する。

下・交互嚥下の併用により、安全に摂食を進めることが可能となった。

まとめ

　摂食・嚥下障害のリハビリテーション治療は、摂食・嚥下機能の評価から口腔ケア、間接訓練、直接訓練、呼吸訓練に至る幅広い分野に及んでいる。そのため、医師だけではなく看護師、セラピスト（PT・OT・ST）歯科衛生士・歯科医師など、多職種の関与が必要である。目標としては、代償手段を獲得することで、摂食を安全かつ容易に遂行させることである。このことは、四肢・体幹の筋骨格系障害に対するリハビリテーション治療と同様である。そのため詳細な機能評価を行い、それに対する検査・治療方針の決定、代償手段の選択、機能予後の評価が不可欠であり、医師であれば誰でも遂行可能である。

　「食べられるはずだが食べさせてもらえない人」を一人でも多く救うために、もっと広く普及すべきであると考える。

表6 おもな呼吸訓練の方法

● 1. 口すぼめ呼吸（ブローイング）
　口をすぼめて「フー」または「スー」という音をさせながら，ゆっくり呼気を行う訓練である．吸気と呼気の比は 2：3 または 2：4 が好ましい．鼻咽腔の閉鎖機能強化および口唇の運動や肺機能強化となる．

● 2. 腹式呼吸
　リラクセーション，気道内分泌物の排出促進，咳嗽時に必要な吸気量の確保，呼吸の随意的コントロールを目標に行う．患者は臥位で両膝を立ててもらい，治療者の手を患者の上腹部に軽く当て，もう片方の手を胸部に置く．吸気は鼻から呼気は口から行うように指示して呼吸させる．呼気の終わり頃に，治療者は上腹部の手をやや横隔膜の方に圧迫を加える．その状態のまま吸気を行わせる．

● 3. 声門閉鎖訓練（声帯内転訓練）
　呼吸訓練と平行して誤嚥を予防するために重要な訓練であり，声帯閉鎖の不完全なものが適応である．目的は声門閉鎖機能および軟口蓋挙上強化，呼気圧上昇による咽頭内残留物除去である．代表的な方法として「Pushing excercise」がある．これは椅子に腰掛けて，両手で机や椅子を押しながら強く「アー」や「イー」や「エイ」などと発音するものである．

● 4. 息こらえ嚥下（声門越え嚥下；Supraglottic swallow）
　嚥下障害患者では，呼吸と嚥下のタイミングの不均衡が誤嚥につながっていることが多い．この方法は嚥下時に意識的に呼吸に注意を払うようにしたものである．
　方法としては，嚥下する前に息を吸って止めてから嚥下し，すぐに息を吐き出す方法である．息こらえにより，声門下圧が上昇し誤嚥しにくくなる．また咽頭残留物除去にも効果的である．

● 5. 咳嗽訓練
　食物を誤嚥または咽頭に残留した際は，有効な咳嗽を行い誤嚥したものを喀出する必要がある．これは普段の間接訓練から十分に意識的に行う必要がある．また効果的な咳嗽が不可能な際は，huffing を指導する．
　huffing とは最大吸気後に口と声門を開き，「ハーッ」と強く呼出させることで排出をはかる方法である．

● 6. 肺理学療法
　唾液の気管内流入や分泌物貯留を認める症例では，日ごろからの積極的な分泌物の喀出が必要である．肺理学療法は，体位ドレナージのような排痰法を中心とした治療手段である．体位ドレナージは，気道分泌物の貯留した肺区域の誘導気管支の方向に重力をかけるように体位をとり，肺局所の末梢気道における分泌物の排出をはかることで，気道クリアランスを改善し肺炎を予防するものである．
　その他気道分泌物移動を促進する手段としては，percussion（胸壁を軽く叩打）や vibration（細かな振動を与える），squeezing（分泌物貯留部位を呼気時に圧迫）がある．

表7 直接訓練の特色

1. 誤嚥の危険性が高い場合には行えない
2. 先行期障害の観察・評価と改善には直接訓練がふさわしい
3. 食形態の違いによる差違や，耐久性・疲労の評価・訓練が可能
4. 摂食場面にかかわるすべてのスタッフ
　　（本人・介助者・看護師・栄養士・医師・PT・OT）の理解および協力が必要

表8 脳血管障害急性期経口摂取開始基準

1）意識障害がJCSで1桁である
2）重篤な肺合併症や消化器合併症が無く全身状態が安定している
3）脳血管病変の進行がない
4）飲水試験（3ml）で嚥下反射あり
5）十分な咳（随意性または反射性）ができる
6）著しい舌運動・喉頭運動の低下がない

表9 直接訓練のポイント

● 1. 摂食前環境
　静かな集中できる環境が重要である．また疲労していないことが望ましい．また一口量およびスピード（ペーシング）の調節も重要である．一口量が多いと，食塊が口峡を通過しにくいばかりでなく，咽頭に残留した場合誤嚥の危険性は高くなる．

● 2. 嚥下の意識化（Think swallow）
　これまでなにげなく行ってきた嚥下・咀嚼に注意を払ってもらう．一口ずつ取り込みから，咀嚼・嚥下の一連の口腔内運動について意識しながらすすめ，むせや誤嚥を起こさないように導く方法である．

● 3. 食形態の調節と段階的摂食訓練
　それぞれの患者に適した食品の形態を選択し，調整を行うことが重要である．直接訓練に使用される食品は，咀嚼および食塊形成しやすく，咽頭残留や誤嚥の危険性の少ないものが好ましい．特徴としては次のような点が挙げられる．
　　1）密度が均一である
　　2）適当な粘度がありバラバラになりにくい
　　3）口腔内や咽頭内を通過する際に変形しやすい
　　4）ベタつかず，粘膜に付着しにくい
　これらの特徴に合う食品の代表はゼラチンゼリーである．また液体は口腔期・咽頭期嚥下障害において誤嚥の危険性が高いため，増粘剤などを使用して，粘度の調節を行う．
　段階的摂食訓練では，ゼラチンゼリーから開始し，発熱・咳嗽・喀痰の有無，摂食時間や摂食量などをチェックしながら，ペースト食，軟食，きざみ食と段階的に普通食に近づけていく．食形態アップの基準としては，摂食時間30分以内で，1食の7割以上摂取可能な状態が，3食以上続いたときが原則である．

● 4. 姿勢（Positioning）
　摂食時の姿勢の調節は，直接訓練を行う際重要な位置を占める．誤嚥や咽頭残留の危険性が少ないと思われる姿勢を設定する．
　咽喉頭の解剖学的位置関係から，30度仰臥位が誤嚥防止に有利である．また30度仰臥位は，前頸筋群や全身の筋肉もリラックスし嚥下筋の動きもスムーズになるという利点がある．頸部伸展位では，喉頭挙上が阻害され上部食道括約筋の弛緩を低下させるため好ましくない．

● 5. 代償的体位
　病変部位・感覚障害側・運動障害側から効果の期待できる体位を選択することになる．

● 6. 空嚥下・複数回嚥下
　口腔や咽頭に残留物がある際は，空嚥下を追加し除去をはかる．また空嚥下を何回もすることを，複数回嚥下という．

● 7. 交互嚥下
　ゼラチンは，その性質上口腔内で表面がゾル化し，表面にできた電解基が残留物を吸着する働きがある．これを利用し，咽頭残留を除去する．

● 8. チューブ飲み込み訓練
　間歇的口腔カテーテル栄養法も，カテーテル留置に伴うさまざまな合併症・廃用の除去に加えて，カテーテルの飲み込み自体が訓練となる．

レベルアップをめざす方へ

　リハビリテーション医学の領域における摂食・嚥下障害の診断は，単に障害があるかないかを決定することではなく，障害部位がどの程度機能障害されているか判断し，どのようなアプローチが必要であり，それによりどう変化するか予測することが重要である．必ずしも摂食・嚥下障害を治癒させて正常化できるものではない．機能訓練によって，改善できる面と，代償的な能力の獲得を目的とする手法を区別して考慮すべきである．このことから詳細な病態評価が必要であり，摂食・嚥下機能の病的メカニズムを深く追求することは，治療手段を決定するうえで役立つものである．

●文　献●
1) 金子芳洋・千野直一監修：摂食・嚥下リハビリテーション，医歯薬出版，東京，1998
2) Leopold NA, Kagel MC : Swallowing, Ingestion and dysphagia : a reappraisal. Arch Phys Med Rehabil 64 : 371-373, 1983
3) 小椋 脩ら：嚥下障害の臨床―リハビリテーションの考え方と実際，医歯薬出版，東京，1998
4) 田山二郎：摂食・嚥下のメカニズムと病態．日獨医報 46：7-16, 2001
5) 岡田澄子：摂食・嚥下障害のリハビリテーション．(1) 間接的嚥下訓練．日獨医報 46：40-45, 2001
6) 馬場 尊：摂食・嚥下訓練の実際．臨床栄養 99：158-164, 2001
7) 平岡 崇，石井雅之，椿原彰夫：脳血管障害急性期．総合リハ 28：415-421, 2000
8) 目谷浩通，椿原彰夫：経口摂取を開始しよう．ブレインナーシング 17：89-96, 2001
9) 石井雅之：嚥下障害の病態・評価・治療体系．日本摂食・嚥下リハビリテーション学会公認．第1回中国四国摂食・嚥下技術セミナー，岡山，1999
10) Whisnant JP, Basford JR, Bernstein EF, et al : Classification of cerebrovascular disease III. Stroke 21 : 637-676, 1990
11) 塚本芳久：急性期嚥下障害へのアプローチ．臨床リハ 4：721-724, 1995
12) 馬場 尊，才藤栄一：摂食・嚥下障害の診断と評価．日獨医報 46：17-25, 2001
13) 藤島一郎：脳血管障害慢性期．総合リハ 28：423-428, 2000
14) 小口和代，才藤栄一，水野雅康ら：機能的嚥下障害スクリーニングテスト「反復唾液嚥下テスト」(Repetitive Saliva Swallowing Test : RSST) の検討　(1) 正常値の検討・(2) 妥当性の検討．リハ医学 37：375-388, 2000
15) 大熊るり，宮野佐年：摂食・嚥下障害のリハビリテーション (2) 直接的嚥下訓練．日獨医報 46：46-53, 2001
16) Groher ME (藤島一郎鑑訳)：嚥下障害―その病態とリハビリテーション．第2版，医歯薬出版，東京，1996
17) 里宇明元：嚥下リハビリテーションの問題点．臨床リハ 8：689-696, 1999

[関　聰介／椿原　彰夫]

疾患 33 脳梗塞の既往のない心房細動にどう対応する？

問題編

○ 症例呈示

症例：68歳男性

主訴：左片麻痺

既往歴：高血圧，糖尿病．非弁膜症性心房細動（NVAF）があり，塞栓症の一次予防目的でアスピリン100mg/日内服中．

現病歴：2002年1月20日起床時より意識障害と左片麻痺を認めたため近医を受診し，同日午後1時に当科に紹介入院した．

身体所見：身長160cm，体重72kg．脈拍90/分・不整．血圧168/98mmHg．

神経所見：意識障害（普通の呼びかけに開眼する），病態失認，軽度の左半側空間無視，構音障害，左片麻痺，左でバビンスキー徴候を認めた．

検査所見：血算・生化学検査では血糖215mg/dlと高値であった以外は異常なし．

心電図では心房細動を認めた．経胸壁心エコーでは左房拡大（左房径50mm），左心機能低下（左室駆出率42%）があった．図1は第2病日に施行した頭部CTである．

○ 設問

問題1 NVAF例において脳塞栓症をきたす危険因子と考えられているものはどれか．

(1) 男性
(2) 肥満
(3) 糖尿病
(4) 高血圧
(5) 心不全

a (1),(2),(3)　b (1),(2),(5)　c (1),(4),(5)
d (2),(3),(4)　e (3),(4),(5)

問題2 本症例における脳塞栓症の一次予防として最も正しいのはどれか．1つ選べ．

a. 抗血栓療法は不要だった．
b. アスピリン325mg/日投与が望ましかった．
c. ワーファリン投与でInternational Normalized Ratio (INR)を2.0〜3.0にコントロールするのが望ましかった．
d. ワーファリン投与でINRを3.0〜4.0にコントロールするのが望ましかった．
e. ワーファリン投与でINRを1.2〜1.5にコントロールし，さらにアスピリンを併用するのが望ましかった．

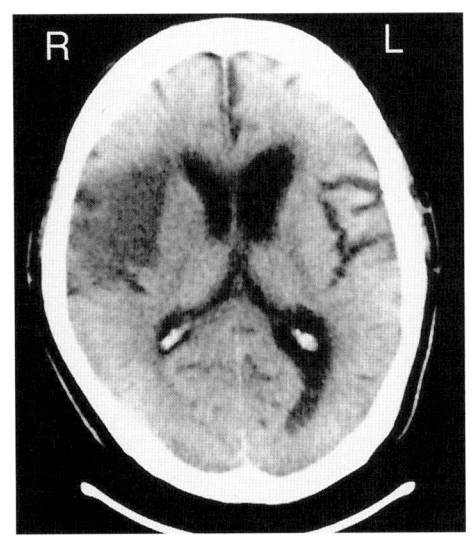

図1　第2病日の頭部CT

問題3 誤っているのはどれか.
(1) 心原性脳塞栓症の塞栓源心疾患のうちで最も多いのはNVAFである.
(2) NVAFによる脳塞栓症は予後不良例が多いため一次予防は重要である.
(3) NVAF例に発症する脳梗塞はすべて心原性脳塞栓症である.
(4) ワーファリンの強度の指標としては,トロンボテストを用いるべきである.
(5) 高齢になるほどワーファリン投与による出血性合併症の危険性は高まる.

a (1),(2)　b (1),(5)　c (2),(3)　d (3),(4)　e (4),(5)

解説編

概説

心房細動の有病率は年齢とともに急峻に増加し,65歳以上で5%,80歳以上になると10%に達すると言われている[1)2)].近年,リウマチ性心疾患は減少し,その多くは非弁膜症性心房細動(NVAF)である.

Framingham Study[3)]によると,NVAFを有する例は有さない例に比べて脳梗塞発症リスクが5.6倍高いと言われている.NVAFは,心原性脳塞栓症の塞栓源心疾患のうちで最も多く約半数を占める[4)].NVAFによる脳塞栓症は,血流うっ滞の生じる左心房,とくに左心耳に形成される巨大なフィブリン血栓により大梗塞を生じやすく予後不良例が多い.したがって,再発予防のみならず,発症を未然に防ぐ一次予防の必要性が強調されている[5)].しかし,NVAF例に対する脳塞栓症の一次予防はあまり行われていないのが現状と思われる.

NVAF例における脳梗塞の一次予防について

1. 大規模臨床試験の成績

NVAF例での脳梗塞の一次予防における抗血栓療法の有効性に関しては,1989年から1992年にかけて欧米でAFASAK[6)],SPAF[7)],BAATAF[8)],CAFA[9)],SPINAF[10)]の5つの大規模無作為化比較試験の結果が相次いで報告された.これらを総合的に解析した結果によると,脳梗塞年間発症率はワーファリン群で1.4%,対照群で4.5%であり,ワーファリンは脳梗塞発症を年間68%減少させ,きわめて有効であることが示された[11)].一方,アスピリンの有効性についてはAFASAK[6)],SPAF[7)]のみで検討された.AFASAK(75mg/日投与)では無効,SPAF(325mg/日投与)では有効(ただし,75歳以上では効果なし)という結果であった.両試験を合わせると脳梗塞発症を年間36%減少させ,ワーファリンには劣るが有意な減少だった.年間重大出血合併率は,ワーファリン群で1.3%,アスピリン群で1.0%,対照群で1.0%と差はなかった[11)].

NVAF例に発症する脳梗塞の2/3以上は心原性脳塞栓症と推定されているが,ワーファリンは心原性脳塞栓症の予防効果が大きく,一方,アスピリンは心原性脳塞栓症よりも非心原性脳塞栓症(アテローム血栓性梗塞やラクナ梗塞)の予防効果のほうが大きいのではないかと考えられている[12)].

2. NVAF例における脳梗塞発症の危険因子

NVAF例が脳梗塞を発症する頻度は約5%/年とされる[4)]が,併存する危険因子により一律ではない.上述の5つの大規模臨床試験を総合的に解析した報告では,脳梗塞をきたす独立した危険因子は,加齢,高血圧の既往,脳卒中あるいは一過性脳虚血発作(TIA)の既往,糖尿病であった[11)].さらに心エコー所見についても検討し,左室機能不全,左房拡大が危険因子であることが示された[13)].AFI/ACCP Consensus[11)14)]では高血圧の既往,糖尿病,脳卒中あるいはTIAの既往,冠動脈疾患,うっ血性心不全を,SPAF III Study[15)]では75歳以上の女性,160mmHg以上の収縮期高血圧,左室機能不全,脳卒中あるいはTIAの既往を危険因子として挙げている.このように,報告によって危険因子は多少異なるが,加齢,高血圧,脳卒中あるいはTIAの既往,左室機能不全は一致した危険因子である(表1)[12)].

3. NVAF例における抗血栓療法の治療指針

図2にNVAF例における抗血栓療法の治療指針を示す.ワーファリンとアスピリンの使い分けに関しては,危険因子の有無と年齢によって決定する[16)].まず塞栓症の危険因子に注目し,脳卒中あるいはTIAの既往,高血圧,糖尿病,心不全や冠動脈疾患の有無を調べる.いずれかの危険因子を有する場合は,アスピリンによる予防効果が期待できないためワーファリン療法を考

表1　非弁膜症性心房細動（NVAF）例における虚血性脳卒中の予測因子

Consistent independent predictors
- 加齢
- 高血圧
- 脳卒中もしくは一過性脳虚血発作の既往
- 左室機能不全

Possible independent predictors
- 糖尿病
- 160mmHg以上の収縮期血圧
- 75歳以上の女性
- 閉経後のホルモン補充療法
- 習慣的な飲酒（> 14 drinks/ 2週）(decreased risk)
- 冠動脈疾患/心筋梗塞の既往
- 術後
- 僧帽弁閉鎖不全症 (decreased risk)
- 経食道心エコー図：左心耳内血栓，もやもやエコー，左心耳血流速度の低下

Not independently predictive
- 左房径
- 発作性

(Hart RGら，2001[12])

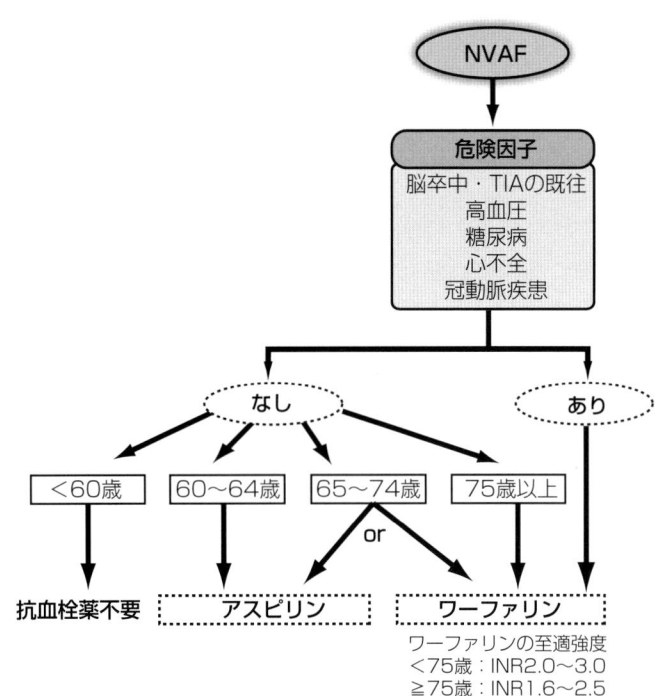

図2　非弁膜症性心房細動（NVAF）例における抗血栓療法の治療指針（Hart RGら，1998[1]；内山真一郎，2002[5] より改変引用）

ワーファリンの至適強度
<75歳：INR2.0〜3.0
≧75歳：INR1.6〜2.5

慮する．危険因子を有さない場合は，年齢階級別に分けて治療方針を決める．60歳未満の症例では，脳梗塞発症率は0.5％/年以下ときわめて低いので，抗血栓療法は不要と考えられる．60〜64歳ではアスピリンを，65〜74歳ではアスピリンもしくはワーファリンのいずれかを投与する．75歳以上では，アスピリンの予防効果が期待できないためワーファリン療法を考慮する．

なお，発作性心房細動の塞栓症発症率は持続性心房細動のそれと差がないことから，発作性でも持続性と同様の方法で抗血栓療法を考慮する[16]．

4．ワーファリン療法の至適強度

ワーファリン療法の強度としては，脳梗塞の予防効果が最大で出血性合併症を最小にする治療域が理想的である．NVAF患者の一次予防におけるワーファリン療法の目標値としては，一般的にINR 2.0〜3.0が推奨されている．しかし，高齢になるほど出血性合併症の危険性が高まるので，高齢のNVAF例では重篤な出血性合併症を回避するため，従来の標準的なワーファリンの強度よりもやや下方修正したほうが良いように思われる[5]．SPAF III study[15] およびHylekらのcase-control study[17] の成績によれば，INRが1.6〜2.5であればそれ以上にコントロールした時に比して脳梗塞予防効果はそれほど劣らないことから，欧米では，二次予防および75歳未満の一次予防についてはINR 2.0〜3.0，75歳以上の一次予防についてはINR1.6〜2.5を至適強度とする考えがある[12]．わが国では，厚生省循環器委託研究班の行った「NVAFによる心原性脳塞栓症の二次予防に関する共同研究」[18] の症例と，それ以前に行った国立循環器病センターNVAF二次予防研究の症例を集計して解析した結果より，70歳以上ではINR 2.6を超えると重篤な出血性合併症が急激に増加することと，INR 1.6未満では大梗塞を予防できな

いことを考慮し，二次予防においてもINR1.6～2.6を目標とする低用量ワーファリン療法が望ましいとされている[16)19)]．日本人においては，欧米人よりもワーファリン療法の目標値をやや下方修正したほうが良いように思われる．

5．ワーファリン投与時の注意点

抗凝固療法の最大の問題は出血性合併症である．出血傾向，出血の可能性のある患者，重篤な肝・腎障害，本剤過敏症例には禁忌である．また，服薬管理ができなかったり，服薬コンプライアンスの悪い患者や定期的な血液凝固能検査が不可能な患者は適応にならない．導入前に食事上の注意（納豆，クロレラなどビタミンKを豊富に含む食物を摂取しない）や他剤との薬剤相互作用，定期的検査の必要性や出血性合併症のリスクなどについて十分な説明と同意が必要である[20)]．

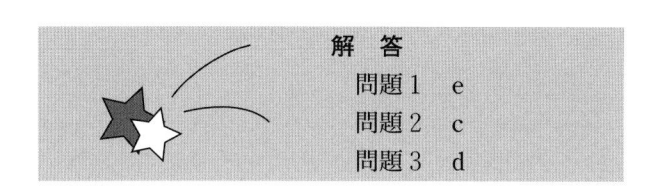

【問題1】
（表1を参照）

【問題2】
本症例は，脳梗塞の危険因子を有する高リスクのNVAF例であるため，アスピリンによる予防効果は期待できず，ワーファリン療法を考慮するべきである．INRの至適強度については，一般的にINR2.0～3.0が推奨されている（図2を参照）．（eについてはレベルアップをめざす方へを参照）

【問題3】
(1)(2)(5)は正しい．
(3) NVAF例が脳梗塞を発症した場合，必ずしも心原性脳塞栓症とは限らず，ラクナ梗塞や併存する動脈硬化によるアテローム血栓性梗塞を偶発する可能性もある．NVAF例に発症する脳梗塞の2/3以上は心原性脳塞栓症と推定されている．
(4)（レベルアップをめざす方へを参照）

解　答
問題1　e
問題2　c
問題3　d

レベルアップをめざす方へ

1．アスピリンが無効な例に低用量のワーファリンとアスピリンの併用は有効か？

SPAF III study[15)]では，75歳以上の女性，160mmHg以上の収縮期高血圧，心不全，脳卒中あるいはTIAの既往のいずれかを有するNVAF患者（アスピリン無効例）をワーファリン単独でINR2.0～3.0にコントロールする群（適量群）とワーファリン投与でINR 1.2～1.5になった用量で固定し，アスピリン325mgを併用する群（併用群）の2群に分け，塞栓症と出血合併症の発症率を検討した．その結果，年間塞栓症発症率は適量群1.9％に対して併用群では7.9％と有意に高かったため試験が中断された．頭蓋内出血の発症率は併用群0.9％，適量群0.5％と差異は認められなかった．以上より，危険因子を有する例（アスピリン無効例）において，低用量のワーファリンとアスピリンの併用による予防効果は期待できないと結論している．

2．ワーファリンの強度の指標として何を用いるべきか？

指標としてわが国では，従来トロンボテストが広く用いられてきたが，成績の互換性がなく，凝固能が抑制されるほど感度が鈍くなり，出血性合併症の監視には問題がある．国際的には認められなくなった測定法なので，世界共通の指標であるINRを用いるべきである[5)]．INRは，WHOの保有する組織トロンボプラスチン試薬を標準とし，各組織トロンボプラスチン試薬を用いた場合の感度（international sensitivity index：ISI）に従って補正値を設定したもので，INR＝（患者のプロトロンビン時間/正常対照のプロトロンビン時間）[ISI]で示される．

●文　献●

1) Hart RG, Sherman DG, Donald Easton J, et al : Prevention of stroke in patients with nonvalvular atrial fibrillation. Neurology 51 : 674-681, 1998
2) Feinberg WM, Blackshear JL, Laupacis A, et al : Prevalence, age distribution, and gender of patients with atrial fibrillation. Arch Intern Med 155 : 469-473, 1995

3) Wolf PA, Dawber TR, Thomas HE Jr, et al : Epidemiologic assessment of chronic atrial fibrillation and risk of stroke ; the Framingham study. Neurology 28 : 973-977, 1978
4) Cerebral Embolic Task Force : Cardiogenic brain embolism. Arch Neurol 43 : 71-84, 1986
5) 内山真一郎：心房細動による血栓塞栓症とその予防．内科 89：5-11, 2002
6) Petersen P, Boysen G, Godtfredsen J, et al : Placebo-controlled, randomized trial of warfarin and aspirin for prevention of thromboembolic complications in chronic atrial fibrillation ; the Copenhagen AFASAK study. Lancet 1 : 175-179, 1989
7) Stroke Prevention in Atrial Fibrillation Investigators. Stroke Prevention in Atrial Fibrillation Study: final results. Circulation 84 : 527-539, 1991
8) Boston Area Anticoagulation Trial for Atrial Fibrillation Investigators. The effect of low-dose warfarin on the risk of stroke in nonrheumatic atrial fibrillation. N Engl J Med 323 : 1505-1511, 1990
9) Connolly SJ, Laupacis A, Gent M, et al, for the CAFA study coinvestigators : Canadian Atrial Fibrillation Anticoagulation (CAFA) Study. J Am Coll Cardiol 18 : 349-355, 1991
10) Veterans Affairs Stroke Prevention in Nonrheumatic Atrial Fibrillation Investigators. Warfarin in the prevention of stroke associated with nonrheumatic atrial fibrillation. N Engl J Med 327 : 1406-1412, 1992
11) Atrial Fibrillation Investigators. Risk factors for stroke and efficacy of antithrombotic therapy in atrial fibrillation. Analysis of pooled data from five randomized controlled trials. Arch Intern Med 154 : 1449-1457, 1994
12) Hart RG, Halperin JL : Atrial fibrillation and stroke: Concepts and controversies. Stroke 32 : 803-808, 2001
13) The Stroke Prevention in Atrial Fibrillation Investigators. Predictors of thromboembolism in atrial fibrillation, II. Echocardiographic features of patients at risk. Ann Intern Med 116 : 6-12, 1992
14) Laupacis A, Albers G, Dalen J, et al : Antithrombotic therapy in atrial fibrillation. Chest 108 (suppl) : 352S-359S, 1995
15) Stroke Prevention in Atrial Fibrillation Investigators : Adjusted-dose warfarin versus low-intensity, fixed-dose warfarin plus aspirin for high-risk patients with atrial fibrillation ; Stroke Prevention in Atrial Fibrillation III randomized clinical trial. Lancet 348 : 633-638, 1996
16) 矢坂正弘：Warfarinの使い方と出血性合併症への対応．内科 89：83-87, 2002
17) Hylek EM, Skates SJ, Sheehan MA, et al : An analysis of the lowest intensity of prophylactic anticoagulation for patients with nonrheumatic atrial fibrillation. N Engl J Med 335 : 540-546, 1996
18) Yamaguchi T, for Japanese Nonvalvular Atrial Fibrilllation-Embolism Secondary Prevention Cooperative Study Group : Optimal intensity of warfarin therapy for secondary prevention of stroke in patients with nonvalvular atrial fibrillation ; a multicenter, prospective, randomized trial. Stroke 31 : 817-821, 2000
19) Yasaka, Minematsu K, Yamaguchi T : Optimal intensity of international normalized ratio in warfarin therapy for secondary prevention of stroke in patients with non-valvular atrial fibrillation. Intern Med 40 : 1183-1188, 2001
20) 内山伸治：非弁膜症性心房細動と抗凝固療法：Evidenceとclinical practiceへ．別冊・医学のあゆみ　脳血管障害－臨床と研究の最前線（東儀英夫編），pp164-168, 医歯薬出版，東京，2001

［上 原　敏 志］

疾患 34 肩手症候群とは？

問題編

　肩手症候群（shoulder-hand syndrome）は肩関節周囲炎（五十肩）に類似した諸症状，すなわち肩と手の有痛性運動障害，同側の手指の熱感，腫脹などを示す．病因不明であるが，反射性交感神経性ジストロフィー（Reflex Sympathetic Dystrophy；以下RSD）の一種と考えられている．頻繁に起こる疾患でないため診断の遅れや疼痛が長期間持続すること，病期や病型，程度に合わせた治療法が確立していないため難治性である．心筋梗塞・片麻痺後や外傷・手術後に続発しリハビリテーション回復阻害因子となる．

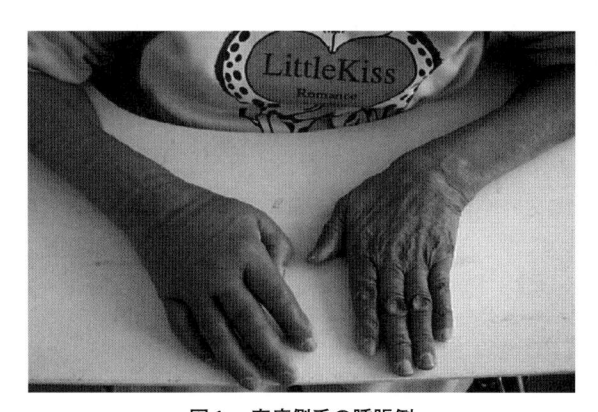

　特に片麻痺患者においては麻痺側肩亜脱臼1横指，手指・手背から前腕にかけての腫脹などが外見からも認められる（図1）．また高齢者に多い円背姿勢や麻痺側の筋緊張の低さなどから，立位時，麻痺側上肢の下垂が助長され，さらに症状を増悪させることもある（図2）．

図1　麻痺側手の腫脹例
発症後1ヵ月，熱感，特に右手指に他動痛，MP，PIP関節の屈曲運動制限．

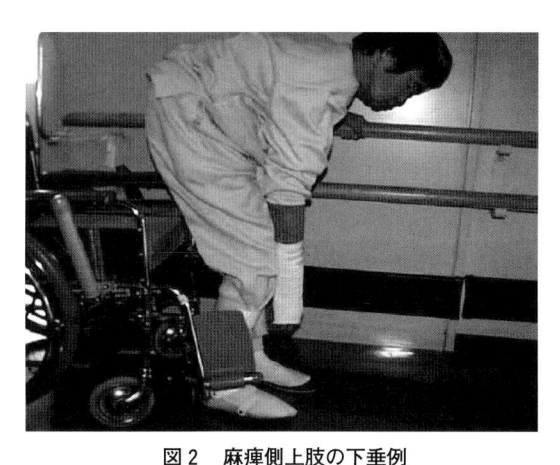

図2　麻痺側上肢の下垂例
重度麻痺に加え，円背によりさらに右上肢が下垂され，肩の亜脱臼と手の腫脹を助長．

設問

問題1　肩手症候群の典型的症状でないものはどれか？
a．肩の疼痛
b．手指の腫脹と熱感
c．皮膚温下降
d．皮膚の色調変化や萎縮
e．手関節の拘縮

問題2　鑑別すべき肩手症候群と類似する診断名はどれか？
a．血栓性静脈炎
b．胸郭出口症候群
c．カウザルギー
d．肩関節周囲炎
e．頸肩腕症候群

問題3　肩手症候群に対するリハビリテーション処方

で不適切なものはどれか？
a．肩関節可動域改善目的にPendulum ex.を指導してください。
b．上腕・肩甲帯麻痺筋に対する筋収縮の促通をはかってください
c．装具療法として良肢位保持スプリント作成してください
d．鎮静効果目的に温水40℃，冷水10度℃の交代浴をしてください[9]
e．弾性包帯による持続的圧迫法を行ってください．

解説編

問題 1

初期は炎症所見と同様の症状を示すので鑑別診断が重要である．疼痛と圧痛などが認められ，さらに，腫脹，皮膚温の変化，皮膚の色調不良の循環障害，発汗異常の自律神経障害，骨・皮膚・皮下の萎縮，関節拘縮等に進行する．

痛みは自覚的であり客観的に判断することは難しい．解剖・生理学的病変が認められないで発生する心因性疼痛も存在する．脳血管障害患者で，患者の性格や心理的背景に軽度の疼痛でも，リハビリテーションは辛く痛いものだという先入観や嫌悪感が意欲の程度とも関連する．治療に拒否的で回復の阻害因子となる[1]．

肩手症候群は必ずしもすべての片麻痺患者に出現する症状ではなく，発生率は文献により異なるが約20～30％の頻度で起こる．麻痺側上肢の疼痛や手指の腫脹の訴え，失語症や精神機能低下患者においては麻痺側手に触れられるのを嫌がる，治療拒否などが観察された場合は，速やかに類似症状との鑑別診断を行い，早期治療開始が望ましい．

診断

臨床所見：熱感（皮膚温），手の色調変化，手・前腕中央より末梢に腫脹の有無と程度，麻痺や疼痛による姿勢不良，姿勢の評価，

臨床検査：単純Ｘ線による肩の亜脱臼（図３）の有無と程度の観察，骨折・捻挫の有無，骨シンチグラフィー，骨萎縮の程度，鑑別診断のため血液検査による炎症所見のチェック，交感神経ブロックによる効果の評価

理学所見：知覚障害の有無，疼痛が主訴の場合，疼痛の種類を確認；灼熱痛，allodynia（通常痛みを感じない刺激で痛みを感じる），hyperpathia（痛覚は鈍麻しているが，一定以上の刺激を加えると痛みが増悪し，

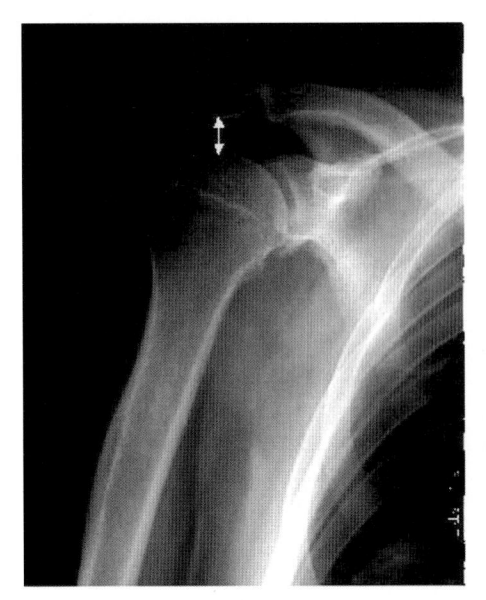

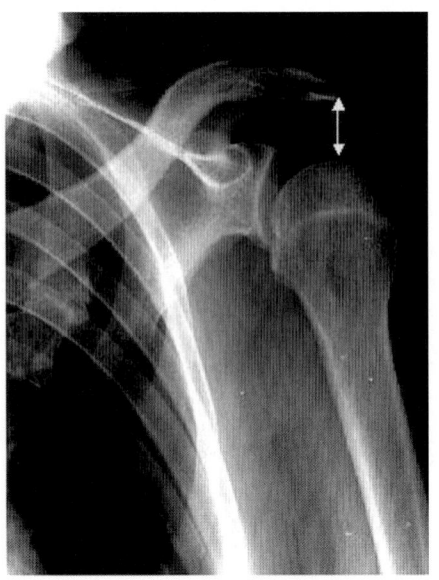

図3　X線（前後方向）左肩の亜脱臼例
肩峰－上腕骨頭間距離（AHI）の測定．
非麻痺側12.5mm，麻痺側22.7mm（座位）

表1 Brunnstrom Recovery stage（片麻痺の上肢機能回復段階，背もたれなし座位）

Recovery stage	肩・肘	手指
R-I	自発運動なし，随意収縮なし（弛緩性）	自発運動，随意収縮なし（弛緩性）
R-II	共同運動の出現（痙性発現期），連合反応誘発 　1）屈曲共同運動　2）伸展共同運動 肩甲骨の挙上・内転に伴い，弱い屈曲共同運動 または肘屈曲運動が出現	全指同時握り
R-III	痙性は強くなるが十分な共同運動が出現 　1）屈曲共同運動　　　2）伸展共同運動 　　　肩甲骨－挙上，後退　　肩甲骨－前方突出 　　　肩関節－外転，外旋　　肩関節－内転，内旋 　　　肘関節－屈曲　　　　肘関節－伸展 　　　前　腕－回外　　　　前　腕－回内	全指の集団屈曲，鉤握り可能だが，握った指を離すことができない．促通による全指伸展可能
R-IV	痙性減少，共同運動から脱した分離運動が一部可能 　1）肘伸展で肩90°前方挙上可能（肩内旋・前腕回内） 　2）手背を腰背部へ持っていく（肩伸展・内旋・肘屈曲・前腕回内） 　3）肘90°屈曲位で上腕を体側につけたまま前腕の回内外が可能	促通なしで全指伸展可能，指つまみ，拇指の動きで離せる
R-V	痙性はさらに減少し独立した分離運動可能 　1）肘伸展，前腕回内位での肩水平外転90°可能 　2）肘伸展位で肩90°屈曲位，および水平外転90°位での前腕の回内外可能 　3）肘伸展位で肩180°まで挙上（万歳）	随意的伸展 中手指節関節（以下MP）関節の外転運動可能 球握り，対向つまみ，筒握り可能となる
R-VI	痙性消失 やや巧緻性，スピード落ちるが分離運動が自由に可能	MP関節伸展・外転位で近位指節間関節（以下PIP），遠位指節間関節（以下DIP）の屈曲・伸展可能．患手のみボタンはずし，ボール投げ手の平のボールを指で転がす指の分離運動，全つまみ運動可能

(Brunnstrom S : J American Physical Assoc 46 : 357, 1966)

刺激を止めても痛みが持続する），有痛性運動障害の有無と部位，特に手関節・手指に他動痛の有無と程度，筋緊張の部位と程度，上肢全関節可動域検査，手指の拘縮状態，高次脳機能障害の有無と関与，MMS (Mini-Mental state；簡易知能試験)：30～24点；前痴呆，23～16点；軽症痴呆，15点以下；重度痴呆，など麻痺側上肢の注意障害や自己管理状態を見る．

Activities of Daily Living（日常生活動作，以下ADL）評価により肩手症候群が妨げとなるADL動作や麻痺上肢の使用状況などを把握する．

Brunnstrom stageにより麻痺の程度を知る（表1）[2]．

治療：薬物療法，神経ブロック，リハビリテーションの組み合わせで行う．難治例に交感神経節切除術が行われることもある．

Brunnstrom stageとは臨床的に観察された片麻痺の上肢・手指・下肢の運動機能の典型的回復を6段階に分けた評価法である．麻痺の状態を知ることで合併症を予防し，回復段階にそって早期にpositioning，共同運動から分離運動を促進させ，最後に随意運動へと理学療法を進めていく．肩手症候群患者の多くが上肢のstage III以下という重症例に随伴することが多い．

問題 2

血栓性静脈炎とは静脈壁の炎症が一時的に存在し，二次的に血栓を伴うものをいう．症状は腫脹，チアノーゼ，疼痛と圧痛が三主徴である[3]．

胸郭出口症候群とは胸郭出口部における神経・血管の圧迫や牽引により引き起こされる上肢の痺れ，痛み，だるさなどを生じる症候群で，頸肋症候群・斜角筋症候群，肋鎖圧迫症候群，過外転症候群という病態に大別される[4)5)]．

肩関節周囲炎とは単一疾患としての輪郭ははっきりせず，肩関節の痛みと運動制限を主徴とする種々の疾患を含んだ症候群で，腱板炎，石灰性腱炎，腱板断裂，

表2　肩手症候群の病期（Steinbrockerの分類）

	肩・前腕	手関節・手指(同側)	X線	治療
第1期	疼痛（自発痛，運動痛，圧痛）と前腕回外制限	手指全体に発赤腫脹，熱感，手掌に発汗異常 知覚過敏，他動痛 手関節背屈制限，MP関節屈曲制限	上腕骨頭と手指関節近傍に斑状骨萎縮像 3〜6ヵ月続く	鎮痛消炎投薬 低温，温熱療法等で疼痛を軽減させて運動療法を行う．効果がなければ神経ブロックを追加
第2期	疼痛緩解または持続 筋萎縮	腫脹・疼痛緩解または持続，爪の栄養障害，皮膚の萎縮，手内筋の萎縮，手掌筋膜の肥厚，手指完全伸展困難，屈曲運動制限	上記の変化が顕著 3〜6ヵ月続く	温熱療法と運動療法
第3期	疼痛・腫脹は軽快 前腕回外制限，拘縮	腫脹・疼痛軽快 萎縮（皮膚・皮下・筋肉），爪の変形 手関節尺側偏位を伴う屈曲位，背屈制限MP関節屈曲および指の外転困難となり，PIPとDIP関節軽度屈曲位拘縮	広汎な骨萎縮 恒久的	回復困難

上腕二頭筋長頭腱炎，癒着性関節包炎症などがある[6]．

肩手症候群の発生機序に関しては，1948年Steinbrockerが肩手症候群をRSDとして提唱以来，多くの研究者・臨床家が考察をしているが，未だ仮説の域を脱していない．発症直後から3ヵ月の間に麻痺側に種々の自律神経障害が出現し，肩の疼痛と運動制限，同側の手指に腫脹（puffy swelling），拍動性の自発痛，手指の伸展拘縮，中手指節関節 Metacarpophalangeal joint（以下MP関節），屈曲時の他動痛などの症状，ときに同側足部にも腫脹を示すこともある．なかでも両側血圧の差，患肢の皮膚血流増大による皮膚温上昇，皮膚変色，皮膚栄養障害（皮膚，皮下の萎縮）などの神経血管障害が注目されている．

1994年，IASP（International Association for The Study of Pain：国際疼痛学会）の四肢疼痛疾患の分類法改定によれば，カウザルギーとRSDを complex regional pain syndrome（CRPS）：複合型局所疼痛症候群の診断名で統一し，タイプIをRSD，タイプIIをカウザルギーに分類した．

CRPSとは何らかの外傷により，または病気が原因で二次的に起こる複合性局所疼痛症候群のことである．この発症の原因は未だに不明であるが，誘因となる要素は捻挫，骨折，交通事故などさまざまである．RSD（タイプI）はひとつの末梢神経の支配領域に限局せず，明らかな原因となる出来事に不釣合いの症状を示す症候群である．

カウザルギー（タイプII）は神経損傷が明らかで，末梢神経の部分損傷により交感神経の機能障害をきたし，これにより灼熱痛と組織の栄養障害をきたす[7]．

肩手症候群の症状の時期を判断し，できるだけ早期に治療を開始する（表2）[8]．頸肩腕症候群は頸から腕〜手指にかけて痛みと痺れ，頸椎の運動制限，筋の拘縮や緊張を主訴とする症候群で，その原因は多岐に渡るが病態は頸部の脊髄神経根・神経叢や末梢神経が直接圧迫を受けて起こるもので，ときには骨格筋の異常，内臓からの反射性疼痛からくるものもある．

問題　3

リハビリテーション治療による疼痛はさらに患者にストレスや恐怖をもたせ，意欲を損ね，回復阻害因子となることに留意すべきである．まずは薬物療法や物理療法などで鎮痛をはかる．

治療：投薬療法；非ステロイド性消炎鎮痛剤

　　　交感神経ブロック；星状神経節ブロック，局所静脈内ブロック

　　　リハビリテーション；鎮静，循環促進，腫脹の軽減，拘縮予防

（1）発症まもない弛緩性麻痺状態では，ベッド上安静の背臥位でも重力の影響を受け，麻痺側の肩甲帯は後退し後方へ落ち込むので，枕やタオルを使ってできるだけ肩甲帯や麻痺側上肢を持ち挙げるベッド上良肢位保持をとらせる（図4）．

（2）麻痺肢への点滴などは禁止，体位変換時の麻痺上肢の過度な伸張や，上肢が体の下に敷き込まれ循環

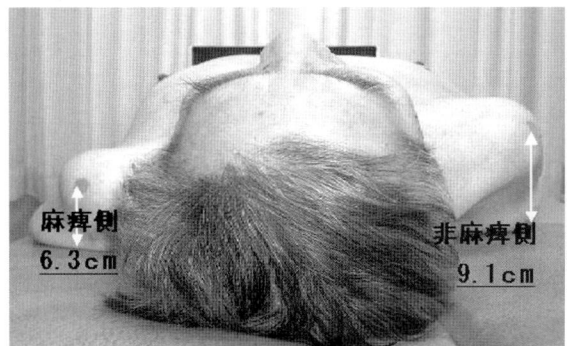

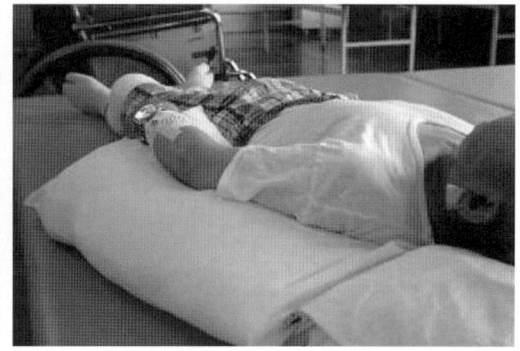

図 4
左：肩甲帯の後退（retract）の観察例．麻痺側が下垂している．
右：麻痺上肢挙上 positioning．

不全を起こさないよう，麻痺肢の管理が必要である．

（3）僧帽筋，三角筋，肩甲下筋，棘上・棘下筋など，肩を保護するローテータカフ筋群への促通による肩の近位筋群の随意収縮を高める筋再教育をはかる．この場合，背臥位から側臥位，抗重力位の座位，立位へと段階的に進める．また基本的に上肢の両側活動を促すアプローチが重要である．

（4）物理療法と運動療法の組み合わせとして，寒冷または温熱の局所使用，渦流浴，交代浴，経皮的電気刺激療法，パラフィン浴などの後に，軽い関節可動域練習として自動介助運動を行う．注意点として温熱療法は知覚障害の有無と禁忌を確認してから行う．温熱療法は浮腫を増悪させることもあるので注意が必要である．

（5）鎮静目的に行われる交代浴は38～40℃の温水と10～15℃の冷水に交代に患手をつける．方法は温水に2～3分，冷水に30～60秒，最後は温水で終わるように20～30分繰り返す．

（6）Pendulum ex.（振り子運動）は肩の柔軟な運動ではあるが，stooping（前かがみ姿勢）で上肢を振り子のように反動で動かすため，関節組織を伸張するので好ましくない．肩関節に亜脱臼があるときは骨頭整復位を保持しながら愛護的に始め，疼痛を誘発しないように慎重に行う．

（7）手指の腫脹に対しては，患肢の挙上肢位，弾性包帯による遠位から近位へ持続的圧迫法を行う．機器を利用した間欠的圧迫による末梢循環促進など行う（図5）．

（8）装具や副子を利用し手関節や手指の良肢位保持，拘縮予防目的で手関節背屈・MP関節屈曲のスプリント作成することもあるが，長時間の固定は好ましくない（図6）．

（9）車椅子座位時間が長くなるほど，上肢の重みで

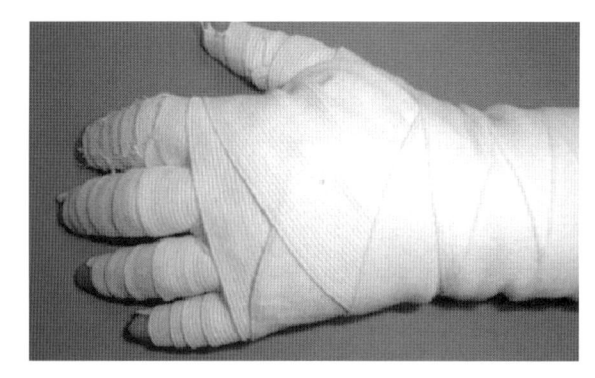

図5　弾性包帯による持続的圧迫法

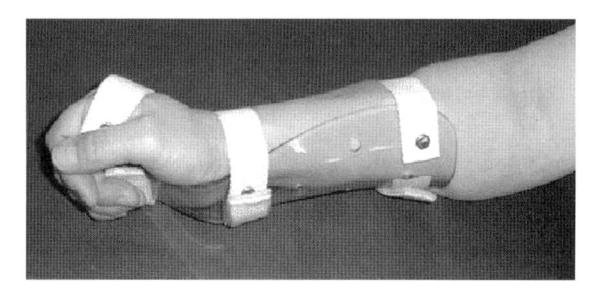

図6　良肢位保持スプリント
手関節背屈，MP関節屈曲

肩は下垂される．肩の亜脱臼予防や麻痺手が車輪に引き込まれないよう，また常時，手を挙上させる目的でアームレストを使用する（図7）．

（10）三角布やアームスリングでの麻痺上肢の固定は肩や肘・手指の拘縮を作りやすく，また肩周囲筋の随意収縮の機会を損ねるので常時着用は好ましくない．歩行時に下肢を振り出すと上肢にぶつかる場合や，下垂によりさらなる亜脱臼が懸念されるとき，歩行時のみ肩を持ち上げる装具を着用する場合もある（図8）．

（11）麻痺側上肢の取り扱いや，衣服着脱動作時は

254　Ⅱ. 疾患編

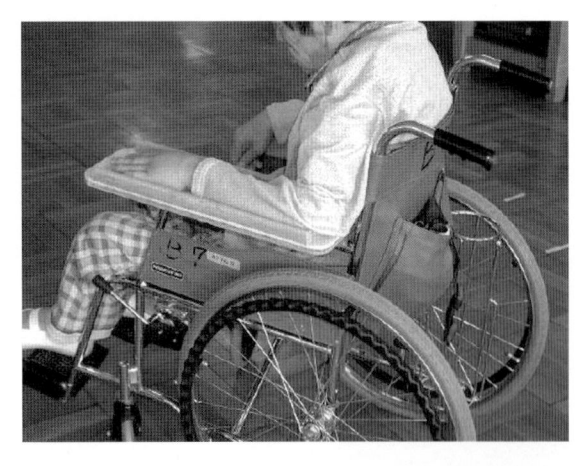

図7　アームレスト利用
麻痺側上肢の下垂予防と，車椅子車輪に手を巻き込まれない．

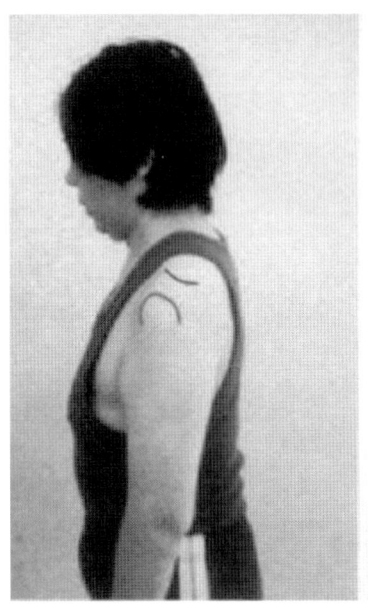

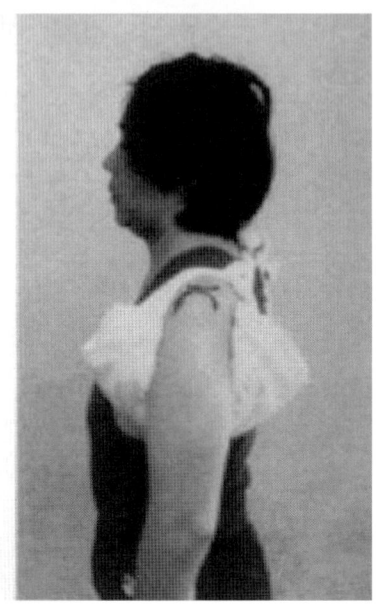

図8（東北大学医学部附属病院半田健壽資料引用）
左：立位時，麻痺側上肢の下垂状態
右：タオルとさらし布を使って，腋窩から押し上げた肩挙上位

患肢から着て健肢から脱ぐなど，日常生活における注意など，患者および家族教育指導が必要である．

まとめ

　疼痛は患者の意欲を低下させ，ADLにも支障をきたす．したがって，早期から発症直後のベッド上での良肢位保持，肩甲帯に対する筋再教育，日常生活における麻痺側上肢の取り扱いや注意など，予防の視点で患者・家族にも無理な他動運動の禁止や適切な運動の指導，介護や介助法を指導することが重要である．疼痛や腫脹の症状が出現したときはただちに診断のうえ，医学的な治療を開始する．今後，疼痛強度測定法，RSDの遺伝子研究，薬剤の開発研究がさらに進むことが期待される．

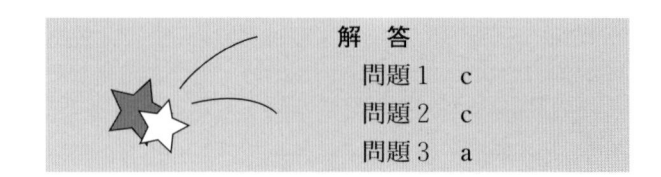

解　答
問題1　c
問題2　c
問題3　a

レベルアップをめざす方へ

1．RSDの分類と診断

　Lankfordは末梢神経損傷のあるものをcausalgiaとし，神経損傷を伴わず四肢の外傷後に発症するものをtraumatic dystrophyとし，外傷の程度によりmajorとminorに分類，さらに脳血管障害のように疾病に続発するRSDはshoulder hand syndromeと分類している．

2．Gibbons らの RSD スコア

陽性：1点，偽陽性：0.5点，陰性・未評価：0点
3.0点以下：RSD ではない，3.5～4.5点：RSD の可能性あり，5.0点以上：RSD の可能性高い．

> 1. allodynia・痛覚過敏　2. 灼熱痛　3. 浮腫　4. 皮膚変色・体毛の変化　5. 発汗の変化
> 6. 温度変化　7. X線上骨脱灰像　8. 血管運動障害・発汗機能異常の定量的測定
> 9. 骨シンチグラフィー所見　10. 交感神経ブロックの効果

3．RSD 発生機序

急性期の脳血管障害では障害部位の血流増加が認められることがあり，麻痺肢についても血管運動神経麻痺による血流増加をもたらし，大脳にも自律神経の中枢が存在すると仮定されている．自律神経の中枢は area 4 および 6 に存在するとされ，筋・皮膚・血管への酸素や栄養運搬経路が損傷され，末梢血管動態が機能しなくなり，疼痛を引き起こすとも考えられている．特に中大脳動脈領域の閉塞や大脳皮質 4，6 野を障害された場合は，早期診断，早期治療の遅れは予後を左右するので，早期から RSD を予測し，進行前に対処する必要がある．

4．うつの身体症状として疼痛の訴えが強い場合

SSRI のルボックス，パキシル，SNRI のトレドミンなど脳内物質セロトニンの再取り込みを抑制するものと，セロトニンの放出を促痛するセディールが気分を高める目的に使われる．また，三環系に代わって副作用の少ない四環系の薬剤が新しく使用されている．

●文　　献●
1) 石田　肇：痛み，東京，医学書院，1997
2) 佐久間穣爾ら：Signe Brunnstrom 片麻痺の運動療法，pp42-43，医歯薬出版，東京，1974
3) 最新医学辞典　第1版，p671，医歯薬出版，東京，1987
4) 北村歳男ら：胸郭出口症候群とは．Journal of Clinical Rehabilitation, pp227-234, 1997
5) 竹下　満：胸郭症候群の診断．Journal of Clinical Rehabilitation, pp235-241, 1997
6) 整形外科学辞典 初版，p40，南江堂，東京，1994
7) 細田多穂，柳澤　健，編，理学療法ハンドブック 第3版，pp454-455，協同医書，東京，2000
8) 山本龍二ら：肩関節の外科　改訂第2版，pp290-293，南江堂，東京，2000
9) 宗重　博，戸田克広：反射性交感神経性ジストロフィー．総合リハ　26：739-742, 1998

［渡辺　京子］

索　引

和文索引

ア
アスピリン　23, 50, 245
　　至適用量　50
アテローム血栓性塞栓　67
アテローム血栓性脳梗塞　11, 54, 171, 205
アルガトロバン　22, 23, 93, 171
アルツハイマー型老年期痴呆　159
アルツハイマー病　199
亜急性ぼけ（高齢者）　158
悪性脳浮腫　132
淡い低吸収域の出現　13

イ
インフォームド・コンセント　69, 156
　　回復期における──　72
　　患者・家族からみた──　69
　　急性期における──　71
　　予防における──　71
遺伝子診断のガイドライン　206
遺伝子多型　204
一過性黒内障　114
一過性全健忘　141
一過性脳虚血発作　4, 119, 120
息こらえ嚥下　241
咽頭期（摂食・嚥下機能）　237
飲酒　155

ウ
ウェルニッケ脳症　161
うつ病
　　器質性──　215
　　血管性──　214
　　内因性──　214, 215

エ
エダラボン　171, 192
延髄梗塞　123
嚥下障害　236
嚥下造影検査　238

オ
オザグレルナトリウム　23, 93, 171
桜実紅斑　116
嘔吐　155

カ
カイロプラクティック　127
カウザルギー　252
家屋評価　43
家事動作訓練　43
家庭血圧計　180
解離性動脈病変　120
解離性動脈瘤　155
回転性めまい　98
改訂水飲みテスト　238

灰白質のCT値の低下　13
開頭・血腫除去術　39
開頭クリッピング術　155
外泊訓練　43
咳嗽訓練　241
拡散テンソル　17
拡散強調画像　14, 83, 88, 167
肩関節周囲炎　251
肩手症候群　249
空嚥下　242
冠動脈病変　29
寒冷刺激法　239, 240
感染症　127
感染性心内膜炎　127, 146
簡易知能試験　251
間歇的バルーン拡張法　239, 240
間歇的口腔カテーテル栄養法　242
関節可動域訓練　41, 224
灌流強調画像　89

キ
危険因子　127
器質性うつ病　215
奇異性脳塞栓　189
記憶力障害　140
起立訓練　43
起立性低血圧　42
喫煙　155
求心路遮断痛　218
急性期抗血小板・抗凝固療法　92
急性期脳梗塞　165
急性錯乱状態　209
虚血性ペナンブラ　84
虚血性脳血管障害　17
胸郭出口症候群　251
局所性脳機能障害　4
禁断状態　210
筋萎縮
　　廃用──　225
筋力維持訓練　224

ク
くも膜下出血　34, 147, 154
グリセロール　21
クロピドグレル　50
口すぼめ呼吸　241
久山町研究　6
車椅子
　　移乗訓練　42
　　駆動訓練　42
訓練室リハビリテーション　42
　　標準的プログラム　42

ケ
ケタミン　218
経胸壁心エコー　14
経口避妊薬　127, 155
経食道心エコー　14
頸肩腕症候群　252
頸動脈エコー検査　136, 138
頸動脈内膜剥離術　27
頸動脈病変　135
頸部クリッピング　35
頸部血管エコー　114
頸部血管雑音　135
痙攣　231
血圧　176
血圧管理　60
血液凝固学的検査　14
血管原性浮腫　13, 14
血管雑音　123
　　頸部──　135
血管性うつ病　214
血管性痴呆　5
血行力学的虚血　180
血小板膜糖蛋白（GP）IIb/IIIa阻害薬　51, 55
血栓性静脈炎　251
血栓内膜剥離術　136
血栓溶解療法　21, 84, 87, 89, 131, 190
健忘　140
健忘症候群　160
見当識　209
減圧開頭術の適応基準　132

コ
コイル塞栓術
　　瘤内──　155
後大脳動脈　210
後大脳動脈領域　105
誤嚥性肺炎　237
口腔期（摂食・嚥下機能）　237
交互嚥下　242
交代浴　253
抗GPIIb/IIIa抗体　24
抗うつ薬　111
抗凝固療法　22, 148, 188, 192
抗血小板剤　29
抗血小板療法　23, 50
抗血栓療法のガイドライン　54
抗酸化薬　24
抗不整脈薬　111
抗痙攣薬　111
構音訓練　239, 240

索引

構音障害 195
降圧療法 57
項部硬直 155
高ホモシスチン血症 205
高血圧 155
　治療 57
高血圧性脳出血 36
高血圧性脳症 5
高次脳機能障害 159
黒内障 171
怖い片麻痺 100
混合性痴呆 203

サ
サルポグレラート 55
座位開始の条件 41
座位訓練 41
座位保持能力 41
再生医療 25
再度 CEA 30
細胞毒性浮腫 13, 14
錯乱状態 208, 209

シ
ジピリダモール 50
しびれ 109
しびれ痛み 217
シャキア訓練 239, 240
シロスタゾール 51
姿勢 242
視覚消去現象 105
視床 211
視床梗塞 144
視床痛 218
視野 105
自己身体に対する無視 105
失語 195
失構音 195
失行
　着衣── 105
失神
　頭痛を伴った── 151
失認
　相貌── 105
　病態── 105
若年性脳梗塞 120
手掌・口症候群 78
周術期合併症 28
重症度分類
　Hunt & Hess の分類 35
　Hunt & Kosnik の分類 35
　世界脳神経外科連合(WFNS)の分類 35
重複現象 209
出血性梗塞 14, 84, 90, 166, 191
症候性てんかん 233
　鑑別疾患 233
症候性高度狭窄 27
症候性正常圧水頭症 156
症候性脳動脈瘤 46
症候性頸動脈病変 137
静脈性梗塞 168
食形態 242
食道期（摂食・嚥下機能） 237
侵害受容性疼痛 218

心筋梗塞 126
心原性脳塞栓症 11, 54, 189, 190
心臓弁膜症 149
心電図 14
心房細動 244
　非弁膜症性── 244
深部静脈血栓症 41
神経学的重症度分類 36
神経幹細胞 25
神経超音波検査 14

ス
ストレス 125, 126
睡眠時無呼吸症候群 127
髄質動脈 177
髄膜刺激症状 155

セ
セルフケア 40
世界脳神経外科連合（WFNS）の分類 35
正常圧水頭症 161
生活指導 143
精神疾患 143
声帯内転訓練 241
声門閉鎖訓練 241
脊髄刺激療法 219
摂食・嚥下機能の流れ 237
摂食・嚥下障害の治療
　間接訓練 239
　呼吸訓練 239
　直接訓練 239
摂食障害 236
栓子陰影 15
穿通枝 177, 178
線分二等分試験 106
線溶療法 89
遷延性意識障害 42
閃輝暗点 117
前大脳動脈 210
前部虚血性視神経症 116
前脈絡叢動脈領域 105
譫妄 159, 208

ソ
組織プラスミノーゲン・アクチベーター（t-PA） 21, 84, 89, 99, 190
早期梗塞巣内血腫 14
早期離床 41
相貌失認 105
僧帽弁逸脱 147
造影 MRA 18
側副血行路 172

タ
多発性ラクナ梗塞 160
代謝性脳症 210
代償的体位 242
体位ドレナージ 241
対側閉塞 29
大脳皮質運動領域刺激法 221
大量飲酒 127
段階的摂食訓練 242

チ
チエノピリジン 55
チクロピジン 50
地誌的見当識障害 105

痴呆 209
　アルツハイマー型老年期── 159
　血管性── 5
　混合性── 203
　治療可能── 160
　脳血管性── 18
　皮質下── 160
　皮質性── 159
痴呆症状 156
痴呆診断基準
　DSM-IIIR 159
治療ガイドライン 64
治療可能痴呆 160
着衣失行 105
中心網膜動脈閉塞症 116
中枢性めまい 96
中大脳動脈 210
中大脳動脈閉塞 31
中大脳動脈領域 105
中毒 210
中脳 211
注意機能の障害 209
超急性期脳梗塞 165

テ
てんかん 143
　症候性── 233, 233
手口感覚症候群 110
低体温療法 24
低分子ヘパリン 22, 23
定位的血腫吸引術 39

ト
ドパミン作動薬 111
頭痛，激しい 155
頭部のリラクゼーション 240
頭部外傷 143, 161
頭部単純 CT 検査 159
動脈解離 9, 126, 127
動脈原性脳塞栓 189
動脈瘤内塞栓術 36
同名半盲 105, 116

ナ
内因性うつ病 214, 215
内膜中膜複合体厚 136

ニ
24時間血圧日内変動と脳卒中 62
日常生活動作 223
日内変動パターン 181
尿失禁 156
認知期（摂食・嚥下機能） 237

ノ
脳圧亢進状態 160
脳炎 235
脳脚幻覚症 211
脳血管障害 143, 161
　NINDS 分類III版 3
　遺伝子多型 204
　疫学 5
　画像診断 16
　虚血性── 17, 27
　出血性── 34
　ストレスと── 125
　分類と疫学 3

無症候性——　4
　　　誘因　127
　　　誘発　125
脳血管性痴呆　18, 199
　　　Binswanger型——　201
脳血管造影　15
脳血管攣縮　34, 155
脳血流 SPECT　133
脳血流自動調節能　41
脳梗塞　222, 234
　　　アテローム血栓性——　11
　　　後大脳動脈領域　105
　　　再発リスクの予測　170
　　　再発率　174
　　　再発予防　50, 176
　　　心原性脳塞栓症　11, 54, 189, 190
　　　前脈絡叢動脈領域　105
　　　中大脳動脈領域　105
　　　発症機序　9
　　　ラクナ梗塞　11
　　　臨床病型　9
脳梗塞急性期
　　　血圧　110
　　　治療　110
脳溝の消失　13
脳塞栓(症)　146, 188
脳室周囲白質病変　178
脳室腹腔短絡手術　156
脳出血　147
　　　治療ガイドライン（秋田脳研）　38
脳循環自動調節能　226
脳深部刺激療法　220
脳卒中　4, 40
　　　24時間血圧日内変動と——　62
　　　機能障害評価法　222
　　　急性期　224
　　　急性期患者データベース構築研究　65
　　　クリニカルパス　44, 45
　　　痙攣を起こす——　231
　　　再発関連因子　7
　　　データバンク構想　64
　　　病型別頻度　67
　　　予防　57
　　　リハビリテーション　40
脳底動脈閉塞症　100
脳動脈静脈奇形　155
脳動脈瘤　147, 155
　　　未破裂——　46
脳浮腫治療薬　21
脳保護薬　24

ハ
破裂脳動脈瘤　34, 154
廃用症候群　40
廃用性筋萎縮　225
肺理学療法　241
激しい頭痛　155
発症パターン　127
発症時の予後予測　82
発症時間帯　127
発症誘因　127
発声訓練　239, 240
半側空間無視　104
半盲　104, 113
　　　同名——　105
半盲性暗点　117
反射性交感神経性ジストロフィー　249
反復唾液嚥下テスト　238

ヒ
ビデオ内視鏡検査　238
びまん性白質病変　177
ビンスワンガー性脳血管性痴呆　201
ビンスワンガー病　160
皮質下梗塞　14
皮質下痴呆　160
皮質梗塞　14
皮質性痴呆　159
非弁膜症性心房細動　52, 189, 244
尾状核　211
微小塞栓子　138
左中心前回　196
描画試験　107
病識　106
病態失認　105

フ
プラーク　136
ブローイング　241
腹式呼吸　241
複合型局所疼痛症候群　252
複数回嚥下　242
分枝閉塞　15

ヘ
ベッドサイド訓練　41, 224
ペナンブラ　90
ヘパリノイド　22, 23
ヘパリン　22
片麻痺　100
弁膜症性脳梗塞　146

ホ
ぼけ
　　　高齢者の亜急性——　158
歩行訓練　43
歩行不安定　156
歩行補助具　43

マ
マンニトール　21
抹消試験　106

慢性硬膜下血腫　159

ミ
未破裂脳動脈瘤　46
右内頸動脈閉塞　17
右半球症状　105

ム
無症候性ラクナ梗塞　184
無症候性動脈瘤　46
　　　年間破裂率　47
無症候性脳血管障害　4, 182, 184
　　　診断基準　184
無症候性脳梗塞　135
無症候性微少出血　16
無症候性頸動脈狭窄　27, 137

メ
めまい　98
　　　回転性——　98
　　　中枢性——　96
メラガトラン　54
メンデルゾーン手技　239, 240
目のかすみ　113

モ
もやもや病　31
模写試験　107
網膜中心動脈　114
網膜動脈分枝閉塞症網膜　116
網様賦活系　210

ヤ
夜間過剰降圧　180
夜間血圧　178, 181

ラ
ラクナ梗塞　10, 54, 177, 183, 205
ラジカル消去薬　192
卵円孔開存　189

リ
リスク管理　41
リハビリテーション　108, 222
　　　ベッドサイド——　41
　　　リスク管理　41
　　　訓練室——　42
　　　摂食・嚥下障害の——　236
　　　脳卒中急性期の——　40
　　　評価　40
リラクゼーション　239
　　　頭部の——　240
両側内頸動脈閉塞　79
瘤内コイル塞栓術　155
臨床的重症度分類　35

ワ
ワーファリン(ワルファリン)　52, 171, 192, 245

欧文索引

A
abciximab 55
ACAS (asymptomatic carotid atherosclerosis study) 27
acetazolamide 反応 31
ACST (asymptomatic caroid surgery trial) 27
ADL 40, 223
ADL 訓練 42, 43
ADP 受容体阻害薬 55
AHA の治療ガイドライン 37
AION 116
allodynia 250
amaurosis fugax 114, 171
APT (antiplatelet trialists' collaboration) 50
arterial dissection 120
artery-to-artery embolism 189
asymptomatic 4
ATT (antithrombotic trialists' collaboration) 50
autoregulation 41

B
Barthel Index（産業医大版）223
basilar artery occlusion 102
Binswanger型脳血管性痴呆 201
BIT 行動性無視検査日本版 106
branch atheromatous disease 94
BRAO 116
BRAVO (blockade of the IIb/IIIa receptor to avoid vascular occlusion) study 55
Broca 失語 195
Broca 野 196
bruit 123
Brunnstrom stage 251

C
CADASIL 206
CAS (carotid stenting) 29
CEA (Carotid Endarterectomy) 27, 136
CEA high risk group 30
CEA 後の再狭窄 30
CEA 合併症 27
CEA-risk classification system 29
cheiro-oral syndrome 78, 110
cherry red spot 116
chlamydia pneumoniae 127
CRAO 116
critical causes of headache 121
CRPS (complex regional pain syndrome) 252
CSPS (cilostazol stroke prevention study) 51
CT 78
　X線―― 13
CT血管撮影 120
CT 分類 36

D
dense MCA sign 13
depression 215
diaschisis 131
diffusion-perfusion mismatch 133
dipper 178
DSM-IIIRの痴呆診断基準 159
DWI (diffusion weighted MR image) 83, 131

E
EAFT (European atrial fibrillation trial) 191
early CT sign 13, 167
early ischemic CT sign 129
early seizure 233
EBM (evidence based medicine) 50, 64
ECST (European carotid surgery trial) 27
Edaravone 24
ESIH (early spontaneous intrainfarct hematoma) 14
ESPS-2 50

F
FLAIR intraarterial signal 167
focal brain dysfunction 4
Framingham study 127

G
GDC (Guglielimi detachable coil) 47
GPIIb/IIIa 阻害薬 55

H
HAEST (heparin in acute stroke trial) 192
headache
　critical causes of―― 121
hemodynamic compromise 31
herald hemiparesis 100
HITS 138
huffing 241
Hunt & Hess の分類 35
Hunt & Kosnik の分類 35
hyperdense MCA sign 13
hyperdense middle cerebral artery sign 130, 167
hyperpathia 250
hyperperfusion 28

I
IMT 136
INR (international normalized ratio) 53, 244
intimal hyperplasia 31
ischemic core 131
ischemic oculopathy 116
ischemic penumbra 84, 131
IST (inrternational stroke trial) 191

J
Jカーブ現象 178
JAST (Japanese atrial fibrillation stroke study) 54
JET (Japanese EC-IC bypass trial) study 32
JSS (Japan stroke scale) 65
JSSRS (Japan standard stroke registry study) 65

L
late seizure 233
leukoaraiosis 201
low perfusion 28

M
MATCH (management of athero thrombosis with clopidogrel in high-risk patients) 51
MELAS 205
misery perfusion 32
MLF（内側縦側）症候群 98
MMS (mini-mental state) 251
modified-rankin scale 65
MR アンギオグラフィー 89, 120, 135
MR 灌流画像 166
MRA 135
　造影―― 18
MRDSA 18
MRI 14, 88, 228
　脳梗塞発症直後の―― 162
MRI 所見 78
MRI-defined VD 215
mycotic aneurysm
　くも膜下出血 147
　脳出血 147

N
NASCET 27
neuro-critical care 121
NIHSS (NIH stroke scale) 65
NINDS (National Institue of neurological disorders and stroke) の分類 9
NINDS stroke data bank 65
NINDS-III 分類 3, 65, 120
NIRS 230
non-dipper 178
NVAF 189, 190, 244

O
occlusion basilar artery―― 102

P
pendulum ex 253
penumbra 41
perfusion CT 17
PET 136, 228
PFO 189
phemia 197
positioning 242
post-stroke depression 215
post-stroke pain 218, 221
PROGRESS 研究 178
progressing stroke 94
pseudonormalization 166
PTA (percutaneous transluminal balloon angioplasty) 29

PWI (perfusion weighted MR imaging) 133

R
redo CEA 30
ROM 訓練 41
RSD (reflex sympathetic dystrophy) 249
RSST (repetitive salivaswallowing test) 238
rt-PA 132

S
Shaker exercise 239, 240
SIAS 223
silent aspiration 238
SNRI (serotonin noradrenalin reuptake inhibitor) 215
SPECT 136, 228
SPORTIF-III (stroke prophylaxis using an oral thrombin inhibitors in atrial fibrillation) 54
SSD (spectacular shrinking deficit) 84
SSRI (selective serotonin reuptake inhibitor) 215
stroke 4

T
t-PA (tissue-plasminogen activator) 21, 84, 89, 99, 190
TCD 228
thermal stimulation 239, 240
think swallow 242
TIA 119, 120
TOAST 分類 4
transfer 42
transient monocular blindness 114
treatable dementia 160

V
vascular dementia 5
VD (vascular depression) 215
VE (videoendoscopy) 238
venous stasis retinopathy 116
vertigo 98
VF (videofluoroscopy) 238

W
Wallenberg 症候群 120
Waller 変性 166
WARSS (Warfarin-Aspirin recurrent stroke study) 54
WST (water swallow test) 238

シミュレイション内科
脳血管障害を探る
のうけっかんしょうがい　さぐ

ISBN4-8159-1655-1 C3347

平成15年2月10日　初版発行　　＜検印省略＞

編著者	———	小　林　祥　泰
発行者	———	松　浦　三　男
印刷所	———	株式会社　太　洋　社
発行所	———	株式会社　永　井　書　店

〒553-0003　大阪市福島区福島8丁目21番15号
電話大阪(06)6452-1881(代表)/Fax(06)6452-1882
東京店
〒101-0062　東京都千代田区神田駿河台2-4
明治書房ビル
電話(03)3291-9717/Fax(03)3291-9710

Printed in Japan　　　　　　　　　©KOBAYASHI Shotai, 2003

- 本書の複製権・翻訳権・上映権・譲渡権・公衆送信権（送信可能化権を含む）は株式会社永井書店が保有します．
- JCLS ＜(株)日本著作出版権管理システム委託出版物＞
  本書の無断複写は著作権法上での例外を除き禁じられています．複写される場合には，その都度事前に(株)日本著作出版権管理システム（電話03-3817-5670, FAX 03-3815-8199）の許諾を得て下さい．